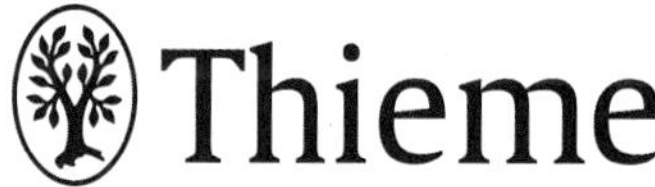

Bewegungsdysfunktion und Bewegungskontrolle

Hannu Luomajoki

611 Abbildungen

Georg Thieme Verlag
Stuttgart • New York

Hannu **Luomajoki**
Technikumstrasse 71
8400 Winterthur
Schweiz

Bibliografische Information der Deutschen Nationalbibliothek
Die Deutsche Nationalbibliothek verzeichnet diese Publikation in der Deutschen Nationalbibliografie; detaillierte bibliografische Daten sind im Internet über http://dnb.d-nb.de abrufbar.

Ihre Meinung ist uns wichtig! Bitte schreiben Sie uns unter:
www.thieme.de/service/feedback.html

Wichtiger Hinweis: Wie jede Wissenschaft ist die Medizin ständigen Entwicklungen unterworfen. Forschung und klinische Erfahrung erweitern unsere Erkenntnisse. Ganz besonders gilt das für die Behandlung und die medikamentöse Therapie. Bei allen in diesem Werk erwähnten Dosierungen oder Applikationen, bei Rezepten und Übungsanleitungen, bei Empfehlungen und Tipps dürfen Sie darauf vertrauen: Autoren, Herausgeber und Verlag haben große Sorgfalt darauf verwandt, dass diese Angaben **dem Wissensstand bei Fertigstellung des Werkes** entsprechen. Rezepte werden gekocht und ausprobiert. Übungen und Übungsreihen haben sich in der Praxis erfolgreich bewährt.
Eine Garantie kann jedoch nicht übernommen werden. Eine Haftung des Autors, des Verlags oder seiner Beauftragten für Personen-, Sach- oder Vermögensschäden ist ausgeschlossen.
Marken, geschäftliche Bezeichnungen oder Handelsnamen werden nicht in jedem Fall besonders kenntlich gemacht. Aus dem Fehlen eines solchen Hinweises kann nicht geschlossen werden, dass es sich um einen freien Handelsnamen handelt.

Georg Thieme Verlag KG
Rüdigerstraße 14, 70469 Stuttgart, Germany
www.thieme.de

Printed in Germany

Zeichnungen: Christine Lackner, Ittlingen
Covergestaltung: © Thieme
Bildnachweis Cover: © Thieme/Christine Lackner, Ittlingen, Hannu Luomajoki
Satz: Druckhaus Götz GmbH, Ludwigsburg
Druck: Aprinta Druck GmbH, Wemding

DOI 10.1055/b000 000 056

ISBN 978-3-13-243000-6 1 2 3 4 5 6

Auch erhältlich als E-Book:
eISBN (PDF) 978-3-13-243001-3
eISBN (epub) 978-3-13-243002-0

Wo datenschutzrechtlich erforderlich, wurden die Namen und weitere Daten von Personen redaktionell verändert (Tarnnamen). Dies ist grundsätzlich der Fall bei Patient*innen, ihren Angehörigen und Freund*innen, z. T. auch bei weiteren Personen, die z. B. in die Behandlung von Patient*innen eingebunden sind.
Thieme Publikationen streben nach einer fachlich korrekten und unmissverständlichen Sprache. Dabei lehnt Thieme jeden Sprachgebrauch ab, der Menschen beleidigt oder diskriminiert, beispielsweise aufgrund einer Herkunft, Behinderung oder eines Geschlechts. Thieme wendet sich zudem gleichermaßen an Menschen jeder Geschlechtsidentität. Die Thieme Rechtschreibkonvention nennt Autor*innen mittlerweile konkrete Beispiele, wie sie alle Lesenden gleichberechtigt ansprechen können. Die Ansprache aller Menschen ist ausdrücklich auch dort intendiert, wo im Text (etwa aus Gründen der Leseleichtigkeit, des Text-Umfangs oder des situativen Stil-Empfindens) z. B. nur ein generisches Maskulinum verwendet wird.

Autor des Buches

Der Autor des Buches, Hannu Luomajoki, ist Professor für Physiotherapie in der Schweiz. Er kommt ursprünglich aus Rovaniemi, Finnland. Dort hat er im Jahre 1986 seinen Abschluss als Physiotherapeut absolviert, lebt und arbeitet aber seit über 30 Jahren im Ausland, u. a. in Deutschland, Australien und in der Schweiz. Hannu hat im Jahre 1999 in Australien sein Masterstudium abgeschlossen und im Jahre 2010 an der Universität Ostfinnland promoviert. Sein Promotionsthema lautet „Die Bewegungskontrolle der lumbalen Wirbelsäule: Test und Übungen". Seit 2011 hat Hannu eine Titularprofessur für Muskuloskelettale Physiotherapie an der Zürcher Hochschule für Angewandte Wissenschaften (ZHAW). Er habilitierte sich an der Universität von Jyväskylä in Finnland. Als Autor hat er über 100 Forschungs- und praxisorientierte Artikel veröffentlicht. Im Jahr 2008 hat Hannu den Forscherpreis des Schweizer Physiotherapie Verbandes gewonnen, im Jahr 2014 wurde er zum „Physiotherapeut des Jahres" in Finnland gewählt. Seit 2018 ist er Ehrenmitglied des finnischen Physiotherapieverbandes.

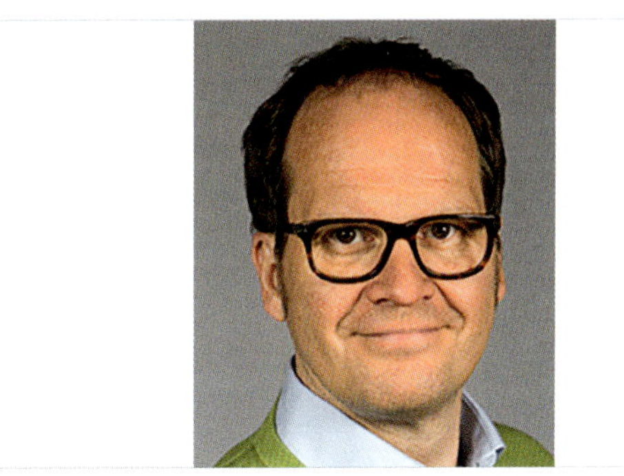

Hannu Luomajoki.

Hannu Luomajoki leitete von 2007–2022 den Masterstudiengang muskuloskelettaler Physiotherapie an der Zürcher Hochschule in Winterthur (ZHAW) und ist dort weiterhin als Dozent tätig. Der Studiengang in der Schweiz ist auch die Ausbildung zum Physiotherapeuten OMT (Orthopädische Manuelle Therapie). Zusätzlich begleitet er Studenten der Physiotherapie in Masterstudiengängen bei ihren Abschluss- und Promotionsarbeiten. Hannu ist international sehr gut vernetzt und kennt die meisten in diesem Buch erwähnten Forscher und Autoritäten persönlich. Außerdem ist er seit 2001 Ausbilder und Instruktor der internationalen NOI-Gruppe (Neuro Orthopaedic Institute). Er hält Kurse über Neurodynamik, Schmerz sowie Bewegungs- und Bewegungskontrolldysfunktion in verschiedenen Ländern. In Finnland bildet er seit 20 Jahren Kollegen der Physiotherapie aus. Auf vielen internationalen Kongressen war Hannu als Keynote-Speaker tätig.

Trotz Forschung und Lehre hat Hannu während seiner ganzen Karriere Patienten physiotherapeutisch behandelt. Noch heute verbringt er ein Viertel seiner Arbeitszeit in Praxis.

Vorwort: Bewegungs- und Bewegungskontrolldysfunktion

Die moderne Medizin erkennt immer mehr an, dass die meisten Krankheiten ihre Ursache in langsam sich entwickelnden problematischen Lebensgewohnheiten haben. Selten sind unbekannte Faktoren die Auslöser.

Die Ursache veränderter Zellfunktionen liegt oft in der Ernährung oder einer bestimmten physischen Aktivität. Diese Veränderungen können Krankheiten auslösen, einige davon chronisch. Die Therapie dieser Krankheiten kann man oftmals eher als „symptomatische Therapie" betrachten, weniger als ein echtes Beheben oder Beseitigen der Beschwerden.

Eine ähnliche Entwicklung findet sich auch bei muskuloskelettalen (MSK-)Erkrankungen. Man weiß beispielsweise, dass Aktivsportler viele MSK-Beschwerden haben, die nicht aufgrund einer Verletzung entstanden sind. Studienergebnisse zeigen immer häufiger, dass strukturelle Veränderungen des Hüftgelenks einen Zusammenhang mit einer aktiven Sportart haben, die in der Wachstumsperiode der Knochen betrieben wurde. Es wurde nachgewiesen, dass die Tätigkeiten und Bewegungsmuster im Alltag beim Entstehen des Schmerzsyndroms eine Rolle spielen und dass sie wahrscheinlich auch die Schmerzen verursachen bzw. auslösen. Diese Bewegungsmuster entstehen, wenn der Körper effizient wie eine Maschine funktionieren will, obwohl der ausgeübte Bewegungsablauf dem Bewegungsapparat Schaden zufügt.

Es gibt immer mehr Belege darüber, dass die Ursachen von muskuloskelettalen Beschwerden mit unseren Lebensgewohnheiten zusammenhängen – genauso wie viele andere gesundheitliche Probleme. Lebensgewohnheiten, die unsere alltäglichen Bewegungsabläufe bei Arbeit, Freizeitsport und Aktivsport beeinflussen, begünstigen die Entwicklung solcher Beschwerden.

Als Reaktion auf die aktuellen Forschungsergebnisse sollte das allgemeine Bewusstsein dafür erhöht werden, wie man ergonomisch sitzen, stehen und sich bewegen sollte. Außerdem ist es wichtig, die Menschen dahingehend zu sensibilisieren, ungünstige Bewegungen zu korrigieren – genauso wie wir auch den Reifendruck bei unseren Autos überprüfen. Die Botschaft lautet: „Es ist nicht wichtig, *was* wir machen, sondern *wie* wir es machen". Auch wenn eine Bewegung keine unmittelbaren Schmerzen verursacht, gibt es keine Garantie, dass sie keine Veränderungen am Bewegungsapparat hervorruft, die langfristig zu Schmerzen führen können. Das andere Fazit der wissenschaftlichen Befunde ist, dass das Ziel der Physiotherapie nicht nur die Therapie und Heilung der unmittelbaren, akuten Schmerzen ist, sondern dass der Therapeut erkennen muss, welche Schäden Bewegungsdysfunktion und andere negative Einflüsse verursachen, die in vielen Fällen schon lange den Patienten gesundheitlich beeinträchtigen.

Das Buch von Professor Luomajoki erweitert unsere Kenntnisse über Bewegungsdysfunktion und weist darauf hin, welchen Stellenwert die Bewegungsdysfunktion bei muskuloskelettalen Erkrankungen hat. Sein Buch beweist, dass die Therapie bzw. Korrektur der Bewegungskontrolldysfunktion eine effiziente – oder sogar die effizienteste – Methode ist, wie man den durch MSK-Erkrankungen hervorgerufenen Schmerzen und den daraus resultierenden Problemen entgegenwirken kann. Professor Luomajokis Buch gibt Hintergrundinformationen, die helfen, die Mechanismen der Bewegungskontrolle zu verstehen. Diese Informationen können Ihnen als Grundlage dienen, wenn Sie klinische Entscheidungen zu diesem Thema treffen müssen. Das Buch behandelt verschiedene Bereiche des Bewegungsapparats und erklärt detailliert die neuesten Forschungsergebnisse und die therapeutischen Maßnahmen für die jeweiligen Bereiche. Das Werk ist auch eine ausführliche Hilfe für Physiotherapeuten, denn ihre Therapiemaßnahmen verändern sich und entwickeln sich permanent weiter. Wenn wir neue Erkenntnisse und Einblicke über die Mechanismen der Krankheiten und Schäden gewinnen, müssen auch die daraus resultierenden Diagnosen und Therapien das neue Wissen widerspiegeln. Bewegung spielt eine wichtige Rolle bei den zentralen Körperfunktionen des Menschen, aber trotzdem vergessen wir viel zu oft ihre Bedeutung. Die Bedeutung der Bewegung wird am deutlichsten denjenigen Menschen bewusst, die durch Schmerzen bewegungseingeschränkt sind.

Dieses Buch coacht und regt an – nicht nur Physiotherapeuten, sondern auch andere an dem Bereich Physiotherapie interessierte Fachleute, die für die Vielfältigkeit der Bewegung ein tieferes Verständnis bekommen möchten und die sich damit befassen, welchen Einfluss Bewegung auf Schmerzen ausüben kann. Nicht ergonomische Bewegungen können zu einem Gewebeschaden führen, daher kann die Bedeutung der Bewegung an sich nicht genügend betont werden.

Der Verlust der Bewegungsfähigkeit führt zur Beeinträchtigung der körperlichen Funktionsfähigkeit, z. B. der Atmungsorgane, der Blutgefäße und des endokrinen Systems. Es ist wichtig zu erkennen, dass die Bewegungsdysfunktion sich schon bemerkbar macht, bevor die Symptome auftreten und natürlich spätestens dann, wenn die Schmerzen spürbar sind. Eine Bewegungsdysfunktion kann therapiert werden. Mithilfe von physiotherapeutischen Maßnahmen können längerfristige Ergebnisse erzielt werden, anstatt nur das Syndrom zu behandeln. Ich empfehle daher Therapeuten und allen, die an der Bewegung interessiert sind, dieses Buch wärmstens.

Dr. Shirley Sahrmann, Physiotherapeutin, Ehrenmitglied des amerikanischen Physiotherapieverbandes (FAPTA), Prof. emerita (Washington University School of Medicine, St. Louis, USA).

Vorwort – aus der Perspektive des Arztes

Rückenschmerzen, Nackenprobleme und Arthrose gehören zum Alltag von Millionen Patienten. Weil sie oft zur Arbeitsunfähigkeit führen, verursachen muskuloskelettale Erkrankungen nicht nur der Gesellschaft immense Kosten, sondern haben auch einen enormen Einfluss auf die Funktionsfähigkeit und Lebensqualität der davon betroffenen Menschen und führen dementsprechend oft zu großem Leid und Sorgen. Daher ist es von großer Bedeutung, wie diese Krankheiten behandelt werden und ob die wirksamsten Behandlungsmethoden zur Verfügung stehen – oder nicht. Alle heutige Forschungs- und Therapieempfehlungen betonen, wie wichtig Übungen bei der Therapie sowohl bei Arthrose als auch bei Rücken- und Nackenbeschwerden sind. Die Forschung behandelt dieses Thema jedoch meist theoretisch. Unbeantwortet bleiben konkrete Fragen wie: „Welche Bewegungen und Übungseinheiten sind für die Therapie geeignet?", „Wie lange sollten die Übungseinheiten dauern?" und „Wie werden die Übungen korrekt ausgeführt?".

Hannu Luomajoki gibt in seinem Buch auf diese Fragen Antworten, Anregungen und Empfehlungen. Schon aus diesem Grund ist dieses Buch wichtig. Es vermittelt unerlässliche Informationen für Physiotherapeuten, die die Qualität und Wirkung ihrer Arbeit verbessern wollen. Es ist notwendig, sich der Bewegungs- und Bewegungskontrolldysfunktion sowie deren Korrekturen bewusst zu sein, wenn man seinen Patienten effiziente Übungen und Trainings anbieten möchte. Über die Effizienz richtig aufgebauter Trainingseinheiten gibt es zusehends mehr aussagekräftige wissenschaftliche Beweise, gleichzeitig verlieren viele frühere Ansichten und Meinungen über Therapieformen an Bedeutung.

Es ist eine Freude, den Text von Hannu Luomajoki zu lesen. Er kommentiert sehr treffend und kritisch die gewohnten Therapieformen und Behandlungsansätze von MSK-Erkrankungen. Genau eine solche offene Diskussion und Auseinandersetzung brauchen wir. Die Wahl der Therapieformen muss sich auf Wissenschaft und Forschung stützen und nicht auf Meinungen und Auffassungen. Gleichzeitig ist es von Vorteil, die wissenschaftliche Forschung und die klinische Praxis zu verknüpfen – wie dieses Buch beispielhaft zeigt.

Das zentrale Nervensystem kontrolliert alle Bewegungen. Heute wissen wir über diese Mechanismen deutlich mehr als früher. Die moderne Hirnforschung hat belegt, dass die Plastizität des Gehirns Einfluss auf alle körperlichen Ebenen hat, von der Peripherie bis hin zu den zentralen Vorgängen. Plastizität ist nicht gleich Regeneration! Noch vor 30 Jahren ging man davon aus, dass die Gehirnzellen sich nicht verändern und nicht regenerieren. In der heutigen dynamischen Betrachtungsweise hat sich diese Denkweise verändert: Bewegung, physische Aktivität, Training und Sport werden als elementar für die Gehirnfunktion angesehen. Das eindeutige Fazit ist, dass das Gehirn Bewegung, Motorik, Ausruhen, Erholung und Schlaf braucht. Ein Mensch kann lernen, Bewegungsdysfunktionen zu korrigieren, wenn er in der Therapie richtig angeleitet wird.

Der Begriff „motorische Kontrolle" beinhaltet, dass es möglich ist, Neues zu lernen. Bestehende Muster und Bewegungsabläufe können jederzeit verbessert werden. Dies impliziert jedoch, dass Physiotherapeuten das entsprechende Know-how dazu haben. Um Behandlungskonzepte und Therapieformen für die Patienten ständig weiterzuentwickeln, ist das Buch von Hannu Luomajoki sehr aktuell und notwendig. Denn ohne neues Wissen gelingt all dies nicht.

Hannu Luomajoki wanderte aus dem finnischen Lappland in die Schweiz aus. Aktuell hat er eine Titularprofessur für Muskuloskelettale Physiotherapie an der Hochschule Zürich (ZHAW). Er ist ein bekannter und beliebter Redner sowohl in Finnland als auch im restlichen Europa. Außerdem ist er europaweit als Ausbilder tätig. Die motorische Kontrolle war schon sein Promotionsthema im Jahre 2010 (Titel: „Movement Control of the Low Back as a Subgroup of Low Back Pain – Die Bewegungskontrolle der lumbalen Wirbelsäule: Test und Übungen"). Im Laufe der Jahre hat er sehr viele Artikel und Forschungsergebnisse zu Bewegungsdysfunktion und Bewegungskontrolldysfunktion – vor allem bei Rückenpatienten – veröffentlicht.

Als Resultat der Forschungsarbeit von Hannu Luomajoki halten wir nun sein Buch über Bewegungsdysfunktion in den Händen. Er setzt sich darin tiefgründig mit dem Thema auseinander und vermittelt die neuesten Informationen in sehr klaren und verständlichen Worten.

Das Buch ist praxisnah und vielseitig. Es bietet gleichermaßen theoretische Hintergründe und praktisches Wissen, um Patienten die für sie passende Therapie zu ermöglichen. Dank des umfangreichen Bildmaterials sind die Beispiele konkret und die Übungen anschaulich.

Bei der Behandlung von Rückenschmerzpatienten, von einer anderen MSK-Erkrankung betroffene Patienten und von Schmerzpatienten im Allgemeinen benötigt man zusätzliches Können und Wissen und vor allem die Zusammenarbeit der verschiedenen Fachpersonen. In diesem Prozess spielt der Physiotherapeut aufgrund seines beruflichen Wissens und Know-hows eine zentrale Rolle. Meiner Ansicht nach gibt das Buch von Hannu Luomajoki Physiotherapeuten qualitativ hochwertige und vielseitige Behandlungsmethoden für ihre Arbeit mit MSK-Patienten an die Hand ,die sie individuell – je nach Diagnose – einsetzen können.

Jukka Pekka Kouri, Facharzt für Rheumatologie, Fachausweis Schmerztherapie

Danksagung

Ein Buch zu schreiben ist eine große Aufgabe und braucht Unterstützung und Hilfe von allen Seiten.

Zuerst möchte ich mich bei meinen Lehrern und Kollegen bedanken. Von ihnen habe ich sehr viel gelernt und wertvolle Tipps erhalten, in welche Richtung ich meine Karriere als Physiotherapeut einschlagen sollte. Manuelle Therapie habe ich ursprünglich in der Schweiz von Olav Evjenth, Fritz Zahnd und Pieter Westerhuis gelernt. In Australien bin ich Geoff Maitland, Mark Jones und David Butler begegnet. In dieser Zeit habe ich Seminare und Kurse von Mark Comerford und Peter O'Sullivan besucht und stehe seit den 1990er-Jahren mit allen genannten Experten im fachlichen Austausch.

Nach meinem Masterabschluss habe ich Kurse bei Shirley Sahrmann absolviert. Die Arbeiten meines lieben Kollegen Lorimer Moseley haben mich inspiriert und meine Ansichten und Auffassungen über Physiotherapie geformt. Ein herzliches Dankeschön ihnen allen!

Weiterhin Danke ich dem Thieme Verlag, vor Allem Joachim Schwarz, Martin Teichmann und Konrad Seidel. Die Übersetzung aus dem finnischen war ein große Angelegenheit: hier Danke an Riitta Jüngst. Vielen Dank für alles!

Großen Dank auch an Shirley Sahrmann und Jukka Pekka Kouri. Sie haben jeweils ein Vorwort für das Buch geschrieben und sind beide langjährige Kollegen von mir, von denen ich ebenfalls viel gelernt habe.

Ebenso Danke an meine Kollegen, die in den Fotos abgebildet sind: Liisa Saarikko, Alex Sommerauer, Fabian Pfeiffer, Cinzia Steiner, Martina Lautenschlager und viele andere. Vielen Dank an meine Praxiskollegen, die meinen Stresslevel beim Schreiben des Buches von Anfang bis Ende verfolgt haben. Danke an unzählige Kollegen der Zürcher Hochschule, mit denen ich schon jahrelang zusammengearbeitet habe.

Einen herzlichen Dank an Tarja, Liina und Tristan, dass sie sowohl meine physische wie mentale Abwesenheit ausgehalten haben.

Hannu Luomajoki

Über den Inhalt

Die Observation bzw. Einschätzung der Bewegung, Beweglichkeit und Bewegungskontrolle ist die Kerntätigkeit der Physiotherapie. In unserer täglichen Arbeit müssen wir beurteilen, ob die von uns wahrgenommene Bewegung und Bewegungskontrolle normal ist oder nicht. Wir bewegen uns individuell. Die Anforderungen und Erwartungen der Patienten an die Therapie können sehr unterschiedlich sein. Das, was für den einen Patienten normal ist und für den anderen nicht, hängt von vielen Faktoren ab: Hat der Patient Schmerzen bei der Bewegung? Oder verursachen bestimmte Positionen/Haltungen Schmerzen? Was ist der dominante Schmerzmechanismus und womit hängt er zusammen? Ist die Bewegung vielleicht mit Angst verbunden? Der Physiotherapeut benötigt daneben auch gute Menschenkenntnis und Kommunikationsfähigkeit.

Die Evidenz einer auf Bewegung und Übungen basierenden Therapie ist wissenschaftlich nachgewiesen. Vor allem bei muskuloskelettalen Beschwerden gibt es keine wirkungsvollere Behandlung. Aber welche Übungen sollen welchen Patienten verordnet bekommen? Es ist nicht unbedeutend, welche Übungen durchgeführt werden! Zwar hat man herausgefunden, dass alle physischen Aktivitäten und Übungen einen positiven Einfluss haben. Aber in der täglichen Praxis ist dies dennoch problematisch, da jeder Therapeut unterschiedliche Ratschläge und Übungen verordnet. Wir brauchen somit gewisse Standards: Mit welchen Tests können wir zuverlässig ermitteln, ob der Patient Bewegungen und Bewegungskontrollfunktionen korrekt ausführen kann? Welche Übungen sind für den jeweiligen Patienten geeignet – und welche womöglich nicht optimal?

Dieses Buch möchte sich auf wissenschaftliche Beiträge und Publikationen stützen und sich als Ziel setzen, Therapievorschläge praxisnah zu halten. Wir befassen uns mit denjenigen Tests, welche wirksam und schon publiziert worden sind. Anhand der Tests wurden Übungen ausgearbeitet, die spezifisch genug, aber auch gleichzeitig so einfach sind, dass jeder Physiotherapeut sie in seiner täglichen Arbeit umsetzen kann. Die Übungen werden ohne Messgeräte und komplizierte technische Geräte ausgeführt. Ich habe wiederholt in meiner praktischen Arbeit festgestellt, dass auch wenn moderne und genaue Messgeräte zur Verfügung stehen, sie meistens ungenutzt bleiben. Denn oft ist das Bedienen der Geräte zeitaufwendig und die Geräte nicht selten auch recht teuer. Daher brauchen wir einfache und konkrete Observations- und Testkriterien. In diesem Buch finden Sie Tests und Übungen für Bewegung und Bewegungskontrolle. Es dient Therapeuten daher als Handbuch zum Thema.

Wie bereits erwähnt, brauchen wir Standards: Alle Physiotherapeuten sollten in der Lage sein, die in dem Buch vorgestellten Therapien und Übungen durchführen und auswerten zu können. Das Buch geht nicht sehr tiefgründig auf verschiedene Sportarten ein. Andererseits ist es erstaunlich, wie oft man sogar bei Spitzensportlern deutliche Fehler in der Bewegungskontrolle erkennen kann. Man nehme z. B. die Kontrollfähigkeit der Extension des unteren Rückenbereichs, die Kontrolle des Schulterblatts bei Wurf- und Schlagsportarten und die Extensionslabilität der Hüfte bei Marathon- oder Langläufern. Es ist unglaublich, dass jemand einen Marathonlauf absolvieren kann, obwohl die Extension der Hüfte lediglich 0° beträgt. Die Bewegung muss daher in einem anderen Körperteil kompensiert werden, z. B. im Rücken. Manchmal ist bei Langläufern das Iliosakralgelenk nicht stabil, weil der M. gluteus maximus nicht kräftig genug ist.

Bewegungskontrolle geschieht im Körper lokal, regional und global. Somit muss das Augenmerk des Therapeuten einerseits auf Funktion und Kontrolle der einzelnen Gelenke liegen, auf nebeneinanderliegenden Segmenten (z. B. der oberen und unteren HWS) und auf einzelnen Muskeln, aber ebenso beispielsweise auf der gegenseitigen Koordination von Hüfte und unterem Rücken oder der Interaktion von Glenohumeralgelenk und Schulterblatt. Zugegeben, oft müssen auch Gesamtbewegung und myofasziale Ketten geprüft werden. In diesem Buch wird das Hauptgewicht jedoch nicht auf die Gesamtketten gelegt. Über dieses Thema gibt es andere aufschlussreiche Werke wie die von Luomala, Pihlmann und Jarmo Ahonen.

Das Buch ist folgendermaßen aufgebaut: Bewegungs- und Bewegungskontrolldysfunktion im unterem Rückenbereich, Nacken, Schulterbereich sowie den unteren Extremitäten. Die Kapitel sind nach dem gleichen Schema aufgebaut. Im ersten Kapitel werden Grundwissen und Hintergründe vermittelt. Es werden wichtige Faktoren wie Patientenpflege, Terminologie, klinische Schlussfolgerung, Schmerzmechanismen und Evidenz erläutert. Darauf folgen die wichtigsten Forschungsbefunde über Reliabilität und Validität entsprechend dem jeweiligen Körperteil. Danach werden Tests und Übungen vorgestellt. Das Hauptgewicht der verschiedenen Abschnitte liegt auf unterschiedlichen Inhalten. Diese Gewichtung basiert teilweise auf Erfahrung, teilweise auf Evidenz. Der Bereich des unteren Rückens beispielsweise wird sehr „aktiv" behandelt ohne passive Therapietechniken. Dagegen werden beim Nacken sowohl passive Untersuchungs- und Therapieformen als auch manuelle Mobilisation benötigt. In Bezug auf Schulter und Schulterblatt liegt das Hauptgewicht auf aktiven Tests und Übungen. Das Kapitel beinhaltet aber auch passive Methoden. Bei den unteren Extremitäten liegt der Schwerpunkt auf aktiven Tests und Übungen. Ich gehe davon aus, dass diese variierende Priorisierung die alltägliche Arbeit widerspiegelt. Bei der Neurodynamik habe ich die Tests berücksichtigt, werde aber nicht näher auf die Therapien eingehen, weil dies ein großes, eigenständiges Thema ist. Ich gehe auch nicht auf die passiven Techniken zur Behandlung von Triggerpunkten und Faszien ein, weil sie ebenfalls ein eigenes Thema bilden, das in andere Fachbücher behandelt wird.

▸ **Best-of-Basics- und Best-of-Advanced-Tests.** Am Ende eines jeden Kapitels gibt es eine kleine Zusammenfassung des jeweiligen Themenbereichs. Ich habe für alle Körperbereiche 2 unterschiedliche Testbatterien für die Bewegungskontrolle zusammengestellt. *Best of Basics*, die erste Textbatterie, sind 6 relativ einfache Tests, die alle Physiotherapeuten beherrschen sollten. Die 2. Testbatterie, *Best of Advanced*, beinhaltet anspruchsvollere Tests, die von Patienten abverlangt werden können, die für Beruf oder Sport eine größere Belastbarkeit benötigen. Tab. 1 stellt grafisch dar, welche Tests für die verschiedenen Patientengruppen benötigt werden. Testbewegungen können auch als Übungen verwendet werden. Die Belastungslevel wurden wie folgt aufgeteilt:

▸ **Belastungslevel 1**
- Arbeitsprofil: keine schwere körperliche Arbeit, Bürotätigkeit
- Sportprofil: betreibt keinen Sport

▸ **Belastungslevel 2**
- Arbeitsprofil: Menschen mit leichter körperlicher Tätigkeit, z. B. Kassiererinnen, Postverteiler, Menschen, die Maschinen bedienen oder Fahrzeuge fahren
- Sportprofil: Walking, Wandern, Fahrradfahren

▸ **Belastungslevel 3**
- Arbeitsprofil: Menschen, die schwere körperliche Arbeit verrichten, z. B. Menschen im Baugewerbe (Zimmermänner, Maurer, Maler), Landwirte, Pflegepersonal
- Sportprofil: Golf, Tennis, Federball, Joggen

▸ **Belastungslevel 4**
- Arbeitsprofil: Menschen, deren physische Belastbarkeit der Arbeitsaufgaben sehr unberechenbar sein kann, z. B. Polizisten, Feuerwehrleute, Soldaten, Wachmänner (Securitas), Waldarbeiter
- Sportprofil: Kampfsportarten wie Ringen, Judo, Karate, Boxen und Mannschaftssportarten mit Körperkontakt wie Fußball, Eishockey, Rugby, American Football

Tab. 0.1 **Verschiedene Belastungslevel.** Wenn eine Büroangestellte z. B. Golf spielt, gehört sie zu Gruppe 3. Personen, die dem Belastungslevel 4 zugeordnet werden, müssen sowohl die Basic- als auch die Advanced-Tests *aller* Bereiche beherrschen – egal, ob sie in den fraglichen Bereichen Schmerzen haben oder nicht.

Belastungslevel	1. sitzende Tätigkeit – kein Sport	2. leichte Tätigkeit – Walking, Wandern, Fahrradfahren	3. schwere körperliche Tätigkeit – Spiele ohne Körperkontakt	4. unberechenbare Arbeit in Bezug auf physische Belastung – Kampfsportarten, Teamspiele
Rücken				
Best of Basics	[grün]	[grün]	[grün]	[grün]
Best of Advanced			[grün]	[grün]
Nacken				
Best of Basics	[grün]	[grün]	[grün]	[grün]
Best of Advanced			[blau]	[grün]
Schulter				
Best of Basics	[blau]	[blau]	[grün]	[grün]
Best of Advanced			[blau]	[grün]
untere Extremität				
Best of Basics	[blau]	[grün]	[grün]	[grün]
Best of Advanced		[blau]	[blau]	[grün]

Die grüne Markierung zeigt, welche Tests/Übungen Menschen je nach ihrem alltäglichen Belastungslevel beherrschen sollten.
Mit blauer Farbe sind die Tätigkeiten markiert, die Personen noch möglich sind, falls Symptome bzw. Schmerzen in diesem Bereich aufgetreten sind oder noch bestehen.

Ich hoffe, dass Sie als Leser möglichst viel von der Lektüre mitnehmen können. Ich habe alles, was ich während meiner 30-jährigen Karriere an klinischer Arbeit gelernt und mir als MSK-Forscher angeeignet habe in diesem Buch zusammengefasst. Da ich lange als Ausbilder für angehende Physiotherapeuten tätig gewesen bin, glaube ich zu wissen, in welchem Bereich Physiotherapeuten ihre Stärken haben und worin wir uns noch verbessern können. Das Buch eignet sich auch für alle anderen Berufsgruppen, die mit MSK-Patienten arbeiten, wie Ärzte, Osteopathen, Chiropraktiker, Heilpraktiker, Masseure oder Fachpersonen im Sportmanagement. Auch andere, die Freude an Bewegung haben und Sport treiben, können von dem Buch inspiriert werden und Ideen bekommen, wie sie ihre eigene physische Aktivität unterstützen können. Dennoch wird das Thema Bewegungsdysfunktion in diesem Buch in erster Linie aus einem physiotherapeutischen Blickwinkel betrachtet.

Ich wünsche Ihnen viel Spaß beim Lesen und hoffe, dass ich Ihnen neue Ideen für Arbeit, Alltag und Hobbys geben kann.

Juli 2022 in Winterthur, Schweiz *Hannu Luomajoki*

Inhaltsverzeichnis

1 Theorie und Hintergründe der Bewegungs- und Bewegungskontrolldysfunktion

Hannu Luomajoki

In diesem Kapitel werden die Hintergründe und Theorien der muskuloskelettalen Beschwerden (MSK) behandelt. Viele Leser kennen die Thematik schon, aber für diejenigen, die die Terminologie noch nicht kennen oder denen sie neu ist, werden in diesem Kapitel die wichtigsten Definitionen erläutert und die wesentlichen Hintergründe aufgeführt.

1.1 Muskuloskelettale Beschwerden als häufigste Ursache für einen Arztbesuch und größte Kostenverursacher im Gesundheitswesen

MSK-Beschwerden und -Krankheiten verursachen die größten Kosten im Gesundheitswesen in allen westlichen Ländern. Insgesamt eine bis drei von fünf Personen von 5 leiden an diesen Symptomen. Von den 5 am häufigsten gestellten Diagnosen gehören 2 zu der Gruppe der MSK-Beschwerden. Die Zahl beinhaltet alle Krankheiten, auch Herz- und Gefäßerkrankungen, Krebserkrankungen usw. Betrachtet man die Krankheiten einzeln, wird schnell ersichtlich, dass Rückenschmerzen am häufigsten vorkommen und deren Behandlung die größten Kosten verursacht. Symptome im Nacken- und Schulterbereich gehören ebenso zu der Gruppe der 10 wichtigsten Krankheiten, die wiederholt vorkommen und enorme Ausgaben erzeugen – ebenso. Kopfschmerzen und Depressionen, deren Ursache oft muskuloskelettal ist.

Es wird geschätzt, dass in den westlichen Ländern nur aufgrund der Rückenbeschwerden Kosten verursacht werden, welche 2–3 % des Bruttosozialprodukts betragen. Bemerkenswert an diesen Berechnungen ist, dass nur ein Drittel der Kosten Direktkosten für Diagnose und Behandlungen sind und zwei Drittel indirekte Kosten – also Kosten, die aufgrund von Arbeitsplatzverlust, frühzeitiger Pensionierungen und Invalidität entstehen. Laut der WHO betragen die Lebensjahre, dir mit einer Behinderung aufgrund von Rückenbeschwerden, gelebt werden, „lived years with disability" (YLD's) weltweit ca. 60 Millionen. Das bedeutet: 60 Millionen Menschen sind während eines Jahres aufgrund ihrer Rückenbeschwerden nicht arbeitsfähig.

Merke

MSK-Beschwerden verursachen jährlich Kosten in Milliardenhöhe.

In der Übersicht:

- Beschwerden am Bewegungsapparat sind der häufigste Grund für Hospitalisationen und Operationen und verursachen 11 % aller Gesundheitskosten in der Schweiz insgesamt 20 Milliarden CHF/Jahr; (▸ Tab. 1.1, Zahlen Schweiz, Bundesamt für Statistik, www.bfs.admin.ch).
- Beschwerden am Bewegungsapparat verursachen in der Schweiz jährlich 142 000 Hospitalisationen und *über 100 000 Operationen.*
- Die durchschnittliche Aufenthaltsdauer im Spital beträgt 10 Tage; die Kosten pro Tag belaufen sich auf ca. 1500 CHF. Die Operationskosten variieren zwischen 1000 und 10 000 CHF.

Die Zahl der Operationen am Bewegungsapparat hat sich seit Beginn der 2000er-Jahre in allen westlichen Ländern verdoppelt. Es gibt jedoch klare wissenschaftliche Hinweise darauf, dass in den meisten Fällen mit Physiotherapie ebenso gute Resultate erzielt werden können wie mit Operationen.

In Finnland gibt es fast doppelt so viele Physiotherapeut*innen wie in der Schweiz (18 000 gegenüber 9000). Dabei gibt es in Finnland mit 300 Orthopäden nur ca. ⅓ so viele wie in der Schweiz (1000).

1.1.1 Medizinische Behandlung bringt kaum Abhilfe bei MSK-Beschwerden

Die Studienlage bzgl. einer medikamentösen Behandlung von muskuloskelettalen Problemen ist eindeutig: Medikamente helfen bei diesen Beschwerden eigentlich nicht.

Im Jahre 2014 wurde in Australien eine große Untersuchung durchgeführt, in der 1500 Testpersonen mit akuten Rückenschmerzen in 3 Gruppen eingeteilt wurden: Die 1. Gruppe hat die Maximaldosis Paracetamol eingenommen, die 2. Gruppe erhielt Placebo, die 3. Gruppe durfte frei zwischen beiden Medikationen auswählen. Nach 17 Tagen waren die Rückenschmerzen in allen

Tab. 1.1 Kosten im Gesundheitswesen in verschiedenen Länder am Beispiel von Rückenschmerzen.

Länder	Kosten pro Jahr
USA	200 Milliarden US$ (ca. 177 Milliarden €)
Deutschland	50 Milliarden €
Schweiz	8 Milliarden CHF (ca. 751 Milliarden €)
Finnland	1 Milliarde €

Gruppen verschwunden und zwischen den Gruppen gab es keine statistisch signifikanten Unterschiede (Williams et al. 2014).

Das Problem bei den Medikamenten sind die Nebenwirkungen. Entzündungshemmer beispielsweise, welche die Produktion von Prostaglandin hemmen (▶ Tab. 1.2), verringern die Schleimbildung in Magen und Dünndarm. In den USA sterben jährlich 20 000 Menschen und in der Schweiz 1300 wegen eines Magengeschwürs, das durch diese Medikamente verursacht wurde (Koes et al. 2018). Paracetamol schädigt die Nieren. Viele Patienten müssen im Anschluss an die Einnahme dieses Medikaments zur Dialyse, weil sie es wegen Rücken- und Knieschmerzen zu lange eingenommen haben.

Ein anderes Medikament mit zweifelhafter Wirksamkeit bei muskuloskelettalen Problemen ist Kortison: Bei einer Tendinopathie lindert es kurzfristig die Schmerzen (Coombes et al. 2010). Bei einem Tennisarm sind die Ergebnisse nach einer Kortisonbehandlung über 12 Monate deutlich schlechter als mit Physiotherapie oder mit „Wait-and-see“-Therapie – also mit „Abwarten und nichts tun“ (Bisset et al. 2006). Dies trifft auch für die laterale Hüft-Tendinopathie zu (Mellor et al. 2018). Bei Schulterproblemen scheint auf kurze Sicht Kortison Schmerzen wirksam lindern zu können, auf funktionelle Parameter hat es jedoch keine Auswirkungen – vielleicht auch, weil man davon ausgeht, dass nur 66 % der Injektionen die richtige Stelle treffen. Auch bei einer Frozen-Shoulder haben Injektionen nur kurzfristig positive Effekte, längerfristig bleiben sie aus. Es ist hier unter anderem völlig unklar, wie viel an Medikamenten gegeben und wie oft gespritzt werden sollte und ebenso, wie treffsicher die Injektionen sind. Die Nebenwirkungen von Kortison sind noch nicht hinreichend erforscht (Buchbinder et al. 2003), aber es gilt als erwiesen, dass es das Risiko für eine Osteoporose erhöht und zudem die Stabilität des Bindegewebes verringert (Speed 2001).

1.1.2 Bedeutung der Gewebebefunde: schwache Korrelation mit klinischen Beschwerden

Der Begriff „muskuloskelettale Beschwerden“ hat eigentlich nichts mit einer Erkrankung zu tun. Als „Krankheiten“ gelten Diagnosen, wie z. B. Arthrose, Bandscheibendegeneration und Sehnenriss. Das Problem: Mehrere Forschungen belegen, dass sich Gewebebefunde, die auf MRT- oder Röntgenaufnahmen von Menschen mit muskuloskelettalen Beschwerden gefunden werden, im Grunde nicht von Befunden unterscheiden, wie man sie bei asymptomatischen Patienten findet – egal, ob bei Aufnahmen des Rückens (Brinjikji et al. 2014), des Knies (Englund et al. 2008; Guermazi et al. 2012) oder der Schulter (Milgrom et al. 1995; Girish et al. 2011).

▶ Somit stellen sich folgende Fragen:

- Sollen wir bei derartigen radiologischen Befunden überhaupt von „Krankheiten“ sprechen?
- Wie bedeutend sind einzelne Gewebebefunde überhaupt?

Merke

Die Bedeutung der Gewebefunde bei MSK-Erkrankungen ist deutlich geringer, als man früher vermutet hat.

▶ Ein weiterer Punkt ist die klinische Untersuchung:. Deren Zuverlässigkeit ist ernüchternd (Van Trijffel et al. 2005; Schneider et al. 2008; Schreiner 2008; Gismervik et al. 2017). Verschiedene Therapeuten treffen unterschiedliche Aussagen darüber, ob ein bestimmter Gewebebefund normal ist oder nicht. Dagegen scheinen Provokationstest zuverlässiger zu sein (Schneider et al. 2008; Cools et al. 2008; Reiman et al. 2015a; Reiman et al.

Tab. 1.2 Zusammenfassung der Wirksamkeit von Arzneimitteln gegen Rückenschmerzen.

Medikament	Studienlage (Anzahl der Randomized controlled trials; RCTs)	Wirkung auf Schmerz	Wirkung auf Alltagfunktionen
Paracetamol	1	unklar	unklar
Entzündungshemmende Medikamente	13	schwach	schwach
Muskelrelaxantien	3	unklar	unklar
Beruhigungsmittel	2	schwach	schwach
Antidepressiva	4	keine Wirkung	keine Wirkung
Opiate	mehrere	schwach	schwach

Koes et al. 2018

2015b). Ein gutes Beispiel sind auch neurodynamische Tests, die als Provokationstests, sowie Screenings für neurodynamische Tests gut geeignet sind (Schmid et al. 2009).

Wenn also die radiologischen Gewebebefunde nicht genau genug sind und die klinischen Untersuchungen unzuverlässig – was müssen wir dann untersuchen? Eine höhere Reliabilität kann mit der Inspektion der Körperfunktionen erreicht werden. Dafür eignen sich die von unserer Untersuchungsgruppe entwickelten funktionellen Tests wie Kontrolle des unteren Rückens (Luomajoki et al. 2007; Carlsson u. Rasmussen-Barr 2013), Kontrolle der Halswirbelsäule (Patroncini et al. 2014), Kontrolle der Augenbewegungen (Della Casa et al. 2014) sowie viele funktionelle Tests für untere Extremitäten (Gribble et al. 2012; Kaukinen et al 2017; Lenzlinger-Asprion et al. 2017).

1.1.3 Physiotherapie und physische Aktivität/Training: effiziente Methoden bei der Behandlung von muskuloskelettalen Beschwerden

Wenn wir orthopädische Operationen mit Physiotherapie vergleichen, erzielen wir mit Physiotherapie hinsichtlich Schmerzen und Funktion oftmals die gleichen oder sogar bessere Ergebnisse.

In Bezug auf das Knie wissen wir beispielsweise, dass mit einer Arthroskopie (Gelenkspiegelung) weniger wirksame Ergebnisse erzielt werden als mit Physiotherapie (Siemieniuk et al. 2017). Das gilt ebenso für Kreuzbandrisse (Frobell et al. 2010) sowie für Sprunggelenkprobleme (Katz et al. 2013; Thorlund et al. 2015). Die renommierte medizinische Zeitschrift *Britisch Medical Journal* empfiehlt für die Behandlung des Knies anstatt Arthroskopie Physiotherapie und Training als erstrangige Behandlungsmethoden (Siemieniuk et al. 2017). Auch die Fachzeitschrift *New England Journal of Medicine* hält fest, dass aufgrund der neusten Forschungsergebnisse die heutigen Praxisgewohnheiten in der Gesundheitsvorsorge geändert werden müssen: weniger Operationen, mehr Physiotherapie (Katz u. Losina 2013). Bei den typischen Schulterproblemen ist die Evidenz ähnlich: Impingementprobleme wurden in 3 randomisierten Studien erforscht (Brox et al. 1993; Haahr et al. 2005; Ketola et al. 2009; Ketola et al. 2016; Ketola et al. 2013). Die Studien kamen zu den gleichen Resultaten: Zwischen Operationen und physiotherapeutischen Behandlungen gab es hinsichtlich Schulterfunktionalität und Schmerzen keine Unterschiede. Das gleiche gilt für die Rotatorenmanschettenruptur (Moosmayer et al. 2010; Moosmayer et al 2014; Lambers Heerspink et al. 2015; Kukkonen et al. 2015; Dorrestijn et al. 2009; Ryosa et al. 2016).

Merke

Physiotherapie kann genauso wirksam wie eine Operation sein.

Bei der Behandlung von Rückenschmerzen, etwa einem Bandscheibenvorfall, erreicht man mit einer Operation zwar schneller eine Schmerzlinderung als mit Physiotherapie. Nach 3 Monaten ist der Behandlungserfolg jedoch bei beiden Interventionen gleich (Gibson u. Waddell 2005; Gibson u. Waddell 2007). Auch bei der Radikulopathie, d. h. wenn ein Patient ausstrahlende Schmerzen und neurologische Befunde hat, geschieht die Schmerz- und Symptomlinderung durch eine Operationen schneller (innerhalb von 3 Monaten) – aber im längeren Follow-up nicht länger anhaltend (Peul et al. 2007; Osterman et al. 2006). Bei einer Spinalkanalstenose fanden Studien sogar zum Teil bessere Ergebnisse mit Physiotherapie als mit Operationen (Delitto et al. 2015). Selbst bei den radikulären Symptomen des Nackens können mit Physiotherapie genauso gute Resultate erreicht werden wie mit Operationen (Peolsson et al. 2013).

Auch bei den unteren Extremitäten ist die Evidenz der physiotherapeutischen Behandlungen, verglichen mit Operationen, sehr gut – etwa bei Verletzungen der Sprunggelenkbänder (Kerkhoffs et al. 2012) und bei Achillessehnenrissen (Deng et al 2017). In diesen Fällen können die Risse ohne Operation besser verheilen (ca. 90 % der Fälle) außerdem gibt es weniger Komplikationen wie tiefe Venenthrombosen, Wundinfektionen, Nachoperationen und Narbenbildungen. Der Einsatz von Hüft- und Knieprothesen dagegen ist dagegen oftmals erfolgreich (Skou et al. 2015a; Skou et al. 2015b). Doch selbst hier konnte eine dänische Forschungsgruppe in einer Kohortenuntersuchung über 12 Monate auch mit Physiotherapie sehr gute Resultate bei Patienten mit Hüft- und Kniegelenkarthrose erzielen. In der Studie hatten insgesamt 10 000 Hüft- und Kniepatienten 2-mal in der Woche Kraft und Ausdauer der unteren Extremitäten trainiert (Skou et al. 2017). Die Symptome ließen nach und die Funktionalität verbesserte sich um 20–30 %.

Verglichen mit Operationen ist Physiotherapie bei der Behandlung von muskuloskelettalen Beschwerden somit sehr wirksam. Außerdem erholen sich die Patienten ohne Operation schneller, es gibt weniger Komplikationen und die Funktionalität ist am Ende meist genauso gut.

Auch die Kosteneffizienz ist ein ausschlaggebender Punkt: Die etablierte Schweizer Institution *Swiss Medical Port* ist im Zuge einer Kosten-Effektivitäts-Analyse über Behandlungen von Kreuzbandrissen zu dem Ergebnis gekommen, dass physiotherapeutische Behandlungen kosteneffizienter sind. Die sogenannte ICER (Incremental Cost-effectiveness Ratio als Maßzahl für die Gesundheitsökonomie betrug für Operationskosten 670 000 CHF.

Die Effektivität zugunsten einer Operationen gegenüber Physiotherapie beträgt nur 1 % aber eine Operation kostet 6700 CHF mehr pro Person, d. h. man muss 100 Patienten operieren, bevor man eine bessere Effektivität erreicht wird als mit einer Physiotherapie für einen Patienten (Kanton Zürich 2019). Das bedeutet, dass die Differenzen der Behandlungskosten und die Behandlungsergebnisse multipliziert werden müssen. Das Kosten-Nutzen Verhältnis (ICER) zum Beispiel bei der Radikulopathie des unteren Rückens beträgt 70 000 CHF (Swiss Medical Board 2015). Die Zahlen sind extrem hoch, wenn man bedenkt, dass das Kosten- Nutzen Verhältnis einer Krebsbehandlung ca. 50 000–70 000 CHF beträgt. Allerdings gibt es viele Länder, in denen man die ICER-Grenze gar nicht ermittelt hat.

Über die Wirksamkeit von physiotherapeutischen Behandlungen bei der Therapie von MSK-Krankheiten haben gibt es somit fundierte wissenschaftliche Beweise. Aber was sollte dann der Inhalt der Physiotherapie sein? In diesem Buch werden Tests und Übungen durchleuchtet, deren Reliabilität und Wirksamkeit sich in der Praxis bewiesen haben. Auch meine 30-jährige Erfahrung als Physiotherapeut ist in dieses Buch miteingeflossen. Als Wichtigstes ist jedoch festzuhalten, dass die mit der Physiotherapie erreichten Resultate vor allem auf aktiver Therapie und aktivem Training basieren, nicht auf einer passiven Behandlung. Ein wesentlicher Teil der Therapie ist dabei die Instruktion des Patienten (Patient Education, Skou u. Roos 2017; Brage et al. 2015; Dagenais et al. 2010; Engers et al. 2008; Groeneweg et al. 2017; Haldeman et al. 2008; Malfliet et al. 2017; Moseley 2004; Moseley et al. 2004; Nijs u. Van Houdenhove 2009; Nijs et al. 2010; Ostelo et al. 2005; Walti et al. 2015; Wand et al. 2004).

1.2 Was ist Bewegungsdysfunktion und was Bewegungskontrolldysfunktion?

Definition

Unter einer Bewegungsdysfunktion versteht man eine im Ausmaß eingeschränkte Bewegung, die oft mit Schmerz verbunden ist.

Beispiele für Bewegungsdysfunktionen sind Bewegungseinschränkungen der Hüfte durch Hüftarthrose oder eine eingeschränkte Beweglichkeit bei akuten Rücken- und Nackenschmerzen. Schlimmstenfalls liegt ein eingeklemmter Ischiasnerv vor oder es handelt sich um einen Torticollis. In diesen Fällen ist nicht möglich, den betroffenen Körperteil zu bewegen.

Eine Dysfunktion wird oft bemerkt, wenn sie bei großen Gelenken vorkommt, z. B. bei der Schulter oder der Hüfte. Dagegen können die segmentalen Bewegungsdysfunktionen an der Halswirbelsäule so klein sein, dass man sie nicht mit bloßem Auge bemerkt. In diesem Fall sind eine segmentale Palpation notwendig und vor allem Schmerzprovokationstests, die speziell am SIG eine gute Aussagekraft haben.

Bei der Bewegungskontrolldysfunktion kann das Bewegungsausmaß dagegen normal oder sogar übermäßig sein, aber die Qualität der Bewegung ist offensichtlich schlecht. Ein Beispiel dafür ist das sogenannte Gowers-Zeichen, bei dem sich der Patient uneingeschränkt nach vorn beugen kann, aber nicht mehr hoch kommt, ohne sich mit den Händen an den Beinen abzustützen. Auch Schulterschmerzen haben ihre Ursache häufig in einer Bewegungskontrolldysfunktion.Die Kontrolle der Scapula ist häufig auffällig schlecht. Ein häufig auftretendes Beispiel für eine Unfähigkeit, aktive Bewegungen zu kontrollieren, ist das Vorwärtsbeugen von der Hüfte aus (siehe Kap. 2). Eine Bewegungskontrolldysfunktion liegt hier z. B. vor, wenn der Patient den Rücken beim Vorwärtsbeugen nicht gerade halten kann (▶ Tab. 1.3).

Bei Bewegungskontrolldysfunktionen liegt oft eine sogenannte relative Beweglichkeit vor; d. h. die Bewegung wird vermehrt von einer Körperseite ausgeführt. In ▶ Abb. 1.1 ist ein Beispiel einer unkontrollierten Bewegungskontrolle der Lendenwirbelsäule zu sehen: Die LWS hat eine ausgeprägte Flexion, aber die Hüfte bewegt sich

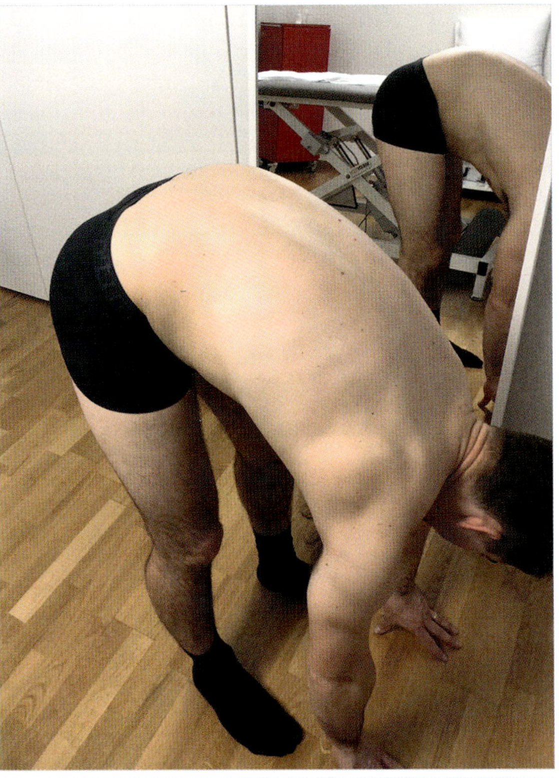

Abb. 1.1 Übermäßige Bewegung der Lendenwirbelsäule (LWS).

Tab. 1.3 Typische Symptome der Bewegungsdysfunktion und der Bewegungskontrolldysfunktion im Vergleich.

Bewegungsdysfunktion	Bewegungskontrolldysfunktion
Bewegung ist eingeschränkt	Bewegung ist nicht eingeschränkt
Steifigkeit liegt vor	normale Beweglichkeit oder Hypermobilität
oft Schmerzen bei Bewegung	keine Schmerzen bei Bewegung; falls das Bewegungsmuster niemandem auffällt, wird es der Patient nicht verändern
Schmerz kann aktiv oder passiv mit Bewegung provoziert werden	Schmerz entsteht bei bestimmten Haltungen: einseitige Positionen wie Arbeit am PC oder langes Stehen provozieren Schmerzen
zur Untersuchung werden Differenzierungs- und Provokationsteste angewendet	zur Untersuchung werden Inspektion/Sichtbefund angewendet
Leidensdruck kann von gering bis hoch sein	Leidensdruck eher gering bis mäßig
Prognose im Allgemeinen gut	Prognose im Allgemeinen gut, sofern Haltungsgewohnheiten und Bewegungskontrolle verbessert werden
typische Fälle: Arthrose, Abnutzungserscheinungen, akute Probleme wie Blockierung der Rippen oder eines Facettengelenks, Ischiasschmerz oder Torticollis	typische Fälle: Hypermobilität, klinische Instabilität, insuffiziente Muskeln, schlechtes muskuläres Gleichgewicht, ungünstige Ergonomie, schlechte Haltungsgewohnheiten
Behandlung: aktive oder passive Mobilisation	Behandlung: aktive Übungen der Bewegungskontrolle, Optimierung des muskulären Gleichgewichts
reagiert positiv auf manuelle Therapie	reagiert positiv auf Training
–	Training, neue Haltungsgewohnheiten müssen lange beibehalten werden, oft ein Leben lang
–	Motivierung des Patienten und Aufklärung sind sehr wichtig
–	Selbstmanagement

kaum. In ▸ Abb. 1.2 sieht man eine schwache Kontrolle der Skapula bei der Elevation der oberen Extremitäten.

Oftmals sind Bewegungsdysfunktion und Bewegungskontrolldysfunktion miteinander vermischt. Beispielsweise ist die Hüfte steif und der untere Rücken beweglich, aber die Bewegungen sind unkontrolliert. Welche Diagnose festgestellt wird, hängt davon ab, wie der Patient das Problem wahrnimmt. Falls er Schmerzen an der Hüfte hat, die Hüfte sich steif anfühlt und er deutlich Schwierigkeiten hat, sich Socken anzuziehen, wird von einer deutlichen Bewegungsdysfunktion der Hüfte in Flexionsrichtung gesprochen. Falls aber ein anderer Patient mit dem gleichen Befund über Rückenschmerzen in sitzender Position klagt, aber das Sockenanziehen ohne Probleme geht, wird von einer Bewegungskontrolldysfunktion der LWS gesprochen. Bei Nackenproblemen verhält es sich ähnlich: Man unterscheidet, ob der Patient den Kopf beim Rückwärtsfahren drehen kann (Bewegungsdysfunktion) oder ob der Nacken sich bei langen Autofahrten oder beim Arbeiten am PC ermüdet (Bewegungskontrolldysfunktion).

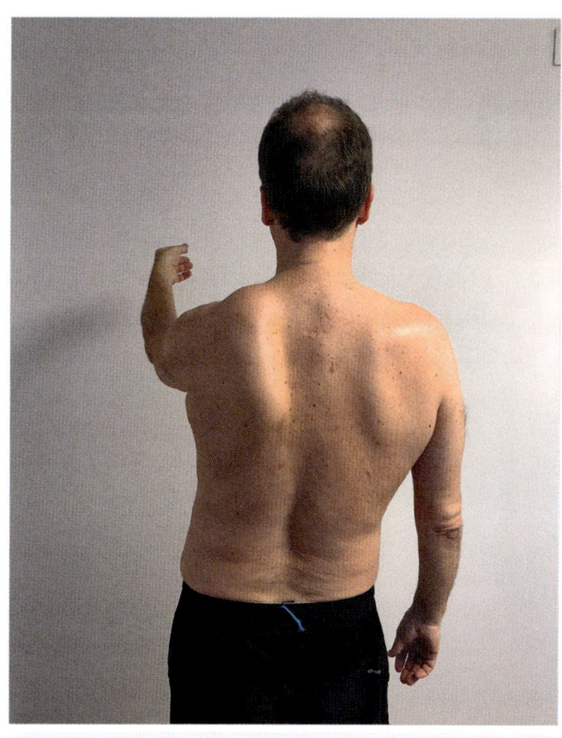

Abb. 1.2 Beispiel für eine schwache Kontrolle der Skapula links.

Merke

Einen Hinweis darauf, ob eine Bewegungs- oder eine Bewegungskontrolldysfunktion vorliegt, geben die Symptome: Falls die Hüfte steif ist und das Sockenanziehen beschwerlich, liegt eine Bewegungsdysfunktion der Hüfte vor. Falls aber der Rücken sich im Verhältnis viel mehr bewegt als die Hüfte und beim Sitzen Schmerzen im Rücken entstehen, liegt eine Bewegungskontrolldysfunktion des Rückens vor.

Zur Untersuchung einer Bewegungsdysfunktion werden Beweglichkeitstests und vor allem Provokationstests durchgeführt. Als Behandlung wird dann entweder passive oder aktive Therapie angewendet. Unter passiver Therapie versteht man Manuelle Therapie/Mobilisationen, unter aktiver Therapie selbstständiges Training, z. B. Dehnübungen. Bei der Bewegungskontrolle wird getestet, ob der Patient seine Bewegungen bei einfachen Übungen kontrollieren kann – etwa, ob er die LWS gerade halten kann, wenn er sich nach vorne bückt (sogenannte Kellner-Beugung). Beim Nacken kann getestet werden, ob der Patient im Vierfüßlerstand seinen Nacken rotieren kann, ohne dass der Nacken in Flexion, Extension- oder Lateralflexion abweicht. Bei den unteren Extremitäten werden die Beinachsen und die Stabilität des Rumpfeses geprüft: Bleibt das Knie bei einer einfachen Kniebeuge oder beim Absteigen einer Treppe gerade? Falls nicht, liegt wahrscheinlich eine Bewegungskontrolldysfunktion vor.

Merke

Für die Untersuchung der Bewegungsdysfunktion werden Beweglichkeits- und Provokationstests angewendet. Für die Untersuchung der Bewegungskontrolle werden qualitative, aktive Bewegungstests und Wahrnehmungsteste verwendet.

1.2.1 Dysfunktionen der Neurodynamik als Subgruppe der Bewegungsdysfunktion

Neurodynamische Probleme sind ein kleiner, aber wichtiger Teil aus dem Bereich der Bewegungsdysfunktion. Unter Neurodynamik versteht man die Mechanosensitivität des Nervensystems. Ursachen sowohl für die ausstrahlenden Schmerzen als auch für die neurologischen Symptome (Taubheitsgefühl, Stechen, Gefühllosigkeit) können sehr zuverlässig mit entsprechenden Tests herausgefunden werden (Schmid et al. 2009). Die Validität dieser Tests ist sehr hoch (Coppieters et al. 2006; Coppieters u. Butler 2008; Coppieters et al. 2005; Coppieters et al. 2001a; Coppieters et al. 2001b; Nee et al. 2012; Nee et al. 2011). In den folgenden 3 Boxen werden Standardtests für Neurodynamik sowie die Prinzipien von Tests und Therapien vorgestellt.

Basis- bzw. Standardtests für Neurodynamik

Untere Extremitäten, Rücken, Nacken

- SLR (Straight Leg Raise)
- SLUMP-Test
- PNB (Prone Knee Bend)

Obere Extremitäten

- ULNTs (Upper Limb Neurodynamic Test)
- ULNT 1 (N. medianus)
- ULNT 2 a (N. medianus)
- ULNT 2 b (N. radialis)
- ULNT 3 (N. ulnaris)

Wann ist ein neurodynamischer Test positiv?

- Eine provozierende Testbewegung verursacht den Schmerz oder das Symptom.
- Der Schmerz oder das Symptom kann mit einer Bewegung in einem anderen Körperbereich gelindert oder provoziert werden. Die differenzierende Bewegung muss so ausgeführt werden, dass mindestens ein Gelenk zwischen dem schmerzhaften Gebiet und dem zur Differenzierung bewegten Gebiet liegt. Damit wird sichergestellt, dass die Veränderung nicht aufgrund von Spannungsänderungen an Muskeln und Weichteile ausgelöst werden (z. B.: ist das Symptom am Knie, findet die differenzierende Bewegung am Nacken statt; ist das Symptom am Fuß, findet die differenzierende Bewegung im Hüftgelenk statt).
- Klare Unterschiede zwischen linker und rechter Seite (falls eine Seite keine Symptome aufweist).

Die Behandlungsoptionen des neuralen Gewebes

a) Interface-Mobilisation: Mobilisation des Gewebes, das einen Nerv umgibt; kann Gelenk-, Muskel-, Sehnen- oder Fasziengewebe sein.
b) Neurale Slider-Mobilisation: Nervenbewegung hin und her wie „Zahnseide".
c) Mobilisation des Interface unter neuraler Vorspannung, d. h. in gestreckter Position.
d) Tensioner oder „Nervendehnung".

Bewegungsdysfunktion und vor allem Bewegungskontrolldysfunktion können vermutlich nicht behandelt werden, falls es neurologische bzw. neurodynamische Befunde gibt. Diese müssen zuerst behandelt werden. Denn wahrscheinlich beeinträchtigen sie die Muskelfunktion und Bewegungskoordination derart, dass es unmöglich ist, die Muskeln korrekt anzusteuern.

1.3 Pioniere der Bewegungskontrolle und Bewegungsdysfunktion

Die Bedeutung der Bewegungskontrolle ist schon sehr lange klar. Uralte Methoden, die heute noch aktuell sind, etwa Yoga, Qigong, Alexander-Technik, Feldenkrais oder Pilates gehören zu den Trainingsmethoden der Bewegungskontrolle. Der Schwachpunkt dieser Methoden ist allerdings, dass die Betroffenen nicht oder kaum getestet werden. Alle bekommen die gleichen Übungen. Gut und zugleich schlecht ist, dass die Übungen in der Gruppe durchgeführt werden. Die Gruppe kann zwar sehr motivierend sein, der Nachteil ist jedoch, dass alle Menschen unterschiedlich sind und unterschiedliche Übungen brauchen. Dies gilt vor allem für Menschen, die Beschwerden haben.

Die Wegbereiter aus dem fachlichen Bereich der Bewegungsdysfunktion kommen vor allem aus dem Kreis der Manuellen Therapie. Deren Wurzeln liegen in der Osteopathie und der Chiropraktik. In der Schweiz und in Deutschland gibt es mehrere unterschiedliche Richtungen im Bereich der Manuellen Therapie.

1.3.1 Geschichte der Bewegungskontrolle und deren verschiedene Richtungen

▸ **Shirley Sahrmann.** Eine der wichtigsten Vorreiterinnen auf dem Gebiet der Bewegungskontrolle ist Prof. Shirley Sahrmann aus den USA. Sie entwickelt seit 50 Jahren Tests und Übungen für Patienten, die an Bewegungsdysfunktionen (Movement Impairment) leiden. Sie unterscheidet nicht zwischen Bewegungsdysfunktion und Bewegungskontrolldysfunktion. Ihre Idee ist, dass „da, wo die Bewegung falsch bzw. zu groß ist, auch das größte Problem liegt" („the site of the give is the site of the problem"). Nach ihrer Ansicht ist das Problem also immer dort, wo es zu viel Bewegung nicht da, wo es zu wenig gibt. Sahrmann wendet keine passive Mobilisation und Dehnübungen an. Nachdem die primäre Fehlbewegung korrigiert wird, verbessert sich nach Sahrmann auch die Beweglichkeit in den steifen Körperteilen. Ihr berühmtestes Zitat ist: „wenn du Hufgetrappel hörst, denk nicht an Zebras, sondern an Pferde". Das bedeutet, dass man die Aufmerksamkeit darauf richtet, was ins Auge sticht – und es korrigiert. Man sollte nicht zu theoretisch sein. „Keep it simple!". Sahrman hat wichtige Bücher zu diesem Thema veröffentlicht und an vielen bedeutenden Untersuchungen dieses Fachbereichs teilgenommen (Van Dillen et al. 1998; Van Dillen et al. 2005; Van Dillen et al. 2009; Van Dillen et al. 2003a; Van Dillen et al. 2003b).

Merke

Laut Prof. Shirley Sahrmann entstehen die Probleme dort, wo es zu viel Bewegung gibt oder die Bewegung nicht kontrolliert ist.

▸ **Susanne Klein-Vogelbach.** Noch früher als Sahrmann hatte die Schweizerin Susanne Klein-Vogelbach (1909–1996) die Wahrnehmung der Bewegung und deren funktionale Behandlung erforscht und gelehrt. Sie war ursprünglich Schauspielerin und Tänzerin und schon am Anfang ihrer Karriere an Bewegung und deren Analyse interessiert. Später wurde sie Physiotherapeutin und die Leiterin der Physiotherapieschule in Basel. Ihre Schwerpunkte waren die Wahrnehmung der Bewegung, die Konstitution des Menschen und funktionale Übungen. Später kamen aktiv-passive Behandlungsformen wie funktionale Massage und die Mobilisation mit Gegenbewegungen dazu. Typisch für sie war, den Übungen Namen zu geben, die das beschreiben, was die Bewegung verbildlichte (▸ Abb. 1.3), z. B. Bartziehen, Balletttänzer, Wiege, Frosch, Bauchbrücke, Achillesfersenschaukel usw. Das im Zuge ihrer Tätigkeit entwickelte Therapiekonzept FBL ist im deutschsprachigen Europa von großer Bedeutung. Wahrscheinlich haben fast alle Physiotherapeuten und Physiotherapeutinnen Tests und Übungen von Klein-Vogelbach in ihrer Ausbildung kennengelernt. Klein-Vogelbach hat eine Vielzahl von Büchern veröffentlicht (Klein-Vogelbach 2001; Suppé 2012; Klein-Vogelbach 1990; Mohr 2014).

▸ **Kinetic Control.** Mark Comerford und Sarah Mottram haben die Arbeiten von Prof. Sahrmann weiterentwickelt (Comerford u. Mottram 2001a; Comerford u. Mottram 2001b; Comerford u. Mottram 2012). Sie trennen Bewegungsdysfunktion von Bewegungskontrolldysfunktion, mobilisieren eher und geben den Patienten Dehn- und Kräftigungsübungen. Laut ihrer Lehre muss man zuerst die primären Stabilisatoren aktivieren lernen, danach die Bewegungskontrolle korrekt ausführen und zum Schluss die globale Stabilisation richtig durchführen. Nach dieser Phase werden die verhärteten Muskeln gedehnt, anschließend die Gesamtbewegung geübt und ggf. in die sportliche Performance integriert (▸ Tab. 1.4, ▸ Tab. 1.5). Ihr Buch ist eines der wichtigsten Werke zu dieser Thematik (Comerford u. Mottram 2012).

Comerford und Mottram sind Vertreter der sogenannten australischen Schule. Diese Schulrichtung wurde in der zweiten Hälfte der 1990er-Jahre bekannt. Wichtige Vertreter sind Paul Hodges und Gwen Jull.

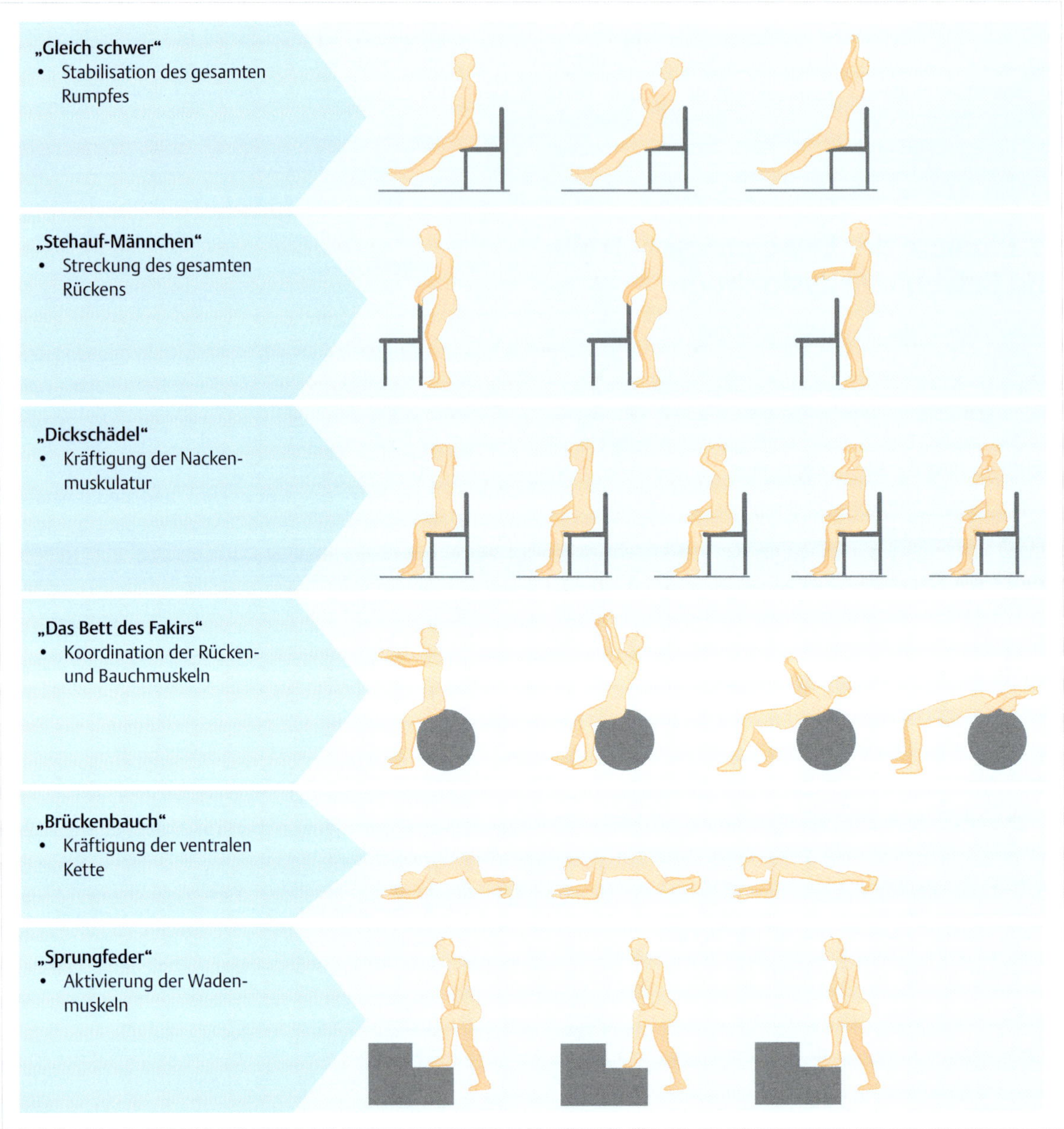

Abb. 1.3 Typische Übungen der Bewegungssteuerung der Schweizer Pionierin Susanne Klein-Vogelbach.
Gleich schwer: Stabilisation des Rumpfes; Koordination von Bauchmuskulatur und BWS-Extensoren
Stehauf-Männchen: Mobilisation der BWS in Extension, Aufrichtung der gesamten Wirbelsäule
Dickschädel: Stabilisation der Neutralstellung der HWS gegen dosierte Widerstände
Bett des Fakirs: Aktivierung von Hüft-, Rücken- und Bauchmuskulatur; Stabilisation der Wirbelsäule
Brückenbauch: Hohe Belastung der Bauchmuskulatur bei gleichbleibendem Abstand zwischen deren Ansatz und Ursprung
Sprungfeder: Reaktive Aktivierung des M. triceps surae aus verkürzter Position

Tab. 1.4 Die Aufgaben der verschiedenen Muskelgruppen nach Comerford und Mottram.

	primäre Stabilisatoren	globale Stabilisatoren	globale Mobilisatoren
Aufgabe	können die „neutrale Zone" eines Gelenks kontrollieren	können bewegen und stabilisieren	können große Bewegungen produzieren
klinische Bedeutung	Kontrolle der Rotationsachse	es ist unerlässlich, dass der Muskel beide Funktionen übernimmt	müssen genügend lang sein, um keine Bewegungseinschränkung zu verursachen
Auswirkungen einer Dysfunktion	Vergrößerung der neutralen Zone, lokale „Instabilität"	es entstehen Probleme, falls ein Teil des Muskels nicht richtig funktioniert oder wenn der Muskel nur eine seiner Aufgaben übernimmt (zu kurz oder zu schwach)	es entstehen Probleme, wenn diese Muskeln zu kurz sind oder wenn sie stabilisierend wirken

Tab. 1.5 Eigenschaften der primären und globalen Stabilisatoren sowie der globalen Mobilisatoren.

	primäre Stabilisatoren	globale Stabilisatoren	globale Mobilisatoren
Muskelfasern	beinhalten hauptsächlich langsame, motorische Einheiten (ST-Fasern)	langsame und schnelle Muskelfasern (FT und ST)	vor allem schnelle FT-Fasern
Muskelaktivität	tonische, haltende Aktivität	Kontrolle der Gesamtbewegung	phasische Aktivität;
Funktionsweise der Muskeln	niedrige Aktivierungsschwelle (vgl. Rekrutierungsskala von Hennemann 1957)	konzentrische Fähigkeit in der Innenbahn und exzentrisch auf der äußeren Bewegungsbahn der Bewegung	vor allem konzentrische Bewegung in Bezug auf Bewegungsachse
Muskellänge	Aktivität sollte antizipatorisch sein (Feedforward-System) monosegmentale, kurze, tiefliegende Muskeln	exzentrische Fähigkeit gegen Schwergewicht oder Belastung, Liegen in der mittleren Tiefe sowohl tonische als auch phasische Fähigkeit zur Muskelaktivität	lange, multisegmentale oder mindestens zweigelenkige Muskeln (auf der Oberfläche sich befindende lange Muskeln)

▸ **Australische Schulrichtung.** Die australische Schulrichtung hat ihren Ursprung vor allem in Brisbane an der Universität Queensland am Anfang der 1990er-Jahre. Dort begannen die damaligen Physiotherapeuten unter Leitung von Prof. Carolyn Richardson, die MSK-Physiotherapie zu erforschen und weiterzuentwickeln. Sie haben sich besonders auf einzelne, stabilisierende Muskeln wie M. transversus abdominis und M. multifidus des unteren Rückens und auf den M. longus colli in Bezug auf die Stabilisierung des Nackens konzentriert. Bekannt wurden aus dieser Gruppe z. B. Paul Hodges, Gwen Jull, Bill Vicenzino und Deborah Falla.

Eine der ersten, die die Position und Korrektur der Patella erforschten, war Jenny McConnell (McConnell 1986; McConnell 2013), welche ebenfalls dieser Schulrichtung angehört. Während der letzten 20 Jahre wurde gerade an der Universität Queensland eine Vielzahl an Studien veröffentlicht (Falla et al. 2004a; Falla et al. 2004b; Falla et al. 2006; Falla et al. 2007; Hodges u. Moseley 2003; Hodges et al. 2003; Hodges et al. 2014; Hodges u. Richardson 1997; Jull et al. 2009; Richardson et al. 1999). Berühmte Forscher wie Michael Coppieters, Jim Elliott, Annina Schmidt, Lorimer Moseley und viele andere haben sich an dieser Universität habilitiert.

Zur gleichen Zeit hat sich in Perth, an der Westküste Australiens, eine andere, kleinere Gruppe um Peter O'Sullivan gebildet, der sich ursprünglich über das Thema „Spezifisches Training der Patienten, die an Spondylolyse leiden" habilitierte (O'Sullivan et al. 1997a). Später entwickelte er ein Gruppierungsmodell für Patienten mit Schmerzen im unteren Rücken. Heute wird es eher als ein Klassifizierungsmodell angesehen, welches sich stark auf wissenschaftliche Befunde stützt (Dankaerts et al. 2006a; Dankaerts et al. 2006b; Dankaerts et al. 2009; O'Sullivan 2000; O'Sullivan 2005; O'Sullivan et al. 2006a; Vibe Fersum et al. 2013; Vibe Fersum et al. 2009). Peter O'Sullivan gilt als Wegbereiter der Cognitive-Functional-Therapy (CFT)-Behandlung. Auch das MSK-Framework-Projekt (Mitchell et al. 2018) trägt seinen Namen. Dieses wird in Kap. 1.6.2 vorgestellt.

In Australien wird seit den 1990er-Jahren hochklassige physiotherapeutische Forschung betrieben, durch die die Therapie im Laufe der Zeit wissenschaftlich fundiert wurde.

1.3.2 Behandlung der Bewegungsdysfunktion, verschiedene Schulrichtungen: eine kurze Geschichte der Manuellen Therapie

Die Manuelle Therapie hat eine lange Geschichte. Sie umfasst Osteopathie, Chiropraktik, Naprapathie, Physiotherapie und Manuelle Medizin. Heute wissen wir, dass mit Manueller Therapie i. S. von Mobilisationen von Gelenken keine langfristigen Ergebnisse in Bezug auf die Verbesserung von Funktionalität und Schmerz erzielt werden können (Rabey et al. 2017). Die Evidenz für diesen Therapieansatz ist dementsprechend gering (Van Trijffel et al. 2005). Dennoch glauben viele Therapeuten und Patienten an den Behandlungserfolg dieser Therapieform, die von mehreren Schulrichtungen gelehrt und weiterentwickelt wird. Mit Sicherheit ist die Manuelle Therapie ein Teil in der Behandlung von Bewegungsdysfunktionen Falls jedoch keine aktiven Bewegungsübungen in die Behandlung miteinbezogen werden, sind die Ergebnisse nur von kurzer Dauer (Jull et al. 2002; Kromer et al. 2009; Kromer et al. 2013).

▶ **Maitland.** Geoff Maitland (1924–2010) wirkte in Adelaine (Australien). Seine Überlegungen basieren auf der Brick-Wall-Theorie. Diese besagt, dass klinische Beschwerden nicht zwangsläufig einen Zusammenhang mit der medizinischen Diagnose haben. Aktuelle Studien belegen diesen Denkansatz; in der Realität wird er jedoch viel zu selten umgesetzt, vor allem von Ärzten. Ein anderer Grundstein von Maitlands Konzept ist die Bedeutung klinischer Befunde und deren reflektierte Neubeurteilung (Assessment – Reassessment) während und nach der Therapie: Falls die Beschwerden sich nach der Behandlung ändern, passiert offensichtlich etwas – entweder positiv oder negativ. Maitland ist es zu verdanken, dass die klinischen Aspekte bei der Behandlung von MSK-Erkrankungen mehr berücksichtigt wurden. Viele seiner Studenten arbeiteten mit seinen Überlegungen weiter und waren später damit zum Teil sehr erfolgreich, z. B. Gwenn Jull, Mark Jones, David Butler, Michael Shacklock, Louis Gifford usw. Ein Nachteil seiner Methode ist, dass die Behandlung an sich rein passiv ist. Erst seine Studenten haben Maitlands Methode in eine aktivere und kognitivere Richtung entwickelt. Die Stärke seiner Methode liegt im Clinical Reasoning. Sein Konzept wird weltweit angewendet und ist wahrscheinlich die populärste Schulrichtung der manuellen Therapie. Es ist vor allem in der angloSächsischen Welt und in Mitteleuropa verbreitet.

▶ **Schulrichtung von Kaltenborn und Evjenth.** Die Norweger Freddy Kaltenborn und Olaf Evjenth sind in Skandinavien und Mitteleuropa auf dem Gebiet der Manuellen Therapie sehr bekannt. Ihre Methode basiert zum größten Teil auf einer biomechanischen Denkweise. Sie haben in ihr Konzept viele frühere Methoden, z. B. Denkmodelle aus der Osteopathie nach Mennell, Cyriax und Stoddard, integriert. Olaf Evjenth hat zudem wesentlich zur Entwicklung der medizinischen Trainingstherapie (MTT beigetragen.

▶ **Mulligan.** Brian Mulligan (Neuseeland) kombiniertin seinem Konzept der „Mobilizations with Movement" (MWMs) passive Mobilisationen mit aktivenBewegungen des Patienten. Bei den sogenannten „NAGS" (Natural Apophyseal Glides) mobilisiert der Therapeut die Wirbelgelenke des Patienten dynamisch, entsprechend ihrer Facettengelenkausrichtung, SNAGS (Sustained Natural Apophyseal Glides) sind dagegen gehaltene Mobilisationen, während derer der Patient aktiv die eingeschränkte und/oder schmerzhafte Bewegung durchführt. Mulligan versuchte sein System so verständlich und klar wie möglich zu gestalten. Das ist auch ein Grund für seinen großen Erfolg. Auf der Grundlage seiner Methode wurden zahlreiche Untersuchungen – mit guten Ergebnissen – durchgeführt (Bisset et al. 2007; Vicenzino 2007). Mulligan selbst ist ein sehr sympathischer und charismatischer Mensch, der noch mit seinen 80 Jahren Patienten behandelt und Vorträge in der ganzen Welt hält.

▶ **McKenzie.** Robin McKenzie stammt ebenfalls aus Neuseeland. In seiner bahnbrechenden Arbeit hat er sich besonders auf die Behandlung von Rückenschmerzen und Bandscheibenvorfällen konzentriert. Seine Vorgehensweise ist wie die von Mulligan gekennzeichnet von Klarheit und einer gewissen Leichtigkeit McKenzie kategorisiert seine Patienten auf der Grundlage der klinischen Befunde und favorisiert eine aktive Behandlungsform. Basierend auf seinem Konzept wurde eine Vielzahl von Forschungsarbeiten veröffentlicht. Es ist eines derjenigen Behandlungskonzepte, die sich bei der Behandlung von Rückenschmerzen sehr stark an der vorhandenen Evidenz orientieren, besonders in der akuten Phase (May et al. 2006; May et al. 2010).

Es gibt noch viele weitere Schulrichtungen aus dem Bereich der Chiropraktik und Osteopathie, auf die ich jetzt nicht näher eingehen werde, weil es den Rahmen dieses Buchen sprengen würde.

1.4 Grundideen der Bewegungskontrolle

1.4.1 Relative Flexibilität

Definition

Relative Flexibilität (Relative Flexibility) bezeichnet die Harmonie der Bewegungen: Wie bewegen sich die verschiedenen Körperteile im Verhältnis zu den benachbarten Körperteilen? Ist das gesamte Ausmaß der Bewegung auf die daran beteiligten Körperteile in einem physiologischen Verhältnis verteilt? Oder bewegt sich ein Teil zu viel und der nächste Abschnitt zu wenig?

Relative Flexibilität ist eine häufige Erscheinung. Falls die Hüfte z. B. in Extensionsrichtung zu steif ist, wird diese fehlende Bewegung oft am Rücken kompensiert. Der Rücken bewegt sich im Verhältnis zur Hüfte also zu viel. In Bezug auf Flexion oder Rotation kann die Situation aber sogar umgekehrt sein. Gleichzeitig müssen die Bewegungen des Schultergelenks und des Schulterblatts geprüft und es muss getestet werden, ob ein Körperteil sich im Verhältnis zu viel und der andere sich dementsprechend zu wenig bewegt. Die relative Flexibilität wird ausführlich in den Kapiteln mit Fallbeispielen behandelt.

Merke

Es lohnt sich, der relativen Flexibilität Aufmerksamkeit zu schenken. Denn sie offenbart mehr über die möglichen Probleme als die Begutachtung der Gesamtbeweglichkeit.

1.4.2 Verkürzte Muskeln und zu lange Muskeln

Bezeichnungen wie „zu lange Muskeln" oder „zu kurze Muskeln" können sich in unseren Ohren merkwürdig anhören (Sahrmann 2002b). Denken wir im Bezug darauf über den M. gluteus maximus nach: Wenn man viel sitzt, befindet sich der Muskel immer in einer gedehnten/verlängerten Position. Wird derMuskel zu seltenin Richtung Gegenposition (verkürzte Position) aktiviert, gewöhnt er sich daran, in der gedehnten Position zu bleiben. Diese Veränderungen sind funktional; sie sind einerseits mit der Dehnung des Bindegewebes und andererseits mit der Aktivierung der Muskelzellen verbunden.

▶ Abb. 1.4 zeigt grafisch auf, welchen Einfluss die Muskellänge auf die Kraftentwicklung hat. Normalerweise findet die stärkste Kraftproduktion in der Mitte zwischen maximaler Verlängerung und maximaler Dehnung des Muskels statt; dann sind die Aktin- und Myosinfilamente (▶ Abb. 1.5) in ihrer optimalsten Position zueinander. Die Kraftproduktion ist gut.

Ein Muskel ist in der verlängerten und verkürzten Position schwächer als in der Mittelstellung. Denken wir z. B. an einen Klimmzug: In welcher Position fühlt es sich am leichtesten an? Die in der Mitte der Bewegung, wenn der Ellenbogen ca. 90° gebeugt ist (▶ Abb. 1.6). Dann stehen die Myosin- und Aktinfilamente in der optimalsten Position zueinander.

Merke

Einzelne Muskel können darauf getestet werden, ob sie möglicherweise aktiv oder passiv insuffizient sind.

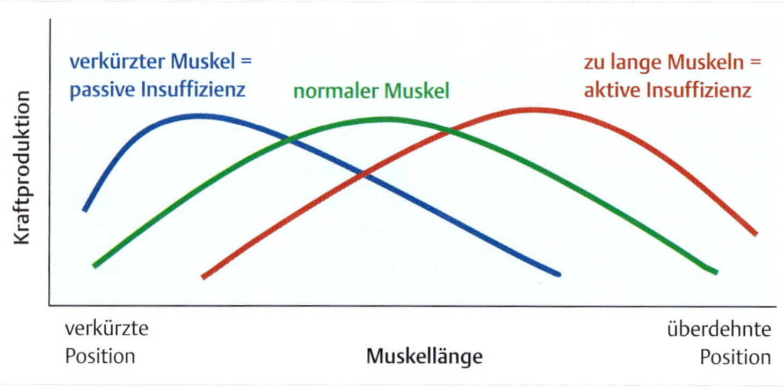

Abb. 1.4 Längen- und Kraftproduktionskurve des Muskels. Ein Muskel produziert die stärkste Kraft normalerweise in der Mitte zwischen maximaler Verlängerung und maximaler Verkürzung. Ein zu kurzer Muskel kann dagegen in der angenäherten Muskelposition am besten anspannen, eine zu langer Muskel in der gedehnten Position.

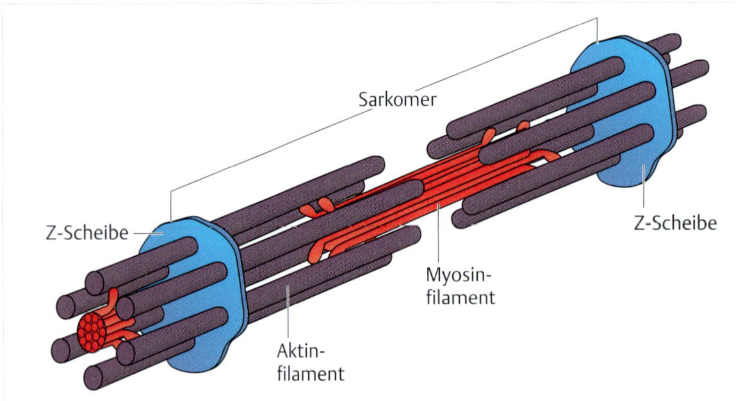

Abb. 1.5 Aktin- und Myosinfilamente. Ein Muskel kann sich physiologischer Weise am besten kontrahieren, wenn Aktin- und Myosinfilamente in der optimalsten Position zueinander stehen – also zwischen maximaler Dehnung und maximaler Annährung. (Der Mensch – Anatomie und Physiologie. Schwegler J, Lucius R, Hrsg. 6. überarbeitete Auflage. Stuttgart: Thieme; 2015. doi:10.1055/b-003-125850)

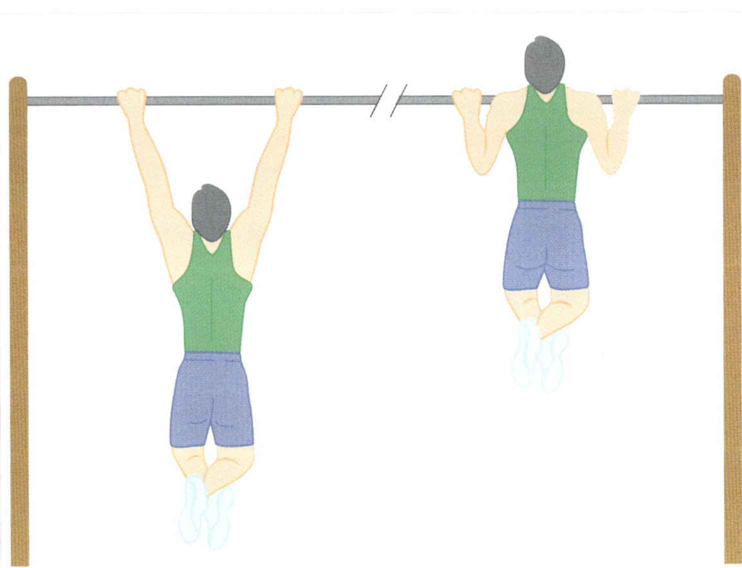

Abb. 1.6 Beispiel für relative Muskelkraft: Klimmzug. Die Kraft ist am größten und damit die Bewegung am einfachsten auszuführen in der Mitte, wenn der Ellenbogen ca. 90° flektiert ist.

1.4.3 Aktive und passive Insuffizienz

Definition

Passive Insuffizienz bedeutet, dass der Muskel sich nicht auf seine Gesamtlänge dehnen kann – er ist zu kurz. *Aktive Insuffizienz* bedeutet, dass sich der Muskel nicht maximal verkürzen und dadurch nicht die nötige Kraft erzeugen kann – er ist zu lang.

Passive Insuffizienz wird mit Muskellängentests geprüft, z. B. mit dem Thomas-Test (▶ Abb. 1.7). In diesem Bild ist der M. iliopsoas zu kurz, also gespannt. Wir reden dann über passive Insuffizienz. Der Behandlungsansatz dafür ist, den Muskel zu dehnen. Der Muskel hat sich verkürzt, vermutlich, weil er Bindegewebe enthält, das sich entsprechend angepasst hat. Dieses Gewebe reagiert ziemlich schnell auf Dehnübungen. Die Muskelzellen selbst können dagegen kaum verlängert werden.

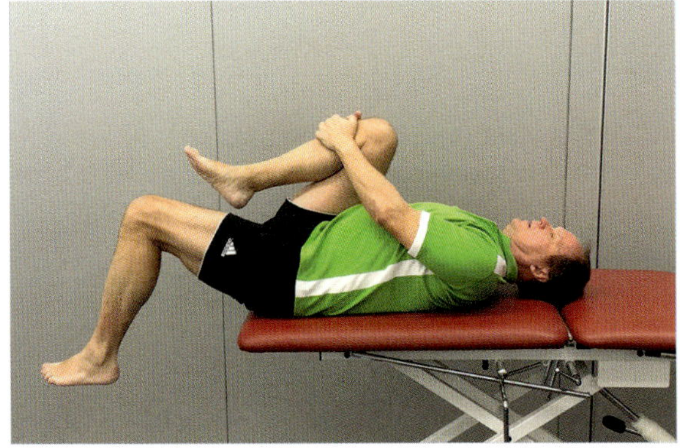

Abb. 1.7 Thomas-Test. Dargestellt ist eine Verkürzung des M. iliopsoas links (passive Insuffizienz).

Ein großer Teil des Muskels besteht aus Bindegewebe. Das Bindegewebe setzt sich aus Muskelfasern, Muskelfaserbündeln, Hüllen und Faszien zusammen, die den Muskel umhüllen. Das Bindegewebe ist ein Kontinuum, welches die verschiedenen Muskeln miteinander verbindet. Man spricht hier von Muskelketten. Isolierte Dehnungen einzelner Muskeln sind demnach nicht so wirksam wie die Mobilisation und das Training der kompletten Faszienkette.

Merke

Bei einer passiven Insuffizienz lohnt es sich, auch einen Blick auf die Faszienketten und die Gesamtbeweglichkeit zu werfen.

Aktive Insuffizienz bedeutet, dass der Muskel in seiner verkürzten Position nicht mehr die nötige Kraft erzeugen und daher die Bewegung nicht bis zu seiner absoluten Verkürzungslänge ausgeführt werden kann. In ▶ Abb. 1.8 kann der M. iliopsoas die Hüfte nicht aktiv zur normalen 120°-Flexion ausführen. Er ist in dieser verkürzten Position zu schwach, also aktiv insuffizient. Das kann mit der passiven Bewegung kontrolliert werden: Falls sich die Hüfte passiv bis zu 120–130° flektieren lässt, ist das Problem nicht die Steifheit der Hüfte, sondern die aktive Insuffizienz des Iliopsoas. Die Behandlung besteht in einer aktiven Anspannung des Muskels und Übungen in der verkürzten Position. Das Training ist koordinativ, das heißt es basiert auf einer Nerv-Muskel-Aktivierung. Daher merkt der Patient die Veränderungen relativ schnell; der Muskel „verkürzt“, das heißt er wird schon im Verlauf einiger Wochen kräftiger. Die Innervation von Nerven in dieser Position wird besser. Damit können Aktin- und Myosinfilamente wieder besser ineinandergleiten.

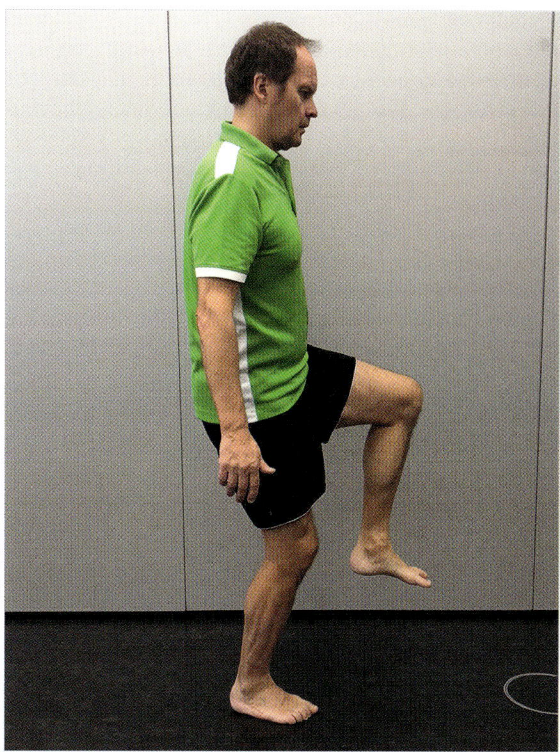

Abb. 1.8 Aktive Insuffizienz des M. iliopsoas. Die aktive Beugung der Hüfte beträgt weniger als 90°. Falls die Hüfteflexion passiv größer ist, sind die Hüftbeuger wahrscheinlich aktiv insuffizient.

1.4.4 Aktivierung der Muskelzellen (Rekrutierungsskala von Hennemann)

Es gibt 3 Arten von quergestreiften Muskelzellen (▶ Abb. 1.9). Zum Typ 1 gehören die langsamen Muskelzellen. Sie funktionieren gut, wenn genügend Sauerstoff vorhanden ist, dann werden sie nicht müde. Das ist wichtig bei Ausdauerleistungen und Stabilisationsfunktionen. Bestimmte Muskeln, etwa der M. multifidus in der LWS, beinhalten viele Zellen vom Muskeltyp 1. Wenn man den ganzen Tag wandert, ist dieser Muskel die ganze Zeit aktiv und wird nicht müde. Daher ist Wandern eine sehr gute Sportart für Menschen mit Rückenleiden. Die Muskelzellen vom Typ 2 sind schneller, aber sie ermüden auch schneller. Sie können eine gewisse Zeit anaerob (ohne Sauerstoff) funktionieren. Bei den globalen Stabilisatoren, z. B. bei den schrägen Bauchmuskeln, gibt es viele dieser Muskelzellen. Die Muskelzellen vom Typ 2b sind sehr

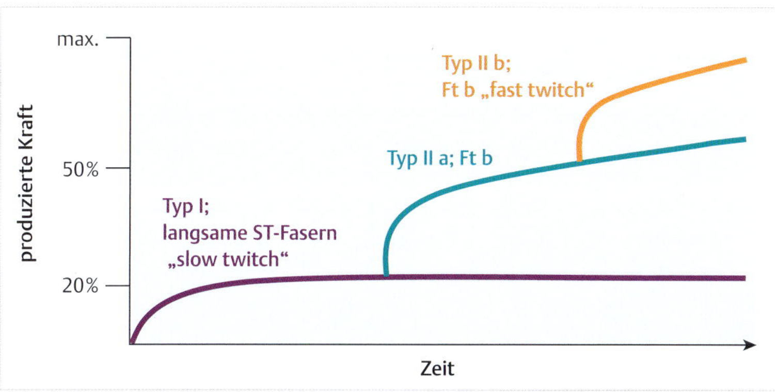

Abb. 1.9 Energieproduktionskapazität verschiedener Muskelzelltypen. Langsame Muskelzellen werden als erste aktiviert, aber ihre Leistung ist gering. Stattdessen produzieren schnelle Muskelzellen deutlich mehr Kraft, werden aber schnell müde. Die Bezeichnung von Muskelzellen ergibt sich eher aus der erzeugten Bewegungsgeschwindigkeit als aus ihrer Aktivierungsgeschwindigkeit.

schnell und können enorme Mengen an Kraft produzieren, aber sie ermüden auch schnell. Sie sind typischerweise lange Mobilisatoren (z. B. M. biceps brachii oder die Hamstrings). ▶ Abb. 1.9 zeigt die Rekrutierungsgeschwindigkeit und die Kraftproduktionsfähigkeit der verschiedenen Muskelzellen (sogenanntes Rekrutierungsprinzip von Henneman, 1957).

Über die verschiedenen Muskelzelltypen wissen wir, dass die Art und Weise der Verteilung genetisch bedingt ist (Shumway-Cook 2007). Manche Menschen haben von Geburt an mehr schnelle Muskelzellen als andere und haben dementsprechend beispielsweise bei Sprintsportarten einen Vorteil. Andere dagegen besitzen genetisch mehr langsame Muskelzellen und zeigen eher ein Talent für z. B. Ausdauersportarten.

Merke

Die unterschiedlichen Muskelzelltypen sind beim Menschen unterschiedlich verteilt: Die stabilisierende Haltemuskulatur besteht mehrheitlich aus langsamen Muskelzelltypen; dagegen haben Muskeln, die für Wurf- und Sprungbewegungen verantwortlich sind, größtenteils schnellere Muskelzelltypen.

Die verschiedenen Muskeln haben unterschiedliche Muskelzelltypen. Die stabilisierenden Muskeln ermöglichen uns eine aufrechte Haltung. Durch ihre langsamen Muskelzellen sind sie in der Lage, die Position lange zu halten. Beispiele dafür sind die tiefen Flexoren der Halswirbelsäule, die Stabilisatoren des Schulterblatts, die Muskeln der Rotatorenmanschette, die Beckenbodenmuskeln, der M. popliteus im Knie und der M. soleus im Wadenbein. Schnelle Muskelzellen gibt es mehrheitlich in denjenigen Muskeln, die Kraft produzieren und die bei Sprung- und Wurfsportarten gebraucht werden. Als Beispiele dafür sind zu nennen der M. sternocleidomastoideus, der M. rectus abdominis, der M. pectoralis major, der M. rectus femoris und der M. gastrocnemius. Die sogenannten globalen Stabilisatoren, zu denen etwa der M. quadratus lumborum, der M. trapezius, der M. iliopsoas und der M. vastus medialis gehören, besitzen von beiden Muskelzellarten etwa gleich viele.

1.4.5 Wie soll der Muskel bei aktiver Insuffizienz trainiert werden?

Bei aktiver Insuffizienz können die betroffenen Muskeln in der verkürzten Position keine Kraft entwickeln – sie sind schwach. Die Ursache dafür scheint eher eine koordinative zu sein. Die Muskeln sind es nicht gewohnt, in dieser Position zu arbeiten. Ziel des Trainings ist es, die langsamen Zellen des Muskels „wachzurütteln“ und zu aktivieren. Das Training wird isometrisch durchgeführt, das heißt die Kontraktion des Muskels geschieht in der verkürzten Position des Muskels. Da dabei die langsamen Muskelzellen angeregt werden sollen, lohnt es sich, die Position 10 Sekunden isometrisch zu halten. Leicht zu merken; 10-mal 10 Sekunden anspannen. Die ersten 2 Wochen sollte der Patient täglich üben, bestenfalls 3 Serien.

Wenn es um die Aktivierung der stabilisierenden Haltungsmuskulatur wie M. multifidus, M. longus colli oder des Gesäßmuskels geht, lohnt es sich, die Übungen in Alltagbeschäftigungen einzubauen. Man kann versuchen, das Kinn nach unten zu schieben und den Hinterkopf nach oben zu biegen, sodass der Nacken länger wird (M. longus colli). Das kann beim Autofahren, bei sitzender Tätigkeit oder beim Fernsehschauen geübt werden. Man sollte diese Übung möglichst oft und möglichst lange praktizieren. Die Gesäßmuskeln kann der Patient immer, wenn er steht, anspannen und zusammenziehen, sogar beim Anstehen an der Kasse im Supermarkt. In dieser Haltung sind die Muskeln in der angenährten Position. Der M. multifidus kann beim Liegen auf dem Rücken oder im Stehen angespannt werden. Die Beckenbodenmuskeln können überall und in jeder Position angespannt werden. Man sollte versuchen, die Spannung möglichst lange zu halten.

Merke

Die Therapie der aktiven Insuffizienz ist „low load“, das heißt mehrere Wiederholungen mit niedriger Intensität in der verkürzten/angenährten Position des Muskels.

Die Therapie bei aktiver Insuffizienz ist koordinativ und entsprechend „low load“; die Spannung wird also mit niedriger Intensität erzeugt. Demzufolge wird der Muskel auch nicht so schnell müde. Wird der Muskel zu Beginn des Trainings zu sehr angespannt und werden dabei die schnellen Muskelzellen aktiv, verursacht dies möglicherweise eine schnelle Ermüdung und Krämpfe. Von Krafttraining ist tendenziell abzuraten. Da es darum geht, die Koordination der Muskeln zu verbessern und nicht die Kraft, werden die Veränderungen schnell bemerkbar – oft schon in 2–3 Wochen.

1.4.6 Wie wird passive Insuffizienz behandelt?

Als Therapie für eine passive Insuffizienz, also verkürzte und/oder überaktive Muskeln, werden aktive Dehnübungen eingesetzt. Dies geschieht folgendermaßen:

- Der Muskel wird in seine Dehnposition gebracht.
- Danach wird ggf. der mögliche „Give“ korrigiert.
- Zum Schluss wird der Antagonist des Muskels angespannt.

Beispiel: Aktive Dehnung des M. rectus femoris:
- Die Ferse wird zum Gesäß gezogen.
- Danach wird die LWS aktiv nach hinten gekippt (flektiert), um das kompensatorische Extensions-Give der LWS (Hyperlordose) zu verhindern Gesäßhälften werden zusammengepresst.

Das Kippen der LWS sollte mithilfe der Gesäßmuskeln ausgeführt werden. Wenn der M. rectus femoris passiv insuffizient und angespannt ist, ist der M. gluteus maxsimus oft aktiv insuffizient, weswgen die Aktivierung der Gesäßmuskeln wichtig ist. Optimalerweise dauert eine Dehnung 30 Sekunden. Der Patient sollte die ersten 2 Wochen täglich 2–3 Dehnungsserien durchführen. Nachdem die Muskellänge sich verbessert hat, reicht 3-mal und später 1- oder 2-mal in der Woche, um den Zustand aufrechtzuhalten.

1.4.7 Instabilität, Hypermobilität, Bewegungskontrolle – was ist was?

„Geliebtes Kind trägt viele Namen". Vor allem in den 1990er-Jahren begann man über Instabilität zu reden. Es wurde ziemlich schnell evident, dass die anatomische Instabilität, z. B. an der LWS, sehr selten vorkommt. Deswegen sprach man über „klinische" oder „funktionale" Instabilität. Panjabi veröffentlichte Anfang der 1990er-Jahre seine klassische These über die Stabilität des Rückens (Panjabi 1992; Panjabi 2003; Panjabi et al. 1994). Zur guten Stabilität braucht es demnach 3 Faktoren:
- passive Strukturen, die das Segment anatomisch stabilisieren;
- lokale Muskeln, die das Gelenk unterstützen und
- neurale Kontrolle.

Die neurale Kontrolle ist die Aufgabe des zentralen Nervensystems: Es koordiniert die Zusammenarbeit und Rekrutierung der verschiedenen Muskeln. Die neurale Kontrolle ist wie ein Computerprogramm, welches die Funktionen des aktiven Gewebes kontrolliert (▸ Abb. 1.10).

Panjabi stellte auch eine Idee über ein neutrales Areal vor, das in jedem Gelenk vorhanden sein muss und in dem eine kleine Bewegung ohne Widerstand stattfindet – die sogenannte „Neutrale Zone" – falls sich dieses Areal/diese Bewegung vergrößert hat und/oder die Muskeln es bzw. sie nicht kontrollieren können, reden wir über eine „klinische Instabilität". Falls das passive System nachlässt, können die Muskeln, sofern sie koordiniert funktionieren, dieses Defizit kompensieren. Das ist z. B. bei einem instabilen Schultergelenk der Fall, das keine Probleme verursacht, wenn die Muskeln im Gleichgewicht sind und die Muskelkontrolle gut ist. Das Modell der Neutralen Zone führte zu verschiedenen Denkmodellen. Eines der ersten war die Vermutung, dass die lokalen, tiefen, stabilisierenden Muskeln besonders wichtig sind. Paul Hodges hat mit seiner kleinen Case-control-Forschung aufgezeigt,

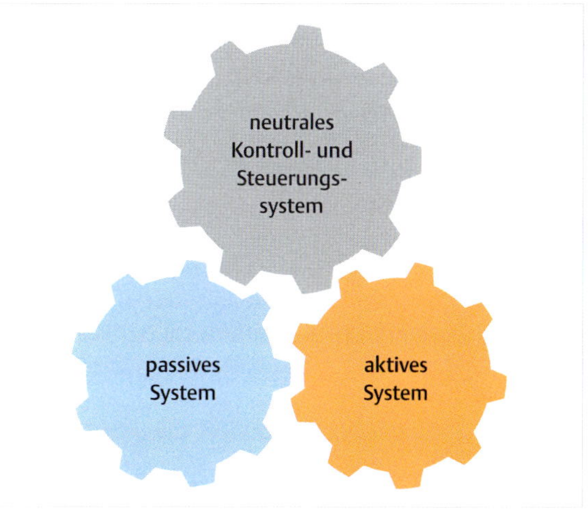

Abb. 1.10 Klinische Instabilität nach dem Modell von Panjabi. (Klinische Muster in der Manuellen Therapie. Westerhuis P et al. 2., überarbeitete Auflage. Stuttgart: Thieme; 2014. doi:10.1055/b-003-104349)

dass vor allem der M. transversus abdomimis bei Patienten mit Rückenleidenden – verglichen zu Gesunden – zu langsam agiert (Hodges u. Richardson 1996). Verschiedene Untersuchungen haben im Laufe der Jahre zu der weltweiten Überzeugung beigetragen, dass gerade dieser Muskel wichtiger ist als alle anderen.

▸ **Der Mythos vom M. transversus abdomimis.** Mit dieser Entdeckung von Paul Hodges glaubte man, eine Lösung für alle Rückenprobleme gefunden zu haben: Nur dieser eine tiefe Muskel – M. transversus abdominis – war zu schwach. Die Aufgabe dieses Muskels besteht darin, den Bauch nach innen zu ziehen. Da der M. transversus abdominis durch thorakolumbale Faszien mit der LWS fixiert ist und im vorderen Bereich die anderen Bauchmuskeln schließt, schien klar zu sein, dass dieser Muskel der perfekte Stabilisationsmuskel ist. Geglaubt haben das alle: zuerst die Physiotherapeuten, danach die Pilatestrainer, als nächstes Fitnesstrainer – und bald schon wusste es die ganze Welt. So hat sicherlich fast jeder Rückenpatient den Rat bekommen, den Bauch zusammenzuziehen. Heutzutage können wir beobachten, dass viele Fitnesstrainer sehr gute Bauchmuskeln haben, aber die anderen Muskeln, z. B. die Gluteen und die Rückenmuskeln, möglicherweise zu schwach sind und die Bewegungskontrolle Unzureichend.

Merke

Die große Bedeutung des M. transversus abdominis bei Rückenschmerzen ist nur ein Mythos.

Erst viele Jahre später, um 2010, wurden Forschungsergebnisse veröffentlicht, die bewiesen, dass mit dem Training des M. transversus abdomimis keine besseren Ergebnisse erzielt werden können als mit anderen Therapien oder Trainings (Costa et al. 2009; Smith et al 2014). Anne Mannion wiederholte die ursprüngliche Studie von Paul Hodges mit besserer Methodologie und größerer Datenerhebung und konnte dessen Ergebnisse nicht bestätigen: Die Funktion des Muskels wies zwischen Gesunden und Rückenleidenden keine Unterschiede auf (Pulkovski et al. 2011). In einer anderen Untersuchung konnte Mannion nachweisen, dass gezieltes Trainieren des M. transversus abdomimis Rückenschmerzen erträglicher macht. Sie nahm an, dass durch die Übungen die Selbstwirksamkeit der Patienten sich verbesserte, aber welcher Muskel trainiert wurde war wahrscheinlich irrelevant. Heute wissen wir, dass die Forschungsarbeit zu M. transversus abdomimis nicht zuverlässig ist (Costa et al. 2006).

Es gilt als erwiesen, dass die Rolle des Transversus bei Rückenschmerzen nicht größer ist als die der anderen Muskeln. Wichtig ist eine gute Koordination und das Zusammenwirken der gesamten Muskulatur. Dies kann zuverlässig mit Bewegungskontrolltests untersucht werden (Luomajoki et al. 2007). Das heißt jedoch nicht, dass Hodges ein schlechter Forscher wäre. Im Gegenteil: Er ist einer der Forscher in der Physiotherapiewelt, der die meisten Studien veröffentlicht hat. Er selbst hält die isolierte Funktion des M. transversus abdomimis auch nicht mehr für wesentlich (Jull et al. 2015). Die Unterschiede in der Funktion des TA haben sich in Effektivitätsstudien nicht bestätigt. Hodges betont heute mehr die Bedeutung von Beckenboden, Diaphragma und auch – des Gehirns. Für seine Expertise spricht zudem, dass er für viele berühmte Wissenschaftler der Doktorvater gewesen ist, z. B. für Lorimer Moseley, Michel Coppieters, Deborah Falla, Annina Schmid und Jim Elliott.

► **Rolle der Hypermobilität.** Wie die Beweglichkeit sich zwischen verschiedenen Menschen verteilt, können wir nach der Gauss-Skala beurteilen. Der größte Teil der Menschen ist normal beweglich. An einem Ende der Skala sind die Menschen sehr steif, am anderen Ende sehr mobil. Circa 15 % der Menschen sind hypermobil. Dies muss aber kein Problem verursachen. Falls die Muskeln gut trainiert sind und die Koordination, also ihre Bewegungskontrolle, in Ordnung ist, gibt es wahrscheinlich keine Probleme. Deswegen lohnt es sich, die Bewegungskontrolle zu testen. Da wir sehr zuverlässige Tests dafür haben, sollten wir klare Diagnosen erstellen. Die Bewegungskontrolle kann mit Bewegungskontrolltests untersucht und konkret korrigiert werden (Luomajoki et al. 2007; Luomajoki et al. 2008; Luomajoki et al. 2010; Luomajoki et al. 2018).

Merke

Hypermobilität muss kein Problem verursachen, aber sie kann zu Problemen führen, wenn die Bewegungskontrolle nicht in Ordnung ist.

1.4.8 Wie ist die therapeutische Reihenfolge?

Bewegungsdysfunktion und Bewegungskontrolldysfunktion sind oft miteinander verknüpft. Meistens diagnostiziert man beides. Die Beschwerden der Betroffenen bessern sich nicht allein durch die aktiven Übungen für die Bewegungskontrolle, ebenso wenig durch die alleinige Korrektur der Bewegungsdysfunktion. Oft ist die Therapie der Bewegungskontrolle einfacher, wenn die steifen oder schmerzhaften Bewegungsdysfunktionen zuerst passiv therapiert wurden. Umgekehrt heilt Bewegungsdysfunktion oft schneller, wenn der Patient gleich aktive Übungen ausführt.

Bei der Behandlung der beiden Dysfunktionen sollte man in der Untersuchung auf mehrere Dinge achten:

- Welche Muskeln sind verspannt/kurz (passive Insuffizienz)?
- Welche Muskeln sind schwach/lang (aktive Insuffizienz)?
- Gibt es hypomobile Gelenke?
- Gibt es hypermobile Gelenke?
- Wie ist die Bewegungskontrolle?
- Wie ist die relative Beweglichkeit?
- Gibt es neurodynamische Befunde?
- Gibt es Schwächen in den stabilisierenden Muskeln?
- Wie führt der Patient funktionale Bewegungen aus?
- Wie funktioniert die globale Stabilisation?

usw.

Wo und in welcher Reihenfolge beginnt man die verschiedenen Befunde zu therapieren? Dafür ist vor allem ein gutes Clinical Reasoning wichtig. Wie groß sind die Schmerzen? Welches ist der dominierende Schmerzmechanismus? Wie groß ist der Leidensdruck? Was stört den Patienten am meisten? Welche Erwartungen hat der Patient? Wie sind die Erfahrungen des Therapeuten?

Diese wichtigen Hintergrundfaktoren werden in Kap. 1.5 erläutert. Darin wird die theoretische Grundlage für den Therapiepfad eines Patienten behandelt.

1.5 Schmerzmechanismen

1.5.1 Schmerzmechanismen in der Übersicht

Ein geeignetes Erklärungsmodel für Schmerz im Bereich der Physiotherapie ist das MOM-Modell (Mature Organism Model), das von dem verstorbenen britischen Physiotherapeuten Louis Gifford erstellt wurde. In diesem werden die Schmerzen in unterschiedliche Kategorien aufgeteilt: Input-, Processing- und Output-Erscheinungen. Das MOM-Modell ist sehr übersichtlich und hervorragend in der Praxis einzusetzen.

Schmerzen aufgrund von Input-Mechanismen entstehen durch Nozizeption, die von der Peripherie herrührt, sowie peripher neurogene Mechanismen. Dem Processing wird ein Schmerz zugeordnet, der vom Zentralnervensystem ausgelöst oder aufrechterhalten wird. Processing-Erscheinungen werden unterteilt in funktionale Veränderungen auf Rückenmarksebene (sekundäre Hyperalgesie) und in Schmerzen, die von der Gehirntätigkeit stammen. Output-Erscheinungen dagegen sind Reaktionen der efferenten Bahnen auf Schmerz. Sie haben ihren Ursprung im Zentralnervensystem. Solche Reaktionen können z. B. Veränderungen des vegetativen Nervensystems sowie neuroimmunologische, hormonale und motorische Veränderungen sein.

Theoretisch löst eine Bewegungsdysfunktion einen mechanischen Schmerz aus und wird somit dem peripher-nozizeptiven Schmerz zugeordnet. Auslöser ist eine Ischämie im betroffenen Gewebe. Die Dysbalance der Muskeln wiederum zählt zu den Output-Mechanismen: Das Zentralnervensystem „organisiert" die Muskelfunktion. In manchen Fällen, vielleicht durch den Schmerz ausgelöst, beginnt es, Muskeln und Bewegungsgewohnheiten auf eine neue Art und Weise zu organisieren. Auch wenn die Ursache des Schmerzes im Gewebe schon beseitigt worden ist, kann ein falsches Bewegungsmuster bestehen bleiben. Dies wurde z. B. in Bezug auf den M. multifidus bei akuten Rückenschmerzen festgestellt (Hides et al. 1996). Auf ähnliche Weise reagiert auch der M. vastus medialis, der sich nach Knieverletzungen häufig nicht normal erholt (Christanell et al. 2012), obwohl die Ursache selbst schon behoben wurde.

Fazit

Bewegungsdysfunktion und Bewegungskontrolldysfunktion gehören zum peripher-nozizeptiven Schmerzmechanismus. Sie funktionieren aber nicht isoliert und können dadurch auch andere Schmerzmechanismen auslösen.

1.5.2 Bedeutung von Schmerzmechanismen

Es ist selten, dass bei einem Patient nur ein Schmerzmechanismus zum Tragen kommt. Vor allem die zentralen Mechanismen spielen bei der Wahrnehmung von Schmerzen immer eine Rolle. Die Frage ist jedoch, wie der Therapeut die einzelnen Schmerzmechanismen unterscheiden kann. Im Folgenden beziehe ich mich bei der Unterscheidung der verschiedenen Schmerzmechanismen auf Luomajoki 2018.

Noxen, das heißt potenziell schädliche, periphere Reize, aktivieren die freien Nervenendigungen (Nozizeptoren). Dünne C-Fasern transportieren die Information zu den Nervenzellen des Hinterhorns, auf dem die Signale mit WDR(Wide Dynamic Range)-Neuronen verknüpft werden. Das Hinterhorn überträgt die Information auf den Hypothalamus. Dieser verteilt die Informationen auf die verschiedenen Teile des Gehirns. Die erste wichtige Frage des Gehirns ist, ob die eintreffenden Informationen auf eine Bedrohung hinweisen oder nicht (Threat). Falls sie als bedrohlich eingestuft werden, schaltet sich das limbische System ein, was wiederum zu einer Stressreaktion führt. Mithilfe des Hypothalamus reagiert die Hypophyse und bildet ein adrenokortikotropes Hormon, das sogenannte ACTH-Hormon, das durch die Blutbahnen zur Nebennierenrinde befördert wird, wo wiederum Kortisol freisetzt wird. Auch andere Gebiete des Gehirns werden bei Schmerzen aktiv und verschiedene Neurotransmitter, also Botenstoffe, entscheiden darüber, ob diese Reaktionen inhibitorisch oder exitatorisch sind.

Merke

Zu den nozizeptiven Schmerzen gehören mechanische, entzündliche und ischämische Schmerzen.

▸ **Schmerzen, die durch die Peripherie entstehen.** Mechanischer Schmerz entsteht durch mechanischen Reiz, beispielsweise das Quetschen oder Dehnen eines Gewebes. Typische Beispiele sind blockierte Rippen oder Facettengelenke. Die Heilungsprognose ist bei solchen mechanischen Noxen gut. Bewegungsdysfunktionen sind klassische Auslöser eines derartigen mechanischen Reizes und dem damit verbundenen Schmerzmechanismus. Die Schmerzen lassen in der Regel nach einigen Tagen von selbst nach. Falls sie behandelt werden, ist die Behandlung ebenfalls mechanisch, das heißt sie besteht z. B. aus manueller Therapie, Traktionstherapie, aktiver Bewegung und Dehnübungen.

Merke

Der typische Ursprung des mechanischen Schmerzes ist die akute Blockade von Facetten-, Rippen- oder sonstigen Gelenken. Es liegt eine Bewegungsdysfunktion vor. Als Behandlung wird die Manuelle Therapie favorisiert.

Entzündliche Schmerzen entstehen typischerweise als Folge von Verletzungen. Aus den Zellen des beschädigten Gewebes werden Entzündungsmediatoren freigesetzt. Das wichtigste ist Prostaglandin. Diese erste Phase der Entzündung wird als zelluläre Phase bezeichnet. In der zweiten Phase, der sogenannten neurogenen Phase, aktivieren die Entzündungsmediatoren die C-Fasern. Die C-Fasern schütten in das Gewebe Substanz P aus, was wiederum zu Vasodilation und Schwellung führt. Durch die Blutzirkulation wandern noch andere Entzündungsstoffe wie Histamin und Serotonin zu der Stelle. Die auf diese Weise entstandene „entzündliche Suppe" aktiviert auch sogenannte „schlafende Nozizeptoren", also Nervenendigungen, die ursprünglich gar nicht an der Entzündung beteiligt waren.

Merke

Entzündliche Schmerzen sind typischerweise akute Schmerzen, vor allem nach Verletzungen, z. B. Distorsionen, Tendinitiden, Bursitiden.

Ischämie entsteht, falls das Gewebe gequetscht oder gedehnt bzw. die Blutzirkulation des Gewebes durch andere Faktoren verhindert wird. Dies verursacht Azidose, also eine Übersäuerung des Gewebes, worauf die Nozizeptoren reagieren. Typische ischämische Schmerzen entstehen durch eine falsche Ergonomie oder Körperposition. Ebenso können klinische Instabilität, Hypermobilität oder Bewegungskontrollprobleme zu ischämischen Schmerzen führen. Die Behandlung ist kausal. Das bedeutet: Man muss an der Ursache der Durchblutungsstörung arbeiten, z. B. an der falschen Körperhaltung. Zudem sollte die Bewegungskoordination verbessert werden. Manchmal müssen einfach Muskeln gekräftigt werden. Dies hört sich einfach an, ist es aber nicht. Denn oft sind die Patienten nicht ausreichend motiviert, ihre Gewohnheiten zu ändern.

Merke

Typische ischämische Schmerzen sind Probleme, die durch falsche Körperhaltungen und schlechte Ergonomie entstehen. Auch klinische Instabilität, Hypermobilität oder Probleme mit der Bewegungskontrolle führen zu ischämischen Schmerzen.

► **Peripherer neurogener Schmerz.** Wenn Nervenzellen beschädigt sind, können sie auch selbst Schmerzen verursachen. Die Nervenschädigung geht einher mit Neuroinflammation und der daraus resultierenden immunologischen Reaktion. In dem beschädigenden Gebiet sammeln sich Zytokine, die eine lokale Entzündungsreaktion verursachen (Schmid et al. 2013; Schmid et al. 2014). Diese Entzündungsreaktion scheint sich durch Myelin entweder in proximale oder sogar in distale Richtung zu verbreiten. Sie erklärt die sogenannte Double-crush-Erscheinung (Schmid et al. 2012; Schmid et al. 2013; Schmid et al. 2014): Oft findet man bei Patienten mit Karpaltunnelsyndrom auch Schmerzen und klinische Befunde am Nacken. Diese Theorie ist neu und wurde erst in den letzten Jahren entdeckt und erforscht (Mannion et al. 2012; Schmid et al. 2012; Schmid et al. 2013).

Zu der wirklichen Neuropathie gehören, neben Schmerzen, auch ein deutlicher, klinischer Befund – das heißt Muskelschwäche, sensorischer Befund oder eine mit der ENMG (Elektroneuromyographie) festgestellte Verlangsamung der Nervensignale. Falls diese Befunde nicht vorhanden sind, die Schmerzen aber nervenbedingt zu sein scheinen (brennende, ausstrahlende Schmerzen von großer Intensität), sprechen wir von neurogenen Schmerzen.

Merke

Neurogene Schmerzen können diagnostiziert und zumindest zum Teil mit neurodynamischen Techniken behandelt werden.

► **Zentrale Mechanismen – zentrale Sensibilisierung.** Zentrale Sensibilisierung kommt weitaus häufiger vor als man glaubt, besonders bei chronischen Schmerzen. Sie äußert sich in Schmerzen, die mit den maladaptiven Mechanismen im Bereich des Hinterhorns im Rückenmark oder mit verschiedenen Gehirnarealen verknüpft sein können.

Bei starken Schmerzen, vor allem bei neurogenen und bei Neuropathien, kann die erste Synapse des Hinterhorns stimuliert werden. Das WDR-Neuron, also das zweite Neuron (die nozizeptive C-Faser ist ein Neuron ersten Rangs – erstes Neuron), kann seine Funktion durch die permanente nozizeptive oder neurogene „Attacke" verändern. Auf der Zellmembran befindet sich der NMDA-Rezeptor, der normalerweise geschlossen ist. Dieser Rezeptor kann sich jedoch durch Glutamat, Substanz P oder andere exhibierende Botenstoffe öffnen. Damit wird die Zellmembran durchlässiger für Kalzium (Woolf u. Thompson 1991). Auf diese Weise reagiert die Nervenzelle in Form von Schmerz auf Reize, die normal keine Schmerzen verursachen. Dieses Phänomen nennt man sekundäre Hyperalgesie. Die Nervenzelle lernt, sich auf eine andere Art zu sensibilisieren und Synapsen zu bilden.

Beim Lernen z. B. verhalten sich die Synapsen auf ähnliche Weise: Nervenzellen sensibilisieren sich auf bestimmte Reize und automatisieren daraufhin ihre Funktionen. In Bezug auf Schmerz ist dieses Phänomen natürlich negativ und unangenehm, aber wie schon erwähnt, es ist ein physiologisches Phänomen.

Die sekundäre Hyperalgesie kann mit dem Pinprick-Test (Schmid et al. 2013) geprüft werden: Man nimmt einen Zahnstocher und sticht leicht ein- oder zweimal auf die schmerzende Fläche. Danach wird der Patient gefragt, wie viel Schmerz ihm die Stiche auf einer Skala von 1–10 verursacht haben. Anschließend sticht man mit der gleichen Kraft 10-mal hintereinander auf die gleiche Fläche. Auch jetzt soll der Patient über seine wahrgenommene Schmerzintensität Auskunft geben. Falls der Schmerz stärker wird (z. B. beim ersten Mal „1" und bei den wiederholten Stichen irgendwann „7"), gilt der Test als positiv und der Patient hat wahrscheinlich eine sekundäre Hyperalgesie. In diesem Fall sind alle passiven Maßnahmen kontraindiziert, denn alle Reize haben das Potenzial, große Schmerzen auszulösen. Ein typisches Beispiel dafür ist das Komplexe Regionale Schmerzsyndrom (CRPS – vormals Sudeck), das praktisch nur mit Medikamenten behandelt werden kann (Pregabalin, Gabapentin, Beruhigungsmittel). Diese bekämpfen allerdings nur Symptome. Niemand weiß bis jetzt, wie dieses Wind-up-Phänomen kuriert werden kann. Deshalb stellen betroffene Patienten eine große Herausforderung für die Schmerztherapien dar.

Merke

Falls der Patient eine sekundäre Hyperalgesie hat, sind alle lokalen, passiven Maßnahmen kontraindiziert, denn sie würden die Schmerzen wahrscheinlich nur verschlimmern.

▸ **Botenstoffe spielen eine große Rolle.** Das andere Phänomen der zentralen Sensibilisierung ist die Aktivierung des Hinterhorns, ohne dass das Wind-up-Phänomen auftritt. Dabei handelt es sich um ein physiologisches Phänomen.

Die endogene Analgesiebahn (die auch das Zielgebiet von Placebos ist), endet genau an der Synapse, an der sich das Neuron ersten Ranges mit der WDR-Nervenzelle verknüpft. Neurotransmitter haben auf diese Synapse einen großen Einfluss. Neurotransmitter können grob in 2 Lager aufgeteilt werden: exhibierende, also anregende, und inhibierende Stoffe, also schmerzhemmende. Anregende Stoffe sind z. B. Stresshormone wie Adrenalin und Kortisol, Substanz P, Glutamat und Kolesistokinin. Hemmende Stoffe dagegen sind Glückshormone, etwa Serotonin, Dopamin, Oxytocin, Endorphin und Enkephalin. Diese Botenstoffe werden je nach Situation freigesetzt. Falls wir Angst haben oder in eine bedrohliche Situation geraten, verursachen die exhibierenden Botenstoffe eine Sensibilisierung des Hinterhorns. Infolgedessen spüren wir den Schmerz stärker. Inhibierende Botenstoffe dagegen sind aktiv, wenn wir zuversichtlich, entspannt und emotional zufrieden sind.

▸ **Was verursacht die Ausschüttung der Botenstoffe?** Die Botenstoffe haben eine direkte Wirkung darauf, wie es uns geht. Wenn wir zufrieden, entspannt und zuversichtlich sind („alles wird schon gut gehen"), werden hemmende Stoffe ausgeschüttet. Die Folge: Schmerzen verringern sich. Am meisten werden solche Botenstoffe ausgeschüttet, wenn wir verliebt sind. Oder haben Sie schon einmal einen frisch verliebten Patienten kennengelernt, der chronische Schmerzen hat? Stressfaktoren und Katastrophisierung („alles wird schieflaufen", „ich bekomme das nie hin") begünstigen dagegen die Freisetzung der erregenden Botenstoffe. Diese sensibilisieren das zentrale Nervensystem für die Schmerzwahrnehmung.

Fazit

Die wichtigste Behandlungsmethode für den chronischen Schmerzpatienten ist, sein Vertrauen in und seine Zuversicht auf die Zukunft zu fördern.

Merke

Zentrale Sensibilisierung kann in 2 Segmente aufgeteilt werden: Rückenmarksebene (sekundäre Hyperalgesie) und Gehirnebene (kognitive und affektive Modulation des Schmerzes).

▸ **Bedeutung des Gehirns in der Schmerztherapie.** Bei der Behandlung von Schmerzen ist der bedeutendste Faktor, wie das Gehirn auf nozizeptive Reize reagiert. Der Thalamus koordiniert die Information, die aus der Peripherie ankommt und leitet sie in die verschiedenen Teile des Gehirns weiter. Der präfrontale Kortex empfängt beispielsweise die neue Information und bewertet, ob eine Gefahr droht oder nicht. In einer bedrohlichen Situation wird das limbische System aktiv, dadurch entsteht eine Stressreaktion. Auch die anderen Gehirnareale, z. B. die Inselrinde, der Hippocampus, der vordere Teil des zingulären Kortex, die Basalganglien, das Kleinhirn und der sensorische Kortex werden aktiviert (Wand et al. 2011).

Emotionen, Gedanken und Einstellungen beeinflussen sehr stark, wie wir Schmerzen wahrnehmen (Luomajoki 2011; Luomajoki 2014). Sie können positiv und damit inhibitorisch oder negativ und dementsprechend exhibierend sein. Schmerz ist immer von seinem Kontext abhängig: Ist der Schmerz mit Gefahr oder Bedrohung verbunden? Löst der Schmerz Angst aus? Verursacht der Schmerz Unsicherheit? Oder ist der Betroffene zuversichtlich, dass alles in Ordnung ist und der Schmerz nachlassen wird? Es lohnt sich, den Patienten selbst zu fragen, wo er die Ursache für die Schmerzen sieht bzw. was passieren sollte, damit die Schmerzen nachlassen kann – und dann mit ihm über die Prognose zu sprechen

Merke

Bei allen Therapien und Übungen muss man daran denken, den Patienten zu motivieren.

Psychosoziale Faktoren sind bei der Schmerzbehandlung enorm wichtig (Luomajoki 2014): Was denkt der Patient über die Gründe und Folgen seiner Schmerzen? Hat er vielleicht eine schwache Selbstwirksamkeit („Ich bekomme das nicht alleine hin, ich brauche einen Arzt")? Vielmehr sollte der Patient überzeugt davon sein, dass alles gut wird, wenn er übt und traininert. Außerdem ist für den Patienten das Wissen wichtig, dass er sich bei seinem Therapeuten in guten Händen befindet und die Behandlung zielführend ist. Diesen Faktoren muss man bei Übungen und Training viel mehr Beachtung schenken.

Auch der Placebo-Effekt spielt in der Therapie eine wichtige Rolle (Moseley 2008; Tracey 2010): Der Glaube daran, dass eine Therapie hilft, begünstigt die Therapie am meisten. Auch der Gegenspieler des Placebo-Effektes, der Nocebo-Effekt, muss beachtet werden. Negative Information („es sieht nicht gut aus" oder „dein Rücken ist total kaputt") verschlimmern die Schmerzen. Es ist wichtig, den Nocebo-Effekt zu vermeiden. Der Patient sollte ermutigt und positiv informiert werden. Das verlangt Zeit und Geduld. Um sich mit dieser Thematik zu beschäftigen, empfehle ich meine früheren Artikel (Luomajoki 2011; Luomajoki 2014; Luomajoki 2015). Auch das ausgezeichnete Buch von Miranda *How to live well despite the chronic pain* (2017) und die Bücher von Moseley und Butler (2003; 2015; 2017) kann ich wärmstens empfehlen.

Merke

Durch Bewegung und Sport werden Glückshormone ausgeschüttet. Somit haben diese eine hohe Wirksamkeit bei der Therapie der zentralen Schmerzkomponenten.

► **Output-Mechanismen.** Von den Schmerzmechanismen am schwierigsten zu identifizieren, zu erforschen und zu behandeln sind die Output-Mechanismen. Dazu gehören Reaktionen, die entstehen, wenn das Gehirn Schmerzen automatisiert Diese Reaktionen werden durch Aktivierung von efferenten Bahnen hervorgerufen. Die wichtigste Stressreaktion ist die Ausschüttung des Hormons Kortisol. Das andere, schnellere System ist die Sympathikus-Adrenalinachse. Ebenso gehören hormonale und immunologische Reaktionen dazu.

Das Kortisol ist ein extrem gutes Hormon und eine ebenso gute „Droge" (Butler u. Moseley 2003; Butler u. Moseley 2015). Es hilft, dass wir konzentriert und aufmerksam sind, und damit effizient funktionieren. Aber wenn der Stress zu lange anhält oder obendrein mit Kummer und Angst verbunden ist (eine Ursache von Schmerz), kehrt sich die positive Seite des Kortisols ins Negative um. Das Kortisol steuert die Funktion der anderen Hormone. Es hemmt die Freisetzung der Geschlechts- und Wachstumshormone, wodurch die Leistungsfähigkeit sinkt. Kortisol wirkt auch ungünstig auf immunologische Zytokine und Leukotriene, und schwächt damit das Immunsystem. Adrenalin dagegen erhöht den Muskeltonus, verursacht Spannungen und vermindert die periphere Blutzirkulation. Daraus folgt eine schwächere Spannung und Durchblutung der Muskelhüllen, Faszien und Sehnen.

Merke

Sport kann überschüssige Stresshormone wie Kortisol extrem effizient abbauen.

Als Folge chronischer Schmerzen kann sich das Wahrnehmungsvermögen des Körpers verändern bzw. abschwächen. Studien zeigen, dass chronischer Schmerz ähnliche Veränderungen des sensorischen Kortex verursacht wie Phantomschmerzen (Flor 2002; Flor 2003). Die Wahrnehmungsfähigkeit kann mit Zweipunktdiskrimination oder Graphästhesie getestet werden. Diese Tests können ebenso als Therapie angewendet werden. Auch die Bewegungskontrolldysfunktion sowie koordinative oder motorische Probleme und -Befunde gehören zur Kategorie der Output-Phänomene. Diese können zuverlässig erkannt und wirkungsvoll therapiert werden (Luomajoki et al. 2007; Luomajoki et al. 2008; Luomajoki et al. 2010; Lehtola et al. 2016). Dazu später mehr bei den praktischen Anleitungen. ► Tab. 1.6 zeigt typische Symptome der verschiedenen Schmerzmechanismen. Nachdem der Mechanismus erkannt worden ist, lässt sich die Therapie besser planen.

Tab. 1.6 Differenzierung verschiedener Schmerzmechanismen.

Eigenschaften	Input mechanisch	Input entzündlich	Input ischämisch	Input periphere Neurogene	zentrale Sensibilisierung	Output
Schmerzqualität	stechend, deutliche Grenzen, kleines Areal	deutliches Areal, lokal, dumpfe Schmerzen, pulsierend, drückend,	dumpfer, ermüdender, verspannter Schmerz; Taubheitsgefühl; Gefühl von Abbrechen	ausstrahlend, Taubheitsgefühl, Brennen, Bohren, Ameisenlaufen, angstauslösend	großes Areal, (ganzer Rücken, ganzer Körper, beide Extremitäten); mystifizierte Ausdrücke, sehr eigenartig, großes Leiden	„dieser Teil gehört nicht zu meinem Körper", komisches Gefühl, Gefühl von Schwellung, Wärme und Kälte, Schwitzen, Kraftlosigkeit
Was provoziert? (Auslöser)	bestimmte Bewegungen	Ruheschmerz + bestimmte Bewegung	einseitige, aktive Position (statische Arbeit usw.)	bestimmte Positionen, Bewegung, Schmerz; kann auch ohne Grund entstehen	nicht nachzuvollziehen; Schmerzen verhalten sich eigenständig, „ich weiß nicht", „komisch", „ich kann es nicht ändern", „ich verstehe nicht ..."	Wetter, Schlafqualität, Stress, eigene Gedanken, gute und schlechte Tage
Was lindert? (Linderung)	diese Bewegung zu vermeiden; ON – OFF: klare Beschreibung	leicht bewegen, hochlagern	bewegen, Sport, Wärme, Massage, passive Therapie; alle Maßnahmen, die Blutzirkulation fördern	schmerzlindernde Position, Stützen, Hilfsmittel, Taping	–	–
Anamnese	kurz, akut, klar	kurz, klare Ursache, akut	jahrelange Geschichte, hat einen Zusammenhang mit täglicher Aktivität (Bürotätigkeit usw.)	deutliche Ursache; kann eine lange Krankheitsgeschichte sein	lang, chronisch, viele Probleme, misslungene Maßnahmen, Therapien haben nicht geholfen, Anschuldigungen dem Arzt gegenüber, „falsch gelaufen", Attribution	lang
Medikamente	nicht nötig	NSAR, falls erlebter Schmerz groß	nicht nötig	Pregabalin, Gabapentin, Opioide, Kortisonspritzen	Antidepressiva? Opioide? Anmerk.: keine längerfristige Wirkung mit Opioiden (max. 6 Wochen)	helfen nicht
Prognose	gut, kurz	gut, kurz	in der Theorie gut, aber setzt Änderung der Lebensgewohnheiten voraus	lang, nicht immer gut; unvorhersehbar	variiert, eher schlecht	kann lang und kompliziert sein
Therapie	mechanische Therapie, manuelle Therapie	Immobilisation, vorsichtige Mobilisation, Zeitfaktor, spontane Heilung	Bewegung, Stabilisation, Korrektur der Körperhaltung, Begleiten des Patienten	Dekompression, (Traktion, Mobilisation, Taping, Stützen), Spritzen, vielleicht Operation, Medikamente	Information, Instruktion, „lassen Sie den Schmerz nicht überhand nehmen", Schmerzaufklärung, Motivational Interviewing, Pacing, ACT	GMI, Sympathikusmobilisation, Bewegegungskontrolle, Muskelgleichgewicht, Körperwahrnehmung usw., Atemübungen

▶

Tab. 1.6 Fortsetzung

Eigenschaften	Input mechanisch	Input entzündlich	Input ischämisch	Input periphere Neurogene	zentrale Sensibilisierung	Output
typische Fälle	Blockaden, Rippen, Facettengelenke, SIG	alle „itis" (Tenditis, Bursitis, Tenosynovitis usw.), Entzündungszustände	Hypermobilität, klinische Instabilität, Insuffizienz der Muskeln, ergonomische Probleme	undefinierbare ausstrahlende-Schmerzen, CTS, CRS, LRS, aber auch Piriformis und TOS	chronische Rückenschmerzen, chronischer Whiplash, Fibromyalgie, chronische Müdigkeit	Post-OP-Rückenoperationen, CRPS, Schwellungen, chronische Schmerzen
Diagnose	Impingement, Arthrose, Meniskus usw.	Achillodynie, Arthritis, Supraspinatus-Syndrom, Tendinitis usw.	Hypermobilität, insuffiziente Rückenmuskulatur, ergonomische Probleme	CTS, CRS, LRS, TOS	kann jede beliebige sein	CRPS, alle chronischen Zustände
Bemerkungen	erlebtes Leiden gering, Prognose gut, spontane Heilungschancen gut	kann auch systemisch sein; z. B. Rheumakrankheiten	leicht zu behandeln, falls die Ursache klar ist; eigene Einstellung und Motivation sind wichtig	sehr unterschiedlich: manchmal gute spontane Heilung, manchmal sehr schwierig, Schmerz und Leiden hoch	Prognose variiert, verlangt multiprofessionelle Therapie, falls der „Knoten" sich löst, gute Heilungschancen	Symptome können versteckt sein, können kurios sein, man findet nicht immer Zusammenhänge, Medizin ist „machtlos"

Luomajoki, 2019

1.5.3 Psychosoziale Belastungen sind häufige Ursachen für eine Chronifizierung

Die psychosozialen Faktoren, die die Chronifizierung von MSK-Syndromen begünstigen, sind vielfältig. Grob können sie in kognitive und emotionale Faktoren, in Schmerzmechanismusmodelle und in sogenannte „Yellow Flags" (Williams et al. 2014; Koes et al. 2018) unterteilt werden.

Die angstbedingte Vermeidungshaltung (Fear Avoidance Belief) und die Katastrophisierung sind typische, kognitive Beispiele von Faktoren, die mit der Schmerzbewältigung des Patienten zusammenhängen. Ebenso sind erhöhte Wachsamkeit (Hypervigilanz), verminderte Selbstwirksamkeit (Self Efficacy) und die eigenen Gedanken über die Ursachen der Beschwerden wichtige kognitive Faktoren.

Falls der Patient unter einer Kinesiophobie leidet – also Angst vor bestimmten Bewegungen hat – sollte diese zuerst thematisiert werden, bevor mit Übungen angefangen wird.

Auch Konditionierung (Conditioning) und die Erwartungen an die Therapie (Expectation) können die Therapieergebnisse mehr beeinflussen als das, was nachher in der Therapie tatsächlich gemacht wird. Iatrogene Faktoren sind weitere Dinge, welche bei Patienten zu Hypervigilanz, Angst oder Katastrophisierung führen können. Von iatrogenen Faktoren spricht man, wenn beispielsweise Ärzte Informationen „verabreichen", die bei Patienten negative Gedanken hinsichtlich seiner Symptome auslösen.

Das Hauptproblem auf der emotionalen Ebene ist oft, dass die Patienten glauben, die Schmerzen seien Anzeichen für ein ernsthaftes Problem („hurt is harm"). Der Patient grübelt, seine Gedanken drehen sich wie in einem Karussell und er denkt, dass die Schmerzen eine große Bedrohung für ihn darstellen. Das kann zu Hypervigilanz und eventuell zu Katastrophisierung führen.

Auch Attribution kann ein Problem darstellen. In diesem Fall ist der Patient davon überzeugt, dass ein anderer schuld an seinem Problem ist – der Arzt, der Arbeitgeber, die Arbeit oder seine Versicherung.

Mit dem Begriff „Yellow Flag" beziehe ich mich auf die psychosozialen Risikofaktoren, die zur Chronifizierung führen können. Sie sind in 7 Kategorien unterteilt: Ansichten und Einstellungen zu Schmerzen und zur Schmerzbewältigung, wirtschaftliche Faktoren, diagnostische Faktoren, emotionale Faktoren, Familie und Arbeit. In der folgenden Box „Psychosoziale Faktoren" sehen Sie eine Zusammenfassung der wichtigsten psychosozialen Faktoren.

Psychosoziale Faktoren

Kognitive und affektive Faktoren
- Angstbedingte Vermeidungshaltung
- Katastrophisierung
- Einstellung zur Selbstwirksamkeit
- Hypervigilanz
- Konditionierung
- Erwartungshaltung an Therapie
- Eigene Ansicht über Schmerzursachen
- Attribution
- Iatrogene Faktoren
- „hurt ist harm"

Yellow Flags
- Ansichten und Einstellungen zum Schmerz
- Schmerzbewältigung
- Wirtschaftliche Faktoren
- Diagnostische Faktoren
- Emotionale Faktoren
- Familie
- Arbeit

1.6 Clinical Reasoning – klinische Schlussfolgerung

In der modernen Physiotherapieausbildung wird viel Wert auf klinische Schlussfolgerungen (Clinical Reasoning) gelegt. Dabei lässt ist sich der Therapeut seinen eigenen Gedanken, Erwägungen und Erfahrungen gewahr und lässt sie bewusst in die Untersuchung und Behandlung des Patienten einfließen (Jones 2004). Der Amerikaner Mark Jones hat zu diesem Thema geforscht und ein Modell entwickelt, durch das wir lernen können, klinische Schlussfolgerung gezielt einzusetzen.

1.6.1 Das Modell von Mark Jones

Mark Jones (geb. 1958) ist ein Psychologe, der eine Ausbildung zum Physiotherapeuten absolvierte und danach nach Australien ging, um bei dem Physiotherapeuten Geoff Maitland zu lernen. Schon früh erkannte Jones, dass das Wichtigste in Maitlands Arbeit nicht das war, was er tat – also seine manuellen Techniken –, sondern wie und warum er es machte – also mit welchen Überlegungen er das Problem des Patienten anging. Mit Bezug auf seinen psychologischen Hintergrund begann Mark Jones, die Mechanismen der klinischen Schlussfolgerung zu entwickeln. Ein wichtiges Element sind dabei die sogenannten Hypothesenkategorien. Das heißt, dass eine Überlegung zwar aus verschiedenen Perspektiven betrachtet werden kann, sie aber in ein und dieselbe Kategorie eingeordnet wird. Laut Jones sind diese Kategorien in allen medizinischen Berufen auf ähnliche Weise strukturiert. So können Ärzte, Chiropraktiker, Physiotherapeuten, OMTs usw. ihre Erkenntnisse und Erfahrungen unter der gleichen Rubrik systematisch erfassen. Damit wird die Kommunikation einfacher. Zusammen mit Kollegen hat Jones zahlreiche Forschungsergebnisse über das Thema klinische Schlussfolgerung veröffentlicht (Jones 1992; Jones 1995; Jones 2004; Edwards et al. 2004; Edwards et al. 2006). Damit ist er einer der wichtigsten Forschenden auf diesem Gebiet

1.6.2 Die Hypothesenkategorien

► **Pathobiologischer Mechanismus, Gewebemechanismus und Schmerzmechanismus.** Dass ein Fuß ein paar Tage nach einer Verstauchung noch weh tut, ist normal. Denn der Gewebeschaden und die daraus resultierende Entzündung verursachen Schmerzen und Schwellung Der Heilungsgrad der Verletzung erklärt somit die Symptome.

Die fortschreitende Heilung einer solchen Verletzung kann grob in 3 Phasen unterteilt werden: entzündliche Phase, Proliferationsphase und Remodellierungsphase. Die Entzündung dauert normalerweise ein paar Tage bis zu 2 Wochen. In diesem Stadium gibt es natürlich Bewegungsdysfunktionen, diese sind aber völlig normal und brauchen keine gesonderte Aufmerksamkeit. Man geht davon aus, dass sich die Einschränkungen von selbst bessern. Die zweite Phase, die Proliferation, dauert zwischen ein paar Tagen und einigen Wochen. In dieser Zeit geht die Entzündung zurück, das Gewebe wird zusehends stabiler, ist aber noch nicht völlig gesund Die anschließende Remodellierungsphase, das heißt die Normalisierung des Gewebes, kann noch Monate dauern. Bis das kollagene Bindegewebe vollständige erneuert ist, dauert es beispielsweise 500 Tage. Eine Bewegungsdysfunktion wird in der Remodellierungsphase nach Symptomen behandelt: Das Gewebe muss nach und nach wieder so belastet und bewegt werden, dass das Bindegewebe sich der Belastung anpassen kann. Da der Patient nicht mehr daran gewöhnt ist, sich und die verletzte Stelle normal zu bewegen, kann es sein, dass die normale Bewegungskontrolle eingeschränkt ist. Einzelne Muskeln können geschwächt sein, sodass diese wieder angekurbelt und stimuliert werden müssen – damit sollte direkt nach der entzündlichen Phase begonnen werden.

Merke

Nach dem Ausheilen der akuten Verletzung ist es leicht, die Therapie im richtigen Verhältnis zu gestalten: Man geht nur so weit, wie der Schmerz es zulässt. Selbst kleine Bewegungen sind wichtig, damit keine pathologischen „Bindegewebeklumpen" entstehen.

Es kommt jedoch vor, dass vorhandene Symptome nicht mehr mit der ursprünglichen Verletzung in Zusammenhang stehen. Wenn beispielsweise die Verstauchung des Fußes schon mehrere Monate zurückliegt, der Fuß aber immer noch schmerzt, muss sich der Therapeut verschiedene Fragen stellen: Welcher Schmerzmechanismus steht im Vordergrund (siehe Kap. 1.5)? Stehen die peripheren Nozizeptoren noch mit den Beschwerden im Zusammenhang? Ist das Symptom mechanisch – kann es also, als Bewegungsdysfunktion, auch mechanisch behandelt werden? Spielen neurogene Symptome und Befunde eine Rolle, die möglicherweise neurodynamische Mobilisationen benötigen? Oder handelt es sich um eine zentrale Sensibilisierung, deren Symptome nicht mehr nur mit Bewegung therapiert werden können?
Wichtig ist in einem solchen Fall eine dem Patienten zugewandte Kommunikation, in der auch die psychosozialen Faktoren berücksichtigt werden. Auf Bewegungskontrolle fokussiertes Training kann ein wesentlicher Teilfaktor der Behandlung sein. Auffällige dysfunktionale Bewegungsmuster wie Hinken, schlecht kontrollierte Beinachsen und falsche Positionen beim Beugen und Heben – die alle auch aufgrund von Output-Mechanismen entstehen können – müssen korrigiert werden.

▸ **Zielgewebe – wo ist die Ursache?** Vermutlich beginnen alle Ärzte und Therapeuten schnell zu überlegen, in welchem Gewebe sich die Ursache eigentlich befindet. Falls schon diagnostiziert wurde, dass das Problem zur Kategorie der peripheren Nozizeptoren gehört, ist diese Denkweise richtig. Handelt es sich dagegenum ein chronisches Leiden, das eher einen Zusammenhang mit zentralen und/oder Output-Mechanismen aufweist, haben Gewebebefunde ein nicht so großes Gewicht. Der Fokus liegt dann eher auf der Bewegungskontrolle als auf einzelnen Gewebebefunden.

Gehören die Symptome eher zur peripheren Kategorie, muss der Therapeut herausfinden,, welche Bewegung oder Stellung den Schmerz provozieren und welche die Symptome verbessern. In der anschließenden physischen Untersuchung werden entsprechende Beweglichkeitstests, Provokationstests, Bewegungskontrolltests usw. durchgeführt.

Merke

Die Annahme, dass die Ursache aller Symptome im Gewebe liegt, ist einer der größten Fehler. Denn dadurch wird übersehen, dass ein Schmerzmechanismus für die Symptome verantwortlich sein kann, der unabhängig vom Gewebebefund ist.

▸ **Andere Faktoren, die Einfluss auf den Schmerz haben können.** Es gibt unzählige andere Faktoren, die als Ursache für Schmerzen infrage kommen oder diese beeinflussen können. Zum einen sind dies biomechanische Faktoren wie Fehlstellungen (Plattfuß, starke Pronation), Versteifungen (auch OP-bedingt), künstliche Gelenke, anatomische Anomalien etc. Diese Gegebenheiten verhindern möglicherweise, dass eine Bewegung korrigiert oder kontrolliert werden kann und beschränken damit die Therapiemöglichkeiten.

Merke

Biomechanische Faktoren wie Fehlstellungen, Versteifungen und Anomalien können ursächlich dafür sein, dass eine Bewegung nicht kontrolliert oder ein Bewegungsmuster nicht korrigiert werden kann.

Ergonomische Probleme, beispielsweise ein „falscher" Stuhl oder Tisch oder auch eine schlechte Arbeitspositionen, sind weitere relevante Faktoren: Falls ein Patient aufgrund seiner Arbeitsplatzergonomie seine Körperhaltung nicht verbessern kann, ist es gleich, welche Übungen er macht – sie werden voraussichtlich nur bedingt etwas an seinem Problem ändern

Neben den physischen Einschränkungen haben oft auch psychosoziale Faktoren wie Arbeitszufriedenheit – bzw. -unzufriedenheit – einen hohen Stellenwert. Manche Patienten machen beispielsweise ihre Arbeit für all Probleme verantwortlich und glauben nicht daran, dass Bewegungskontrolle bzw. die Korrektur der Arbeitsposition ihnen helfen würden.

Merke

Sicherlich sind alle psychologischen Faktoren und Yellow Flags wichtige Elemente, die berücksichtig werden müssen. Doch vor allem ist wesentlich, welche Gründe der Patient selbst für seine Symptome verantwortlich macht.

▸ **Prognose.** Für das Clinical Reasoning sind Faktoren wichtig, die Hinweise darauf geben, ob die Prognose des Patienten eher als gut oder eher als schlecht einzuschätzen sind. In ▸ Tab. 1.7 werden einige davon dargestellt.

▸ **Vorsichtsmaßnahmen: Red Flags und die Reizbarkeit des Gewebes.** Es gibt verschiedene Szenarien, welche dazu führen, dass der Therapeut in der Behandlung vorsichtig sein oder sie sogar abbrechen muss, um den Patienten zurück zum Arzt zu schicken. Absolute Kontraindikation für eine Therapie ist der Verdacht, dass bei dem Patienten eine manifeste Pathologie vorliegt, welche ursächlich für die Symptome ist – etwa eine Fraktur, eine systemische Erkrankung, starke Osteoporose oder Operationsprobleme wie gelockerte Schrauben. Hinweise auf eine solche

Tab. 1.7 Faktoren, die die Prognose beeinflussen.

für eine günstige Prognose spricht	für eine ungünstige Prognose spricht
• klarer Schmerzmechanismus (peripher) • sportlicher Hintergrund, aktive Person • akute Verletzung • das Alter • Diagnose erklärt Symptome • Vertrauen des Patienten auf die Heilung (Confidence) • hohe Selbstwirksamkeit (Self Efficacy) • gute Erfahrungswerte von früheren Behandlungen • klare Anamnese, keine Unklarheiten	• passive Einstellung des Patienten („man muss mir helfen“, „ich schaffe es nicht selbst“) • lange Anamnese • chronischer Schmerz • zentraler Schmerzmechanismus • Yellow Flags • Angst • Unsicherheit • Patient hat unterschiedliche Diagnosen und Meinungen erhalten • Gewebe steht zu sehr im Vordergrund

Pathologie liefern sogenannte Red Flags, also spezifische Symptome wie Nachtschmerzen, bewegungsunabhängige Schmerzen, akute Traumata, erhöhte Temperatur etc., die für sich alleine oder gemeinsam mit anderen Red Flags auftreten.

Wichtig dabei ist, dass eine oder mehrere „Red Flags“ nicht unbedingt ein Grund dafür sind, die Therapie umgehend abzubrechen. Es ist jedoch in jedem Fall wichtig, sie wahrzunehmen und ggf. „unter Beobachtung zu stellen“. Beispiele für solche Befunde sind anamnestische Faktoren wie Krebs, der als geheilt gilt, neurologische Auffälligkeiten, ein insgesamt hohes Schmerzlevel oder auch eine hohe Irritierbarkeit des Gewebes (unadäquat starke oder schnelle Schmerzzunahme durch Untersuchung oder Therapie). Diese Faktoren verhindern zwar nicht zwangsläufig die Therapie oder das Training, müssen aber ständig kontrolliert werden, damit sie sich nicht verschlimmern.

Die Intensität des Schmerzens und die Gewebereizbarkeit sind geeignete, klinische Indikatoren als Vorsichtsmaßnahmen. Falls die Intensität der Schmerzen hoch ist, sagen wir 7 von 10, muss man ohnehin bei Training und Behandlung vorsichtig sein.

Merke

Die Irritierbarkeit des Gewebes ist ein wichtiger Indikator. Falls eine kleine Bewegung große Schmerzen oder eine langanhaltende Reaktion verursacht, sollte man bei der Therapie Vorsicht walten lassen.

Die Irritierbarkeit des Gewebes im Blick zu halten ist für die Praxis sehr hilfreich: Auch wenn wir nicht wissen, warum das Gewebe auf dieser Weise reagiert, wissen wir anhand der Reaktionen des Patienten, dass wir bei der Therapie und Behandlung behutsam vorgehen müssen. Zusätzlich gilt es hier, herauszufinden, welcher Schmerzmechanismus im Hintergrund wirkt. Hohe Reizbarkeit des Gewebes kann die Folge eines akuten, peripheren Problems, aber ebenso durch zentrale Sensibilisierung ausgelöst worden sein. Eine zentrale Sensibilisierung kann durch das Rückenmark verursacht worden sein (sekundäre Hyperalgesie), aber vor allem ist sie aufgrund der kognitiven, affektiven Faktoren des Gehirns entstanden. Liegen solche Mechanismen vor, können die Therapieansätze sehr variieren.

► **Eigene Vorstellungen der Patienten über Ursachen und Behandlung der Symptome.** Die Vorstellungen des Patienten über die Ursachen und die Behandlung seiner Symptome zu kennen ist sehr wichtig. Sind sie eher negativ und sehr verfestigt, kann es womöglich schwierig sein, ihn dazu zu motivieren, aktive Übungen auszuführen, wenn er selbst dies für unnötig hält. Denken wir über eine sehr häufige Vorstellung nach: „Meine Muskeln sind verspannt, ich brauche Massage.“ Diese Vorstellung kann der Patient haben, obwohl der Therapeut nach der Anamnese und physischen Untersuchung zu dem Schluss gelangt ist, dass die Ursache der Beschwerden im ischämischen Schmerzmodell und an geschwächten Muskeln zu suchen ist. Oder bei dem Patienten wurden bei einer früheren Behandlungsperiode Triggerpunkte behandelt und er vertritt die Ansicht, dass diese Art von Therapie immer die Beste ist, auch wenn das Problem dieses Mal ein anderes ist. Es lohnt sich also immer, den Patienten über die Gründe seiner Symptome zu befragen. Falls die Meinungen von Therapeut und Patient konträr sind, weiß man zumindest, dass für eine erfolgreiche Therapie zuerst eine gemeinsame Basis geschaffen werden muss. In manchen Fällen findet man allerdings keine gemeinsame Linie. In solchen Fällen ist die Prognose schlecht – unabhängig davon, ob der Patient die Übungen, die er bekommt, durchführt oder nicht.

1.6.3 Klinische Muster

Eine der wichtigsten Untersuchungsergebnisse von Mark Jones war, dass es beim Clinical Reasoning bedeutende Unterschiede zwischen jungen, unerfahrenen und erfahrenen Therapeuten gibt: Die unerfahrenen Therapeuten verwenden bei ihren Schlussfolgerungen das sogenannte deduktiv-hypothetische Modell, wogegen erfahrene Therapeuten mit klinischen Mustern arbeiten.

Im deduktiv-hypothetischen Modell stellt der Therapeut nach einem bestimmten Schema alle für ein solches Problem typischen Anamnese-Fragen und führt alle Tests durch, die „man" im Regelfall, z. B. bei der Untersuchung des Rückens, macht. Der Vorteil dieses Modells ist, dass man keine Fragen und Tests vergisst. Als Nachteil kann angesehen werden, dass dieses Vorgehen sehr aufwendig ist und am Ende immer noch Unsicherheit bestehen kann, welches eigentlich das klinische Problem ist. Der erfahrene Therapeut dagegen erhebt und sortiert die Informationen zielgerichtet. Er versucht schon in einer frühen Phase beim Anamnesegespräch und bei der Untersuchung des Patienten zu erkennen, ob es sich um ein bekanntes, klinisches Muster handelt. Diese Mustererkennung erleichtert es, die Inspektion und Untersuchung zielgerichtet durchzuführen und die hinsichtlich der Therapiemaßnahmen passenden Schlüsse zu ziehen.

Klinische Muster sind eine Anhäufung bestimmter, für ein klinisches Problem typischer Symptome und Befunde. Beispiel Tennisellenbogen: Typisch sind hier subakute oder chronische Schmerzen an der lateralen Seite des Ellenbogens. Man spürt sie beim Händeschütteln, beim Heben von Gegenständen und allen Bewegungen und Aktivitäten, bei denen der Extensor des Handgelenks anspannt. In der physischen Untersuchung ist der laterale Teil des Ellenbogens (laterale Humeruskondyle) sehr empfindlich. Isometrische Spannung verursacht Schmerzen, die Extension und Pronation des Ellenbogens sind schmerzhaft usw. – also ein klinisches Muster, das jeder Therapeut und Arzt ohne Probleme erkennen kann.

Ein anderes, für den Leser vielleicht „neues" klinisches Muster ist die flexorische Bewegungsdysfunktion am unteren Rücken: Sie ist mit Symptomen verbunden, die immer in flexorischen Positionen und Aktivitäten provoziert werden, beispielsweise beim Sitzen, bei der Gartenarbeiten und beim Fahrradfahren. Beim Stehen und Laufen werden sie dagegen nicht ausgelöst. Anhand der physischen Befunde kann man erkennen, dass der Patient seine flexorischen Bewegungen nicht kontrollieren kann. So krümmt sich etwa beim Nach-vorne-Beugen der Rücken, ohne dass es dem Patienten bewusst ist. Die Tests für flexorische Bewegungskontrolle sind positiv und die Übungen somit klar (siehe Kap. 2).

Was man nicht kennt, kann man auch nicht erkennen. Wenn Symptome und Zeichen in einer Kombination auftreten, die ein Therapeut noch nicht kennt, heißt das somit nicht, dass sie nicht doch einem klinischen Muster entsprechen können.

In der folgenden Box „Typische Faktoren, die im klinischen Muster aufgeführt werden müssen" sind verschiedene Faktorenaufgelistet, die zu einem klinischen Muster gehören. Spezialisierte Physiotherapeuten können unterschiedliche klinische Muster eruieren und erkennen.

Typische Faktoren, die im klinischen Muster aufgeführt werden müssen

Subjektive Befunde

- Welche Beschwerden hat der Patient?
- Welche davon schränken ihn bei welchen Aktivitäten ein?
- Schmerzbewältigung:
  - Als wie groß empfindet der Patient sein Leiden?
  - Welche Bewegungen und Haltungen machen das Problem besser, welche verschlechtern es?
- Gibt es mögliche Vorsichtsmaßnahmen und Kontraindikationen/Red Flags?
- Wie verhält sich das Problem über einen Tag (24-Stunden)?
- Wie ist die Geschichte/Anamnese des Patienten
- Gibt es andere beeinflussende Faktoren/Prädisposition?
- Wie sind die Ergebnisse aus Assessments/validierten Fragebögen, die der Patient ausgefüllt hat?

Physische Befunde

- Inspektion
- Funktionelle Befunde
- Aktive Bewegungen
- Passive Bewegungen (Provokationstests/Differenzierungstests/Neurodynamik usw.)
- Palpations- und segmentale Befunde
- Andere, infrage kommende Diagnosen
- Management/Therapierichtung
- Andere Faktoren
- Empfehlungen

1.6.4 Modell eines klinischen MSK-Schemas (MSK-Framework)

Peter O'Sullivan, Professor für muskuloskelletale Physiotherapie in Perth, hat zusammen mit Kollegen ein neuartiges Rahmenwerk über Assessments bei MSK-Patienten veröffentlicht (Mitchell et al. 2018). In ihm sind das bestmögliche, vorhandene Wissen (Evidenz) und die beste klinische Forschung über individuelle Untersuchungen und die eigenständige Problembewältigung des Patienten vereint. Das Rahmenwerk basiert auf 10 unterschiedlichen Kategorien. In jeder einzelnen wird auf das individuelle Problem und alle damit verbundenen Faktoren des Patienten eingegangen. Im Folgenden eine kurze Beschreibung dieser Kategorien:

▸ **1. Die Sichtweise des Patienten.** Zu dieser Kategorie gehört, wie der Patient sein Problem wahrnimmt und bewertet: Was verursacht das Problem, was provoziert den Schmerz, was lindert ihn? Wie verursachen die Symptome Probleme im Alltag, wie hoch ist dabei der Leidensdruck? Es lohnt sich, diese Fragen mit Standardtests, zu denen unter anderem entsprechende validierte Fragebögen gehören, zu überprüfen, (siehe Kap. 1.7). Außerdem gehören zu dieser Kategorie die Erwartungen und Zielsetzungen des Patienten. Hier kann der GAS-Fragebogen (Goal Attainment Scale) eingesetzt werden, in dem konkret notiert wird, was der Patient erreichen möchte. Am Ende der Therapie werden die Resultate mit den Erwartungen verglichen.

▸ **2. Die Diagnose.** In diese Kategorie gehört, ob bei dem Patienten Red Flags vorliegen, die auf eine schwerwiegende Erkrankung hinweisen, wegen der bei dem Patienten eine ärztliche Untersuchungen notwendig ist. Falls dies nicht der Fall ist (wie bei 95 % der MSK-Beschwerden), erwägt man, ob die Symptome zu einem klaren klinischen Muster gehören, die nach einem bestimmten Schema behandelt werden können. Nehmen wir z. B. einen medialen Meniskusriss, bei einem Läufer der eine klare Diagnose darstellt, aber nicht primär einer ärztlichen Behandlung bedarf, da der Physiotherapeut das Wissen und Können hat, das Problem in den allermeisten Fällen selbst zu bewältigen.

Die Diagnose kann in folgende Untergruppen gegliedert werden:

- Red Flags,
- spezifische Diagnose,
- unspezifische Diagnose,
- ein bestimmtes, klinisches Muster.

▸ **3. Der Krankheitsverlauf (akut, subakut, chronisch).** Hier wird der Krankheitszustand hinterfragt: Ist er akut, subakut oder rezidivierend statt regenerativ oder chronisch? Zu akuten Faktoren gehören unmittelbare Verletzungen und Entzündungen, die dementsprechend behandelt werden (siehe Schmerzmechanismen, Kap. 1.5). Als subakut gilt ein Problem, wenn es sich in der Proliferationsphase befindet. Hier stellen sich folgende Fragen: Wie hoch ist der Belastungsgrad des Gewebes? Wie viel darf und muss man das Gewebe belasten und bewegen, damit die Heilung physiologisch ablaufen kann? Bei rezidivierenden, also sich wiederholenden, Problemen stehen vor allem die Ursachen im Fokus, die dafür sorgen, dass die Probleme immer wieder auftreten. Sie können von Ergonomie, Biomechanik, Bewegungskontrolle oder von psychosozialen Faktoren herrühren. Die Ursache chronischer Symptome liegt nicht allein in physischen Befunden. Sehr oft gibt es einen direkten Bezug zu psychosozialen Ursachen.

▸ **4. Schmerztyp.** In dieser Kategorie unterteilt die Arbeitsgruppe um Peter O'Sullivan den Schmerz in 4 Gruppen:

- nozizeptiv,
- entzündlich,
- neuropathisch,
- noziplastisch (zentrale Sensibilisierung).

Zusätzlich existiert noch eine 5. Gruppe, in die Schmerzen eingeordnet werden, die Mischformen aus den zuvor genannten Gruppen sind.

An dieser Stelle nehme ich Bezug auf das Kapitel über Schmerzmechanismen (Kap. 1.5).

▸ **5. Psychosoziale Faktoren (Yellow Flags).** In diese Kategorie gehören kognitive, affektive und soziale Faktoren. Kognitive Faktoren sind die eigenen Gedanken des Patienten, mögliche Katastrophisierungen, Selbstwirksamkeit usw. Zu den affektiven Faktoren gehören Ängste, Depression, Kummer, Frustration usw. Soziale Faktoren dagegen können beispielsweise schulischer Hintergrund, ökonomische Aspekte, soziale Beziehungen usw. sein (siehe Kap. 1.5.3).

▸ **6. Faktoren, die einen Bezug zur Arbeit/dem Beruf haben (Blue Flags und Black Flags).** Faktoren, die einen Bezug zur Arbeit haben, können in 2 Kategorien eingeteilt werden: Mit den Blue Flags werden vor allem Faktoren bezeichnet, die mit Arbeitszufriedenheit verknüpft sind. Dagegen sind mit Black Flags Faktoren gemeint, die mit Ergonomie, Schwere der Arbeit und mit anderen physischen Merkmalen zu tun haben.

Flaggensystem

- **Red Flags**: Hinweise im Verhalten des Patienten, die auf eine ernsthafte Krankheit hindeuten, welche eine Abklärung mit dem behandelnden Arzt bedarf – z. B. Nachtschmerzen, Schwierigkeiten bei Toilettengängen, neurologische Symptome
- **Yellow Flags**: psychosoziale Risikofaktoren für eine Chronifizierung – z. B. Angst, Katastrophisierung, passive Einstellung, schwache Selbstwirksamkeit
- **Orange Flags**: Psychopathologien wie Depression, Schizophrenie, paranoide Züge
- **Blue Flags**: Faktoren, die Einfluss auf die Arbeitszufriedenheit haben und eine Wiederaufnahme der Arbeit verhindern – z. B. problematische Verhältnis zum Vorgesetzten oder zu Arbeitskollegen, unangenehme oder unmotivierende Arbeitsumgebung
- **Black Flags**: arbeits-/berufsabhängige ergonomische und physikalische Faktoren (Schwere der Arbeit, Arbeitshaltung), die eine Arbeitswiederaufnahme verhindern können

▸ **7. Faktoren, die Einfluss auf den Lebensstil haben (Lifestyle Factors).** Zu dieser Kategorie gehören Aspekte, die einen Bezug auf den Lebensstil des Patienten haben: Schläft der Patient gut? Raucht er? Wie viel Alkohol konsumiert er? Ist er körperlich aktiv? Wie ist sein Gewicht, wie sind seine Ernährungsgewohnheiten? Es spielt keine Rolle, was der Therapeut vorschlägt und rät (z. B. Übungen), wenn die Lebensgewohnheiten des Patienten destruktiv sind. In so einer Situation kann es schwierig sein, nur mit Übungen die Gesamtsituation zu verbessern. Die Gewohnheiten anderer Menschen zu verändern, ist kompliziert. Trotzdem sollte der Therapeut vorsichtig dahingehend wirken, um ganzheitlich zu arbeiten.

▸ **8. Faktoren, die Bezug auf die Gesamtpersönlichkeit nehmen.** Zu dieser Kategorie gehören Familiengeschichte, genetische Faktoren, Vorgeschichte, Medikamentenkonsum usw. Es ist wichtig, diese Faktoren zu berücksichtigen. Viele Medikamente haben Nebenwirkungen, die Ermüdung auslösen (z.B. Medikamente für neuropathische Schmerzen) oder dem Patienten das Gefühl geben, dass alles in Ordnung ist (z.B. Opiate oder entzündungshemmende Medikamente). Viele Patienten denken, dass Medikamente eine kausale Funktion haben. Das Wissen, dass Antibiotika, Bakterien abtöten, führt bei manchen Patienten zu der Annahme, dass Schmerzmedikamente wohl auf ähnliche Weise funktionieren. Dies ist aber nicht der Fall – sie lindern nur die Schmerzen, beheben aber nicht die Ursache.

▸ **9. Das funktionelle Verhaltensmodell.** Unter diese Rubrik fallen alle funktionellen Verhaltensmodelle des Patienten: Ist der Patient eher ein provozierend oder ein vermeidend? Das heißt vermeidet er alle Aktivitäten, die für ihn bedrohlich wirken? Oder tut er das Gegenteil, provoziert also selbst seine Symptome, beispielsweise mit übermäßigem Training? Wenn wir das wissen können wir – in Anbetracht des Buchthemas – überlegen, ob die funktionellen Symptome eher mit Bewegungsdysfunktion (Movement Impairment) oder mit Bewegungskontrolldysfunktion (Movement Control Impairment) zusammenhängen. Sind die Symptome mit dem Schmerzverhalten verknüpft? Oder ist der Patient einfach in schlechter Kondition (deconditioned)?

▸ **10. Zusammenfassung und klinische Entscheidungsfindung.** Nachdem bei dem Patienten all diese verschiedenen Faktoren erfasst und durchdacht worden sind, können wir im Rahmen des Clinical Reasoning eine Zusammenfassung erstellen, wie sie in Zusammenfassung des klinischen MSK Frameworks von ▸ Abb. 1.11 zu sehen ist.

Das MSK-Rahmenwerk von Mitchell et al. (2018) ist meiner Meinung nach momentan das beste und neueste Modell für eine Patientenbefragung in der MSK-Physiotherapie. Ich kann es für Theorie und Praxis nur wärmstens empfehlen!

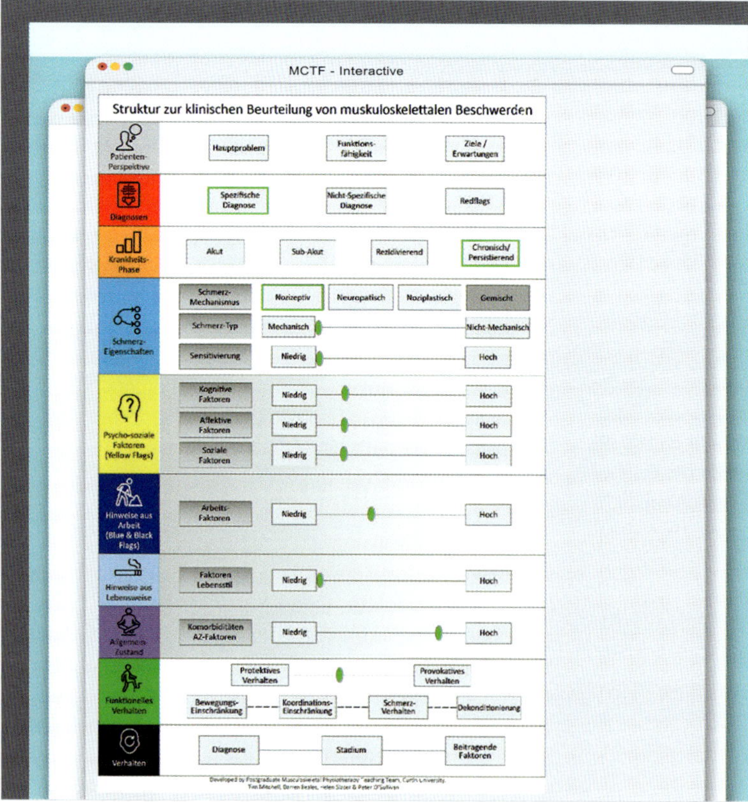

Abb. 1.11 Zusammenfassung des klinischen MSK Frameworks. Hier ist das mögliche Profil eines Patienten abgebildet. Quelle: Mitchell et al. 2018; https://www.musculoskeletalframework.net.

1.6.5 Modell nach Elliot und Walton

Ein weiteres Modell zum Clinical Reasoning haben die Amerikaner Jim Elliot und David Walton (Walton u. Elliott 2018) veröffentlicht. Zunächst setzen sie sich mit verschiedenen Schmerzmechanismen auseinander (nozizeptischer Teil/peripherer neuropathetischer Teil/zentraler noziplastischer Teil), anschließend mit emotionalen und gefühlsbetonten Reaktionen. Danach beschäftigen sie sich mit kognitiven Faktoren, zu denen auch die eigenen Überzeugungen des Patienten gehören. Soziale Elemente und Umweltfaktoren haben in ihren Überlegungen einen hohen Stellenwert, ebenso physische Faktoren, die sie in ihrem Modell als „sensomotorische Dysregulation" bezeichnen. Hierzu gehören Körperwahrnehmungsstörungen, motorische sowie andere physische Befunde.

Sind alle diese Teilbereiche bewertet, kann aus den Erkenntnissen eine Spinnennetzgrafik erstellt werden, die deutlich aufzeigt, wo die größten Problembereiche des Patienten sind.

▶ Abb. 1.12 demonstriert beispielhaft, wie so eine Spinnennetzgrafik aussehen könnte. Nach dieser Darstellung sind die nozizeptiven Gewebebefunde des Patienten gering, aber die sensomotorische Dysregulation signifikant. Ursachen könnten z. B. die schwachen, tiefen Stabilisatoren der Halswirbelsäule und eine geschwächte Propriozeption sein. Zusätzlich kann der Patient falsche Ansichten und Vorstellungen über den Grund seiner Symptome haben; er ist z. B. fest davon überzeugt, dass seine Muskeln verspannt sind. Die Spinnennetzgrafik kann leicht mit Excel oder Powerpoint erstellt werden. Man notiert in der Tabelle die wichtigsten Faktoren des Patienten im Verhältnis zueinander.

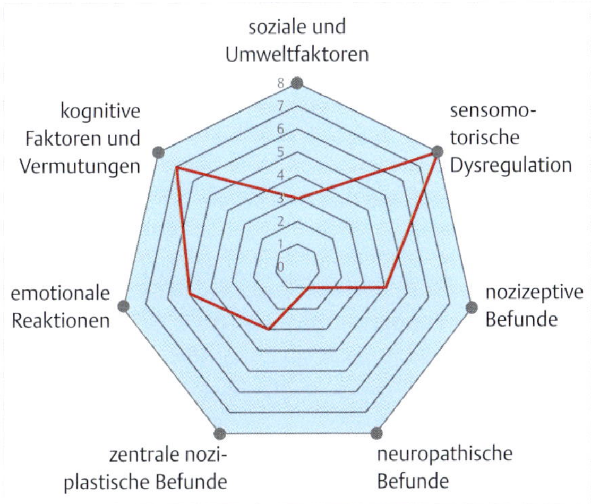

Abb. 1.12 Spinnennetzgrafik. Sie zeigt, wie die verschiedenen Faktoren in Beziehung zueinander stehen oder welche Faktoren am auffälligsten sind. Je höher die Zahl, desto größer das Problem in diesem Bereich.

1.7 Wie groß ist das erlebte Leiden? Benutzen Sie Fragebögen!

Assessments sollte man hohen Stellenwert beimessen – nicht nur in der Forschung, auch in der klinischen Arbeit. Nur wenn Assessments am Anfang und am Ende der Behandlung durchgeführt werden, lässt sich feststellen, ob sich etwas geändert hat. Der „Main Outcome" in fast allen klinischen Studien zeigt, wie groß die Einschränkungen in den Aktivitäten des täglichen Lebens sind. Für diesen Outcome-Parameter werden standardisierte Fragebögen verwendet. Damit wird beurteilt, wie groß der Leidensdruck des Patienten im Alltag, z. B. wegen Rücken-, Nacken- oder Schulterschmerzen ist.

Was sollte man messen? Der klinische tätige Therapeut denkt meist zuerst an physische Veränderungen, etwa ein verbessertes Bewegungsausmaß. Falsch! Physische Veränderungen korrelieren nicht mit der Tatsache, wie es dem Patienten tatsächlich geht. Der Patient sieht die Veränderungen vielmehr im Zusammenhang mit seinem Alltag: Was kann er wieder leisten, wo ist er noch eingeschränkt?

Es ist sehr interessant, dass im klinischen Sprachgebrauch sogenannte „objektive Befunde" diejenigen sind, die der Therapeut erhebt: Kraft, Bewegungsausmaß usw. Demzufolge wären subjektive Befunde die Probleme und Symptome, über die der Patient klagt.

▶ Aber stimmt das?

- Wer kommt in die Therapie? *Der Patient.*
- Warum? *Weil er Symptome hat.*
- Wer weiß am besten, wann und wie und wo die Symptome auftreten? *Der Patient selbst.*
- Wie muss getestet werden? *Mit Fragen!*
- Wie sollte man dabei vorgehen? *Mit Fragebögen!*

Merke

Genaugenommen sind die Symptome des Patienten objektiv (aus der Sicht des Patienten) und die Untersuchung des Therapeuten subjektiv (aus der Sicht des Therapeuten).

Den Sportler interessiert es beispielsweise nicht, ob die Patellasehne noch entzündet ist oder nicht. Er will wissen, ob und wann er wieder laufen kann. Einem Patienten von mir, einem Formel-1-Fahrer, sind die Hände während des Fahrens eingeschlafen – ein großes Problem für ihn. Aber es hat ihn nicht interessiert, ob er ein Karpaltunnelsyndrom hat oder ob die Symptome vom Nacken ausgelöst werden. Er wollte nur sein Problem loswerden. Welchen Maßstab setzte er an? Das Fahren. Wie eruiert man das? Durch Fragen!

Mit standardisierten Fragebögen ermittelt man, wie der Patient die Einschränkungen selbst einschätzt. „Standardisiert" bedeutet, dass der Fragebogen für die entsprechende Patientengruppe validiert worden ist. Wenn der Fragebogen zuverlässig ist, bekommen alle Therapeuten das gleiche Ergebnis. Dementsprechend steht nicht die Person des Therapeuten im Mittelpunkt, sondern die Fragen.

Die Befragung sollte mehrmals wiederholt werden, um herauszufinden, ob sich die Angaben des Patienten an verschiedenen Tagen unterscheiden. Sind die Antworten verschieden, hat sich die Situation geändert. Zeigt sich dann auch im Verhalten des Patienten eine Veränderung? Es kann vorkommen, dass physische Veränderungen erfolgen, der Patient diese aber nicht wahrnimmt und sie deswegen auch nicht notiert. Was er jedoch wahrnimmt, sind deren Auswirkungen auf seine täglichen Aktivitäten: Womöglich sagt ein Patient mit Schulterproblemen, es ginge ihm schon viel besser, obwohl der Therapeut keinen Unterschied in der Beweglichkeit oder Kraft feststellen kann. Aber der Patient registriert, dass er auf einmal ohne Schmerzen die Wäsche aufhängen kann.

Es gibt viele Fragebögen, um zu dokumentieren, wie der Patient seine Beeinträchtigung einschätzt. Typische Fragebögen für Rückenschmerzen im Alltag sind der Roland Morris Disability Questionnaire (RMDQ) (siehe ▶ Abb. 1.13) oder der Oswestry-Fragebogen. Für Nackenprobleme kann ich wärmstens den Neck Disability Index (NDI) empfehlen. Dieser ist vom Oswestry-Fragebogen abgeleitet und im Internet leicht auffindbar. Für die Probleme der unteren Extremitäten sind viele verschiedene Fragebögen vorhanden:

- WOMAC (Western Ontario and McMaster Universities Osteoarthritis Index),
- HOOS (Hip Disability and Osteoarthritis Outcome Score,
- KOOS (Knee Injury and Osteoarthritis Outcome Score),
- Lysholm Score,
- der Fragebogen von Kujala an Kniepatienten;
- LEFS (Lower Extremity Functional Scale).

Ein gutes und verständliches Basisinstrument ist die PSFS (Patient Specific Functional Scale). Sie ist praxistauglich, einfach in der täglichen Arbeit einzusetzen, allgemein gehalten und eignet sich für alle Befragungen in Bezug auf MSK-Symptome. Der Fokus liegt hierbei auf folgenden Fragen: Welches ist das schlimmste Symptom? Wann werden die größten Schmerzen ausgelöst?

Beispiel über die Anwendung der Patient Specific Functional Scale (PSFS)

Patient: „Mein Rücken tut mir weh, wenn ich Auto fahre."

Therapeut: „Wie lange können Sie Auto fahren?"

Patient: „Nach einer halben Stunde Fahrt muss ich anhalten und für 5 Minuten meine Füße vertreten."

Therapeut: „Wie schlimm ist das Symptom nach einer halben Stunde Fahrt, auf der Skala von 0 bis 10?"

Patient: „Es ist 7 von 10."

Das heißt der Schmerz, den der Patient auf der Skala 7/10 als schlimm empfindet, tritt nach einer halben Stunde Fahrt auf. Nach der Therapie (z. B. nach 4–6 Wochen) werden dem Patienten Fragen nach der gleichen Aktivität gestellt. Falls der Patient jetzt aussagt, dass nach einer halben Stunde Fahrt die Rückenschmerzen 3/10 sind, dann hat sich die PSFS mehr als halbiert – über 50 %.

Merke

Die Befragungen in der Praxis sind oft viel komplexer als in dem jeweiligen Fragbogen abgebildet.

Die meisten Fragebögen können Sie im Internet finden.

1.7.1 Zusammenfassung

Ein guter Weg, um Patienten in Subgruppen einzuteilen, ist, nach dem erlebten Leiden im Alltag zu fragen. In ▶ Abb. 1.14 werden verschiedene Ebenen aufgezeigt.

Der Patient kann an für sich gesund sein, obwohl er Schmerzen an der Schulter hat. Eigentlich stört ihn der Schmerz nicht im Alltag, er möchte ihn aber trotzdem loswerden. Die Prognose der Behandlung ist gut. In diesem Fall ist eine physische Untersuchung wichtig. Als Therapie können passive, manuelle Techniken angewendet werden. Die Zufriedenheit des Patienten wird gemessen.

Ein anderer Patient ist möglicherweise Sportler. Er hat keine Schmerzen im Alltag, aber das Knie fängt beispielsweise nach 5 Kilometern Joggen an, weh zu tun. In diesem Fall werden physische Parameter (z. B. Bewegungsausmaß) und vielleicht Ausdauer sowie Leistungsfähigkeit gemessen. Die Therapie kann teilweise aus passiven Techniken bestehen, die aktiven Übungen überwiegen aber vermutlich.

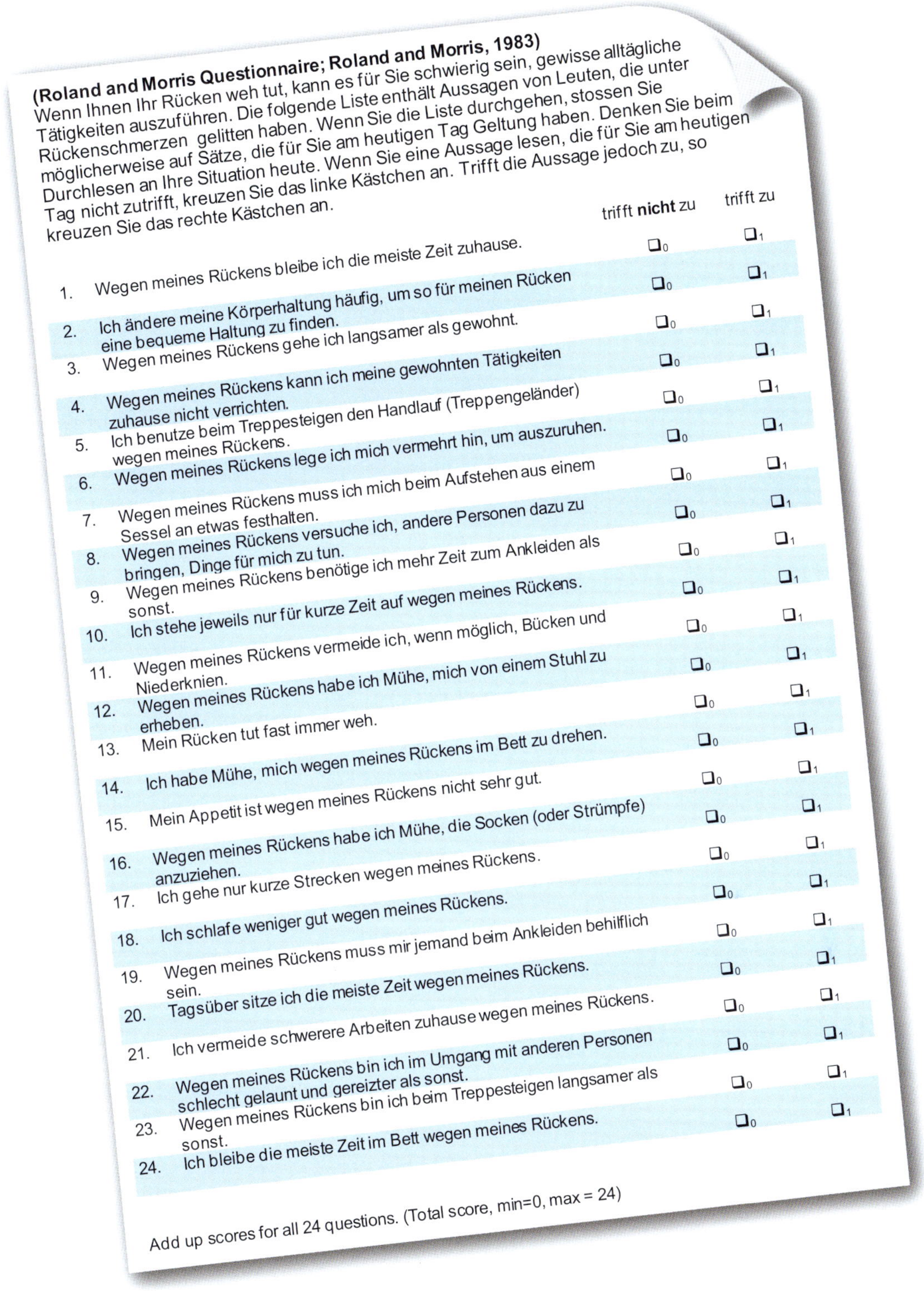

(Roland and Morris Questionnaire; Roland and Morris, 1983)

Wenn Ihnen Ihr Rücken weh tut, kann es für Sie schwierig sein, gewisse alltägliche Tätigkeiten auszuführen. Die folgende Liste enthält Aussagen von Leuten, die unter Rückenschmerzen gelitten haben. Wenn Sie die Liste durchgehen, stossen Sie möglicherweise auf Sätze, die für Sie am heutigen Tag Geltung haben. Denken Sie beim Durchlesen an Ihre Situation heute. Wenn Sie eine Aussage lesen, die für Sie am heutigen Tag nicht zutrifft, kreuzen Sie das linke Kästchen an. Trifft die Aussage jedoch zu, so kreuzen Sie das rechte Kästchen an.

		trifft **nicht** zu	trifft zu
1.	Wegen meines Rückens bleibe ich die meiste Zeit zuhause.	☐ 0	☐ 1
2.	Ich ändere meine Körperhaltung häufig, um so für meinen Rücken eine bequeme Haltung zu finden.	☐ 0	☐ 1
3.	Wegen meines Rückens gehe ich langsamer als gewohnt.	☐ 0	☐ 1
4.	Wegen meines Rückens kann ich meine gewohnten Tätigkeiten zuhause nicht verrichten.	☐ 0	☐ 1
5.	Ich benutze beim Treppesteigen den Handlauf (Treppengeländer) wegen meines Rückens.	☐ 0	☐ 1
6.	Wegen meines Rückens lege ich mich vermehrt hin, um auszuruhen.	☐ 0	☐ 1
7.	Wegen meines Rückens muss ich mich beim Aufstehen aus einem Sessel an etwas festhalten.	☐ 0	☐ 1
8.	Wegen meines Rückens versuche ich, andere Personen dazu zu bringen, Dinge für mich zu tun.	☐ 0	☐ 1
9.	Wegen meines Rückens benötige ich mehr Zeit zum Ankleiden als sonst.	☐ 0	☐ 1
10.	Ich stehe jeweils nur für kurze Zeit auf wegen meines Rückens.	☐ 0	☐ 1
11.	Wegen meines Rückens vermeide ich, wenn möglich, Bücken und Niederknien.	☐ 0	☐ 1
12.	Wegen meines Rückens habe ich Mühe, mich von einem Stuhl zu erheben.	☐ 0	☐ 1
13.	Mein Rücken tut fast immer weh.	☐ 0	☐ 1
14.	Ich habe Mühe, mich wegen meines Rückens im Bett zu drehen.	☐ 0	☐ 1
15.	Mein Appetit ist wegen meines Rückens nicht sehr gut.	☐ 0	☐ 1
16.	Wegen meines Rückens habe ich Mühe, die Socken (oder Strümpfe) anzuziehen.	☐ 0	☐ 1
17.	Ich gehe nur kurze Strecken wegen meines Rückens.	☐ 0	☐ 1
18.	Ich schlafe weniger gut wegen meines Rückens.	☐ 0	☐ 1
19.	Wegen meines Rückens muss mir jemand beim Ankleiden behilflich sein.	☐ 0	☐ 1
20.	Tagsüber sitze ich die meiste Zeit wegen meines Rückens.	☐ 0	☐ 1
21.	Ich vermeide schwerere Arbeiten zuhause wegen meines Rückens.	☐ 0	☐ 1
22.	Wegen meines Rückens bin ich im Umgang mit anderen Personen schlecht gelaunt und gereizter als sonst.	☐ 0	☐ 1
23.	Wegen meines Rückens bin ich beim Treppesteigen langsamer als sonst.	☐ 0	☐ 1
24.	Ich bleibe die meiste Zeit im Bett wegen meines Rückens.	☐ 0	☐ 1

Add up scores for all 24 questions. (Total score, min=0, max = 24)

Abb. 1.13 Roland-Morris-Disability-Questionnaire (RMDQ), Beispiel für individuell wahrgenommene Behinderung bei Rückenschmerzen. Je mehr Punkte, desto größer die wahrgenommenen Einschränkungen im Alltag. 0–5 Punkte: kleine Einschränkungen; 6–12 Punkte: mäßige Einschränkungen; mehr als 13 Punkte: deutliche Einschränkungen

	Funktionsfähigkeit Behinderung	Was wird gemessen?	Wie wird therapiert?	Prognose
normale Gesundheit	Spitzensportler	Performance	Training	gut
normale Gesundheit	Sportler	Kondition	Training	
normale Gesundheit	gesunde, fitte Personen	Zufriedenheit/ physische Befunde	passive und aktive Therapie	
	minimale Beschwerden	physische Befunde	passive Therapie + individuelle Übungen	
	kleinere Beschwerden (< 30%)	physische Befunde/ psychosoz. Faktoren screenen	aktive u. passive Therapie und Pat. Edukation	schwächer
	größere Beschwerden (30–50%)	psychosoz. Faktoren, Funktionsfähigkeit, Arbeitsfähigkeit	Pat. Edukation + allgemeine Aktivität	
	viele Beschwerden (> 50%)	Funktionsfähigkeit, Arbeitsfähigkeit	multiprofessionell	schwach

Abb. 1.14 Behinderung und Prognose. Gruppierung der Patienten nach dem Grad der empfundenen Behinderung.

Der nächste Patient hat deutliche Probleme, sowohl bei alltäglichen Aktivitäten als auch bei der Arbeit. Bei ihm müssen zusätzlich die psychosozialen Faktoren und das Flaggensystem berücksichtigt werden. Die Behandlung ist wahrscheinlich eher unterstützend und, motivierend und hat einen aktiven Ansatz.

Falls das erlebte Leiden gemessen an einem Behinderungsfragebogen, schon 50% von maximum erreicht hat wird der Patient vermutlich nicht mehr arbeiten.

Die Therapie ist interdisziplinär. Einzelne physische Befunde sind i. d. R. nicht relevant und damit auch eine passive Therapie nicht, die auf Gewebe fokussiert.

1.8 Evidence-based Practice – was sollte man darunter verstehen?

Die evidenzbasierte Therapie (Evidence-based Practise – EBP) gilt derzeit als die bestmögliche Behandlung für den Patienten. Aber was heißt das eigentlich?

Zur EBP gehören wissenschaftlichen Belege, aber auch die eigene Erfahrung des Therapeuten sowie die Erwartungen und Vorstellungen des Patienten (Sackett et al. 1996).

Definition

Evidenzbasierte Behandlung bedeutet, dass die Zuverlässigkeit der Tests bzw. die Wirksamkeit der Therapie durch wissenschaftliche Forschungsarbeiten als „evident“ nachgewiesen worden ist – es gibt also wissenschaftliche Belege für die Sinnhaftigkeit eines bestimmten Vorgehens in der Therapie.

Oft ist die Wirksamkeit bestimmter Tests und Therapieformen (z. B. bestimmte Massageformen) noch nicht in einer wissenschaftlichen Untersuchung nachgewiesen worden. In diesem Fall können wir über die Zuverlässigkeit oder Wirksamkeit nichts aussagen. Wenn aber mit Untersuchungen die Wirksamkeit nachgewiesen worden ist, gilt ist der Test oder die Therapieform als „evidenzbasiert“. Falls die Ergebnisse negativ sind, dann wissen wir, dass die Behandlung nicht wirksam ist (oder die Tests nicht zuverlässig). In diesem Fall lohnt es sich nicht, diese Tests anzuwenden. Allerdings muss dies nicht zwangsläufig „schwarz-weiß“ interpretiert werden. Manchmal sind die eigenen Erfahrungen und die Vorstellungen des Patienten wichtiger als die Evidenz.

Merke

Man sollte sich bemühen, evidenzbasierte und bereits gut bewertete Tests und Therapieformen anzuwenden.

Zur Evidenz gehören die Zuverlässigkeit, Genauigkeit und Validität der klinischen Tests und Untersuchungen bzw. die Wirksamkeit der Therapiemaßnahmen. In der evidenzbasierten Medizin (Evidence-based Medicine) stehen patientenorientierte Messungen und Ergebnisse im Vordergrund, nicht die Laborergebnisse, Tierforschung oder anatomische, physiologische oder biomechanische Messungen. Wesentlich sind vor allem Messungen und Testergebnisse sowie die Wirksamkeit der konkreten Behandlungen. Diese Wirksamkeit, etwa hinsichtlich Schmerzempfinden, Einschränkungen im Alltag, Arbeitsfähigkeit etc., wird mittels patientenorientierten Fragebogen evaluiert. Dagegen haben Messergebnisse, die mit Messgeräten unter Laborverhältnissen und ohne konkrete Aussagen der Patienten erzielt worden sind, keinen hohen Stellenwert. Im Folgenden werden die Grundbegriffe der EBP kurz behandelt.

▸ **Zuverlässigkeit der Tests (Reliabilität).** Unter der Zuverlässigkeit der Tests versteht man, wie ähnlich die Ergebnisse sind, die verschiedene Therapeuten beim Testen der selben Patienten erzielen. Falls der Test nicht zuverlässig ist, gelangen verschiedene Therapeuten bei der Anwendung des gleichen Tests zu unterschiedlichen Ergebnissen. Aufgrund dessen werden dann voraussichtlich auch die Therapieansätze unterschiedlich.

Eine typische Reliabilitätsforschung wird folgendermaßen durchgeführt: Zwei oder mehrere Therapeuten untersuchen eine bestimmte Anzahl von Patienten mit den gleichen Tests, entweder durch Messen, Abtasten oder durch Wahrnehmen. Falls das Testergebnis dichotomisch ist – also der Tester zu dem Ergebnis kommen muss, ob beispielsweise eine bestimmte Pathologie entweder vorhanden ist (Test ist „positiv") oder nicht (Test ist „negativ") – errechnet man die prozentuelle Übereinstimmung (Agreement) zwischen den Testpersonen. Oft wird der Zufall nicht berücksichtigt, das heißt es wird eine Kappa-Statistik angewendet, welche den Zufall abrechnet. Dies funktioniert folgendermaßen: Falls die messbare Prävalenz für die Befunde 50 % beträgt (der Test also lediglich 2 Ergebnisse haben kann: „positiv" oder „negativ"), beträgt die Zufallsrate ebenfalls 50 %. Der Tester hätte also durch reines Raten (ohne Test) mit einer Wahrscheinlichkeit von 50 % das gleiche Ergebnis erhalten.

Beträgt nun nach der Untersuchung die prozentuale Übereinstimmung aller Tester 80 %, wäre der Kappa-Wert 0,6 (80 % minus 50 % [Zufallstreffer] dividiert 100 % Agreement minus 50 %).

Falls der Kappa-Wert über 0,6 liegt, dann ist das schon gut; über 0,8 ist er ausgezeichnet. Wenn es mehr als 2 Testpersonen gibt oder der Test mehrstufig ist (z. B. es für das Endergebnis 3 Alternativen gibt: positiv, nicht ganz klar, negativ), wird das sogenannte gewichtete Kappa angewendet (Weighted Kappa).

Merke

Wenn ein klinischer Test aufgrund von guten wissenschaftlichen Untersuchungen als unzuverlässig bewertet worden ist, sollte er nicht mehr angewendet werden.

Wenn eine Messung numerisch ist, also z. B. Kraft in Kg, Sprungweite in Meter oder Gewicht in Kg usw. gemessen wird, setzt man nicht das Kappa- sondern das ICC-Modell (Intraclass Correlation Coefficient) ein. Mit dieser Methode werden (auch) ebenfalls Werte von 0–1,0 erzielt. Werte über 0,7 gelten als gut. Allerdings ist es in der numerischen Messung wichtig, auf den sogenannten Messfehler (SEM) zu achten. Beträgt etwa bei einer Gelenkmessung der Messfehler 20°, ist es nicht möglich, in den Messungen kleinere Unterschiede zuverlässig zu ermitteln.

Für die Zuverlässigkeit von Tests (Reliabilität) können verschiedene Methoden angewendet werden: Entweder, man führt die Untersuchung zweimal mit der gleichen Testperson durch (Intratester-Reliabilität), mit verschiedenen Testpersonen (Intertester-Reliabilität) oder an verschiedenen Tagen (Test-Retest-Reliabilität).

▸ **Die Genauigkeit und die Validität.** Unter Validität oder Testgenauigkeit versteht man, wie zuverlässig ein klinischer Test ein richtiges oder falsches Ergebnis liefert – und zwar verglichen mit einem anderen Test, der als „genau" eingestuft worden ist (sogenannter „Gold Standard"). Ist ein Test sensitiv, unterscheidet er zuverlässig zwischen Gesunden und Kranken. Hier sind Werte ab 0,8 (auf einer Skala von 0–1) sehr gute.

Der positive (+) und negative (−) Likelihood Ratio (RL) beschreibt dagegen das Verhältnis der positiven und negativen prädiktiven Werte des Tests. Der positive LR kann ab einem Wert von 10 als gut bezeichnet werden und der negative LR, wenn der Wert unter 0,1 bleibt.

Problematisch ist, dass es für die klinischen Tests oft keine guten Gold Standards gibt, das heißt, dass alle diese Werte gar nicht errechnet werden können. In diesem Fall kann das Odds Ratio verwendet werden, das heißt es wird ermittelt, wie groß die Chance ist, dass, wenn der Test positiv ist, die getestete Person ein bestimmtes Problem hat. ▸ Abb. 1.15 und die darauffolgende Box zeigen, wie diese verschiedenen Faktoren ermittelt werden können. Zuerst kann die Evaluation ungewöhnlich erscheinen, aber man kann auf diese Weise alle vorher genannten Werte berechnen.

Für alle vorher genannten Werte kann ein Konfidenzintervall errechnet werden. Was bedeutet der Wert, würde man den Test wiederholen? Ein Konfidenzintervall von 95 % (CI 95 %) bedeutet zum Beispiel, wenn der Konfidenzintervall des Kappa-Werts 0,1–0,8 beträgt, dann ist der reale Wert des Tests mit 95 %iger Sicherheit irgendwo dazwischen. Je größer die Datenerhebung der Studie ist, desto genauer (kleiner) ist der Konfidenzintervall. Die Formel des Konfidenzintervalls ist 1,96 X Standardstreuung dividiert n (Erhebung) Quadratwurzel.

▸ **Effektivität.** Die Effektivität der Behandlung kann nur in einer randomisierten Studie (RCT) Untersuchung berechnet werden. Über die Therapie des einzelnen Patienten oder mehrerer Patienten können ohne Kontrollgrup-

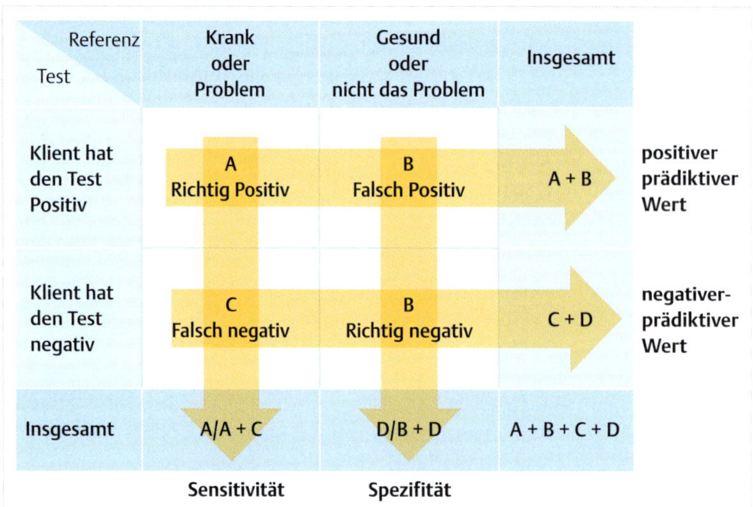

Abb. 1.15 Ermittlung der Testvalidität. Eine Tabelle mit 4 Feldern kann verwendet werden, um wichtige Faktoren für die Testvalidität zu berechnen.
Sensitivität: Se = A/(A + C)
Spezifität: Sp = D/(B + D)
positiver prädiktiver Wert: PPV = A/(A + B)
negativer prädiktiver Wert: NPV = D/(C + D)
positives Likelihood Ratio: LR + = Se/(1-Sp)
negatives Likelihood Ratio: LR- = (1-Se)/Sp
OR = LR +/LR- oder a*d/c*b

pe keine Schlussfolgerungen gezogen werden, weil man nicht weiß, wie die Ergebnisse ohne Intervention oder mit einer anderen Intervention wären. Das heißt, dass die Referenzgruppe (z. B. unspezifische Rückenschmerzen) mindestens mit 2 verschiedenen Therapien verglichen werden sollte. Falls diese 2 Therapiegruppen unterschiedliche Ergebnisse darin erzielen, was gemessen wurde (z. B. erlebte Leiden oder Schmerzen), dann war die eingesetzte Behandlung wirksamer als in der Kontrollgruppe. Es ist wichtig zu wissen, wie groß dieser Unterschied ist und ob er eine klinische Bedeutung hat. Statistische Bedeutung hat dagegen nur, mit welcher Wahrscheinlichkeit das Ergebnis zwischen den verschiedenen Gruppen einen anderen Wert als Null hat. Dies ist der berühmte p-Wert. Das heißt $p < 0,05$ bedeutet, dass die Wahrscheinlichkeit dafür, dass der Unterschied zwischen den verschiedenen Gruppen von Null abweicht, 95 % beträgt. Die klinische Bedeutung ist wichtiger. Für die Wahrscheinlichkeitsberechnung ist der Konfidenzintervall wichtiger als der p-Wert. Falls in einer zufallsbedingten Studie der Unterschied zwischen den verschiedenen Gruppen, z. B. für den Schmerz, 1,5 beträgt und das Konfidenzintervall 0,1–3,0 (CI 95 %) ist, dann liegt der wirkliche Unterschied zwischen diesen Therapien irgendwo dazwischen. Die Differenz der Gruppen kann auch 0,1 betragen, das heißt der Unterschied ist sehr klein. Falls der Konfidenzintervall eine Null beinhaltet, dann ist der Unterschied statistisch nicht bedeutend.

In den Effektivitätsstudien lohnt es sich, dem Konfidenzintervall (CI 95 %) mehr Aufmerksamkeit zu schenken; er offenbart den tatsächlichen Unterschied zwischen den Behandlungen. Dieser ist oft gering.

Häufig wird die Differenz der Effektivität der Gruppen (das heißt verschiedener Therapien) mit der Effektgröße, Effect Size (ES), errechnet. Damit wird berechnet, wie groß der Unterschied zwischen verschiedenen Gruppen in Bezug auf den Durchschnitt der Standardabweichung der Gruppen ist. Falls der ES z. B. 0,5 ist, dann war diese Therapie um 0,5 der Standardabweichungen besser als die der anderen Gruppen. Die ES-Werte, die 0,8 überschreiten, sind im Verhältnis groß und die ES-Werte unter 0,2 klein. Der ES-Wert ist ein wichtiger Wert, weil mit seiner Hilfe die Ergebnisse der verschiedenen Resultate also Outcomes verglichen werden können. Es spielt keine Rolle, ob Schmerz, Kraft oder erlebtes Leiden gemessen werden. Der ES-Wert erläutert in der gleichen Relation, wie groß die Differenzen der verschiedenen Gruppen waren. Beispielsweise können die Werte einer medizinischen Behandlung zur Schmerzlinderung im Vergleich zu einem Placebo signifikant sein ($p <$ als 0,05), deren ES aber nur 0,15, das heißt sehr klein.

Es ist bei der Evaluation der Studien wichtig, diese Einzelheiten zu berücksichtigen.

Eine weitere Möglichkeit die unterschiedliche Effektivität verschiedener Therapien zu beurteilen, ist die statistische Maßzahl NNT (Numbers Needed to Treat). Wenn die Differenz der Ergebnisse von 2 verschiedenen Therapien ca. 20 % beträgt, dann ist die NNT 100 dividiert mit 20, also in diesem Fall 5. Das heißt man muss 5 Patienten mit der für besser befundenen Methode behandeln, bevor ein Patient einen klaren Nutzen aus dieser Behandlungsmethode erfährt, verglichen mit einer anderen Methode. Daraus können wir auch eine Kostenanalyse ableiten, das heißt grob gesagt, dass die NNT mit der Differenz der verschiedenen Behandlungskosten multipliziert wird. Der Vorteil einer Kreuzbandoperation gegenüber einer Physiotherapie im Zeitraum eines Jahres, beträgt 1 %, das heißt die NTT ist 100. Die Numbers Needed to Harm (NNH) ist wichtig, wenn die Risiken und Nebenwirkungen einer bestimmten Behandlung errechnet werden. Der Wert ist bedeutsam bei Operationen oder in der Medizinforschung.

Merke

Die Maßzahl NNT ist ein sehr praxisnaher Wert, aus dem auch eine Kostenanalyse möglich ist.

In der Meta-Analyse werden Ergebnisse von mehreren Studien miteinander verknüpft, die aus einer bestimmten Fragestellung heraus entstanden sind. Falls die Ergebnisse deutlich zugunsten einer bestimmten Therapieform ausfallen (z. B. Bewegungskontrollübungen verglichen mit generellem Training), das heißt wenn das Konfidenzintervall den Wert Null nicht überschreitet, dann ist die Effektivität der gewissen Therapie oder Behandlung evidenzbasiert.

Wie schon erwähnt, Sie müssen sich nicht vor der Terminologie dieser Forschungsmethoden erschrecken. Sie können alle Formeln und Definitionen leicht im Internet finden.

1.9 Zielgruppe: Für wen ist das Thema „Dysfunktionen der Bewegung und Bewegungskontrolle“ wichtig?

▸ **Für Patienten.** Eine einfache Antwort auf die Frage, bei welchen Patienten sich der Blick auf Bewegungs- und Bewegungskontrolldysfunktion lohnt, lautet: Wahrscheinlich bei allen – aber nicht immer. Ich beziehe mich auf ▸ Abb. 1.14. Wenn das Leiden des Patienten gering ist (unter 20 %), sind die „passiven“ Befunde im Bereich der Bewegung und Bewegungskontrolle vermutlich wichtig: Eine Steifigkeit des Facettengelenks und die daraus folgende Bewegungseinschränkung am Nacken beispielsweise sind keine stark gesundheitsbeeinträchtigenden Probleme. Aber sie stören und die Patienten sind zufrieden, wenn sie ihre Symptome durch passive Therapien, etwa eine Mobilisation oder Manipulation, loswerden. Das gleiche gilt für Sportler.

Anders ist es bei Patienten, bei denen der Leidensdruck hoch ist. Bei ihnen kann eine passive Behandlung der Bewegungsdysfunktion sogar kontraproduktiv sein. Möglicherweise verharrt der Patient dann nämlich in dem Glauben, dass er selbst nichts unternehmen muss bzw. kann, sondern der Therapeut ihn wieder gesund machen wird. Doch gerade bei diesen Patienten, bei denen das erlebte Leiden hoch ist und es (unter Umständen sogar die Arbeitsfähigkeit einschränkt oder verhindert), beobachtet man eine geringe Fähigkeit, das Problem selbst zu managen, sowie eine passive Einstellung hinsichtlich des eigenen Genesungsprozesses. In solchen Fällen ist die Verbesserung der Bewegungskontrolle ein besserer Ansatz als passive Therapie, da es dabei um ein aktives Training geht, welches das Selbstmanagement verbessert („Ich habe selbst Einfluss auf meine Beschwerden.“). Eine Einschränkung: Je höher das erlebte Leiden ist, desto schlechter geht es den Patienten. In Folge dessen benötigen die Patienten in zunehmenden Maße eine ganzheitliche Therapie. Außerdem sollte ihre Gesamtkondition durch Ausdauer- und Krafttraining verbessert werden.

Merke

Die Therapieinhalte sollten sich an dem erlebten Leiden des Patienten orientieren und nicht an dem, was der Therapeut am liebsten macht.

▸ **Für Therapeuten.** Die Untersuchung von Bewegung und Bewegungskontrolle gehört zum Tagesgeschäft der Physiotherapie. Jeder Therapeut muss die wichtigsten und häufigsten Tests und Therapieansätze sowie die elementarsten Übungen kennen und beherrschen. Was der Therapeut letztlich nutzt bzw. nutzen muss, hängt aber unter anderem auch davon ab, wo er arbeitet: In Praxen, in die Patienten ohne ärztliche Überweisung kommen (in Deutschland z. B. zu einem sektoralen Heilpraktiker), liegt der Anteil der Patienten mit Bewegungs- und Bewegungskontrolldysfunktionen erfahrungsgemäß bei ca. 70–80 %. Ein Therapeut, der in einer solchen Praxis arbeitet, sollte sich gründlich in das Thema einarbeiten, sich intensiv mit der Bewegungs- und Bewegungskontrolldysfunktion beschäftigen und die verschiedenen Behandlungsmethoden und Untersuchungspraktiken aneignen. Es ist wichtig, nicht zu denken, dass sich die Techniken und Übungen aufgrund guter Behandlungserfolge in dieser Patientengruppe auch auf Patienten mit chronischen Beschwerden oder unterschiedlichen Problemen übertragen lassen. Dies wäre ein großer Fehler innerhalb des Clinical Reasonings. Die Untersuchung und Behandlung der Bewegungs- und Bewegungskontrolldysfunktion macht einen beachtlichen Teil des Berufsalltags aus. Chiropraktiker und Osteopathen sowie Masseure fokussieren sich zumeist auf eine passive Behandlung der Patienten. Dies ist berechtigt bei selbst zahlenden Kunden und bei denen, die wenige Probleme haben und ansonsten gesund sind. Aber wenn das erlebte Leiden und damit die Einschränkungen im Alltag groß sind, ist die Wahrscheinlichkeit gering, dass die Symptome nur mit einer passiven, auf einzelne Strukturen fokussierten Behandlung behoben werden können.

▸ **Für Ärzte.** Die meisten Patienten, etwa die Hälfte, geht aufgrund von MSK-Beschwerden zu einem Allgemeinmediziner. In der medizinischen Ausbildung wird die klinische MSK-Forschung kaum thematisiert. Wenn meiner Meinung nach etwas in dem Gesundheitsvorsorgesystem und in der Medizinerausbildung geändert werden müsste, dann genau dies. Es ist unvorstellbar, dass bei Patienten aufgrund kleiner, belangloser Symptome teure, unnötige Röntgenuntersuchungen durchgeführt werden, wo doch eine unkomplizierte, klinische Untersuchung völlig ausreichen würde. Wie schon in Kap. 1.8 erwähnt, können Röntgenbefunde sehr häufig nicht viel über die Ursache der Symptome aussagen. Spritzen und Medikamente helfen in diesen Fällen kaum. Sie verursachen lediglich zusätzliche Kosten und haben oft Nebenwirkungen. Zusätzlich geben sie dem Patienten ein völlig falsches Bild darüber, was wichtig und richtig ist. Falls die Schulter sich nicht richtig bewegt oder der Rücken schmerzt, ist es in rund 90 % der Fälle anhand des Röntgenbilds nicht möglich, zu eruieren, was die Ursache ist. In einem solchen Fall muss man die Bewegungen, Muskeln, Gelenke und Nerven klinisch untersuchen. Genau für diese Zwecke haben wir kompetente und ausgebildete Fachpersonen – Physiotherapeuten.

Merke

In der medizinischen Ausbildung von Ärzten wird zu wenig Wert auf die klinische Untersuchung von MSK-Beschwerden gelegt.

▸ **Für Funktionäre in Turn- und Sportbereichen.** In Sportgruppen, und im Spitzensport bewegt man sich und nimmt Bewegung wahr. Auch für Trainer und Übungsleiter ist es daher wichtig zu wissen, wie die grundlegenden Normen der Bewegung und Bewegungskontrolle sind. Im Aktivsport konzentriert man sich dennoch primär auf das Leistungsniveau; die Qualität der Bewegung spielt oftmals eine untergeordnete Rolle. Zugegeben, die Bewegungen der Sportler müssen nicht immer perfekt sein. Falls jemand gute Ergebnisse mit einem eigenartigen Stil erzielen kann, ist das in Ordnung. Trotzdem würde ich wagen zu behaupten, dass das Verletzungsrisiko wahrscheinlich beträchtlich höher ist, wenn eine Bewegung offensichtliche Dysfunktionen aufweist. Ich selbst habe oft Spitzensportler getroffen, die überraschend viele Symptome an Rücken, Schulter und den unteren Extremitäten haben, deren Ursachen in relativ klaren und einfachen Dysfunktionen der Bewegungs- und Bewegungskontrolle liegen. Dementsprechend ist eine enge Zusammenarbeit mit einem Physiotherapeuten meiner Ansicht nach wichtig. Denken wir z. B. an Roger Federer, der 20 Jahre Spitzensport betreibt ohne größere Verletzungen. Er hat aber immer einen persönlichen Physiotherapeuten gehabt. Natürlich können sich das nicht alle leisten. Aber es würde sich sicherlich lohnen, wenn Trainer häufiger Physiotherapeuten konsultieren würden als dies heutzutage oftmals der Fall ist.

Merke

Sogar Spitzensportler haben eine überraschend große Anzahl grundlegender Dysfunktionen der Bewegung und Bewegungskontrolle.

▸ **Für die Gesellschaft.** MSK-Krankheiten und -Beschwerden verursachen die höchsten Kosten im Gesundheitssystem. Das ist umso merkwürdiger, weil es in über 90 % der Fälle nicht um eine ernsthafte Erkrankung geht, sondern lediglich um harmlose Symptome. Diese Symptome können jedoch zur Arbeitsunfähigkeit und zur Invalidität führen. Sie kosten viel Geld, das am Ende die die Gesellschaft zahlt – also wir alle. Es ist tragisch, dass teure medizinische Maßnahmen bezahlt werden, obwohl der wissenschaftliche Beweis, dass sie unnötig sind, in den meisten Fällen bereits erbracht ist. Zum einen sind diese Maßnahmen teuer und verursachen hohe Kosten, zum anderen verursachen sie oft Nebenwirkungen und Komplikationen. Wenn beispielsweise bei einer 40-jährigen unsportlichen Person ein Kreuzbandriss operiert wird, bedeutet das einen 4–6 Wochen längeren krankheitsbedingten Ausfall, höhere Operations- und Krankenhauskosten sowie eine längere Rehabilitation und Physiotherapie als ohne Operation. Laut Schätzung des sogenannten HTA (Health Technology Assessment) des hochklassigen Schweizer Medical Board beträgt die Kostenwirkung einer Operation 670 000 CHF. Womöglich sind die Kosten in anderen Ländern geringer – aber es macht keinen Sinn, für Knieoperationen Summen zu bezahlen, die um das Vielfache diejenigen von z. B. Krebsbehandlungen übersteigen.

Merke

Die klinische Untersuchung und Behandlung von MSK-Symptomen mittels Physiotherapie ist aus gesellschaftlicher Perspektive effektiv und besonders kostengünstig.

Die Gesellschaft sollte besser mehr in eine kostengünstigere und sinnvollere Behandlung der MSK-Symptome investieren, nämlich in die Physiotherapie: – in die Ausbildung von Physiotherapeuten, in Fördergelder, ihre Entlohnung, ihr Ansehen und ihre Entscheidungsbefugnis. So würde man Kosten sparen, die Patienten wären zufriedener und die Ärzte hätten mehr Ressourcen, für Patienten, die wirklich eine ärztliche Behandlung benötigen (Mitchell u. de Lissovoy 1997). In diesem Rahmen sinnvoll wäre der Direktzugang zum Physiotherapeuten, der endlich auch in Finnland eingeführt wird (Suositus fysioterapeutin TULE suo) und mit dem andere Länder bereits gute Erfahrungen gemacht haben.

1.10 Zusammenfassung und Fragen

Eigentlich ist die Situation irrsinnig: In den meisten Fällen (mindestens 95%) der MSK-Beschwerden geht es nicht um eine Krankheit, sondern um Symptome. Diese Symptome sind jedoch die häufigsten Gründe für krankheitsbedingten Abwesenheiten, großes Leid bei den Patienten und vor allem die höchsten Kosten im Gesundheitssystem. Warum ist das so? Aus meiner Sicht ist ein großes Problem, dass diese Symptome pathologisiert werden: Wenn ich unter Schmerzen leide, gehe ich zum Arzt. Dieser stellt eine sogenannte „Diagnose". Für einen Laien können sich Diagnosen wie „Impingement", „Lumbovertebrales Syndrom" und „Diskushernie" ähnlich anhören wie „Karzinom". Das ist so, als würde man Schnupfen mit Krebs vergleichen! Wenn heutzutage jemand eine neue Brille braucht, geht er doch auch nicht mehr zum Augenarzt. Das Problem ist lediglich, dass man schlecht sieht. Das ist in den allermeisten Fällen normal, keine Krankheit. So ähnlich ist es auch, wenn die Schulter schmerzt: Personen, die darunter leiden, brauchen Anleitungen und Übungen. Sie brauchen keinen Arzt, keine Röntgenbilder, keine Spritzen und auf keinem Fall irgendwelche Operationen. Genauso wenig wie eine kurzsichtige Person eine Gehirnoperation braucht.

> **Merke**
>
> MSK-Probleme sind zum größten Teil keine ernsthaften Krankheiten, sondern lediglich Beschwerden. Um sie zu behandeln, braucht man selten einen Arzt.

Unsere Gesellschaft und unser Gesundheitssystem beginnen das erst langsam einzusehen. Die Studien, also die Evidenz, zeigen deutlich, dass die Behandlung der meisten Fälle keine drastischen Maßnahmen braucht, sondern einfache, kostengünstige und simple Mittel ausreichend sind. Aktuell schlagen die Gesundheitsbehörden in Großbritannien einen neuen Weg ein und bezahlen all diese unsinnigen Maßnahmen, etwa Arthroskopie, Sprunggelenkoperationen oder Versteifung des Rückens, nicht mehr. Eine neue Therapieempfehlung in den USA für Rückenleiden fördert nicht-pharmazeutische Behandlungsmethoden und empfiehlt kostengünstigere Lösungen, vor allem Aktivität und Training. Dieses Training kann auch in Form von Pilates, Yoga oder Qigong erfolgen.

Wir können also über die Zweckmäßigkeit einer medizinischen Behandlung nachdenken. Studien weisen darauf hin, dass deren Nutzen bei MSK-Beschwerden sehr gering ist. Eines der größten Probleme des Gesundheitssystems in den USA ist der Missbrauch von Opiaten. Viele sterben daran. Wie kommen Patienten dazu, Opiate einzunehmen? Beispielsweise, wenn der Rücken schmerzte und der Arzt diese gefährlichen Medikamente verschrieben hat. Entzündungshemmende Medikamente verursachen bei vielen Menschen ein Magengeschwür, an dem Tausende jedes Jahr sterben. Was kann man dagegen tun? Beispielsweise zu einem Physiotherapeuten gehen, der einem erklärt, wie die Symptome einzuordnen sind (nicht schlimmer wie ein Schnupfen) und er dem Patienten die passenden Übungen gibt. Hat diese Methode Nebenwirkungen? Zumindest stirbt keiner daran. Die größte Nebenwirkung ist, dass nicht nur die Schmerzen verschwinden, sondern auch die Kondition besser wird.

Was macht man in der Therapie? Der Patient wird mit einfachen, preisgünstigen Mitteln und dennoch individuell behandelt. Ganz einfach. Warum geht es dann doch oftmals schief? Weil jeder Therapeut etwas anderes macht! Einer behandelt die Faszien, der nächste die Gelenke, der Dritte die Fehlstellung der Lendenwirbelsäule, der Vierte die Triggerpunkte, der Fünfte massiert die Verspannungen weg und so weiter. Passiert dies obendrein in einer Praxis beim selben Patienten, verwundert es nicht, dass der Patient davon komplett verwirrt wird.

> **Merke**
>
> Die heutigen evidenzbasierten Empfehlungen bevorzugen eine aktive Annäherungsweise. Teure Untersuchungen und Maßnahmen werden reduziert, kostengünstige und einfache Mittel sind zu bevorzugen.

Für die Therapie brauchen wir Standards. Wir können bei den Standardtests anfangen. Die Tests müssen einfach und zuverlässig sein. Zuverlässigkeit heißt, dass verschiedene Therapeuten mit dem gleichen Test beim selben Patienten zum gleichen Ergebnis kommen. So einfach wie sich das anhört, ist es allerdings nicht. Wir sind alle sehr subjektiv. Wir sehen das, was wir sehen wollen. Wir spüren das, was wir erkennen wollen. Man weiß erst, ob ein Test zuverlässig ist, wenn er in Studien untersucht wurde. Falls der Test geprüft und als geeignet befunden wurde, lohnt es sich, ihn zu benutzen. Ist der Test nicht zuverlässig, sollte er nicht eingesetzt werden. Falls der Test noch nicht getestet wurde, ist die Wahrscheinlichkeit groß, dass er nicht zuverlässig ist. Geht man dennoch davon aus, dass ein Test zuverlässig ist, sollte man das verifizieren. Zuverlässigkeitsuntersuchungen sind einfach zu gestalten. Nehmen Sie ca. 40 Patienten und mindestens 2 Therapeuten für den gleichen Test. Vergleichen Sie die Ergebnisse und veröffentlichen Sie diese. Zuverlässigkeitsuntersuchung für 40 Personen können Sie innerhalb einer Woche durchführen. Um die Ergebnisse auszuwerten, braucht ein erfahrener Forscher eine Woche. Eine derartige Untersuchung eignet sich für eine Magisterarbeit und mit einer guten Anleitung auch für eine Abschlussarbeit (Arbeit für 2 Personen).

Zum Beispiel ist die Untersuchung für die Subgruppierung der Rückenpatienten sehr zuverlässig und es lohnt sich, diese einzusetzen. Tests für die Bewegungskontrolle sind sehr zuverlässig. Auch diese sollten sie anwenden. Neurodynamische Tests sind ebenfalls relativ zuverlässig. Palpationsbefunde dagegen wurden in vielen Tests als unzuverlässig befunden, deshalb sollten Sie diese mit Bedacht einsetzen. Provokationstests haben eine etwas höhere Zuverlässigkeit. Benutzen Sie diese stattdessen. Und so weiter. So, keep it simple. Setzen wir einfache, klare und standardisierte Tests ein.

Merke

Bevorzugen Sie Tests, die als zuverlässig eingeschätzt wurden. Auf diese Weise kommen verschiedene Therapeuten zu den gleichen Ergebnissen.

Es gibt 3 Faktoren, die sicher einen Einfluss auf das Therapieergebnis haben: aktives Training, Beratung des Patienten und Placebo. Wichtig ist: Eine kurzfristige Verbesserung der Beschwerden ist noch kein Therapieerfolg. Fast jeder Patient ist zufrieden mit einer Massage. Aber wie lange hält deren Wirkung an? Einen Tag oder zwei. Eine passive, vielleicht sogar „mystische" Behandlung mit einer „ganz speziellen" Technik ist lohnenswert. Die Placebo-Wirkung solcher Techniken ist teils enorm.

Der Patient ist zufrieden. Der Therapeut ist zufrieden, weil er denkt, dass seine Behandlung dem Patienten geholfen hat. Aber womit wurde es gemessen? Mit der Zufriedenheit des Patienten. Diese ist nicht objektiv messbar. Zudem können passive Therapien keine langfristige Veränderung bringen. Das ist häufig nur der Glaube des Therapeuten und/oder der Glaube und Wunsch des Patienten. Das ist auch ein Placebo. Die Wirkung der passiven Therapie kann mit einer Diät verglichen werden: Nehmen Sie Diätpulver, reduzieren Sieinnerhalb einer Woche Ihr Gewicht um mehrere Kilo. Und was ist, wenn danach mehrere Wochen verstreichen? Sind Sie noch schlank? Wahrscheinlich nicht. Das gleiche gilt, wenn Sie ein paar Mal passiv behandelt werden. Ist Ihre Gesamtsituation nach ein paar Wochen besser geworden? Ziemlich wahrscheinlich nicht.

Training ist sehr effizient zur Behandlung von MSK-Beschwerden. Welche Übungen werden benötigt? Aktive, individuell für den Patienten zusammengestellte. Vielleicht nicht einmal sehr spezielle. Es scheint wichtiger, dass der Patient die Übungen regelmäßig durchführt. Mindestens für 3 Monate, mindestens 3-mal pro Woche. Und er muss verstehen, warum er sie macht. Dies ist wichtig, damit der Patient motiviert ist. Dafür benötigt er ausreichend Unterstützung und Aufklärung.

In den nächsten Kapiteln wird konkret dargestellt, was Sie untersuchen und welche Tests dafür angewandt werden sollten. Zusätzlich schauen wir, welche Übungen geeignet sind. Dabei gibt es nicht die eine „beste" Übung, sondern verschiedene Möglichkeiten und Ideen. Lesen Sie, probieren Sie aus und reflektieren Sie!

Wiederholungsfragen

1. **Welche Symptome verursachen die größten Kosten im Gesundheitswesen weltweit und gelten als Hauptgrund für krankheitsbedingte Arbeitsausfälle?**
   Muskuloskelettale Erkrankungen, also MSK-Symptome oder MSK-Erkrankungen.
2. **Beschreiben Sie kurz die Effizienz der medizinischen und operativen Behandlung bei MSK-Symptomen.**
   Die Ergebnisse der medizinischen Behandlung bei der Therapie der MSK-Erkrankungen sind überraschend schlecht. Von der Medizin bekommen wir kaum Hilfe. Auch die Evidenz von operativen Behandlungen ist schwach. Verglichen mit der konservativen Behandlung durch Physiotherapie ist die operative Behandlung bei den meisten MSK-Diagnosen nicht effizienter.
3. **Wie unterscheiden Sie die Bewegungsdysfunktion von der Bewegungskontrolldysfunktion? Nennen Sie mindestens 4 Unterschiede.**
   In der Bewegungsdysfunktion verursacht Bewegung Schmerzen und die Bewegung ist eingeschränkt. Dementsprechend wird eine Bewegungsdysfunktion mit Schmerzprovokationstests überprüft und mit mechanischen Interventionen, etwa manueller Therapie, behandelt. In der Bewegungskontrolldysfunktion sind die Bewegungen nicht eingeschränkt und verursachen auch keine Schmerzen. Was dagegen Schmerzen verursacht, sind bestimmte Positionen, die lange anhalten, sowie statische Arbeitsbedingungen. Die Bewegungskontrolldysfunktion wird mit Bewegungskontrolltests getestet und mit aktiven Übungen der Bewegungskontrolle behandelt.
4. **Nennen Sie neurodynamische Grundtests bzw. Standardtests für verschiedene Körperteile.**
   SLR, SLUMP, PKB, ULNTs
5. **Welche Eigenschaften haben die globalen, stabilisierenden Muskeln? Nennen Sie mindestens 4.**
   Sie befinden sich in der mittleren Tiefe, bestehen aus faszialen und tonischen Muskelfasern, können Bewegung produzieren oder stabilisieren. Probleme können sie verursachen, wenn sie schwach oder gereizt sind.
6. **Was bedeutet der Begriff „relative Beweglichkeit"?**
   In einem bestimmten Körperabschnitt gibt es mehr Bewegung als im benachbarten. Zum Beispiel kann die Lendenwirbelsäule sehr beweglich sein, aber die Hüfte steif. Dieses Missverhältnis ist sehr bewegungsrichtungsspezifisch, daher kann es bei anderen Bewegungsrichtungen möglicherweise auch genau umgekehrt sein.

7. **Was bedeutet der Begriff „passive Insuffizienz"?**
   Der Muskel ist in einer verkürzten/angenährten Position, wodurch ein volles Bewegungsausmaß verhindert wird.
8. **Was ist das Problem der passiv, insuffizienten Muskeln, falls sie Probleme auslösen? Wie wird das getestet?**
   Sie sind zu kurz und angespannt. Dies wird mit Muskellängentests getestet.
9. **Was ist der typische Schmerzmechanismus bei der Dysfunktion der Bewegungskontrolle?**
   Am typischsten ist der ischämische Schmerzmechanismus. Es kann auch eine Reaktion auf etwas bedeuten, z. B. auf Schmerz. In diesem Fall kann es einen Output-Mechanismus geben.
10. **Was wird mit einem Pinprick-Test getestet?**
    Dorsalhorn des Rückenmarks, also zentrale Sensibilisierung.
11. **Was bedeutet Kinesiophobie? Wie wird sie getestet?**
    Angst vor Bewegung. Weil die Bewegung Schmerzen verursacht, denkt der Patient, dass etwas kaputt ist und beginnt, diese Bewegung zu vermeiden. Dies wird mit einem Fragebogen getestet, z. B. mit FABQ.
12. **Welche 3 Mechanismen gehören zu dem nozizeptiven Schmerzmechanismus?**
    Mechanische, entzündliche und ischämische Schmerzen.
13. **Nennen Sie mindestens 4 Yellow Flags.**
    Angst-Vermeidungsverhalten; Versicherungsfragen; Partner, der sich entweder zu viel oder zu wenig um den Patienten kümmert; Arbeitszufriedenheit; iatrogene Faktoren, also falsche Diagnosen; Probleme mit sozialen Beziehungen; passive Einstellung und schwaches Selbstwertgefühl.
14. **Welche Faktoren sprechen bei einer MSK-Behandlung für eine negative Prognose? Nennen Sie 5.**
    Chronische Schmerzen, niedriges Bildungsniveau, lange Abwesenheit von der Arbeit, passive Erwartungen an die Therapie, schwaches Selbstwertgefühl, inaktive Lebensweise, iatrogene Faktoren usw.
15. **Was bedeutet der Begriff „klinisches Muster"?**
    Zu gewissen Symptomen und Beschwerden gehören typische Schmerzen und Probleme, Schmerzverhalten, Geschichte und typische Ergebnisse klinischer Tests, Therapien, die entweder helfen oder nicht, prognostische Faktoren usw.
16. **Mit welchen Fragebögen können Sie das erlebte Leiden des Patienten in Bezug auf Rückenschmerzen messen? Nennen Sie mindestens 2.**
    Roland Morris Disability Questionnaire (RMD), Oswestry (ODI) oder eine funktionelle Messung für jeden Patient (PSFS).
17. **Nennen Sie weitere Fragebögen, mit denen man die verschiedenen Teile des Körpers in Bezug auf Schmerzen untersuchen kann. Nennen Sie mindestens 3.**
    SPADI (Schulter), DASH (Oberkörper), NDI (Nacken), RMD (Rücken), WOMAC, KOOS, HOOS, LEFS (untere Extremität) usw.
18. **Was bedeutet der Begriff „Evidence-based Practice"?**
    Zuverlässige Tests und Behandlungsmethoden zu wählen, die sich durch Untersuchungen als effizient herausgestellt haben. Außerdem die Erwartungen der Patienten und die Erfahrung des Therapeuten.
19. **Welche Bedeutung hat die Zuverlässigkeit (Reliabilität) von Tests? Warum ist das bei der klinischen Arbeit wichtig?**
    Zuverlässigkeit, also Reliabilität, bedeutet, dass mindestens 2 Therapeuten die gleichen Befunde feststellen, wenn sie den selben Patienten untersuchen. Sind Tests nicht zuverlässig (niedrige Reliabilität), kommen unterschiedliche Therapeuten zu unterschiedliche Ergebnissen – womit vermutlich auch die Therapie unterschiedlich werden wird.

1.11 Literatur

Bisset L, Beller E, Jull G et al. Mobilisation with movement and exercise, corticosteroid injection, or wait and see for tennis elbow: randomised trial. Bmj. 2006; 333(7 575): 939

Bisset L, Smidt N, Van der Windt DA et al. Conservative treatments for tennis elbow do subgroups of patients respond differently? Rheumatology. 2007; 46(10): 1601–5

Brage K, Ris I, Falla D et al. Pain education combined with neckand aerobic training is more effective at relieving chronic neck pain than pain education alone–a preliminary randomized controlled trial. Manual therapy. 2015; 20(5): 686–93

Brinjikji W, Luetmer PH, Comstock B et al. Systematic literature review of imaging features of spinal degeneration in asymptomatic populations. AJNR American journal of neuroradiology. 2014

Brox JI, Staff PH, Ljunggren AE et al. Arthroscopic surgery compared with supervised exercises in patients with rotator cuff disease (stage II impingement syndrome). Bmj. 1993; 307(6 909): 899–903

Buchbinder R, van Tulder M, Oberg B et al. Low back pain: a call for action. Lancet. 2018

Butler D, Moseley L. Explain Pain. NOI Publications; 2003

Butler D, Moseley, L. The Explain Pain Workbook: Protectometer. Adelaide, Australia: NOI Publications; 2015

Carlsson H, Rasmussen-Barr E. Clinical screening tests for assessing movement control in non-specific low-back pain. A systematic review of intra- and inter-observer reliability studies. Manual therapy. 2013; 18 (2): 103–10

Christanell F, Hoser C, Huber R et al. The influence of electromyographic biofeedback therapy on knee extension following anterior cruciate ligament reconstruction: a randomized controlled trial. Sports Med Arthrosc Rehabil Ther Technol. 2012; 4(1): 41

Comerford M, Mottram S. Kinetic Control: The Management of Uncontrolled Movement. München: Elsevier; 2012

Comerford MJ, Mottram SL. Functional stability re-training: principles and strategies for managing mechanical dysfunction. Manual therapy. 2001a; 6(1): 3–14

Comerford MJ, Mottram SL. Movement and stability dysfunction – contemporary developments. Manual therapy. 2001b; 6(1): 15–26

Coombes BK, Bisset L, Vicenzino B. Efficacy and safety of corticosteroid injections and other injections for management of tendinopathy: a systematic review of randomised controlled trials. Lancet. 2010; 376(9754): 1751–67

Coppieters MW, Alshami AM, Hodges PW. An experimental pain model to investigate the specificity of the neurodynamic test for the median nerve in the differential diagnosis of hand symptoms. Archives of physical medicine and rehabilitation. 2006; 87(10): 1412–7

Coppieters MW, Butler DS. Do 'sliders' slide and 'tensioners' tension? An analysis of neurodynamic techniques and considerations regarding their application. Manual therapy. 2008; 13(3): 213–21

Coppieters MW, Kurz K, Mortensen TE et al. The impact of neurodynamic testing on the perception of experimentally induced muscle pain. Manual therapy. 2005; 10(1):52–60.

Coppieters MW, Stappaerts KH, Everaert DG et al. Addition of test components during neurodynamic testing: effect on range of motion and sensory responses. The Journal of orthopaedic and sports physical therapy. 2001; 31(5): 226–35; discussion 36–7

Coppieters MW, Stappaerts KH, Staes FF et al. Shoulder girdle elevation during neurodynamic testing: an assessable sign? Manual therapy. 2001; 6 (2): 88–96

Costa L, Maher C, Latimer J et al. Motor control exercise for chronic low back pain: a randomized placebo-controlled trial. Physical therapy. 2009; 89 (12): 1275–86

Costa LO, Costa Lda C, Cancado RL et al. Short report: intra-tester reliability of two clinical tests of transversus abdominis muscle recruitment. Physiotherapy Research International: The Journal for Researchers and Clinicians in Physical Therapy; Physiotherapy Research International: The Journal for Researchers and Clinicians in Physical Therapy. 2006; 11(1): 48–50

Dagenais S, Tricco AC, Haldeman S. Synthesis of recommendations for the assessment and management of low back pain from recent clinical practice guidelines. The spine journal: official journal of the North American Spine Society. 2010; 10(6): 514–29

Dankaerts W, O'Sullivan P, Burnett A et al. Altered patterns of superficial trunk muscle activation during sitting in nonspecific chronic low back pain patients: importance of subclassification. Spine. 2006a; 31(17): 2017–23

Dankaerts W, O'Sullivan P, Burnett A et al. Discriminating healthy controls and two clinical subgroups of nonspecific chronic low back pain patients using trunk muscle activation and lumbosacral kinematics of postures and movements: a statistical classification model. Spine. 2009; 34(15): 1610–8

Dankaerts W, O'Sullivan PB, Straker LM et al. The inter-examiner reliability of a classification method for non-specific chronic low back pain patients with motor control impairment. Manual therapy. 2006b; 11(1): 28–39

Delitto A, Piva SR, Moore CG et al. Surgery versus nonsurgical treatment of lumbar spinal stenosis: a randomized trial. Annals of internal medicine. 2015; 162(7): 465–73

Della Casa E, Affolter Helbling J, Meichtry A et al. Head-Eye movement control tests in patients with chronic neck pain; Inter-observer reliability and discriminative validity. BMC musculoskeletal disorders. 2014; 15(1): 16

Deng S, Sun Z, Zhang C et al. Surgical treatment versus conservative management for acute achilles tendon rupture: a systematic review and meta-analysis of randomized controlled trials. J Foot Ankle Surg. 2017; 56(6): 1236–43

Dorrestijn O, Stevens M, Winters JC et al. Conservative or surgical treatment for subacromial impingement syndrome? A systematic review. Journal of shoulder and elbow surgery/American Shoulder and Elbow Surgeons [et al]. 2009; 18(4): 652–60

Edwards I, Jones M, Carr J et al. Clinical reasoning strategies in physical therapy. Physical therapy. 2004; 84(4): 312–30; discussion 31–5

Edwards I, Jones M, Hillier S. The interpretation of experience and its relationship to body movement: a clinical reasoning perspective. Manual therapy. 2006; 11(1): 2–10

Engers AJ, Jellema P, Wensing M. Individual patient education for low back pain. Cochrane Database of Systematic Reviews [Internet]. 2008; (1). Available from: http://www.mrw.interscience.wiley.com/cochrane/clsysrev/articles/CD004057/frame.html

Englund M, Guermazi A, Gale D et al. Incidental meniscal findings on knee MRI in middle-aged and elderly persons. The New England journal of medicine. 2008; 359(11): 1108–15

Falla D, Jull G, Hodges P et al. An endurance-strength training regime is effective in reducing myoelectric manifestations of cervical flexor muscle fatigue in females with chronic neck pain. Clin Neurophysiol. 2006; 117 (4): 828–37

Falla D, Jull G, PW H. Patients with neck pain demonstrate reduced electromyographic activity of the deep cervical flexor muscles during performance of the deep cervical flexor muscles during performance of the craniocervical flexion test. Spine. 2004; 29(19): 2108–14

Falla D, Jull G, Russell T et al. Effect of neck exercise on sitting posture in patients with chronic neck pain. Physical therapy. 2007; 87(4): 408–17

Falla DL, Jull GA, Hodges PW. Patients with neck pain demonstrate reduced electromyographic activity of the deep cervical flexor muscles during performance of the craniocervical flexion test. Spine. 2004; 29(19): 2108–14

Flor H. Cortical reorganisation and chronic pain: implications for rehabilitation. Journal of rehabilitation medicine. 2003(41 Suppl): 66–72

Flor H. Phantom-limb pain: characteristics, causes, and treatment. Lancet Neurol. 2002; 1(3): 182–9

Frobell RB, Roos EM, Roos HP et al. A randomized trial of treatment for acute anterior cruciate ligament tears. The New England journal of medicine. 2010; 363(4): 331–42

Gibson JN, Waddell G. Surgery for degenerative lumbar spondylosis: updated Cochrane Review. Spine. 2005; 30(20): 2312–20

Gibson JN, Waddell G. Surgical interventions for lumbar disc prolapse. Cochrane Database of Systematic Reviews [Internet]. 2007; (2). Available from: http://www.mrw. interscience.wiley.com/cochrane/clsysrev/articles/CD001350/frame.html

Gifford L. Pain, the Tissues and the Nervous System: A conceptual model. Physiotherapy Journal. 1998; 84(1): 27–36

Girish G, Lobo LG, Jacobson JA et al. Ultrasound of the shoulder: a symptomatic findings in men. AJR American journal of roentgenology. 2011; 197 (4): W713–719

Gismervik SO, Drogset JO, Granviken F et al. Physical examination tests of the shoulder: a systematic review and meta-analysis of diagnostic test performance. BMC musculoskeletal disorders. 2017; 18(1): 41

Gribble PA, Hertel J, Plisky P. Using the Star Excursion Balance Test to assess dynamic postural-control deficits and outcomes in lower extremity injury: a literature and systematic review. Journal of athletic training. 2012; 47(3): 339–57

Groeneweg R, Haanstra T, Bolman CAW et al. Treatment success in neck pain: the added predictive value of psychosocial variables in addition to clinical variables. Scand J Pain. 2017; 14: 44–52

Guermazi A, Niu J, Hayashi D et al. Prevalence of abnormalities in knees detected by MRI in adults without knee osteoarthritis: population based observational study (Framingham Osteoarthritis Study). Bmj. 2012; 345: e5339

Haahr JP, Ostergaard S, Dalsgaard J et al. Exercises versus arthroscopic decompression in patients with 76 Liikkeen ja liikekontrollin häiriöt – Hannu Luomajoki subacromial impingement: a randomised, controlled study in 90 cases with a one year follow up. Annals of the rheumatic diseases. 2005; 64(5): 760--4.

Haldeman S, Carroll LJ, Cassidy JD. Bone, Joint Decade—Task Force on Neck P, Its Associated D. The empowerment of people with neck pain: introduction: the Bone and Joint Decade 2000–2010 Task Force on Neck Pain and Its Associated Disorders. Spine. 2008; 33(4 Suppl): S8–S13

Henneman E. Relation between size of neurons and their susceptibility to discharge. Science. 1957; 126

Hides JA, Richardson CA, Jull GA. Multifidus muscle recovery is not automatic after resolution of acute, first-episode low back pain. Spine. 1996; 21(23): 2763–9

Hodges PW, James G, Blomster L et al. Can proinflammatory cytokine gene expression explain multifidus muscle fiber changes after an intervertebral disc lesion? Spine. 2014; 39(13): 1010–7

Hodges PW, Moseley GL, Gabrielsson A et al. Experimental muscle pain changes feedforward postural responses of the trunk muscles. Exp Brain Res. 2003; 151(2): 262–71

Hodges PW, Moseley GL. Pain and motor control of the lumbopelvic region: effect and possible mechanisms. Journal of electromyography and kinesiology: official journal of the International Society of Electrophysiological Kinesiology. 2003; 13(4): 361–70

Hodges PW, Richardson CA. Contraction of the abdominal muscles associated with movement of the lower limb. Physical Therapy; Physical Therapy. 1997; 77(2): 132–42; discussion 42–4

Hodges PW, Richardson CA. Inefficient muscular stabilization of the lumbar spine associated with low back pain. A motor control evaluation of transversus abdominis. Spine. 1996; 21(22): 2640–50

Jones M. Clinical reasoning and pain. Manual therapy. 1995; 1(1): 17–24

Jones M. Clinical reasoning in manual therapy. Physical therapy. 1992; 72 (12): 875–84

Jones RDM. Clinical reasoning for manual therapists. München: Heinemann Butterworth; 2004

Jull G, Moore A, Falla D et al. Grieve's Modern Musculoskeletal Physiotherapy. München: Elsevier; 2015

Jull G, Trott P, Potter H et al. A randomized controlled trial of exercise and manipulative therapy for cervicogenic headache. Spine. 2002; 27(17): 1835–43; discussion 43

Jull GA, Falla D, Vicenzino B et al. The effect of therapeutic exercise on activation of the deep cervical flexor muscles in people with chronic neck pain. Manual therapy. 2009; 14(6): 696–701

Kanton Zürich. Ruptur des vorderen Kreuzbandes: operative oder konservative Behandlung? In: Zürich GdK, editor. Zürich, Bericht vom 30. Juni 2009

Katz JN, Brophy RH, Chaisson CE et al. Surgery versus physical therapy for a meniscal tear and osteoarthritis. The New England journal of medicine. 2013; 368(18): 1675–84

Katz JN, Losina E. Surgery versus physical therapy for meniscal tear and osteoarthritis. The New England journal of medicine. 2013; 369(7): 677–8

Kaukinen PT, Arokoski JP, Huber EO et al. Intertester and intratester reliability of a movement control test battery for patients with knee osteoarthritis and controls. J Musculoskelet Neuronal Interact. 2017; 17(3): 197–208

Kerkhoffs GM, van den Bekerom M, Elders LA et al. Diagnosis, treatment and preven – 1– Liike- ja liikekontrollin häiriöiden teoriaa ja taustaa 77 tion of ankle sprains: an evidence-based clinical guideline. British journal of sports medicine. 2012; 46(12): 854–60

Ketola S, Lehtinen J, Arnala I et al. Does arthroscopic acromioplasty provide any additional value in the treatment of shoulder impingement syndrome?: a two-year randomised controlled trial. The Journal of bone and joint surgery British volume. 2009; 91(10): 1326–34

Ketola S, Lehtinen J, Elo P et al. No difference in longterm development of rotator cuff rupture and muscle volumes in impingement patients with or without decompression. Acta orthopaedica. 2016; 87(4): 351–5

Ketola S, Lehtinen J, Rousi T et al. No evidence of long-term benefits of arthroscopicacromioplasty in the treatment of shoulder impingement syndrome: Five-year results of a randomised controlled trial. Bone Joint Res. 2013; 2(7): 132–9

Klein-Vogelbach S. Functional Kinetics: Observing, Analyzing, and Teaching Human Movement. Berlin, Heidelberg: Springer; 1990

Klein-Vogelbach S. Funktionelle Bewegungslehre. Anonymous, editor. Berlin, Heidelberg: Springer; 2001

Koes BW, Backes D, Bindels PJE. Pharmacotherapy for chronic non-specific low back pain: current and future options. Expert Opin Pharmacother. 2018; 19(6): 537–45

Kromer TO, de Bie RA, Bastiaenen CH. Physiotherapy in patients with clinical signs of shoulder impingement syndrome: a randomized controlled trial. Journal of rehabilitation medicine. 2013; 45(5): 488–97

Kromer TO, Tautenhahn UG, de Bie RA et al. Effects of physiotherapy in patients with shoulder impingement syndrome: a systematic review of the literature. Journal of rehabilitation medicine. 2009; 41(11): 870–80

Kukkonen J, Joukainen A, Lehtinen J et al. Treatment of nontraumatic rotator cuff tears: a randomized controlled trial with two years of clinical and imaging follow-up. The Journal of bone and joint surgery American volume. 2015; 97(21): 1729–37

Lambers Heerspink FO, van Raay JJ, Koorevaar RC et al. Comparing surgical repair with conservative treatment for degenerative rotator cuff tears: a randomized controlled trial. Journal of shoulder and elbow surgery/ American Shoulder and Elbow Surgeons [et al]. 2015; 24(8): 1274–81

Lehtola V, Luomajoki H, Leinonen V et al. Sub-classification based specific movement control exercises are superior to general exercise in sub-acute low back pain when both are combined with manual therapy: a randomized controlled trial. BMC musculoskeletal disorders. 2016; 17(1): 135

Lenzlinger-Asprion R, Keller N, Meichtry A et al. Intertester and intratester reliability of movement control tests on the hip for patients with hip osteoarthritis. BMC musculoskeletal disorders. 2017; 18(1): 55

Luomajoki H, Kool J, de Bruin E et al. Movement control tests of the low back; evaluation of the difference between patients with low back pain and healthy controls. BMC musculoskeletal disorders. 2008; 9: 170

Luomajoki H, Kool J, De Bruin ED et al. Improvement in low back movement control, decreased pain and disability, resulting from specific exercise intervention. Sports Med Arthrosc Rehabil Ther Technol. 2010; 2(1): 11

Luomajoki H, Kool J, de Bruin ED et al. Reliability of movement control tests in the lumbar spine. BMC musculoskeletal disorders. 2007; 8: 90

Luomajoki H, Moseley GL. Tactile acuity and lumbopelvic motor control in patients with back pain and healthy controls. British journal of sports medicine. 2011; 45(5): 437–40

Luomajoki H. Kipu, aivot ja manuaalinen terapia (finnish). Manuaali. 2011 (4)

Luomajoki H. Kipumallit ja kipumekansimit. Manuaali. 2018(1)

Luomajoki H. Psykososiaaliset tekijät TULE kipuisilla asiakkailla. Fysioterapia. 2014; 61(2): 10–5

Luomajoki H. Schesser R. Schmerzmechanismen und Clinical Reasoning. Der Schmerzpatient. 2018; 1(01)

Luomajoki H. Selkäkivun moderni fysioterapia (finnish). Kipuviesti. 2015(2)

Luomajoki HA, Bonet Beltran MB, Careddu S et al. Effectiveness of movement control exercise on patients with non-specific low back pain and movement control impairment: a systematic review and meta-analysis. Musculoskeletal science & practice. 2018; 36: 1–11

Malfliet A, Coppieters I, Van Wilgen P et al. Brain changes associated with cognitive and emotional factors in chronic pain: a systematic review. European journal of pain. 2017; 21(5): 769–86

Mannion AF, Caporaso F, Pulkovski N et al. Spine stabilisation exercises in the treatment of chronic low back pain: a good clinical outcome is not associated with improved abdominal muscle function. European spine journal: official publication of the European Spine Society, the European Spinal Deformity Society, and the European Section of the Cervical Spine Research Society. 2012

May S, Chance-Larsen K, Littlewood C et al. Reliability of physical examination tests used in the assessment of patients with shoulder problems: a systematic review. Physiotherapy. 2010; 96(3): 179–90

May S, Littlewood C, Bishop A. Reliability of procedures used in the physical examination of non-specific low back pain: a systematic review. The Australian journal of physiotherapy. 2006; 52(2): 91–102

Mc Connell J. The management of chondromalacia patellae: a long term solution. The Australian journal of physiotherapy. 1986; 32(4): 215–23

McConnell J. Management of a difficult knee problem. Manual therapy. 2013; 18(3): 258–63

Mellor R, Bennell K, Grimaldi A et al. Education plus exercise versus corticosteroid injection use versus a wait and see approach on global outcome and pain from gluteal tendinopathy: prospective, single blinded, randomised clinical trial. Bmj. 2018; 361: k1662

Milgrom C, Schaffler M, Gilbert S et al. Rotator-cuff changes in asymptomatic adults. The effect of age, hand dominance and gender. The Journal of bone and joint surgery British volume. 1995; 77(2): 296–98

Miranda H. Ota kipu haltuun: Otava. 2017

Mitchell JM, de Lissovoy G. A comparison of resource use and cost in direct access versus physician referral episodes of physical therapy. Physical therapy. 1997; 77(1): 10–8

Mitchell T, Beales D, Slater H et al. Musculoskeletal clinical framework. 2018. Available from: https://itunes.apple.com/au/book/musculoskeletal-clinical-translation-framework-from/id129 467 3 229?mt = 11

Mohr G. FBL Klein-Vogelbach Functional Kinetics Behandlungstechniken. Berlin, Heidelberg: Springer; 2014

Moosmayer S, Lund G, Seljom U et al. Comparison between surgery and physiotherapy in the treatment of small and medium-sized tears of the rotator cuff: a randomised controlled study of 103 patients with one-year follow-up. The Journal of bone and joint surgery British volume. 2010; 92 (1): 83–91

Moosmayer S, Lund G, Seljom US et al. Tendon repair compared with physiotherapy in the treatment of rotator cuff tears: a randomized controlled study in 103 cases with a five-year follow-up. The Journal of bone and joint surgery American volume. 2014; 96(18): 1504–14

Moseley GL, Nicholas MK, Hodges PW. A randomized controlled trial of intensive neurophysiology education in chronic low back pain. The Clinical journal of pain. 2004; 20(5): 324–30

Moseley GL. Evidence for a direct relationship between cognitive and physical change during an education intervention in people with chronic low back pain. European journal of pain. 2004a; 8(1): 39–45

Moseley GL. Placebo effect: reconceptualising placebo. Bmj. 2008; 336 (7 653): 1086

Nee RJ, Jull GA, Vicenzino B et al. The validity of upper-limb neurodynamic tests for detecting peripheral neuropathic pain. The Journal of orthopaedic and sports physical therapy. 2012; 42(5): 413–24

Nee RJ, Vicenzino B, Jull GA et al. A novel protocol to develop a prediction model that identifies patients with nerve-related neck and arm pain who benefit from the early introduction of neural tissue management. Contemp Clin Trials. 2011; 32(5): 760–70

Nijs J, Van Houdenhove B, Oostendorp RA. Recognition of central sensitization in patients with musculoskeletal pain: application of pain neurophysiology in manual therapy practice. Manual therapy. 2010; 15(2): 135–41

Nijs J, Van Houdenhove B. From acute musculoskeletal pain to chronic widespread pain and fibromyalgia: application of pain neurophysiology in manual therapy practice. Manual therapy. 2009; 14(1): 3–12

O'Sullivan P, Dankaerts W, Burnett A et al. Evaluation of the flexion relaxation phenomenon of the trunk muscles in sitting. Spine. 2006a; 31(17): 2009–16

O'Sullivan P, Dankaerts W, Burnett A et al. Lumbopelvic kinematics and trunk muscle activity during sitting on stable and unstable surfaces. The Journal of orthopaedic and sports physical therapy. 2006b; 36(1): 19–25

O'Sullivan P, Phyty G, Twomey L et al. Evaluation of specific stabilizing exercise in the treatment of chronic low back pain with radiologic diagnosis of spondylolysis or spondylolisthesis. Spine. 1997; 22(24): 2959–67

O'Sullivan P. Diagnosis and classification of chronic low back pain disorders: Maladaptive movement and motor control impairments as underlying mechanism. Manual therapy. 2005; 10(4): 242–55

O'Sullivan PB. Masterclass. Lumbar segmental „instability“: clinical presentation and specific stabilizing exercise management. Manual therapy. 2000; 5(1): 2–12

Ostelo R, van Tulder M, Vlaeyen J et al. Behavioural treatment for chronic lowback pain. Cochrane Database of Systematic Reviews [Internet]. 2005; (1). Available from: http://www.mrw.interscience.wiley.com/cochrane/clsysrev/articles/CD002 014/frame.html

Osterman H, Seitsalo S, Karppinen J et al. Effectiveness of microdiscectomy for lumbar disc herniation: a randomized controlled trial with 2 years of follow-up. Spine. 2006; 31(21): 2409–14

Panjabi MM, Lydon C, Vasavada A et al. On the understanding of clinical instability. Spine. 1994; 19(23): 2642–50

Panjabi MM. Clinical spinal instability and low back pain. Journal of electromyography and kinesiology. 2003; 13(4): 371–9

Panjabi MM. The stabilizing system of the spine. Part I. Function, dysfunction, adaptation, and enhancement. Journal of spi- 1- Liike- ja liikekontrollin häiriöiden teoriaa ja taustaa 81 nal disorders; Journal of spinal disorders. 1992; 5(4): 383–9; discussion 97

Patroncini M, Hannig S, Meichtry A et al. Reliability of movement control tests on the cervical spine. BMC musculoskeletal disorders. 2014; 15(1): 402

Peolsson A, Soderlund A, Engquist M et al. Physical function outcome in cervical radiculopathy patients after physiotherapy alone compared with anterior surgery followed by physiotherapy: a prospective randomized study with a 2-year follow-up. Spine. 2013; 38(4): 300–7

Peul WC, van Houwelingen HC, van den Hout WB et al. Surgery versus prolonged conservative treatment for sciatica. The New England journal of medicine. 2007; 356(22): 2245–56

Pulkovski N, Mannion AF, Caporaso F et al. Ultrasound assessment of transversus abdominis muscle contraction ratio during abdominal hollowing: a useful tool to distinguish between patients with chronic low back pain and healthy controls? European spine journal: official publication of the European Spine Society, the European Spinal Deformity Society, and the European Section of the Cervical Spine Research Society. 2011

Rabey M, Hall T, Hebron C et al. Reconceptualising manual therapy skills in contemporary practice. Musculoskeletal science & practice. 2017; 29: 28–32

Reiman MP, Goode AP, Cook CE et al. Diagnostic accuracy of clinical tests for the diagnosis of hip femoroacetabular impingement/labral tear: a systematic review with meta-analysis. British journal of sports medicine. 2015a; 49(12): 811

Reiman MP, Mather RC, 3 rd, Cook CE. Physical examination tests for hip dysfunction and injury. British journal of sports medicine. 2015b; 49(6): 357–61

Richardson CA, Jull GA, Hodges PW et al. Therapeutic exercise for spinal segmental stabilisation in low back pain, scientific basis and clinical approach. Anonymous, editor. London: Churchill Livingstone; 1999

Ryosa A, Laimi K, Aarimaa V et al. Surgery or conservativetreatment for rotator cuff tear: a meta-analysis. Disability and rehabilitation. 2016: 1–7

Sackett D, Rosenberg W, Gray J et al. Evidence based medicine: what it is and what it isn't. Bmj. 1996; 312(7 023): 71–2

Sahrmann S. Diagnosis and Treatment of Movement Impairment Syndromes. St. Louis, Missouri. USA: Mosby, Inc.; 2002a

Sahrmann S. Movement System Impairment Syndromes of the Extremities, Cervical and, Thoracic Spines: Mosby; 2010

Sahrmann SA. Diagnosis and treatment of movement impairment syndromes. Anonymous, editor. St.Louis: Mosby; 2002b

Schmid A, Brunner F, Luomajoki H et al. Reliability of clinical tests to evaluate nerve function and mechanosensitivity of the upper limb peripheral nervous system. BMC musculoskeletal disorders. 2009; 10: 11

Schmid AB, Bland JD, Bhat MA et al. The relationship of nerve fibre pathology to sensory function in entrapment neuropathy. Brain: a journal of neurology. 2014; 137(Pt 12): 3 186–99

Schmid AB, Coppieters MW, Ruitenberg MJ et al. Local and remote immune-mediated inflammation after mild peripheral nerve compression in rats. Journal of neuropathology and experimental neurology. 2013a; 72(7): 662–80

Schmid AB, Coppieters MW. Left/right judgment of body parts is selectively impaired in patients with unilateral carpal tunnel syndrome. The Clinical journal of pain. 2012; 28(7): 615–22

Schmid AB, Nee RJ, Coppieters MW. Reappraising entrapment neuropathies —mechanisms, diagnosis and management. Manual therapy. 2013b; 18 (6): 449–57

Schmid AB, Soon BT, Wasner G et al. Can widespread hypersensitivity in carpal tunnel syndrome be substantiated if neck and arm pain are absent? European journal of pain. 2012; 16(2): 217–28

Schneider M, Erhard R, Brach J et al. Spinal palpation for lumbar segmental mobility and pain provocation: an interexaminer reliability study. Journal of manipulative and physiological therapeutics. 2008; 31(6): 465–73

Schreiner M. Interrater-Reliabilität passiver physiologischer intervertebraler Bewegungen in der Sagittalebene der LWS. Manuelle Therapie. 2008; 12: 201–5

Shumway-Cook AWMH. Motor control. Translating research into clinical practice. Baltimore; 2007

Siemieniuk RAC, Harris IA, Agoritsas T et al. Arthroscopic surgery for degenerative knee arthritis and meniscal tears: a clinical practice guideline. Bmj. 2017; 357: j1982

Skou ST, Rasmussen S, Laursen MB et al. The efficacy of 12 weeks non-surgical treatment for patients not eligible for total knee replacement: a randomized controlled trial with 1-year follow-up. Osteoarthritis and cartilage/OARS, Osteoarthritis Research Society. 2015a; 23(9): 1465–75

Skou ST, Roos EM, Laursen MB et al. A randomized, controlled trial of total knee replacement. The New England journal of medicine. 2015b; 373 (17): 1597–606

Skou ST, Roos EM. Good Life with osteoArthritis in Denmark (GLA:D): evidence-based education and supervised neuromuscular exercise delivered by certified physiotherapists nationwide. BMC musculoskeletal disorders. 2017; 18(1): 72

Smith BE, Littlewood C, May S. An update of stabilisation exercises for low back pain: a systematic review with meta-analysis. BMC musculoskeletal disorders. 2014; 15: 416

Speed CA. Fortnightly review: Corticosteroid injections in tendon lesions. Bmj. 2001; 323(7309): 382–86

Statistik Bf. Muskuloskelettale Beschwerden 2014. Available from: http://www.bfs.admin.ch

Suositus fysioterapeutin TULE suoravastaanottokoulutuksesta [Internet]

Suppé B. FBL Klein-Vogelbach Functional Kinetics: Therapeutische Übungen Taschenbuch. Berlin, Heidelberg: Springer; 2012.

Swiss Medical Board. Akute oder subakute lumbale Radikulopathien wegen Diskushernien: konservative versus operative Behandlung. 2015

Thorlund JB, Juhl CB, Roos EM et al. Arthroscopic surgery for degenerative knee: systematic review and meta-analysis of benefits and harms. British journal of sports medicine. 2015; 49(19): 1229–35

Tracey I. Getting the pain you expect: mechanisms of placebo, nocebo and reappraisal effects in humans. Nat Med. 2010; 16(11): 1277–83

Van Dillen LR, Maluf KS, Sahrmann SA. Further examination of modifying patient-preferred movement and alignment strategies in patients with low back pain during symptomatic tests. Manual therapy. 2009; 14(1): 52–60

Van Dillen LR, Sahrmann SA, Norton BJ et al. Movement system impairment-based categories for low back pain: stage 1 validation. The Journal of orthopaedic and sports physical therapy. 2003b; 33(3): 126–42

Van Dillen LR, Sahrmann SA, Norton BJ et al. Reliability of physical examination items used for classification of patients with low back pain. Physical therapy. 1998; 78(9): 979–88

Van Dillen LR, Sahrmann SA, Norton BJ et al. The effect of modifying patient-preferred spinal movement and alignment during symptom testing in patients with low back pain: a preliminary report. Archives of physical medicine and rehabilitation. 2003a; 84(3): 313–22

Van Dillen LR, Sahrmann SA, Wagner JM. Classification, intervention, and outcomes for a person with lumbar rotation with flexion syndrome. Physical therapy. 2005; 85(4): 336–51

Van Trijffel E, Anderegg Q, Bossuyt PMM et al. Inter-examiner reliability of passive assessment of intervertebral motion in the cervical and lumbar spine: a systematic review. Manual therapy. 2005; 10: 256–69

Vibe Fersum K, O'Sullivan P, Skouen JS et al. Efficacy of classification–based cognitive functional therapy in patients with non-specific chronic low back pain: a randomized controlled trial. European journal of pain. 2013; 17(6): 916–28

Vibe Fersum K, O'Sullivan PB, Kvale A et al. Inter-examiner reliability of a classification system for patients with non-specific low back pain. Manual therapy. 2009; 14(5): 555–61

Vicenzino B. Physiotherapy for tennis elbow. Evid Based Med. 2007; 12(2): 37–8

Walti P, Kool J, Luomajoki H. Short-term effect on pain and function of neurophysiological education and sensorimotor retraining compared to usual physiotherapy in patients with chronic or recurrent non-specific low back pain, a pilot randomized controlled trial. BMC musculoskeletal disorders. 2015; 16: 83

Walton DM, Elliott JM. A new clinical model for facilitating the development of pattern recognition skills in clinical pain assessment. Musculoskeletal science & practice. 2018; 36: 17–24

Wand BM, Bird C, McAuley JH et al. Early intervention for the management of acute low back pain: a single-blind randomized controlled trial of biopsychosocial education, manual therapy, and exercise. Spine. 2004; 29 (21): 2350–6

Wand BM, Parkitny L, O'Connell NE et al. Cortical changes in chronic low back pain: current state of the art and implications for clinical practice. Manual therapy. 2011; 16(1): 15–20

WHO. Global burden of diseases; musculoskeletal conditions 2018. Available from: http://www.who.int/mediacentre/factsheets/musculoskeletal/en/

Williams CM, Maher CG, Latimer J et al. Efficacy of paracetamol for acute low-back pain: a double-blind, randomised controlled trial. Lancet. 2014; 384(9954): 1586–96

Woolf CJ, Thompson SW. The induction and maintenance of central sensitization is dependent on N-methyl-D-aspartic acid receptor activation; implications for the treatment of post-injury pain hypersensitivity states. Pain. 1991; 44(3): 293–9

2 Bewegungs- und Bewegungskontrolldysfunktionen der Lendenwirbelsäule

Hannu Luomajoki

Die Bewegungskontrolle wurde am häufigsten in Bezug auf die Lendenwirbelsäule untersucht. Dazu existiert eine beachtliche Menge an Studien (Luomajoki et al. 2007; Luomajoki et al. 2008; Astfalck et al. 2010; Dankaerts et al. 2006a; Dankaerts et al. 2006b; Dankaerts et al. 2006c; Fersum et al. 2009; Delitto et al. 2012; Lehtola et al. 2016; Saner et al. 2016; Rasmussen-Barr et al. 2003). Vor allem die amerikanische Physiotherapeutin Shirley Sahrmann und ihre Forschungsgruppe waren diesbezüglich sehr aktiv und haben viele Tests und Übungen entwickelt (Harris-Hayes et al. 2009; Harris-Hayes u. Van Dillen 2009; Van Dillen et al. 1998; Van Dillen et al. 2003a; Van Dillen et al. 2009; Sahrmann 2002a). Auch die beiden Physiotherapeuten Mark Comerford (Australien) und Sarah Mottram (England) haben mit ihrem „Kinetic-Control"-Ausbildungssystem wertvolle Arbeit auf diesem Gebiet geleistet (Comerford u. Mottram 2001a; Comerford u. Mottram 2001b). Der australische Physiotherapeut Peter O'Sullivan hat mit seiner Gruppe die Rückenschmerzen der unteren Extremitäten untersucht, an denen ein großer Anteil aller Patienten, die eine Bewegungskontrolldysfunktion aufweisen, leiden (Dankaerts et al. 2004; Dankaerts et al. 2009; O'Sullivan et al. 1997a; O'Sullivan et al. 1997b; O'Sullivan 2000; O'Sullivan 2005; O'Sullivan et al. 2006b; O'Sullivan et al. 2006c; Vibe Fersum et al. 2009; Vibe Fersum et al. 2013).

2.1 Hintergrund

Rückenschmerzen schränken das Leben von Menschen in der ganzen Welt extrem ein: Sie verursachen die höchsten Kosten in der Gesundheitsvorsorge, unter anderem weil Menschen aufgrund der Symptomatik häufig am Arbeitsplatz fehlen (Hartvigsen et al. 2018). Weltweit werden große Fehler in der Behandlung von Rückenschmerzen begangen, weil Fachleute Empfehlungen aus Studien und Leitlinien nicht einhalten (Foster et al. 2018; Buchbinder et al. 2018). Medikamente werden zur Behandlung von Rückenschmerzen meist sehr unsystematisch eingesetzt – obwohl umfangreiche wissenschaftliche Studien sogar zeigen, dass der Nutzen von Medikamenten bei der Behandlung von Rückenschmerzen sehr fragwürdig ist. Dies betrifft besonders Paracetamol, entzündungshemmende Medikamente und Relaxantien (Koes et al. 2018). Es wird aber auch empfohlen, auf Antidepressiva zu verzichten und vor allem mit Opiaten vorsichtig zu sein, da die Schäden größer sind als der Nutzen (Koes et al. 2018). Injektionen und Operationen nützen im Schnitt höchstens kurzfristig (ca. 3 Monate) (Fernandez et al. 2015). Nicht einmal bei Spinalkanalstenosen werden mit Operationen bessere Ergebnisse erzielt als mit Physiotherapie (Delitto et al. 2015).

Empfohlen wird vielmehr Training, Training und nochmals Training, zudem Aufklärung des Patienten über seine Symptomatik (Foster et al. 2018; Qaseem et al. 2017a; Qaseem et al. 2017b; Airaksinen et al. 2006). Aber welche Art von Training? Offenbar ist es so, dass z. B. das segmentale Stabilisationstraining nicht effizienter ist als andere Trainingsmethoden (Smith et al. 2014). Auf Basis verschiedener Empfehlungen verstärkt sich der Eindruck, dass es offenbar keine so große Rolle spielt, was bzw. wie trainiert wird, Hauptsache der Patient ist aktiv (Airaksinen et al. 2006).

Wir haben 2018 eine Meta-Analyse über Training der Bewegungskontrolle bei Patienten, die an Rückenschmerzen leiden, veröffentlicht. Das darin vorgestellte Trainingsmodell der Bewegungskontrolldysfunktion zeigte sich wirksamer als andere Übungen und Methoden (Luomajoki et al. 2018). Das erlebte Leiden (Behinderung im Alltag) der Patienten, die mit diesem Trainingsmodells übten, war statistisch gesehen beachtlich geringer, als bei denjenigen, die mit anderen Methoden trainiert hatten – sowohl kurzfristig (3 Monate) als auch langfristig (12 Monate). Dass das Training der Bewegungskontrolle sehr effektiv ist, zeigen auch Studien aus Norwegen (Vibe Fersum et al. 2013), Schweden (Aasa et al. 2015) und Finnland (Lehtola et al. 2016).

Zum Thema Rückenschmerzen und deren Behandlung gibt es viele Mythen. Der häufigste ist vielleicht, dass man den Rücken zuerst einmal röntgen oder eine andere Art von Bildgebung durchführen muss. Diese Behauptung stimmt überhaupt nicht – im Gegenteil. Viele Empfehlungen raten von Röntgenbildern ab (Qaseem et al. 2017b; Airaksinen et al. 2006; van Tulder et al. 2006). Denn gesunde Menschen ohne Rückenschmerzen haben auf diesen Bildern ähnliche Befunde wie Menschen mit Rückenschmerzen (Brinjikji et al. 2014). Trotzdem wird nahezu jeder zweite Rückenpatient mittels MRT untersucht (Hartvigsen et al. 2018; Foster et al. 2018).

Das beste Mittel gegen Rückenschmerzen ist also Training. Gute Ergebnisse in Studien wurden dabei mit Übungen zur Verbesserung der Bewegungskontrolle erzielt. In diesem Kapitel werden wir die Subgruppe derjenigen Patienten kennenlernen, die an einer Bewegungskontrolldysfunktion leidet. Zusätzlich erfahren wir, wie diese Patienten getestet und wie sie, je nach Testergebnis, individuell und zielgerichtet trainieren können.

2.1.1 Unspezifischer Schmerz an der Lendenwirbelsäule erfordert eine Subgruppierung

Eine mögliche Kategorisierung von Patienten mit Schmerzen im unteren Rücken basiert auf dem Modell von Peter O'Sullivan (O'Sullivan 2000; O'Sullivan 2005) (▸ Abb. 2.1). Es teilt die Ursachen für Schmerzen des unteren Rückens zunächst in „unspezifische" und in „spezifische" bzw. „medizinische" ein. Zu den spezifischen gehören Frakturen und Anomalien, z. B. Tumore. Diese spezifischen Gründe sind aber nur für 1–3 % der Rückenschmerzen verantwortlich. Auch Nervenwurzelprobleme mit ihren neurologischen Befunden gehören zu dieser spezifischen Diagnosegruppe. Sie erklären ca. weitere 5 % der Rückenschmerzen (also sind insgesamt 8 % spezifische Rückenschmerzen). Der Rest sind sogenannte unspezifische Schmerzen, die medizinisch nicht erklärt und auch nicht, z. B. mit radiologischen Untersuchungen, nachgewiesen werden können.

Die Ursachen für unspezifische Schmerzen können wiederum in „nicht mechanische" und „mechanische" kategorisiert werden. „Nicht mechanische" Gründe sind typischerweise mit einer zentralen Sensibilisierung verknüpft, was wiederum oft mit psychosozialen Faktoren wie Katastrophisierung (der Patient fürchtet sich vor dem Schlimmsten, hat seinen Glauben an Heilung verloren und mystifiziert die Ursachen der Schmerzen), Angst- und Vermeidungsverhalten, Arbeitsunfähigkeit und Depression verbunden ist (Kendall u. Main 1997; Linton 2000; Ostelo et al. 2005; van Tulder et al. 2000; Vlaeyen u. Linton 2000). Mechanische Rückenleiden können in weitere 2 Gruppen eingeteilt werden: Bewegungsdysfunktion und Bewegungskontrolldysfunktion. Ein Patient mit Bewegungsdysfunktion hat eine schmerzhafte und einschränkende Bewegungsrichtung, die im Zusammenhang mit einem auf Gewebe basierenden Schmerzzustand steht, z. B. einem Bandscheibenvorfall oder einer Irritation von Muskeln oder Facettengelenk. Bei einer Bewegungskontrolldysfunktion dagegen werden die Rückenschmerzen in statischen Positionen provoziert, aber das Bewegungsausmaß ist nicht in Richtung der Kontrolldysfunktion eingeschränkt. Diese Kategorisierung wurde als sehr zuverlässig eingestuft (Dankaerts et al. 2006).

Mehrere Studien haben gezeigt, dass Patienten, die einer Subgruppe zugeordnet wurden und dementsprechend spezifisch behandelt worden waren, einen schnelleren Heilungsverlauf aufwiesen als Patienten, die auf herkömmliche Weise behandelt wurden (Lehtola et al. 2016; Vibe Fersum et al. 2013; Aasa et al. 2015). Andere Studien dagegen belegen, dass die Spezifikation des Trainings keinen nennenswerten Einfluss auf die Heilung hat (Henry et al. 2014). In unserer eigene Meta-Analyse kamen wir jedoch zu dem Ergebnis, dass spezifisches Training eine günstigere Wirkung auf Schmerzen hat –, vor allem auf die erlebten Rückenschmerzen im Alltag – und allgemeine Übungen und Stabilisationstraining weniger wirksam sind (Luomajoki et al. 2018).

Fazit

Wahrscheinlich können mit spezifischem Training Bewegungskontrolldysfunktionen effizienter behandelt werden als mit allgemeinen Übungen.

2.1.2 Bewegungskontrolle ist richtungsspezifisch

Die Probleme der Bewegungskontrolle sind richtungsspezifisch. Schwierigkeiten und Befunde kann es in Flexions-, Extensions- sowie Rotationsrichtungen geben. Verschiedene Bewegungsrichtungen müssen unabhängig voneinander evaluiert werden. Bei manchen Patienten ist die Bewegungskontrolle in alle Richtungen problemlos, aber manche haben eine deutliche Dysfunktion in eine Richtung. Oftmals findet man Dysfunktionen in unterschiedlichen Richtungen. In diesem Fall ist es schwieriger, die Kontrolle in den Griff zu bekommen, wodurch sich die Therapie langwieriger gestaltet.

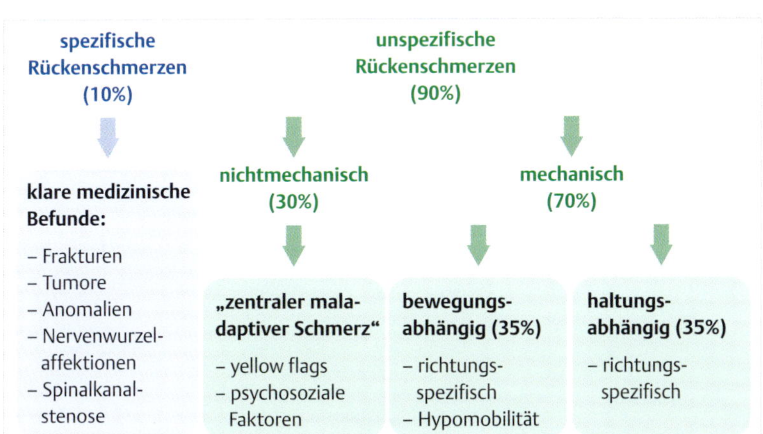

Abb. 2.1 Eine mögliche Subklassifikation von Rückenschmerzen. (Physiotherapeutische Diagnostik. Koller T, Hrsg. 1. Auflage. Stuttgart: Thieme; 2017)

2.1.3 Bewegungsdysfunktion oder Bewegungskontrolldysfunktion?

Zunächst ist wichtig zu verstehen, wie sich eine Bewegungsdysfunktion von einer Bewegungskontrolldysfunktion unterscheidet (▶ Tab. 2.1).

Definition

Bewegungsdysfunktion bedeutet eine im Ausmaß eingeschränkte Bewegung, die oft auch schmerzhaft ist. Bei der Dysfunktion der Bewegungskontrolle ist die Bewegung dagegen nicht eingeschränkt, sondern das Bewegungsausmaß ist normal oder sogar übermäßig,

Es kann schwierig sein, die Qualität der Bewegung zu evaluieren. Nicht selten treten Bewegungsdysfunktion und Bewegungskontrolldysfunktion gemeinsam auf: So kann es durchaus sein, dass z. B. beim Nach-vorne-Beugen im Stand zu viel Bewegung in der Lendenwirbelsäule stattfindet, im Verhältnis zu wenig Bewegung aus dem Hüftgelenk erfolgt, der Bewegungskontrolltest „Waiters Bow“ positiv ausfällt (▶ Abb. 2.2) und gleichzeitig die Bewegung in die LWS-Extension eingeschränkt ist (▶ Abb. 2.3).

Falls in eine Richtung eine Bewegungsdysfunktion und gleichzeitig in die andere Richtung eine Bewegungskontrolldysfunktion vorliegt muss der Therapeut anhand der Symptome entscheiden, wo das Hauptproblem ist.

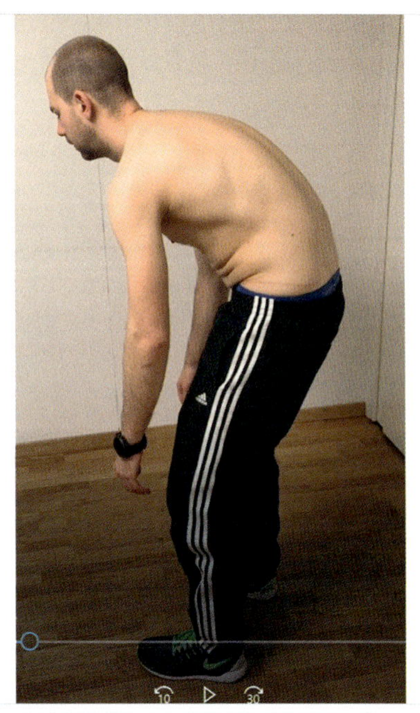

Abb. 2.2 Flexion Give. Der Rücken gibt in Flexionsrichtung nach, d. h. die Bewegung kommt zu viel aus dem Rücken und gleichzeitig zu wenig aus der Hüfte.

Tab. 2.1 Bewegungsdysfunktion und Bewegungskontrolldysfunktion im Vergleich.

Bewegungsdysfunktion	Dysfunktion der Bewegungskontrolle
eingeschränkte Beweglichkeit	keine Bewegungseinschränkung
Steifigkeit	keine Einschränkungen; ggf. vermehrtes Bewegungsausmaß
Bewegungsschmerzen	keine Bewegungsschmerzen; haltungsabhängig, z. B. Sitzen, Stehen
gewebebasierend	schwache/insuffiziente Muskeln
„verspannte“ Muskeln und Faszien	schlechte Kontrolle der Muskeln; Ungleichgewicht der Muskeln
Hypomobilität der Gelenke	Schmerzmechanismus: nozizeptive Ischämie
„Blockierungen“ (z. B. Facetten- oder Iliosakralgelenk	Synonyme: klinische Instabilität, posturale Dysfunktion, Hybermobilitätssyndrom
evtl. Problem der Neurodynamik	oftmals chronisch
Schmerzmechanismus: nozizeptiv, mechanisch	–
akut/subakut/chronisch	–

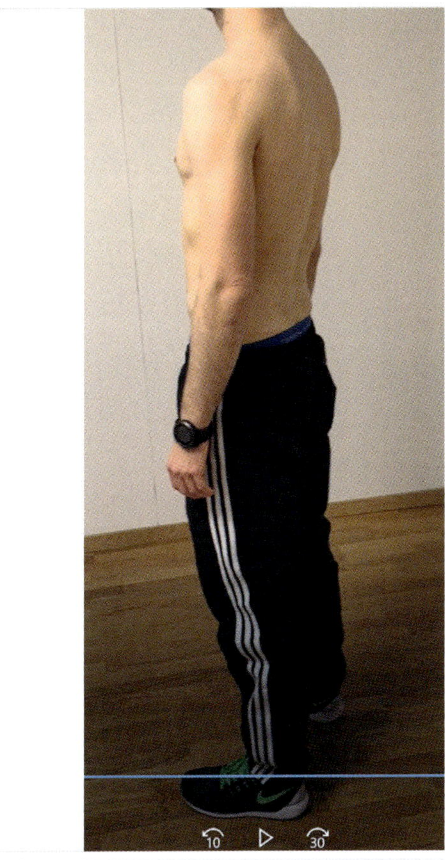

Abb. 2.3 Bewegungsdysfunktion: Die Extension der Lendenwirbelsäule ist eingeschränkt.

2.2 Testbatterie für die Bewegungskontrolle der Lendenwirbelsäule

Im Jahre 2007 haben wir eine Batterie von 6 zuverlässigen Tests für die Überprüfung der Bewegungskontrolle veröffentlicht (Luomajoki et al. 2007). Zuverlässig heißt, dass verschiedene Therapeuten die gleichen Symptome untersuchen und zu den gleichen Befunden kommen. In unserer Untersuchung lagen alle 6 Tests in punkto Zuverlässigkeit über 0,6 (Kappa-Wert), die prozentuale Übereinstimmung lag bei über 80 %. Auch andere Forschungsgruppen haben verschiedene Tests für die Bewegungskontrolle der Lendenwirbelsäule veröffentlicht (Harris-Hayes et al. 2009; Van Dillen et al. 1998; Van Dillen et al. 2009; Carlsson u. Rasmussen-Barr 2013; Roussel et al. 2007). Alles in allem sind auch diese Tests zuverlässig (Roussel et al. 2007).

▸ Abb. 2.4 zeigt 6 Teiltests der Bewegungskontrolle. In ▸ Tab. 2.2 gibt es eine Zusammenfassung darüber, welcher Test welche Bewegungskontrollrichtung jeweils prüft.

▸ **Waiters Bow.** Testet die Bewegungskontrolle der LWS-Flexion.

- Das Ziel ist es, den Oberkörper mithilfe des Hüftgelenks nach vorne zu beugen und gleichzeitig den Rücken gerade zu halten.
- Das optimalste Ergebnis ist 70° Hüftreflexion, ohne dass der Rücken flektiert.
- Falls die Testperson den Rücken nicht gerade halten kann, sondern in die Flexion bewegt, ist der Test positiv.
- Typisch bei einem positiven Test (wenn also die Testperson die Bewegung nicht korrekt durchführen konnte) ist, dass die Testperson das Problem selbst nicht wahrnimmt, sondern auf die Frage „Hat sich dein Rücken deiner Ansicht nach bewegt?", entweder antwortet „ich weiß es nicht" oder „Ich glaube nicht".

Da die Testperson die Bewegungskontrolldysfunktion selbst oftmals nicht wahrnimmt, ist sie sich des Problems gar nicht bewusst – und kann deshalb diese nicht korrigieren. ▸ Abb. 2.5 zeigt die korrekte und falsche Art, die Testbewegung durchzuführen.

Tab. 2.2 Tests der Bewegungskontrolle in verschiedene Richtungen.

Kontrolltests in die Flexionsrichtung	Kontrolltests in die Extensionsrichtung	Kontrolltests in die Rotationsrichtung
Waiters Bow (Kellner-Beugung)	Pelvic Tilt (Beckenkippen rückwärts)	One Leg Stance (Einbeinstand)
Sitting Knee Extension	Prone Knee Bend (Kniebeugung bauchliegend)	Prone Knee Bend (Testen der Kontrolle von LWS-Extension und -Rotation)
Rocking on all Fours backwards (auf allen Vieren das Becken nach hinten schieben)	Rocking on all Fours forwards (auf allen Vieren das Becken nach vorne schieben)	Sitting Knee Extension (Testen der Kontrolle von LWS-Rotation und -Flexion)

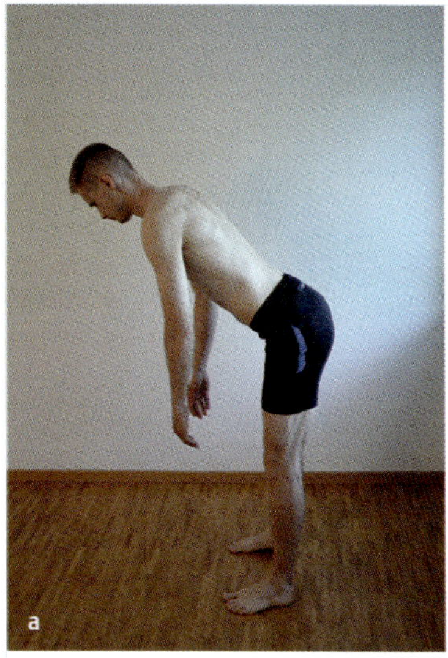

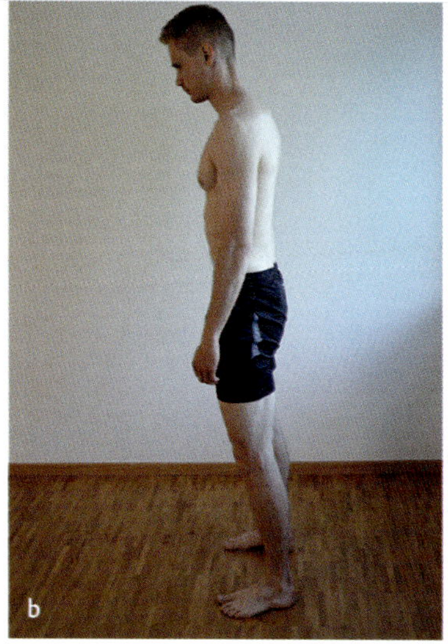

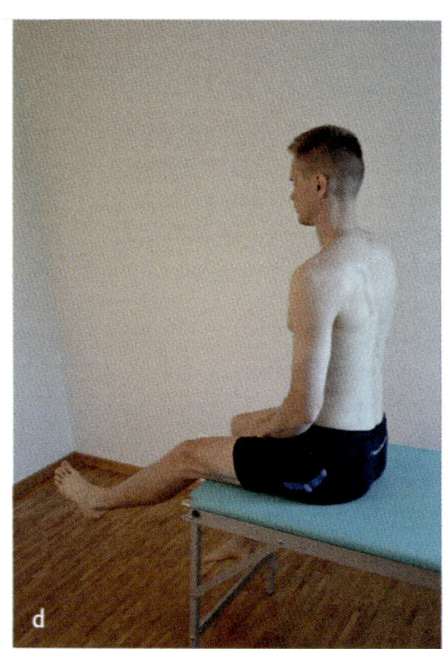

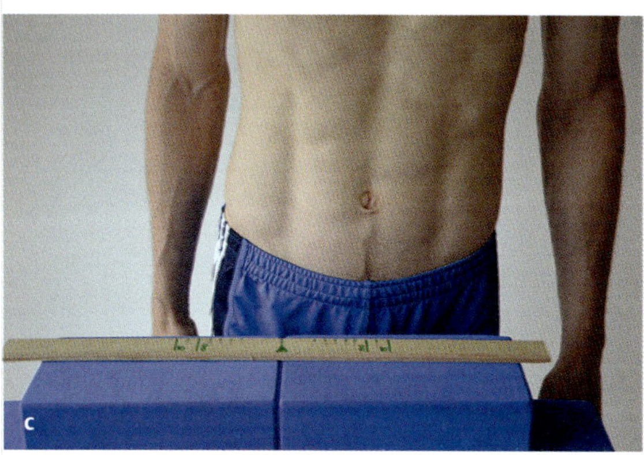

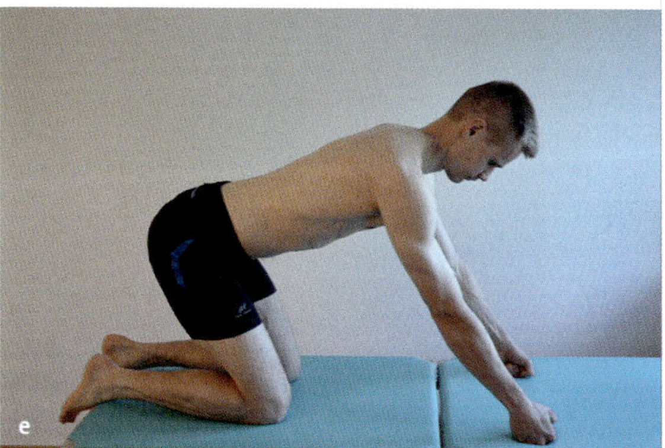

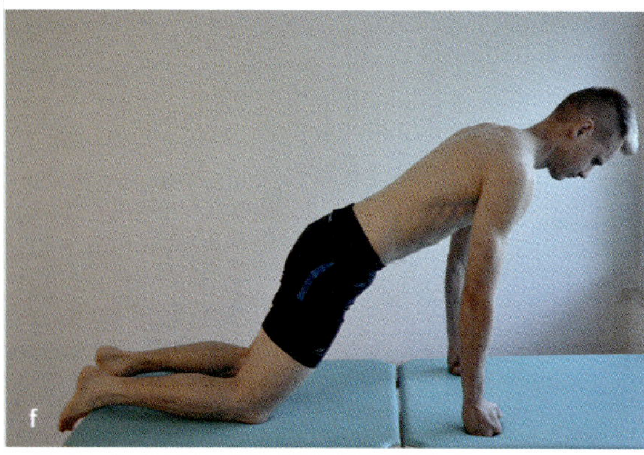

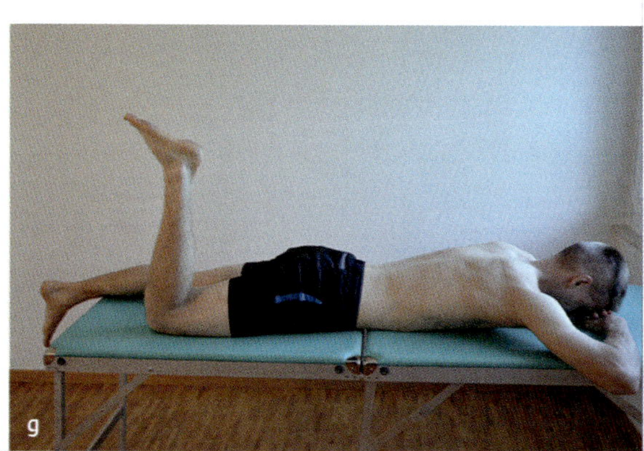

Abb. 2.4 Testbatterie zur Prüfung der Bewegungskontrolle.
a Waiters Bow (Kellner-Beugung)
b Pelvic Tilt (Becken nach hinten kippen)
c One Leg Stance (Einbeinstand) – dargestellt wird das seitliche Verschieben des Beckens während des Tests
d Sitting Knee Extension (im Sitz das Knie strecken)
e Rocking on all Fours backwards (im Vierfüßlerstand das Becken bei geradem Rücken nach hinten schieben)
f Rocking on all Fours forwards (im Vierfüßlerstand das Becken bei geradem Rücken nach vorne schieben)
g Prone Knee Bend (Knie beugen in Bauchlage; Rücken bleibt stabil)

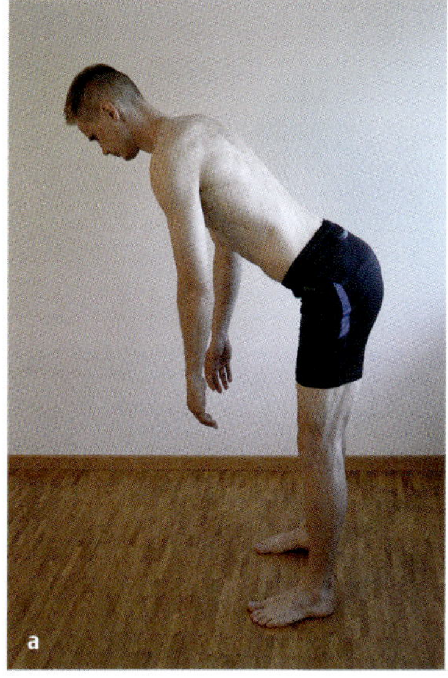

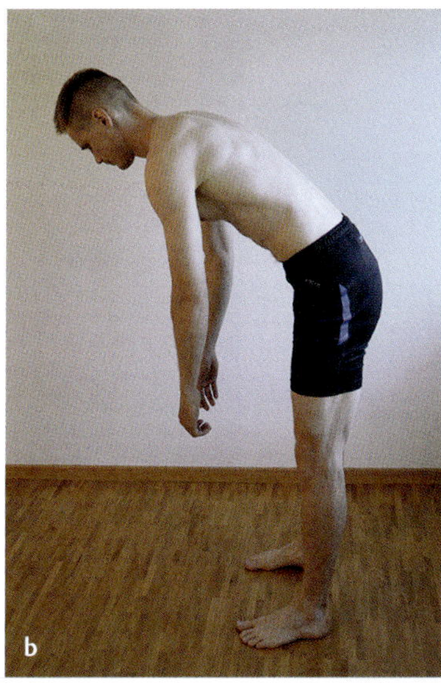

Abb. 2.5 Waiters Bow: Richtige und falsche Durchführung der Testbewegung.
a Waiters Bow korrekt
b Waiters Bow falsch

► **Pelvic Tilt.** Testet die Kontrolle der LWS-Extension

- Das Ziel ist, das Becken isoliert nach hinten zu kippen, wodurch die LWS flektiert und der Rest des Rückens stabil bleibt.
- Die Bewegung, die beabsichtigt ist, ist die Extension der Hüfte vom Becken aus.
- Der Test ist positiv, wenn die Testperson das Becken nicht nach hinten kippen kann oder stattdessen den Rücken (LWS und/oder BWS) in die Extension bewegt.
- ► Abb. 2.6 zeigt Beispiele einer korrekten (Ergebnis negativ) und einer inkorrekten (Ergebnis positiv) Testdurchführung.
- Diese Bewegung wird mithilfe der Gesäßmuskeln initiiert, die gleichzeitig die Extensoren der Hüfte sind.

► **One Leg Stance.** Testet die Kontrolle der LWS-Rotation- und -Lateralflexion. Der Test ist auf folgende Weise standardisiert worden:

- Die Breite der Hüfte wird auf der Höhe des Trochanters gemessen (z. B. 36 cm) (► Abb. 2.7a).
- Die Breite der Hüfte wird durch 3 dividiert. Dadurch errechnet sich der Abstand der Füße im Beidbeinstand (⅓ der Hüftbreite, also in diesem Fall 12 cm) (► Abb. 2.7b).
- Wenn die Füße im entsprechenden Abstand positioniert sind, ändert die Testperson ihre Position vom Zwei- zum Einbeinstand.
- Während dieser Bewegung misst der Therapeut mit einem Lineal, wie viele Zentimeter sich der Bauchnabel der Testperson seitlich in Richtung des Standbeins verschiebt.
- Falls die seitliche Bewegung höchstens 10 cm beträgt, ist der Test negativ (► Abb. 2.8a).
- Falls die seitliche Bewegung mehr als 10 cm ist, ist der Test positiv (► Abb. 2.8b).

► **Sitting Knee Extension.** Testet die Bewegungskontrolle der LWS-Flexion:

- Die Testperson sitzt mit geradem Rücken, die Lendenwirbelsäule in neutraler Lordose.
- Die Kniekehlen befinden sich an der Tischkante, die Unterschenkel hängen in Richtung Boden.
- Das Ziel ist es, das Kniegelenk mindestens 30° vor die volle Extension (► Abb. 2.9) zu strecken, ohne dass der Rücken sich krümmt, also sich in Richtung Flexion bewegt.
- Der Test ist positiv, falls der Rücken sich dabei in Richtung Flexion oder Rotation bewegt (► Abb. 2.9b) und negativ, wenn der Rücken in neutraler Position gehalten werden kann (► Abb. 2.9a).
- Falls die Hamstrings sehr angespannt sind und die Testperson ihr Knie aus diesem Grund nicht bis 30°vor die volle Extension strecken kann, gleichzeitig jedoch der Rücken gerade bleibt, handelt es sich um eine Bewegungsdysfunktion (angespannte Hamstringsmuskeln), nicht um eine Bewegungskontrolldysfunktion!

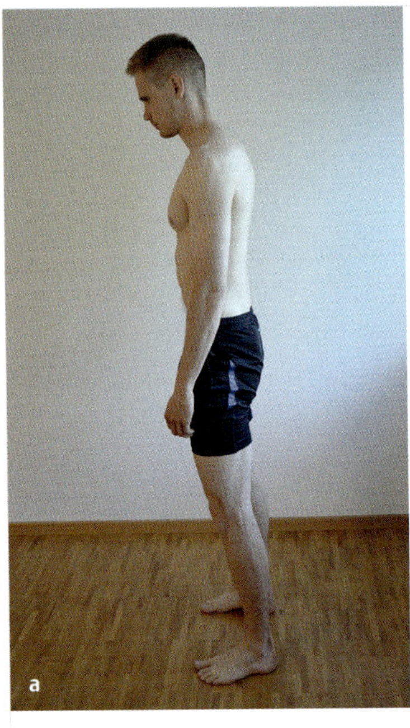

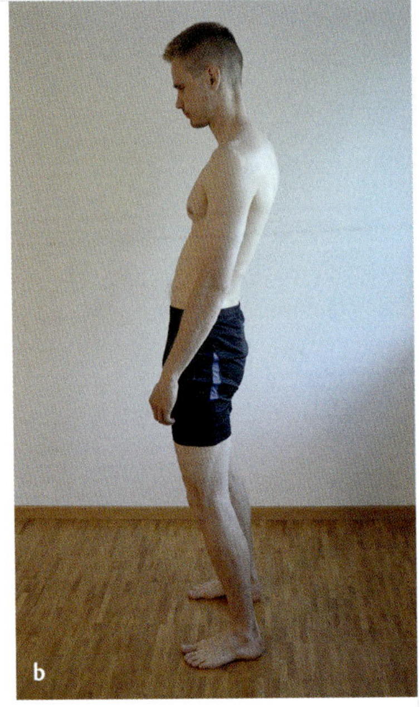

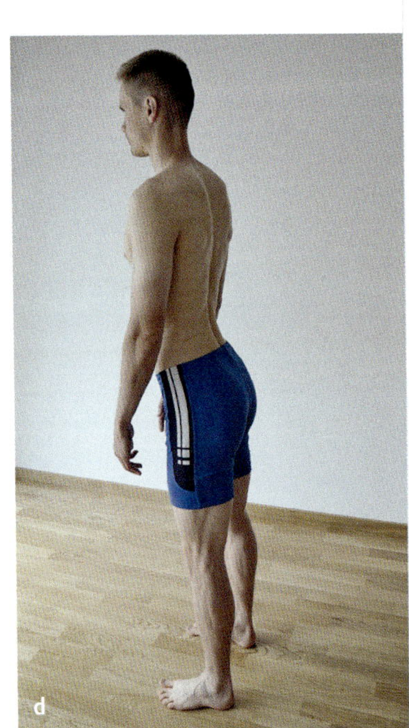

Abb. 2.6 Pelvic Tilt: richtige und falsche Durchführung der Testbewegung.

- **a** Pelvic Tilt korrekt
- **b** Pelvic Tilt falsch (Becken schiebt sich nach vorne)
- **c** Pelvic Tilt falsch (Brustwirbelsäule extendiert, Becken bewegt sich nicht)
- **d** Pelvic Tilt falsch (LWS-Lordose nimmt zu)

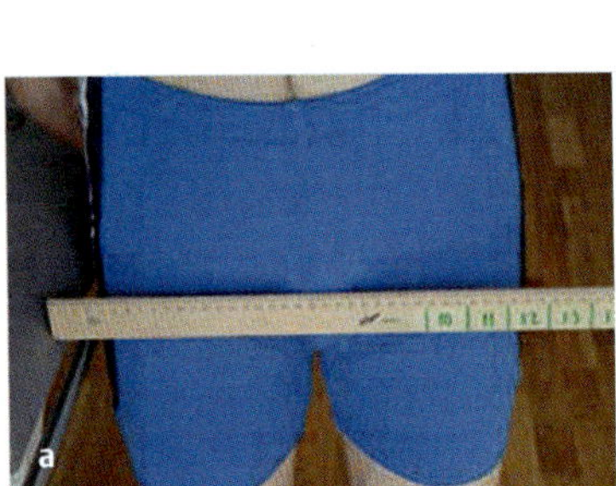

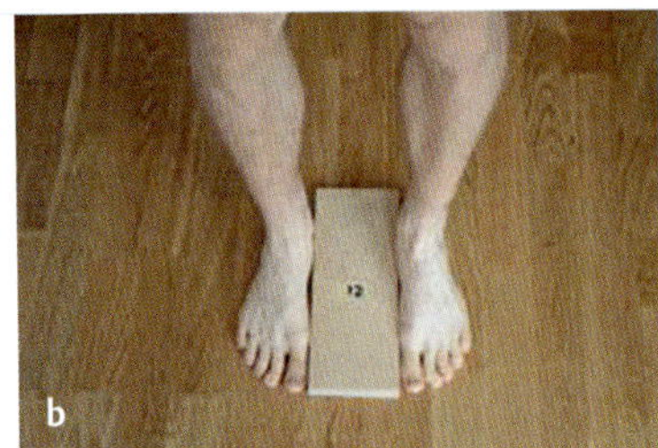

Abb. 2.7 One Leg Stance: Standardisierung des Einbeinstand-Tests.

- **a** Breite der Hüfte wird auf der Höhe des Trochanters gemessen.
- **b** Breite der Hüfte wird durch 3 dividiert. Das Ergebnis ist der Abstand der Füße in der Anfangsposition.

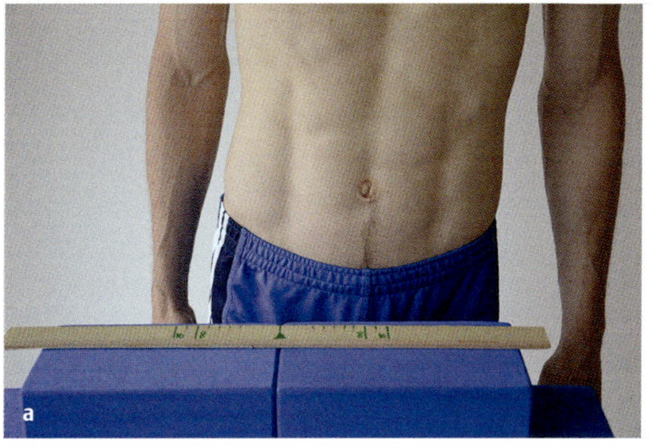

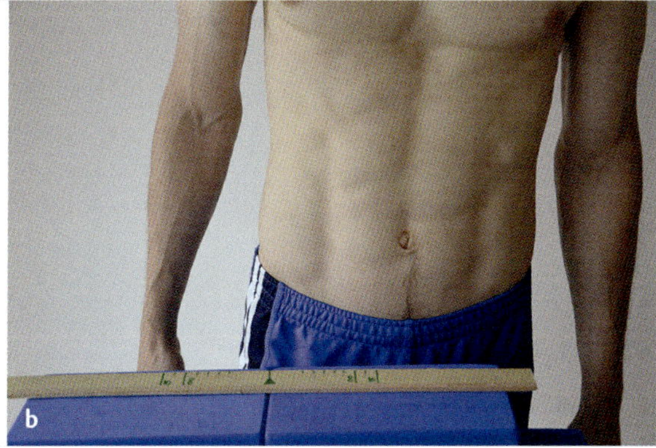

Abb. 2.8 One Leg Stance: negatives und positives Testergebnis.
a One Leg Stance: Test korrekt ausgeführt
b One Leg Stance: Das Becken/der Bauchnabel bewegt sich zu viel zur Seite; inkorrekt

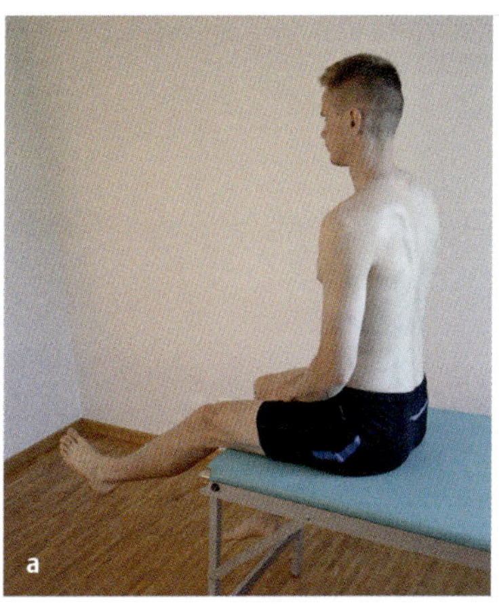

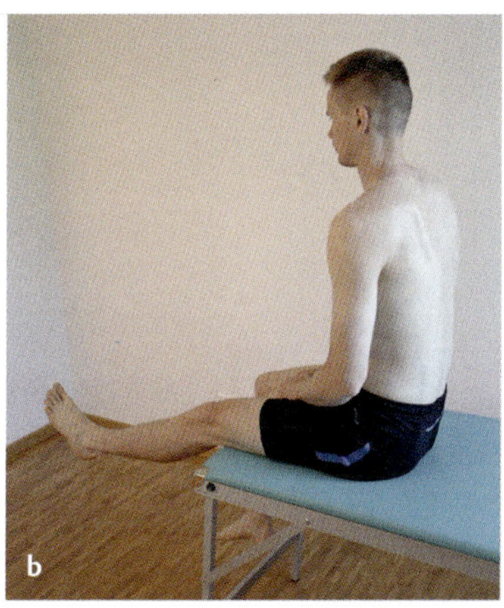

Abb. 2.9 Sitting Knee Extension: negatives und positives Testergebnis.
a Sitting Knee Extension; korrekte Ausführung
b Sitting Knee Extension: Lendenwirbelsäule flektiert inkorrekt

▸ **Rocking on all Fours (RoaF).** Testet die Bewegungskontrolle der Flexions- und Extensionsrichtung. Der Test wird auf folgende Weise durchgeführt:

- In der Anfangsposition positioniert die Testperson Hüfte und Schulter im 90°-Winkel (▸ Abb. 2.10a).
- Dann soll sie sich bzw. Becken und Oberkörper so weit wie es geht in Richtung Ferse schieben, ohne dass der Rücken rund wird (RoaF backwards).
- Normalerweise sollte die Testperson die Hüfte bis zu einem Winkel von ca. 120° -beugen können, ohne den Rücken zu flektieren. In ▸ Abb. 2.10c ist der Test negativ – die Lendenwirbelsäule hat in Flexion bewegt
- Als nächstes schiebt die Testperson sich (bzw. Becken und Oberkörper) nach vorne, ohne dass der Rücken ein Hohlkreuz bildet (RoaF forwards). Normalerweise müsste der Rücken bis zu einem Hüftwinkel von ca. 60°-Flexion gerade bleiben, (▸ Abb. 2.10d). Eine inkorrekte Position ist in ▸ Abb. 2.10e zu sehen.
- Die Hüfte nach hinten zu bringen (RoaF backwards) testet Flexionskontrolle, die Hüfte nach vorne zu bringen (RoaF forwards) die Extensionskontrolle.
- Falls eine Richtung nicht korrekt durchgeführt wurde, ist der Test positiv.

▸ **Prone Knee Bend.** Testet die Kontrolle der LWS-Extension und -Rotation:

- Die Testperson liegt mit gestreckten Beinen auf dem Bauch. Nun soll sie jeweils ein Knie bis mindestens 90° beugen, ohne dass sich dabei der Rücken bewegt.
- ▸ Abb. 2.11a und ▸ Abb. 2.11b zeigen korrekte und inkorrekte Durchführung der Tests.
- Falls der ventrale Oberschenkel angespannt ist und die Testperson das Knie nur bis ca. 60° beugen kann, der Rücken sich dabei aber nicht bewegt, handelt es sich wahrscheinlich nicht um Dysfunktion der Bewegungskontrolle, sondern um eine Bewegungsdysfunktion (Verspannung der ventralen Oberschenkel).

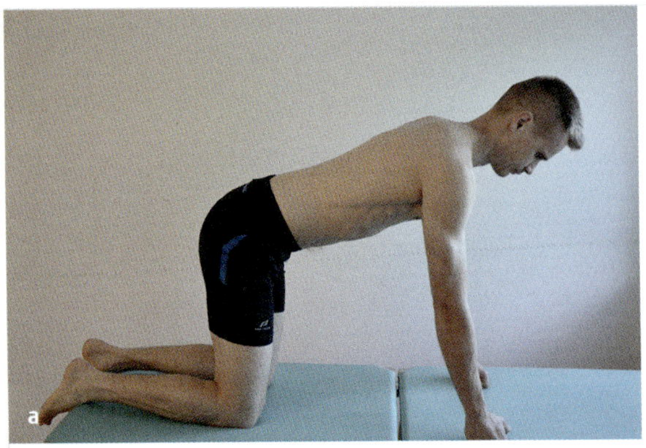
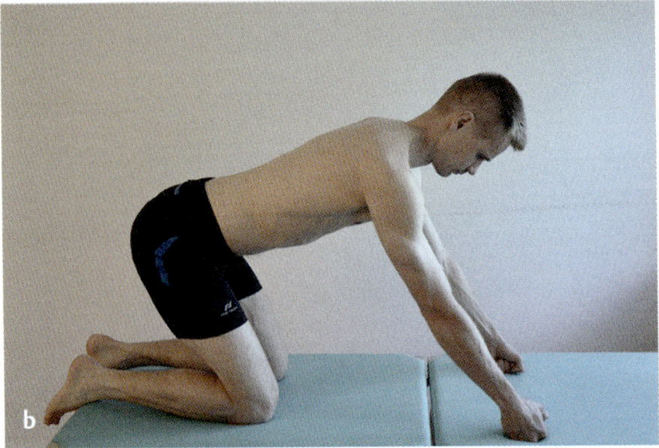
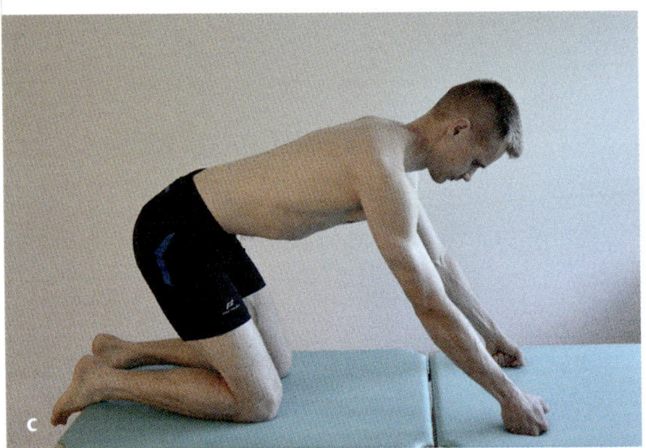
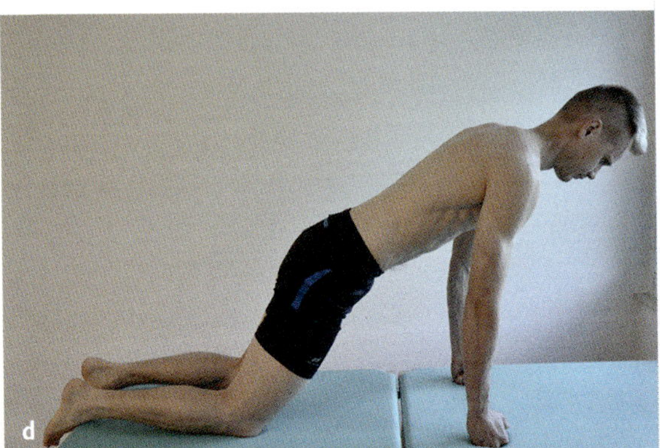
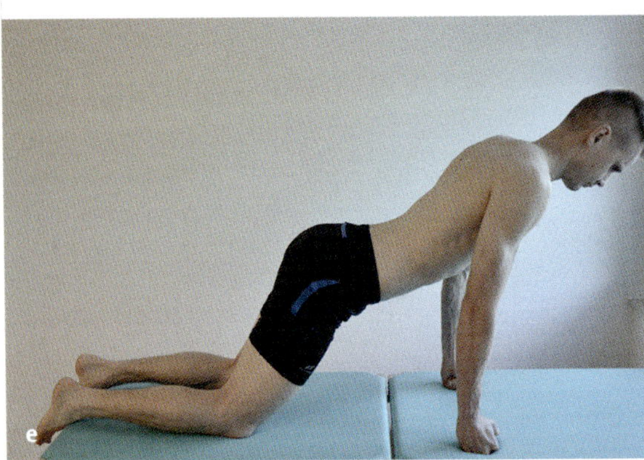

Abb. 2.10 Rocking on all Fours: korrekt und falsch ausgeführte Testbewegung.
a Rocking on all Fours: Ausgangsposition
b Rocking on all Fours: korrekt rückwärts
c Rocking on all Fours: inkorrekt rückwärts (Rücken wird rund)
d Rocking on all Fours: korrekt vorwärts
e Rocking on all Fours: inkorrekt vorwärts (Lendenwirbelsäule lordosiert)

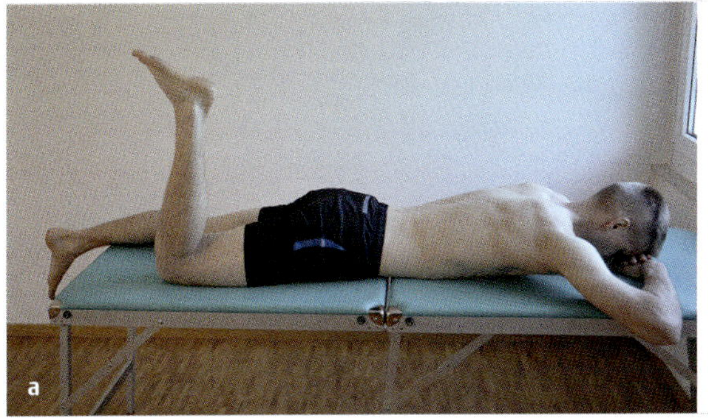

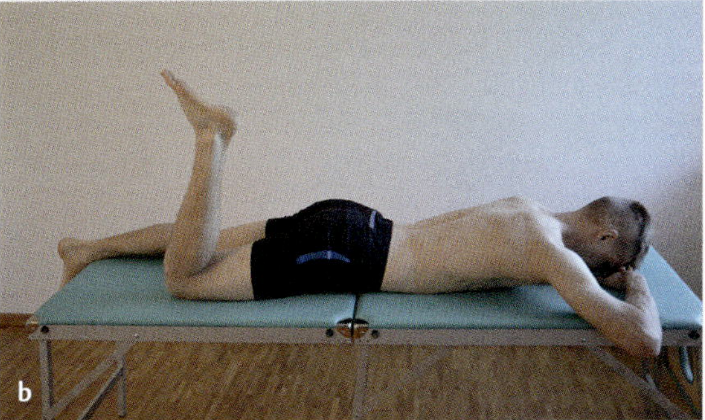

Abb. 2.11 Prone Knee Bend: korrekt und falsch ausgeführte Testbewegung.
a Prone Knee Bend richtig
b Prone Knee Bend falsch; LWS Lordose nimmt zu

Wann ist ein Bewegungskontrolltest positiv?

- Mit den Bewegungskontrolltests wird getestet, ob der Patient die Lendenwirbelsäule isoliert bewegen bzw. in der neutralen Position halten kann, während er andere Körperabschnitte bewegt.
- Wenn der Rücken sich bewegt und die Testperson ihn nicht kontrollieren kann, ist der Test positiv (also inkorrekt).
- Typisch ist, dass Personen, die ihren Rücken nicht kontrollieren können, dies nicht bemerken, sondern Aussagen machen wie „Ich kann nicht sagen, ob der Rücken sich bewegt hat oder nicht“.

2.2.1 Bewertung der gesamten Testbatterie

Die Ergebnisse der gesamten Testbatterie werden mit 0–6 Punkten bewertet. Für jeden Test erhält die Testperson entweder 0 Punkte (Test korrekt, das heißt negatives Testergebnis) oder 1 Punkt (Test positiv, Durchführung inkorrekt). Das beste Ergebnis für alle 6 Tests gemeinsam ist dementsprechend 0 Punkte (alle Tests korrekt durchgeführt), das schlechteste Ergebnis ist 6 Punkte (alle Tests positiv). Tests, die auf beiden Seiten (z. B. Prone Knee Bend) bzw. in 2 Richtungen (Rocking on all Fours) durchgeführt werden, gelten auch dann als insgesamt inkorrekt, wenn eine der beiden Seiten richtig durchgeführt wurde.

Merke

Je höher die Punktezahl bei der Testbatterie ist, desto schwächer ist die Bewegungskontrolle des Rückens.

Die Ergebnisse 0 und 1 sind normale Werte, 2 oder mehr Punkte dagegen eher auffällig. In unserer Untersuchung (Luomajoki et al. 2008), in der wir ca. 100 Gesunde mit 100 Rückenpatienten verglichen haben, bekamen wir als Odds Ratio 8,0 (▶ Abb. 2.12).

Das heißt, dass die Chance, an Rückenschmerzen zu leiden, bei Personen, die 2 oder mehr positive Tests haben, ca. 8-mal größer ist.

Anhand der Testbatterie können Gesunde und Rückenleidende somit offenbar sehr eindeutig unterschieden werden. Das heißt jedoch nicht zwangsläufig, dass die schlechte Bewegungskontrolle die Ursache für den Rückenschmerz ist. Es gibt aber auf jeden Fall irgendeinen

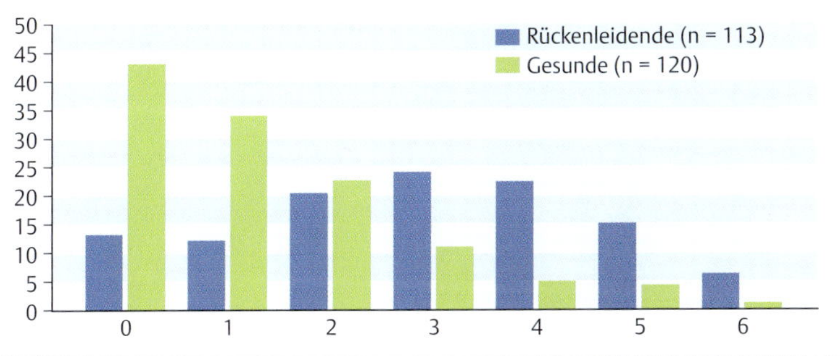

Abb. 2.12 Ergebnisse der Testbatterie bei Gesunden und Rückenleidenden.

Zusammenhang. Man spekuliert beispielsweise, dass Personen, die keine Symptome haben, aber ein hohes Testergebnis aufweisen, ein höheres Risiko haben, ein Rückenleiden zu entwickeln. Dieser Zusammenhang konnte bisher nicht bestätigt werden, da eine entsprechende Untersuchung noch nicht durchgeführt wurde. Die folgende Box „Optimale Testwerte der Testbatterie für die Bewegungskontrolle der Lendenwirbelsäule" zeigt die optimalsten Testwerte auf.

Optimale Testwerte der Testbatterie für die Bewegungskontrolle der Lendenwirbelsäule

- Waiters Bow: mindestens 70°-Flexion aus der Hüfte, ohne dass der Rücken sich bewegt
- Pelvic Tilt: mindestens 20°-Bewegung aus der Hüfte nach hinten
- One Leg Stance: der Bauchnabel bewegt weniger als 8 cm nach lateral
- Sitting Knee Extension: Streckung des Knies mindestens 30° vor die volle Streckung
- Rocking on all Fours: mindestens 30°-Hüftflexion nach hinten und vorne aus der Anfangsposition
- Prone Knee Bend: mindestens 90°-Knieflexion ohne Bewegung aus dem Rücken oder Becken

2.3 Das Bewegungskontrollproblem Richtung LWS-Flexion

Da die medizinische Diagnose über die Probleme des Patienten oft nichts Konkretes offenbart, spricht man in der Physiotherapie von MSK-Patienten über sogenannte „klinische Muster". Ein klinisches Muster ist eine Anhäufung typischer Symptome und Befunde, die ein Patient beschreibt und die dann am Ende zu einer physiotherapeutischen Diagnose, beispielsweise „Bewegungskontrolldysfunktion LWS" oder „Skapuladyskinesie" führen (siehe Kap. 2.3.1). Zu den Punkten, die zu einem klinischen Muster beitragen, gehörten etwa Schmerzverhalten, schmerzprovozierende und -lindernde Faktoren, Länge der Anamnese, medizinische Befunde usw. Wichtig sind auch die spontanen Stellungen/Haltungen des Patienten, Bewegungsmuster und alle klinischen Befunde wie Beweglichkeit, relative Beweglichkeit, Muskelspannungen, Mangel an Kraft und mögliche Bewegungsdysfunktion, also Steifigkeit und schmerzhafte Bewegungen. Auch neurologische und neurodynamische Befunde, tragen zu einem klinischen Muster bei. Für dem klinischen Muster „Dysfunktion der Bewegungskontrolle" sind sie allerdings nicht typisch.

2.3.1 Das klinische Muster der Flexionsdysfunktion

Eine Dysfunktion der Bewegungskontrolle in Richtung LWS-Flexion kommt recht häufig vor. Zum Glück kann man dieses Muster leicht erkennen und behandeln.

Die Schmerzen und Symptome des Patienten werden in Flexionspositionen provoziert, z. B. beim Autofahren oder Sitzen im Kino, ebenso bei Garten- und Renovierungsarbeiten sowie anderen ähnlichen Aktivitäten, die viel Bücken, Heben oder Tragen verlangen.

Eine Dysfunktion der Bewegungskontrolle kann oft schon an den spontanen Haltungs- und Bewegungsgewohnheiten des Patienten erkannt werden. Personen mit diesem Dysfunktionstyp sitzen so, dass ihre Brustwirbelsäule nach vorne gebeugt ist (▶ Abb. 2.13a). Sie sitzen sehr „locker" und zeigen sehr häufig eine „schlechte" Sitz-

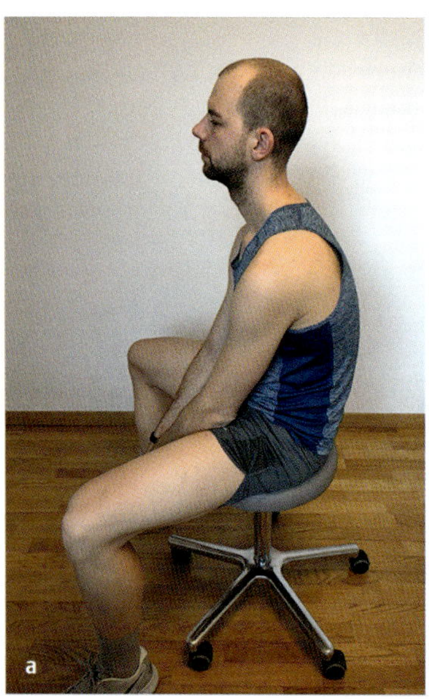

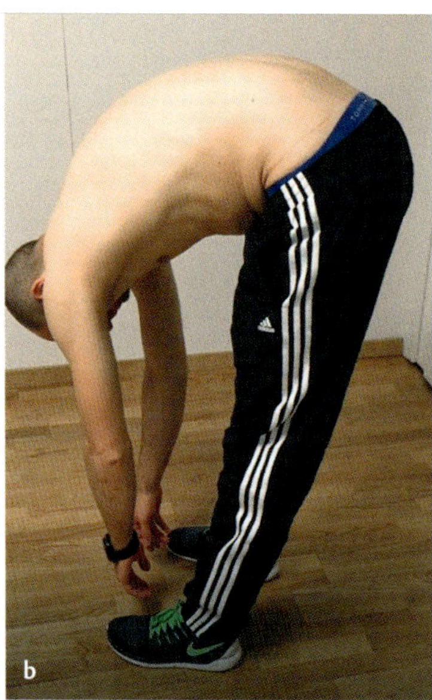

Abb. 2.13 Zusammengesunkene Sitzposition (Slumped Sitting).
a In Sitzposition steht die Lendenwirbelsäule in Flexion.
b Flexion give: zu viel Bewegung aus der Lendenwirbelsäule – der Rücken „gibt nach"

haltung, bei der man geneigt ist, das in Kindheitstagen oft verwendete „Setz dich gerade hin“ zu verwenden. Beim An- und Ausziehen von Socken flektiert dieser Dysfunktionstyp seine Lendenwirbelsäule oftmals übermäßig (▶ Abb. 2.13b).

2.3.2 Bewegungstests für die Flexionsrichtung

Die Befunde der Bewegungskontrolldysfunktion der LWS-Flexion sind typischerweise sehr klar. Die Tests sind Waiters Bow, Sitting Knee Extension und Rocking on all Fours. Standardmäßig sind mehrere oder alle Tests positiv. Muskelverspannungen gibt es oft bei den Hamstrings und den Extensoren der Hüfte (▶ Abb. 2.14). Auch das Hüftgelenk selbst kann in Richtung Flexion bewegungseingeschränkt sein (▶ Abb. 2.15), dann liegt gleichzeitig eine Bewegungsdysfunktion der Hüfte vor. Beim M. multifidus (▶ Abb. 2.16) und der ganzen Erector-spinae-Muskelgruppe herrscht oft typischerweise eine Muskelschwäche. Ebenso können die Gesäßmuskeln, vor allem der M. gluteus maximus, schwach sein (d. h. dementsprechend sind die Hüftextensoren bei diesen Patienten gleichzeitig schwach und verspannt).

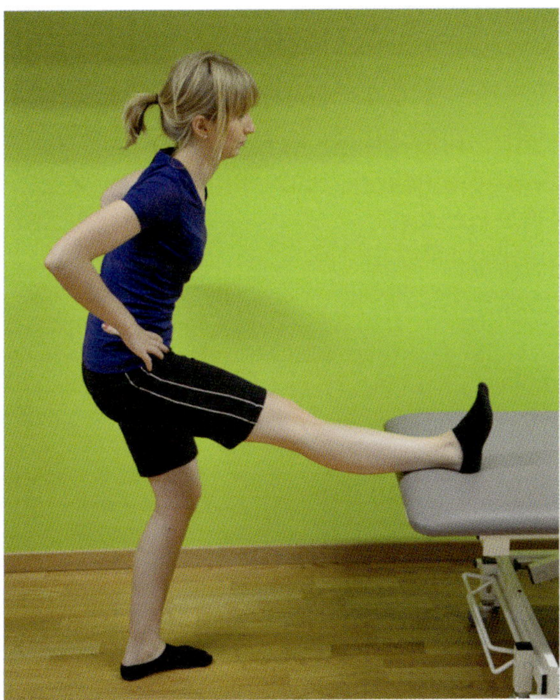

Abb. 2.14 Beispiel relative Flexibilität: durch Verkürzung der Hamstrings gibt der Rücken in Richtung Flexion nach.

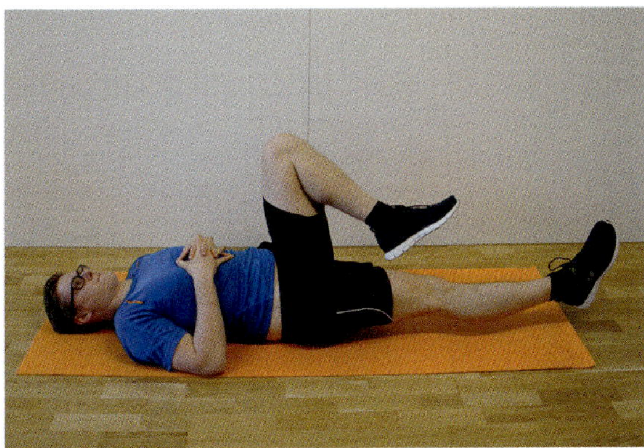

Abb. 2.15 Einschränkung der Flexion des linken Hüftgelenks.

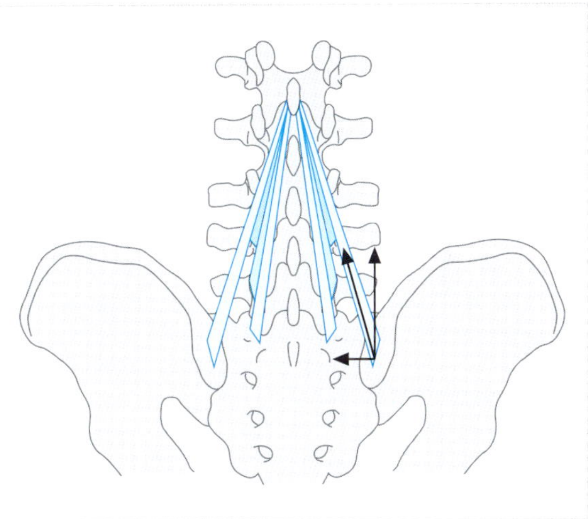

Abb. 2.16 M. multifidus. Bei einem Flexions-Give der LWS ist u. a. dieser Muskel oftmals zu schwach. (Praxis der medizinischen Trainingstherapie I. Diemer F, Sutor V, Hrsg. 3., aktualisierte und erweiterte Auflage. Stuttgart: Thieme; 2017. doi:10.1055/b-004-132252)

2.3.3 Behandlung und Übungen bei einer Bewegungsdysfunktion in Richtung LWS-Flexion

Bewusstmachen des Problems

Falls der Patient alle anderen Bewegungsrichtungen gut kontrollieren kann und er keine anderen Befunde – etwa eine Bewegungsdysfunktion oder Probleme in der Neurodynamik – hat, ist die Kontrolldysfunktion der LWS-Flexion gut behandelbar.

Zuerst müssen dem Patienten klar und deutlich die Probleme erklärt werden. Zur Verdeutlichung können z. B. Bilder und Videos vom Rücken des Patienten bei den Testbewegungen gezeigt werden, die der Therapeut mit der Handykamera des Patienten filmt. Obwohl den betroffenen Patienten typischerweise die vermehrte Bewegung im Rücken gar nicht bewusst ist, verstehen sie das Problem meist sehr schnell. Sie sind oftmals auch erleichtert, dass es für ihr Problem eine klare Ursache gibt. Manche Patienten sind sehr erstaunt, dass auf den Röntgenbildern nichts gefunden wurde, sie trotzdem Rückenschmerzen haben. Keiner konnte ihnen den Grund für ihre Probleme erklären – zumal Patienten, deren Problem zu diesem klinischen Muster gehört, gut beweglich sind und zudem häufig sportlich und in guter körperlicher Verfassung. Unsere Medizin, die auf Schäden am Gewebe fokussiert ist, ist nicht gewohnt, Rückenpatienten funktionell zu untersuchen, sondern sie schenkt ihre Aufmerksamkeit oft den womöglich vorhandenen, aber für das Problem meist unbedeutende Gewebebefunden. Dementsprechend landen diese Patienten auch häufig in der Gruppe mit „diskogenen" Problemen, vor allem, wenn sie über 35 Jahre alt sind und in den MR-Bildern entsprechende Veränderungen zu sehen sind.

„Pathologische" Veränderungen in der Lendenwirbelsäule sind häufig (Brinjikji et al. 2014; Boos et al. 1995; Jensen et al. 1994; Takatalo et al. 2009; Cheung et al. 2009). In der Gruppe der 40-Jährigen haben Gesunde z. B. genauso viele MR-Befunde wie Rückenpatienten, insgesamt ca. 50 % (Brinjikji et al. 2014) – unabhängig davon, ob der Betroffene unter Rückenschmerzen leidet oder nicht. Dementsprechend gelten derartige Veränderungen heute nicht mehr als pathologisch, sondern als Teil des normalen Alterungsprozesses. Manche Patienten mit einer Bewegungskontrolldysfunktion in LWS-Flexion sind aufgrund der Bilder und der Aussage der Ärzte zunächst dennoch fest davon überzeugt, dass sie einen „kaputten" Rücken haben. Erfahren sie im Anschluss, dass das Problem lediglich funktionell bedingt ist, sind sie sehr erleichtert.

Die Behandlung der Bewegungskontrolldysfunktion in LWS-Flexion beginnt oft mit Taping (▶ Abb. 2.17). Dafür wird ein Tape auf den Rücken des stehenden Patienten geklebt.

Praxis

Man sollte zur Wahrnehmungsverbesserung mit einem straffen Sporttape anfangen, nicht mit einem Kinesiotape, da dies zu viel nachgibt.

Auf diese Weise merkt der Patient in jeder Bewegung, die in die Flexion übergeht, wie er seine Position und sein Bewegungsmuster korrigieren muss. Das Taping kann über einen Zeitraum von 1–2 Wochen fortgesetzt und jeden zweiten Tag ausgewechselt werden. Dem Patienten wird gezeigt, wie er sich selbst zu Hause tapen kann. Auf diese Weise lernt und gewöhnt er sich daran, gerade zu sitzen, das heißt die Lendenwirbelsäule nicht mehr so übermäßig nach vorne zu beugen.

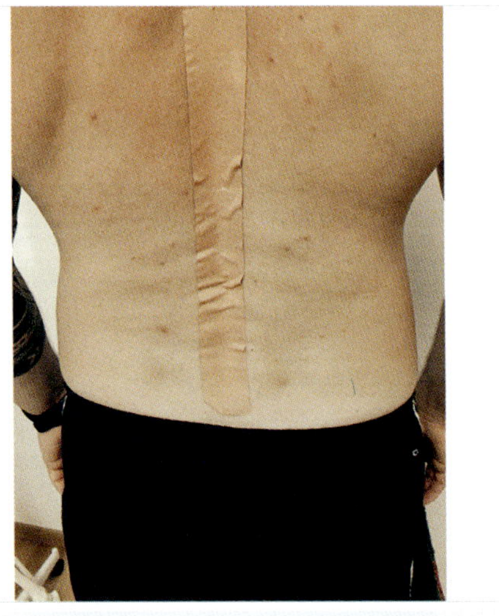

Abb. 2.17 Taping. Mit dieser Unterstützung merkt der Patient, wenn er seine LWS (zu viel) flektiert.

Merke

Es ist wichtig, die Sitzposition zu korrigieren. Patienten, die an einer Flexionskontrolldysfunktion leiden, müssen lernen, mit geradem Rücken zu sitzen

Kräftigungsübungen bei Bewegungskontrolldysfunktion in LWS-Flexion

Als Übungen können die Testbewegungen angewendet werden: Der Rocking-on-all-Fours-Test ist eine ausgezeichnete und leichte Übung dafür, danach Waiters Bow und danach die Schlüsselbewegung der Flexionsrichtung – Kniebeugen (Squats) (▶ Abb. 2.18, ▶ Abb. 2.19, Box „Schlüsselübungen in der Flexionskontrolldysfunktion"). Die Übungen werden ohne Gewichte, dafür mit Taping am Rücken durchgeführt. Vor den Knien wird ein Hindernis gestellt (▶ Abb. 2.18), damit der Patient seine Knie nicht nach vorne schiebt, sondern die Bewegung aus der Hüfte kommt. Die Flexion der Hüfte bei geradem Rücken bildet das Fundament für die Bewegungskontrolle der Flexionsrichtung.

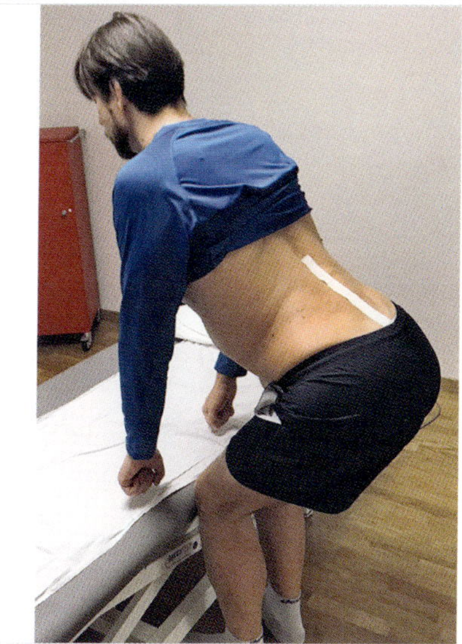

Abb. 2.18 Kniebeugen mit Taping. Ein Tisch vor den Knien verhindert, dass die Knie zu weit nach vorne schieben. Die Bewegung muss überwiegen aus der Hüfte kommen.

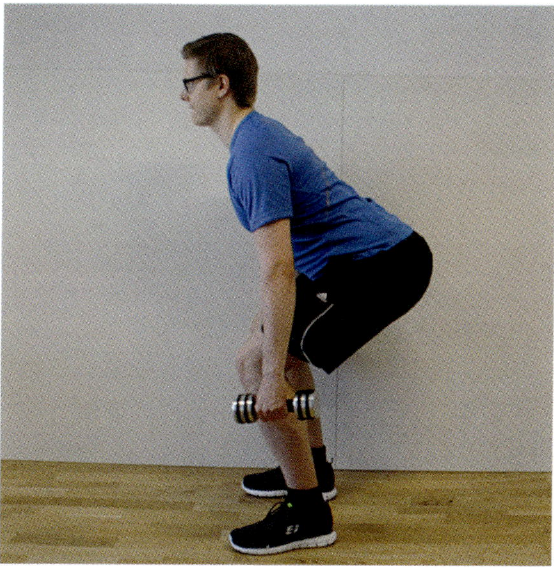

Abb. 2.19 Kniebeugen (Squats) mit kontrollierter LWS. Eine der Schlüsselübungen bei einer Flexionskontrolldysfunktion der LWS.

Schlüsselübungen bei einer Flexionskontrolldysfunktion

- Kniebeugen
- Korrektur der Sitzposition (Beckenkippen nach vorne – in die Lordose)
- Good Mornings
- Dead Lifts
- Ggf. Dehnung der M. Hamstrings
- Ggf. Flexionsmobilisation der Hüfte
- Ggf. Kräftigung des M. multifidus/M. erector spinae
- Walken, Rennen, Crosstrainer, Stepper

Merke

Kniebeugen kräftigen die wichtigen Muskeln: den M. gluteus maximus und die Extensoren des Rückens.

Zur Kräftigung der einzelnen Muskeln gehört das Training des M. multifidus. Dies beginnt in Bauchlage (▸ Abb. 2.20a). Der Patient muss lernen, den M. multifidus isoliert anzuspannen, ohne dass der Rücken ein Hohlkreuz bildet. Es geht also um isometrische Aktivierung (sogenannte Low-Load-Übung), die auch als Körperwahrnehmungstraining angesehen werden kann. Den M. multifidus kann man auch selbst gut in der stehenden Position finden: Der Patient berührt mit den Fingern den unteren Teil des Rückens auf beiden Seiten des 5. Lendenwirbels. Danach macht er einen Schritt nach vorne. Die Muskelanspannung, die er dabei spürt, ist der M. multifidus (▸ Abb. 2.20b). Wir empfehlen, diesen Muskel mehrmals pro Tag in verschiedenen Situationen anzuspannen. Dank der Aktivierung des M. multifidus erhöht sich die Wahrnehmungsfähigkeit des Körpers. Dies hilft, die natürliche Streckung der Lendenwirbelsäule aufrechtzuerhalten. Gleichzeitig verbessert sich die Fähigkeit, diesen wichtigen Muskel, der primär in die Flexionsrichtung stabilisiert, zu aktivieren.

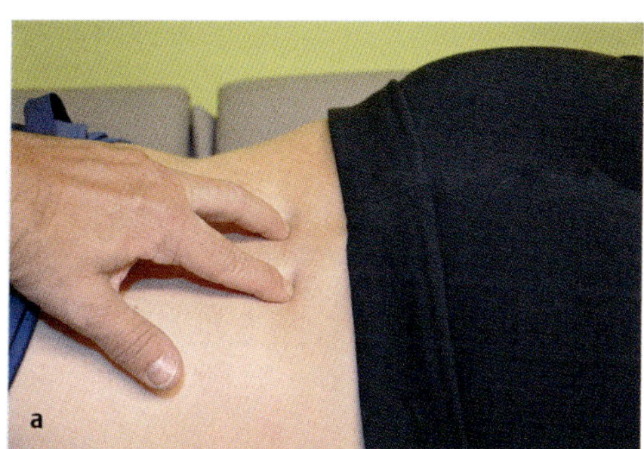

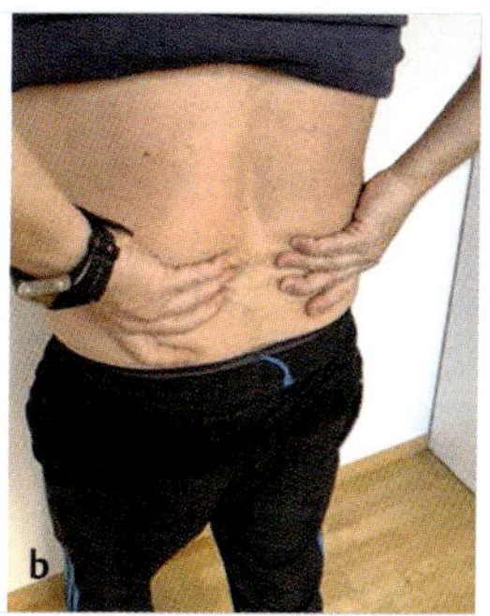

Abb. 2.20 Palpation des M. multifidus.
a Man ertastet mit den Fingern, ob der Patient seine Muskeln anspannen kann, ohne dass die LWS dabei bewegt wird (isometrische Spannung).
b Multifidus-Test im Stehen, korrekte Ausführung

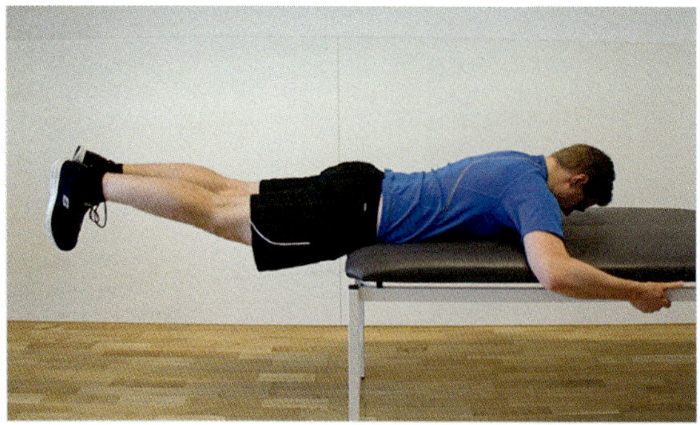

Abb. 2.21 Übung zur Stärkung des M. erector spinae. Es lohnt sich, die Übung von den Beinen aus durchzuführen. Auf diese Weise werden die Muskeln des unteren Teils des Rückens am besten aktiviert.

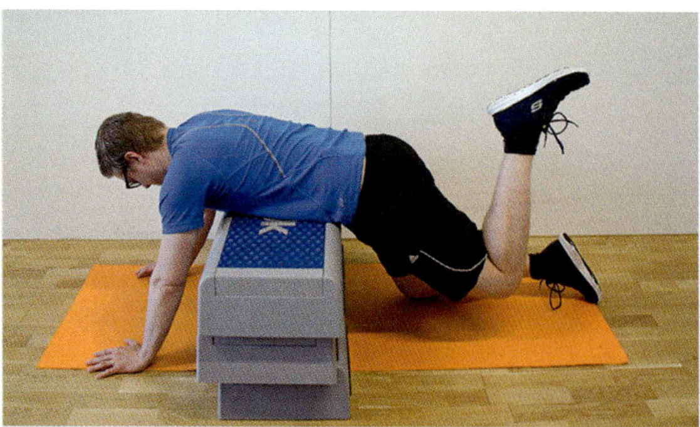

Abb. 2.22 Übung zur Stärkung des Gesäßmuskels (M. glutaeus).

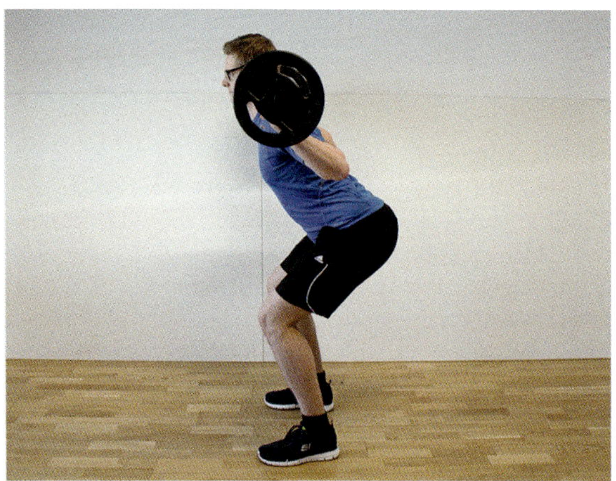

Abb. 2.23 Kniebeugen mit Langhantel und kontrollierter LWS.

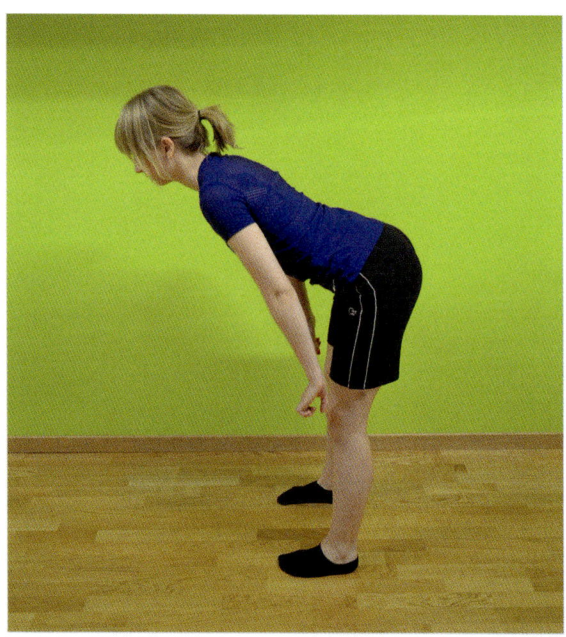

Abb. 2.24 Good Mornings. Eine sehr gute Übung für Patienten, die an einer Dysfunktion der Bewegungskontrolle in Richtung LWS-Flexion leiden und auf anspruchsvollerem Level trainieren können.

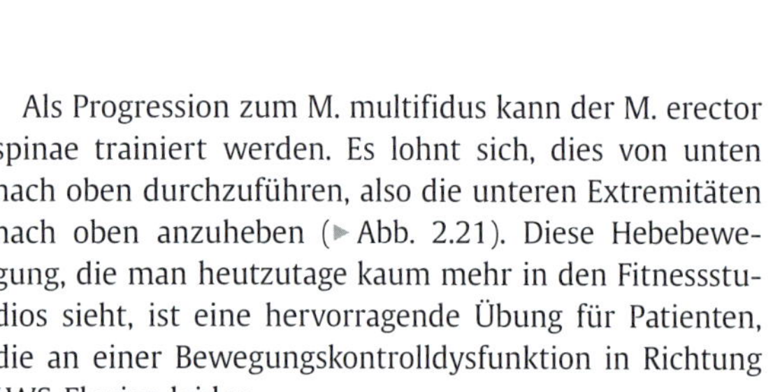

Als Progression zum M. multifidus kann der M. erector spinae trainiert werden. Es lohnt sich, dies von unten nach oben durchzuführen, also die unteren Extremitäten nach oben anzuheben (▶ Abb. 2.21). Diese Hebebewegung, die man heutzutage kaum mehr in den Fitnessstudios sieht, ist eine hervorragende Übung für Patienten, die an einer Bewegungskontrolldysfunktion in Richtung LWS-Flexion leiden.

Auch die Gluteen können isoliert trainiert werden (▶ Abb. 2.22). Am besten eignet sich dafür die Squat-Bewegung. Wenn sie technisch richtig ausgeführt wird – also so, dass der Rücken gerade ist, die Knie sich nicht nach vorne bewegen und die Beugebewegung nur aus der Hüfte kommt –kann die Übung zusätzlich mit kleinen Gewichten oder mit der Langhantel durchgeführt werden (▶ Abb. 2.23).

Dehnungsübungen bei Bewegungskontrolldysfunktion in LWS-Flexion

Die wichtigsten Dehnungen sind die der Hamstrings (▶ Abb. 2.26) und der Extensoren der Hüfte (▶ Abb. 2.27). Die Hamstrings sind typischerweise sehr verkürzt und überaktiv. Es gibt viele infrage kommenden Dehnübungen. Wichtig ist bei allen, dass der Patient währenddessen den Rücken gerade hält und die normale Hüftlordose beibehalten wird. Dies kann sehr schwierig sein. Viele sind es gewohnt, die Hamstrings passiv zu dehnen (▶ Abb. 2.28). Hier besteht die Gefahr, dass die Bewegung dort entsteht, wo es ohnehin schon zu viel gibt, nämlich

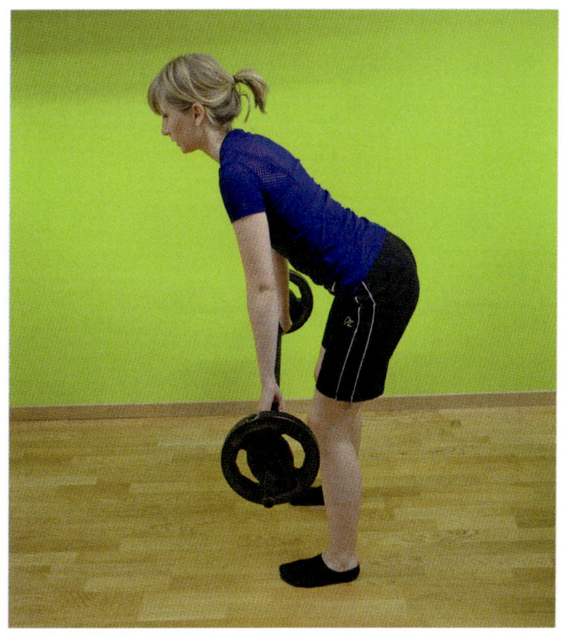

Abb. 2.25 **Dead Lift.** (Kreuzheben).

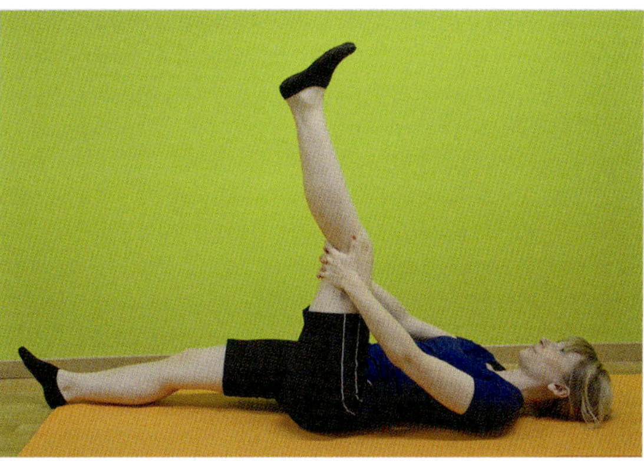

Abb. 2.26 **Hamstrings dehnen.** Es lohnt sich, die Muskeln aktiv zu dehnen. Das heißt, dass der Antagonist (hier der Quadrizeps) die Dehnung des Agonisten (Hamstrings) stimuliert. Gleichzeitig muss man sicherstellen, dass die Bewegung nicht in die Lendenwirbelsäule weiterläuft (Give) sondern aktiv in Extension stabilisiert wird.

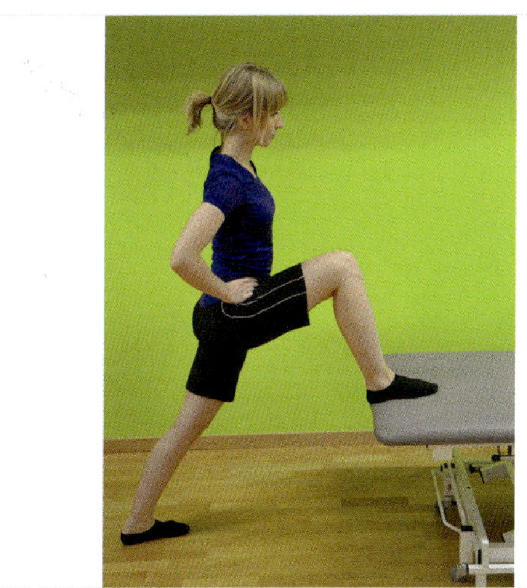

Abb. 2.27 **Korrekte Dehnung der Flexoren des Hüftgelenks.**

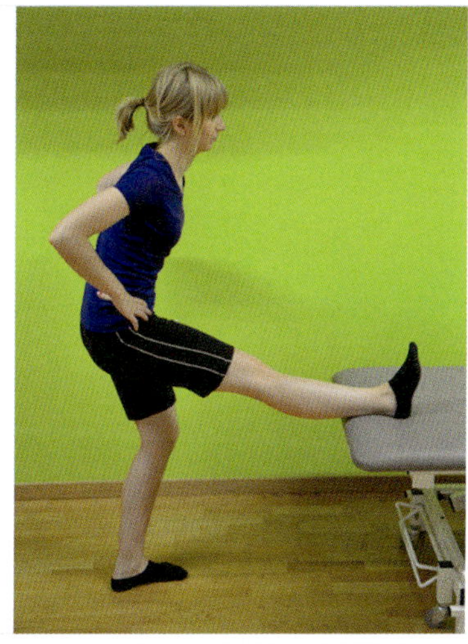

Abb. 2.28 **Hamstring-Dehnung (falsche Ausführung).** Die Lendenwirbelsäule gibt in Richtung Flexion nach. Hier zu sehen ist ein typisches Beispiel für relative Beweglichkeit: Die Bewegung wird gern dort ausgeführt, wo es am einfachsten ist – Im Falle einer Bewegungskontrolldysfunktion in Richtung LWS-Flexion vermehrt aus der Lendenwirbelsäule.

an der Lendenwirbelsäule in Richtung Flexion. Diese kompensierende Bewegung muss vom Patienten unbedingt aktiv korrigiert werden (▶ Abb. 2.29).

Werden alle diese Übungen regelmäßig durchgeführt, verschwinden die Symptome des Rückens oftmals binnen 2–6 Wochen – außer, der Patient hat zudem andere Befunde, etwa in Richtung Rotation, neurodynamische Befunde oder wirklich diskogene Probleme. Die Therapie ist in diesen Fällen oft ähnlich, sie braucht nur einen längeren Zeitraum.

Zu den passiven Behandlungen, falls nötig, gehören manuelle Mobilisationen in Richtung posterior-anterior (PA) (▶ Abb. 2.30a und ▶ Abb. 2.30b) – sowohl zentral als auch unilateral – (▶ Abb. 2.30c) sowie Extensionsübungen nach McKenzie (▶ Abb. 2.31) . Natürlich können die Hamstrings auch passiv gedehnt und die Hüfte in Flexion mobilisiert werden (▶ Abb. 2.32).

Mit einer Flexionsdysfunktion können auch Dysfunktionen der Neurodynamik zusammenhängen, die anhand des Straight Leg Raise, SLR oder mit dem Slump-Tests überprüft werden. Liegen Einschränkungen vor, können neurodynamische „Slider"-Übungen angewandt werden (▶ Abb. 2.33).

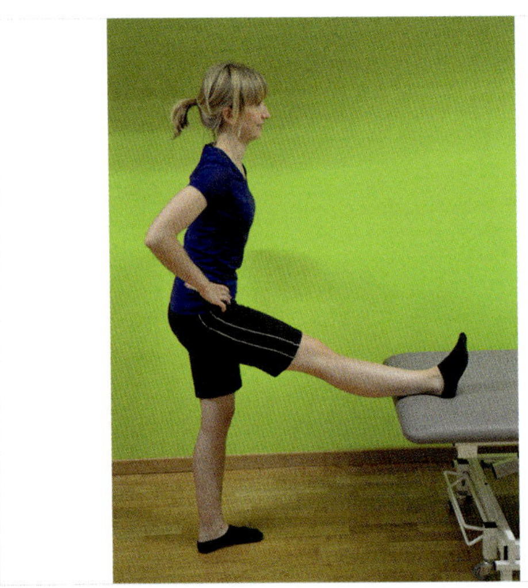

Abb. 2.29 Hamstring-Dehnung (korrekte Ausführung). In der Dehnungsposition wird die Lendenwirbelsäule aktiv in Richtung Extension bewegt.

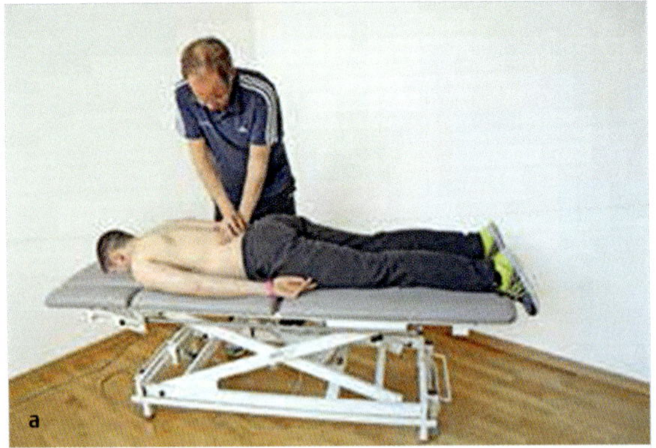

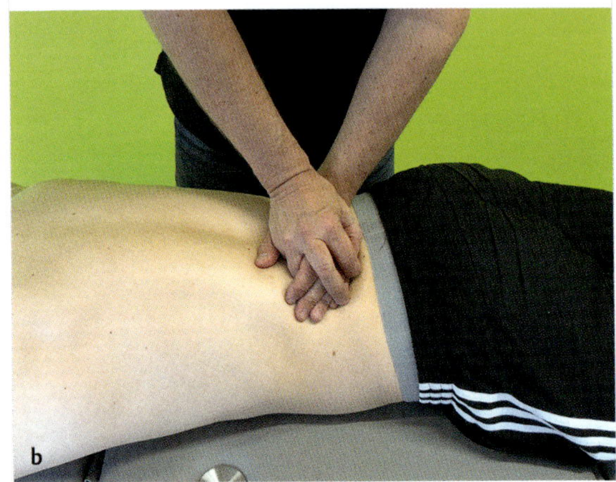

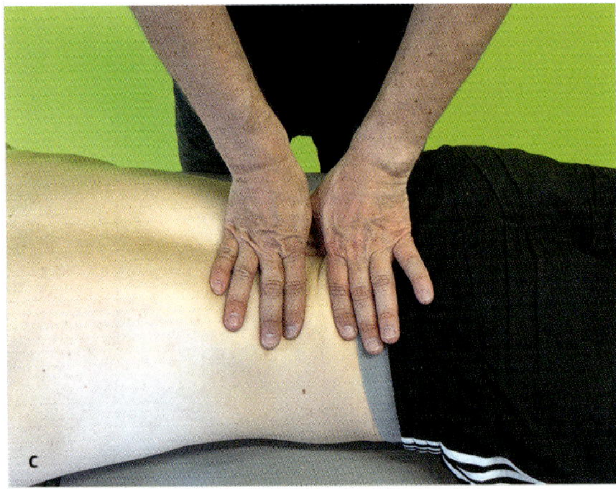

Abb. 2.30 Mobilisierung der LWS von posterior nach anterior (PA).

a Manuelle Mobilisation PA – Position des Therapeuten
b Manuelle Mobilisation PA – Position der Therapeutenhände
c Unilaterale Mobilisation PA mit den Daumen

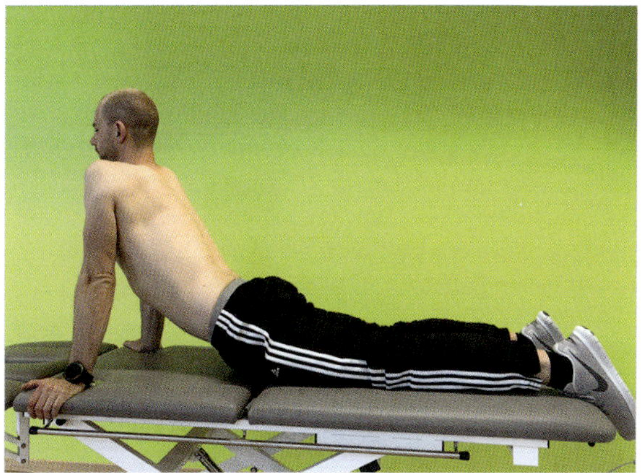

Abb. 2.31 Übung aus dem McKenzie-Konzept. Bei manchen Patienten, die an einer Bewegungskontrolldysfunktion in Richtung Flexion leiden, ist die LWS-Extension eingeschränkt (Bewegungsdysfunktion). Hier lohnt es sich, den Rücken aktiv und/oder passiv in Richtung Extension zu mobilisieren.

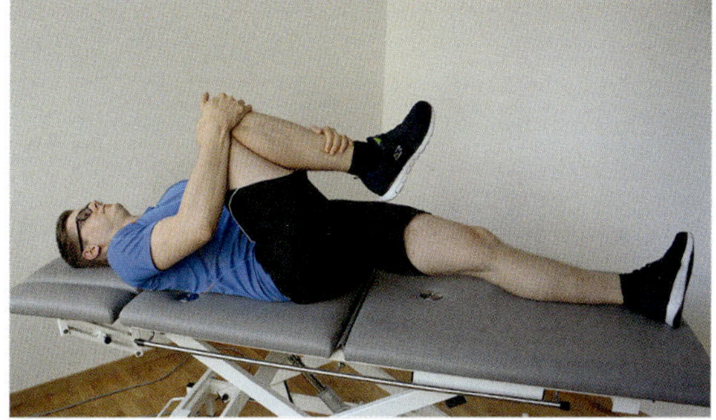

Abb. 2.32 Mobilisation der Hüftflexion. Das Hüftgelenk kann in Richtung Flexion steif sein, was dazu beiträgt, dass sich die Bewegung in die Lendenwirbelsäule verschiebt.

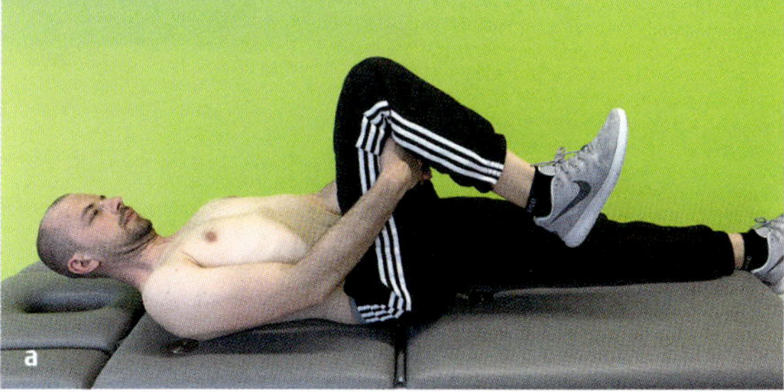

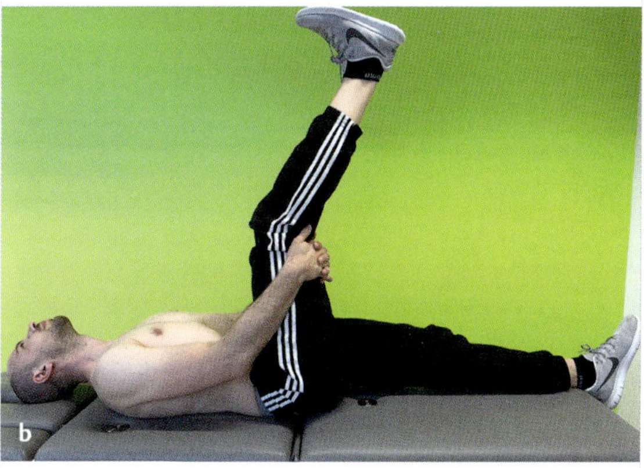

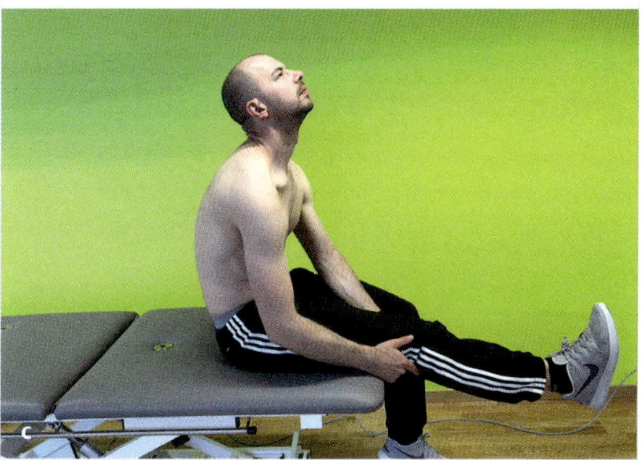

Abb. 2.33 Neurodynamische Mobilisation (Slider). In SLR-Position (a, b) und in Slump-Position (c), korrekte Ausführung.
a SLR-Position – Kniegelenk und HWS flektiert
b SLR-Position – Kniegelenk und HWS extendiert
c Slump-Position

Globale Stabilisation

Nachdem die Symptome allmählich verschwunden sind, der Patient sportlich ist und hohe Motivation zeigt, das Training fortzuführen, kann er mit normalem Fitnesstraining weitermachen. Zusätzlich kann der Patient ganzheitliche Stabilisationsübungen, z. B. Planks, weiterüben. Für die Patienten, die an einer Dysfunktion der Bewegungskontrolle in Richtung LWS-Flexion leiden, passen sehr gut Sportarten, die mit geradem Rücken ausgeführt werden, etwa Walking, Joggen, Spazierengehen, Training mit Crosstrainer und Skilanglauf. Durch Schwimmen wird die Flexionskontrolle weder verbessert noch verschlechtert.

2.4 Passive Dysfunktion der Bewegungskontrolle in LWS-Extension

Die Dysfunktion der Bewegungskontrolle in Richtung LWS-Extension wird in 2 Teilbereiche untergeteilt: passive und aktive Dysfunktion. Die passive Dysfunktion wird besonders deutlich in der stehenden Position, in der die Hüfte typischerweise nach vorne geschoben ist (Swayback-Haltung) (► Abb. 2.34).

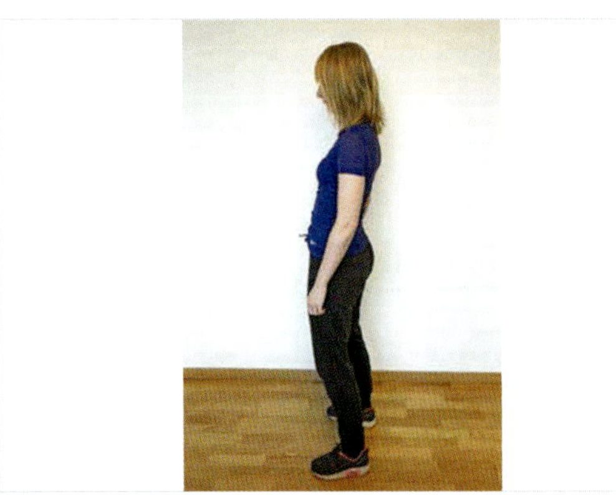

Abb. 2.34 Swayback-Haltung. Nach vorne geschobenes Becken im Stehen.

> **Merke**
>
> Bei einer passiven Dysfunktion der Bewegungskontrolle in LWS-Extension treten Rückenschmerzen in der stehenden Position auf.

2.4.1 Das klinische Muster der passiven Dysfunktion der LWS-Extension

Bei Personen, die an einer passiven extensorischen Dysfunktion der Bewegungskontrolle leiden, beginnt der Rücken, schon nach wenigen Minuten im Stehen zu schmerzen. Für sie sind alle Situationen, bei denen sie länger auf einer Stelle stehen müssen, „pures Gift", z. B. Konzerte, Beerdigungen oder Warteschlangen. Schmerzen entstehen ebenso beim langsamen Schlendern durch die Stadt. Betroffene haben dann das Bedürfnis, sich zu setzen, zu bücken oder den Rücken in Richtung Flexion zu dehnen. Die Symptome lassen sehr schnell nach, wenn die Extensionsposition verlassen wird. Sitzen, Bücken und In-die-Hocke-gehen helfen unmittelbar.

▸ **Tests für die passive Bewegungskontrolldysfunktion in LWS-Extension.** Die Testbewegungen der passiven Extension sind das Kippen der Hüfte nach hinten (Pelvic Tilt), Kniebeugen auf dem Bauch liegend (Prone Knee Bend) und „Rocking on all Fours – backwards". Oft sind mehrere oder sogar alle Tests positiv. Ob ein Patient eine Sway-back-Haltung hat, kann leicht getestet werden: Der Patient steht gerade der Therapeut greift dessen Becken von hinten und schiebt es unter Ankündigung nach vorne. Falls sich die Hüfte nach vorne verschieben lässt, ohne dass die Testperson einen Schritt nach vorne macht, ist der Test positiv (▸ Abb. 2.35). Bleiben Rücken und Hüfte fest und macht die Testperson einen Schritt nach vorne, ist der Test negativ (▸ Abb. 2.36). In diesem Fall ist der Rücken stabil in Richtung Extension.

Die Rückenmuskeln sind oft schlaff und unteraktiv. Die aktive Extensionsdysfunktion (siehe Kap. 2.5) macht sich jedoch vor allem in den sitzenden Positionen bemerkbar, in denen der Rücken sehr nach vorne gekrümmt ist und die Rückenmuskeln überaktiv sind.

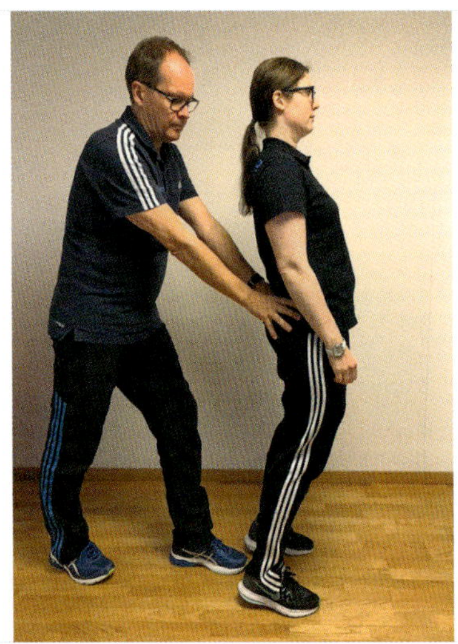

Abb. 2.35 Swayback-Test (Positiv): Schiebt der Therapeut am Becken der Patientin, gibt das Becken nach ventral nach, ein Schutzschritt bleibt aus.

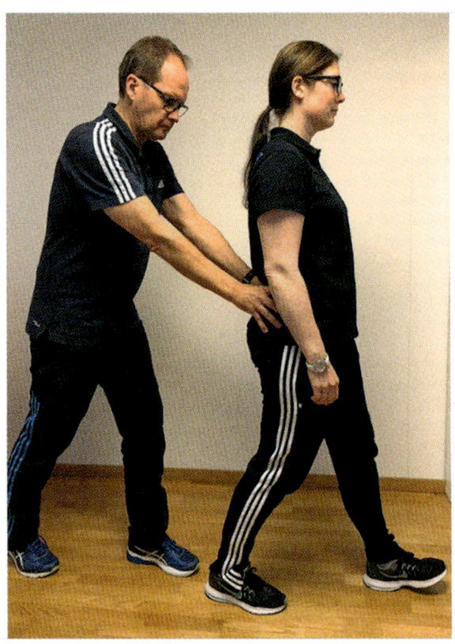

Abb. 2.36 Swayback-Test (Negativ): Schiebt der Therapeut das Becken der Patientin nach ventral, reagiert diese mit einem Schutzschritt. Das Becken bleibt stabil.

2.4.2 Behandlung der passiven Extensions-Bewegungskontrolldysfunktion der LWS

Bei der Behandlung einer passiven Kontrolldysfunktion dieser Bewegungsrichtung beginnt man mit der Korrektur von Bewegung und Position des Beckens. Die Schlüsselbewegung ist, das Becken nach hinten zu kippen (▸ Abb. 2.37, Box „Schlüsselbewegungen bei einer Extensionsdysfunktion"). Diese Bewegung kann in verschiedenen Positionen geübt werden, etwa sitzend, auf der Seite liegend, in Bauch- oder Rückenlage (▸ Abb. 2.38a, ▸ Abb. 2.38b, ▸ Abb. 2.38c, ▸ Abb. 2.38d). Bei einer falschen Ausführung wird oftmals das Becken nach vorne verschoben. Deswegen empfehlen wir, das Beckenkippen zu trainieren, während die Oberschenkel z. B. gegen den Tisch angelehnt sind (▸ Abb. 2.38e). Dies verhindert, dass das Becken nach vorne verschoben wird.

Schlüsselbewegungen bei einer Extensionsdysfunktion

- Becken kippen
- Korrektur der Stehposition
- Brücke (Bridging)
- Kräftigung des M. gluteus maximus
- Kräftigung des Unterbauches
- Dehnung, Verlängerung des M. rectus femoris
- Kräftigung der Brustwirbelsäule in Richtung Extension
- Kräftigung des M. iliopsoas
- Rudergerät, Fahrradfahren, Hometrainer

Auf ähnliche Weise kann die Bewegung durchgeführt werden, während der Rücken gegen eine Wand gelehnt ist. Der Patient bewegt dann das Becken so, dass die gesamte Lendenwirbelsäule Kontakt mit der Wand hat (▸ Abb. 2.39).

Als nächstes muss der Patient lernen, die Extension der Hüfte von der Bewegung der Lendenwirbelsäule zu trennen. Dies kann im Vierfüßlerstand geübt werden. Zu Beginn sollte dabei der Mittelkörper gut unterstützt sein (▸ Abb. 2.40). Häufig sieht man bei dieser Bewegung die relative Beweglichkeit der Lendenwirbelsäule: Die LWS bewegt sich in die Extension bevor die Hüfte sich streckt. In vielen Fällen liegt zudem eine aktive Insuffizienz der Gesäßmuskeln vor: Die Gluteen können sich am Ende der Bewegung – also in Extension der Hüfte – nicht mehr aktiv anspannen/weiter verkürzen(▸ Abb. 2.41).

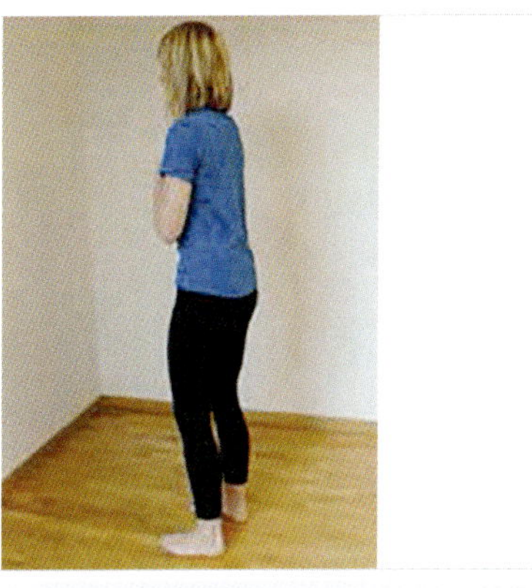

Abb. 2.37 Becken nach ventral kippen (Entlordosierung): eine der Schlüsselbewegungen bei passiver Extensionsdysfunktion der LWS.

Eine weitere Übung besteht darin, dass der Patient seine unteren Extremitäten so weit wie möglich anhebt, ohne dass der Rücken mitbewegt. Dies wiederholt er 10-mal 10 Sekunden. Diese Übung ist sehr schwierig und erfordert mehrere Wochen Training. Wenn der Patient die Bewegung im Vierfüßlerstand gut hinbekommt, kann er die gleiche Abfolge auch in Bauchlage versuchen, was erheblich schwieriger ist. Unter den Bauch wird dann ein Kissen gelegt. Der Patient versucht, die Hüfte in Extension zu bewegen, ohne dass sich der Rücken mitbewegt (▸ Abb. 2.42a). Noch schwieriger ist die Bewegung, wenn der Unterkörper mit gebeugtem Knie hochgehoben werden soll (▸ Abb. 2.42b), ohne dass der Rücken sich mitbewegt.

Ebenfalls eine Übung für „Anfänger" ist die Brücke (Bridging) (▸ Abb. 2.43). Es ist wichtig, dass das Becken zuerst nach hinten gekippt und dann nur so weit angehoben wird, dass der Rücken sich nicht in Richtung Extension verschiebt. Dies muss oft mit der Hand kontrolliert werden.

Auch stehend ist es möglich, die Hüftextension zu trainieren, ohne dass der Rücken sich in Richtung Extension verschiebt (▸ Abb. 2.44) – normalerweise sollten in dieser Position etwa 10° Hüftstreckung isoliert möglich sein.

Von den Muskeln, die gekräftigt werden müssen, ist der M. gluteus maximus vorrangig. An zweiter Stelle stehen die unteren Bauchmuskeln. Es bietet sich an, diese auf dem Rücken liegend so zu trainieren, dass die unteren Extremitäten nach oben gestreckt werden, ohne dass der Rücken ein Hohlkreuz bildet, was am Anfang sehr schwierig sein kann. Es wird noch schwieriger, wenn man die unteren Extremitäten gerade anheben will (▸ Abb. 2.45) und am schwierigsten, wenn der Patient versucht, beide Beine gestreckt gleichzeitig auf dem Boden abzulegen.

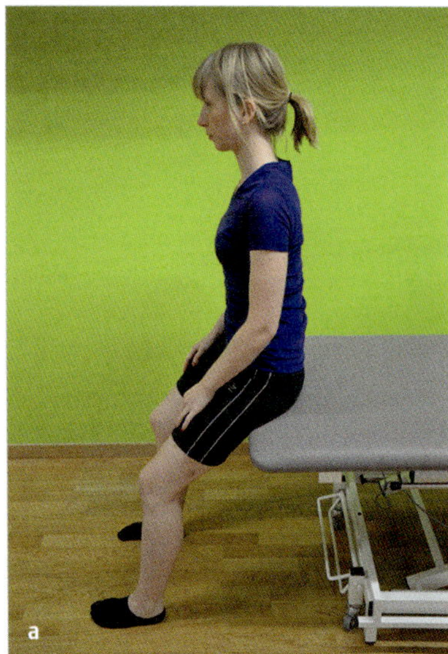

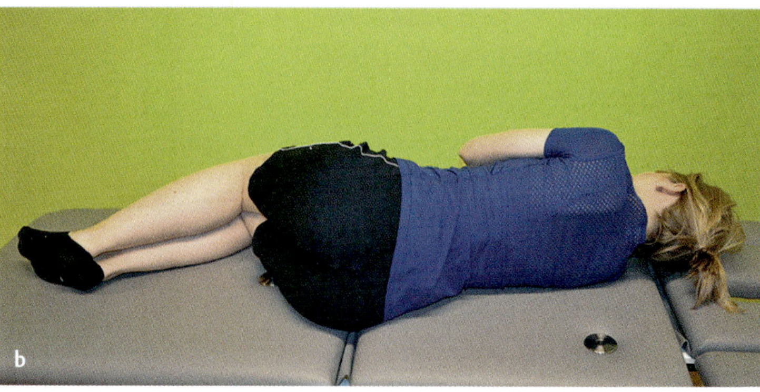

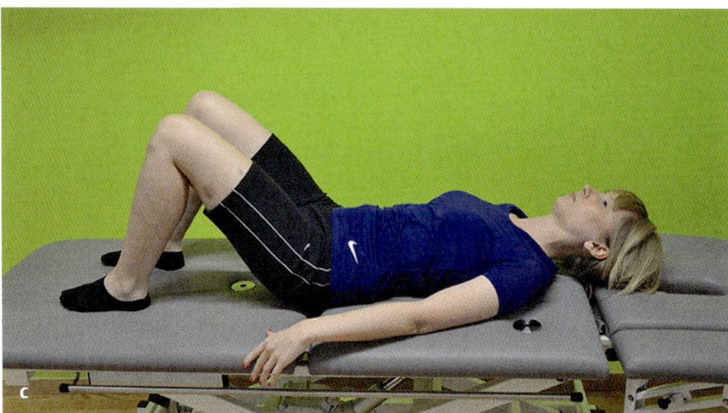

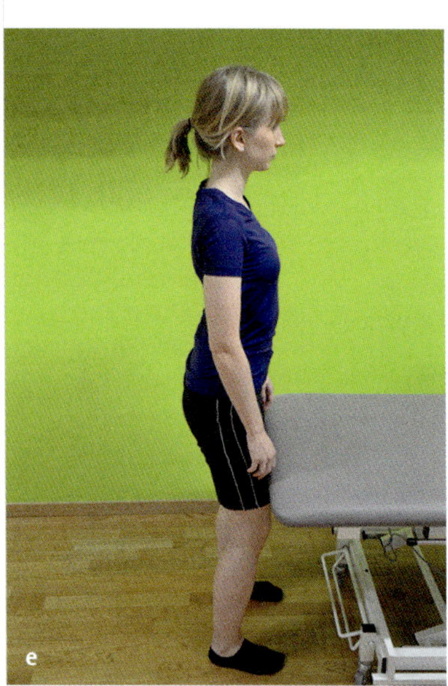

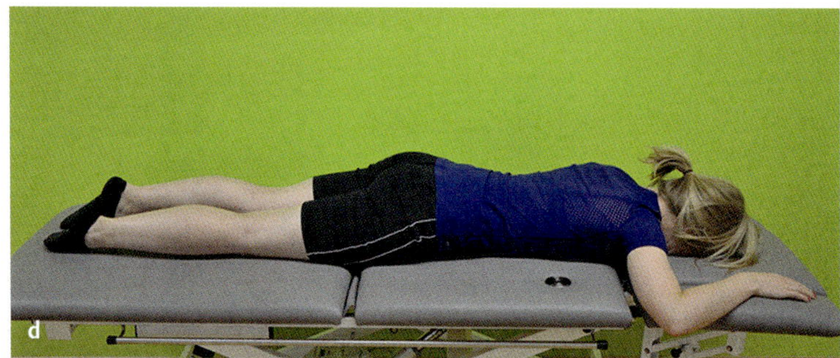

Abb. 2.38 Becken nach hinten kippen (Entlordosierung) in verschiedenen Positionen.
a Im Sitzen
b Auf der Seite liegend
c Auf dem Rücken liegend
d Auf dem Bauch liegend
e Becken kippen im Stand am Tisch. Der Tisch verhindert, dass das Becken nach vorne in die Swayback-Position rutscht.

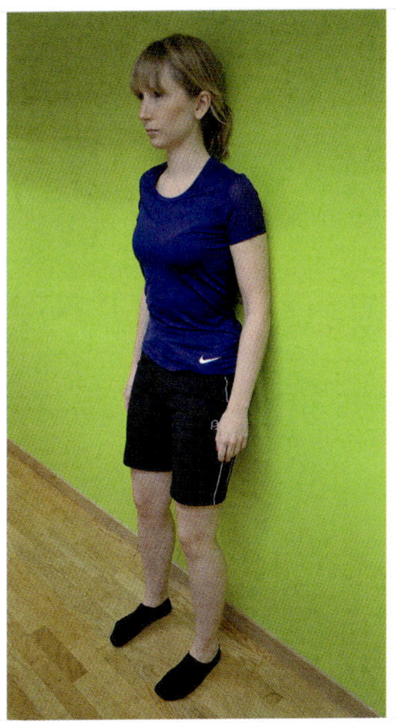

Abb. 2.39 Becken kippen gegen die Wand. Das Becken wird so bewegt, dass die Lendenwirbelsäule gegen die Wand drückt.

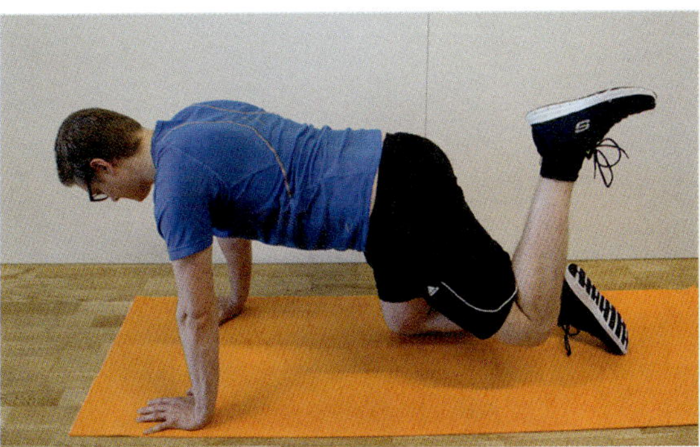

Abb. 2.41 Aktive Insuffizienz des M. gluteus maximus. Ist der Gluteus aktiv insuffizient, kann er die Hüfte nicht bis zum Bewegungsende strecken. Die passive Beweglichkeit ist oftmals ca. 20–30° größer.

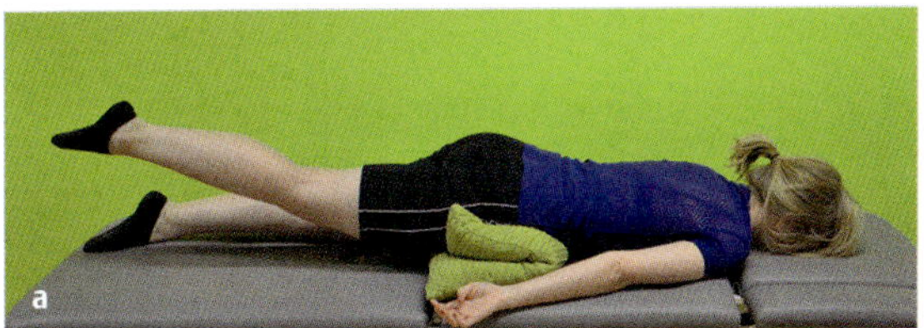

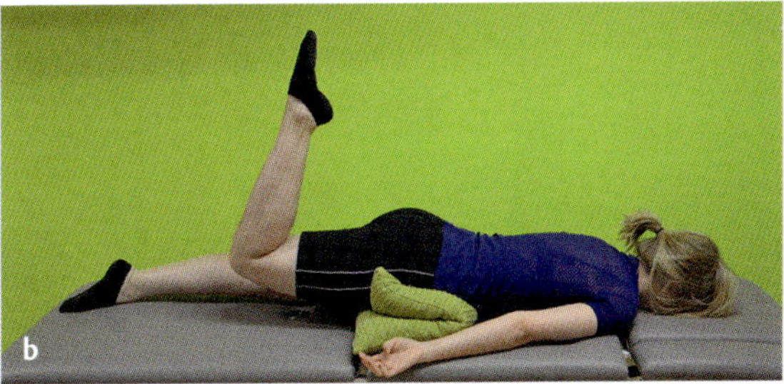

Abb. 2.42 Anheben der unteren Extremitäten in Bauchlage.

a Anheben der unteren Extremitäten in Bauchlage. Die LWS darf sich nicht in Richtung Extension bewegen.

b Anheben der unteren Extremitäten mit gebeugten Knien. Der Rücken darf sich nicht mitbewegen (schwierig).

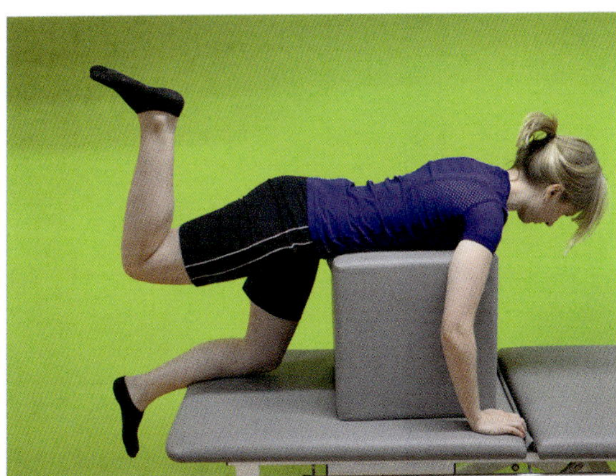

Abb. 2.40 Extension der Hüfte im Vierfüßlerstand. Diese Übung ist für Patienten, die an einer Kontrolldysfunktion der LWS in Richtung Extension leiden, schwierig, weil der Rücken in Richtung Extension nachgibt. Normalerweise merkt der Patient das nicht selbst, sondern benötigt Feedback. Dazu lohnt es sich, Spiegel und Videos zu verwenden.

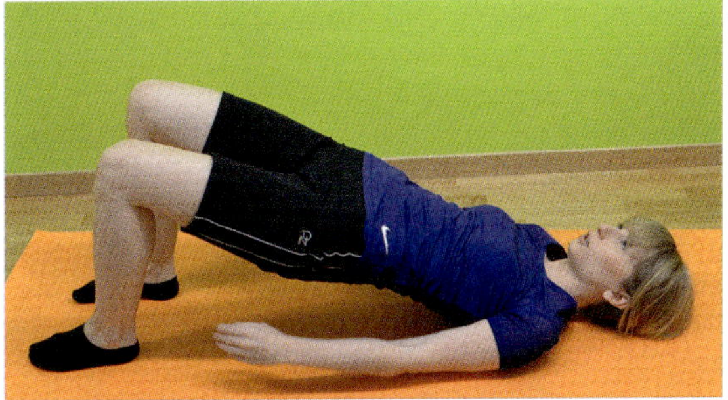

Abb. 2.43 Bridging. Sehr gut geeignet, um den M. gluteus zu aktivieren. Das Becken wird zunächst nach hinten gekippt und während der Bewegung nach oben in dieser Position gehalten. Sonst besteht die Gefahr, dass die LWS-Extensoren die LWS wieder in Richtung Extension bewegen.

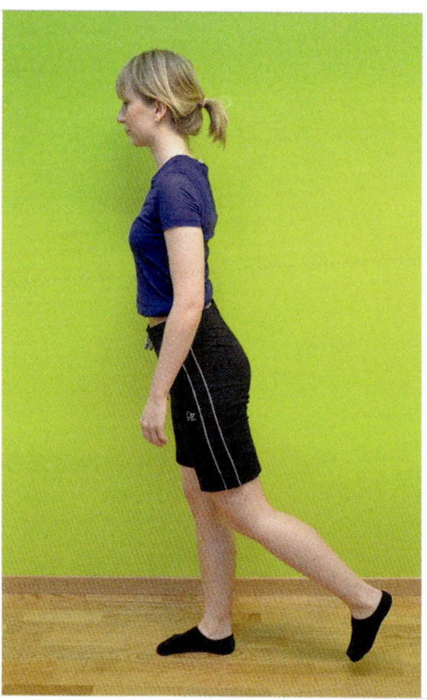

Abb. 2.44 Extension der Hüfte im Stand. Kann der Patient seine Hüfte in die Extension bringen, ohne dass der Rücken sich bewegt? Wenn nicht, ist es wahrscheinlich, dass sich die LWS auch beim Gehen vermehrt in Richtung Extension bewegt.

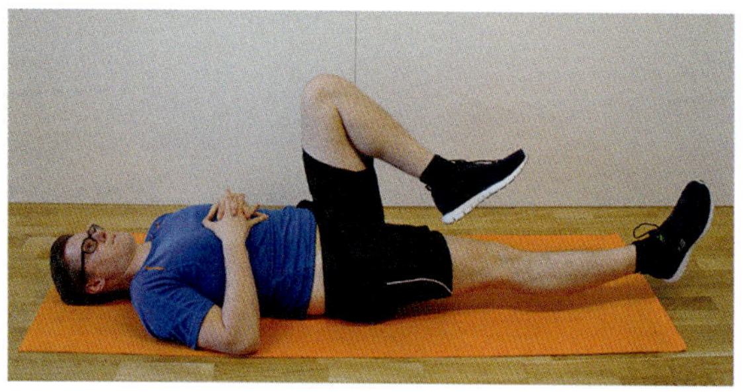

Abb. 2.45 Kräftigung der unteren Bauchmuskeln. Der Patient muss darauf achten, die Lendenwirbelsäule zu kontrollieren.

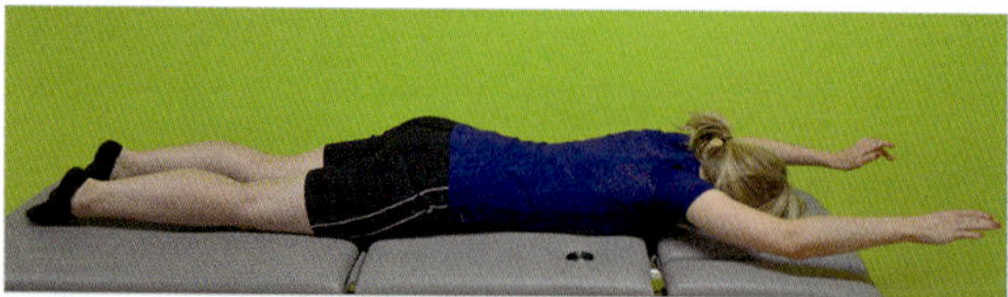

Abb. 2.46 Streckung der oberen Extremitäten aus Bauchlage. Die LWS darf sich nicht in Richtung Extension bewegen. Oft hilft es, das Becken aktiv nach hinten zu kippen. Es gibt einen Zusammenhang mit Problemen in der Schulter: Falls die Schulter nicht beweglich genug ist, wird diese fehlende Bewegung häufig mit einer Extension der Lendenwirbelsäule kompensiert, beispielsweise bei Schwimmern sowie Wurf- und Schlagsportlern. Falls diese Befunde vorhanden sind, ist es sinnvoll, sie zu korrigieren. Denn Probleme entstehen in der Regel dort, wo es zu viel Bewegung gibt.

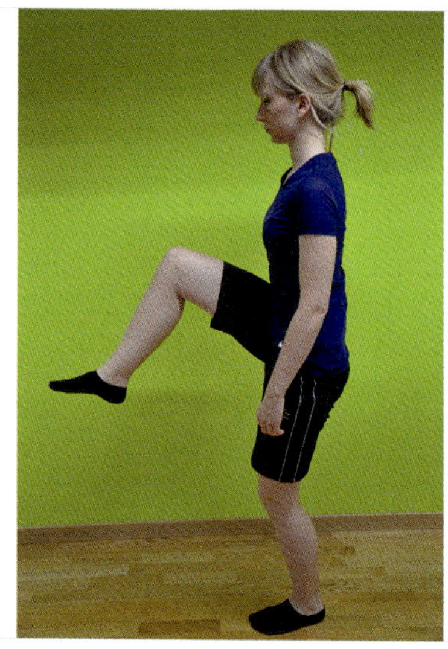

Abb. 2.47 Iliopsoas-Test im Stehen. Ein häufiger Befund bei einer passiven Bewegungskontrolldysfunktion in LWS-Extension ist die aktive Insuffizienz der Hüftbeuger. Das zeigt sich dadurch, dass die aktive Flexion der Hüfte ist um ca. 20–30° geringer ist als die passive.

Eine komplexe Übung ist, aus Bauchlage die oberen Extremitäten anzuheben und zu strecken, ohne dass der untere Rücken ein Hohlkreuz bildet (▶ Abb. 2.46).

Auch der M. iliopsoas kann schwach und aktiv insuffizient sein. Zum Testen und Üben kann die Hüftbeugung mit gebeugtem Knie verwendet werden (▶ Abb. 2.47). Im optimalen Fall müsste die Hüfte aktiv mit 120° Flexion angehoben werden können.

Weitere Übungen bei passiver Bewegungskontrolldysfunktion in LWS-Extension

Hinsichtlich der Muskeln ist bei dieser Art von Bewegungskontrolldysfunktion der M. rectus femoris der wichtigste; er ist häufig angespannt und überaktiv.

Der Beitrag der verschiedenen Muskeln bei diesem klinischen Muster ist häufig wie folgt: M. gluteus, untere Bauchmuskeln und M. iliopsoas sind schwach. Angespannt dagegen sind M. rectus femoris,Tractus iliotibialis und eventuell die Muskeln des unteren Rückens. Um den M. rectus femoris zu dehnen, gibt es viele Möglichkeiten

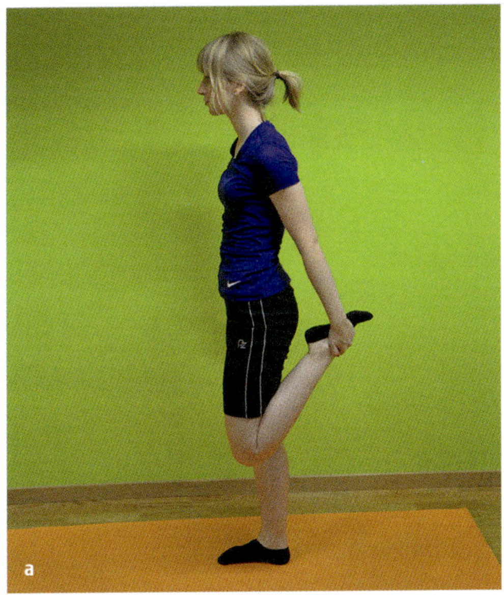
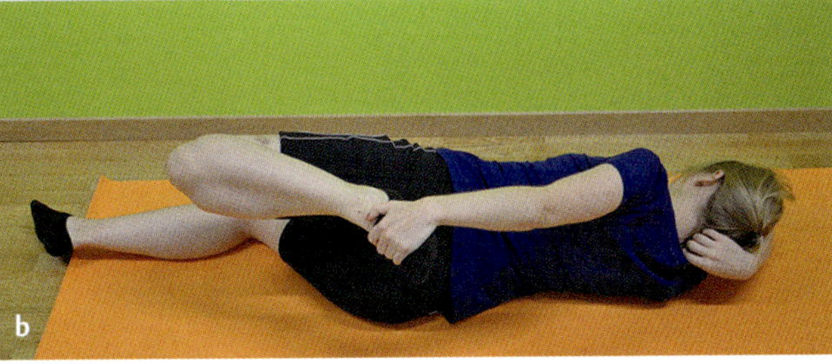
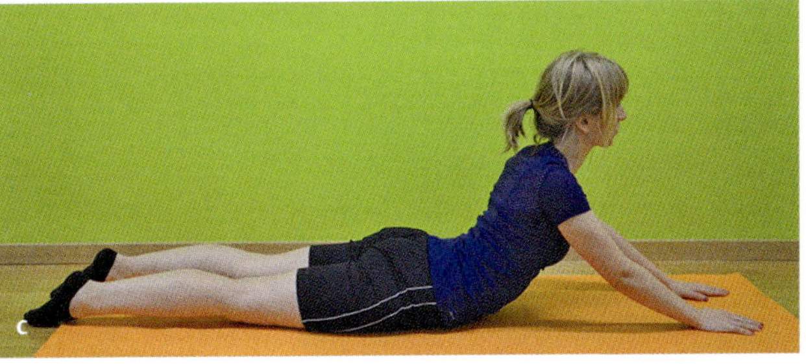

Abb. 2.48 Dehnung des M. rectus femoris und des M. rectus abdominis.
a Dehnung des M. rectus femoris im Stehen. Wichtig ist, dass das Becken aktiv nach hinten gekippt wird, damit es keine extensorische Bewegung in der Lendenwirbelsäule gibt.
b Dehnung des M. rectus femoris in Seitenlage
c Dehnung des oberen Teils des Bauches (korrekte Ausführung)

(▶ Abb. 2.48a und ▶ Abb. 2.48b). Es ist wichtig, aktiv zu dehnen, das heißt zuerst die richtige Position einzunehmen, danach die Gesäßmuskeln anzuspannen und über diese Anspannung das Becken nach hinten zu kippen.

Auch der obere Teil des M. rectus abdominis kann verkürzt sein als Reaktion auf die häufig kyphotische Brustwirbelsäule. Diese Kyphose ist allerdings in der Regel nicht steif, sondern korrigierbar. In ▶ Abb. 2.48c wird gezeigt, wie man die unteren Bauchmuskeln dehnt.

Hinsichtlich der Neurodynamik kann es bei diesem Beschwerdebild beim Prone Knee Bend in Seitenlage Befunde geben (▶ Abb. 2.49).

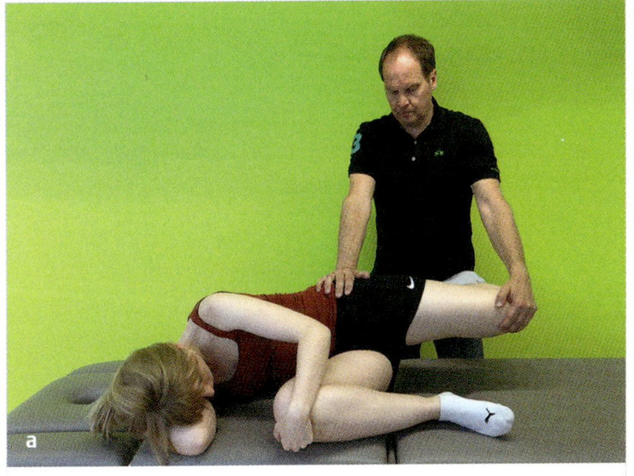
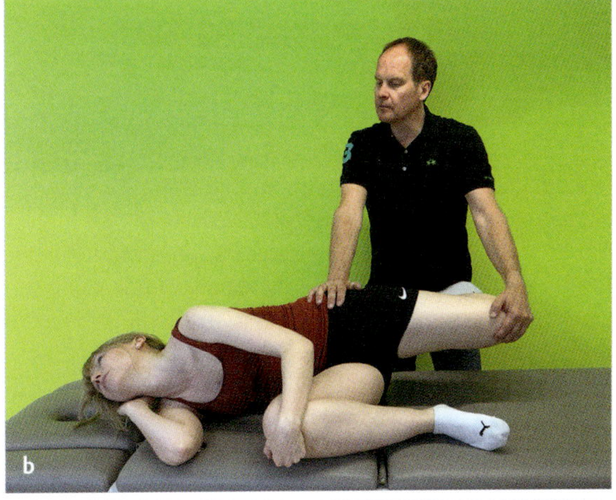

Abb. 2.49 Neurodynamischer Test für den Plexus lumbalis und N. femoralis.

2.4.3 Globale Stabilisation bei einer passiven Extensions-Kontrolldysfunktion der LWS

Sobald der Patient die Bewegungskontrolldysfunktion wahrnimmt und besser korrigieren kann, können auch globale Stabilisationsübungen eingesetzt werden. Die beste Übung in dieser Phase ist die Planking (▶ Abb. 2.50). Danach sollte die Hüfte in Richtung Extension gekräftigt werden, beispielsweise mittels Bridging oder Extensionsübungen am Zugapparat. (▶ Abb. 2.51a). Auch hier ist weiterhin wichtig, dass sich der Rücken nicht in Richtung Extension verschiebt (▶ Abb. 2.51b).

Aufgrund der flexorischen Aktivitäten sind die Sportarten Fahrradfahren und Rudern gut geeignet, um die

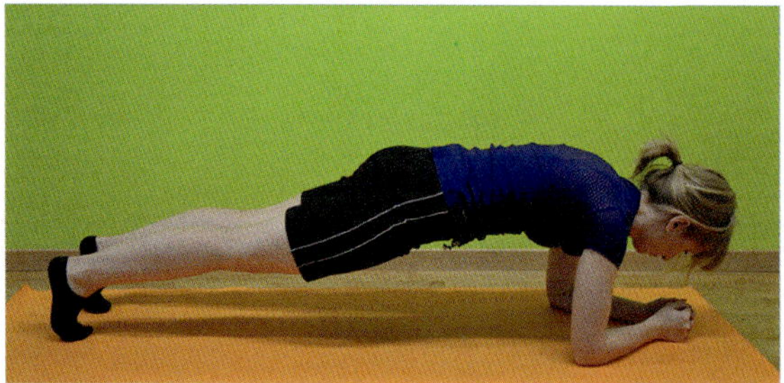

Abb. 2.50 Planking. Eine gute globale Stabilisation für Patienten, die an einem Bewegungskontrolldefizit der LWS in Richtung Extension leiden.

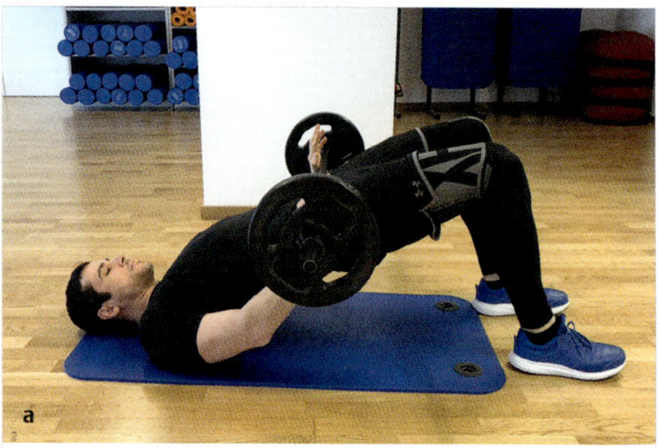

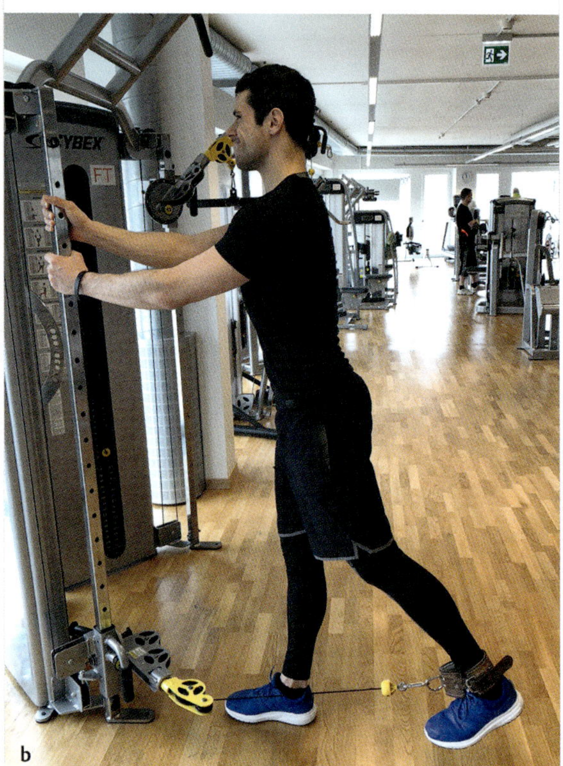

Abb. 2.51 Bridging – Varianten.
a Bridging mit Gewichten
b Aktive Mobilisation der Hüftgelenk-Extension mit Zugapparat

passive Dysfunktion der Extensionsrichtung zu behandeln. Ebenso ist mäßiges Laufen hilfreich. Schnelles Laufen kann Probleme verursachen, falls das Becken nicht stabil bleibt.

2.5 Aktive Extensionskontrolldysfunktion

Die aktive Extensionskontrolldysfunktion ist von allen Dysfunktionen am schwierigsten zu behandeln. Oftmals wird diese Dysfunktion nicht erkannt, da sie nicht unbedingt in den Tests ersichtlich ist. Dieses klinische Muster wird nicht unbedingt zur Dysfunktion der Bewegungskontrolle gerechnet, sondern eher als Körperwahrnehmungsproblem klassifiziert.

Definition

Aktive Extensionsdysfunktion bedeutet, dass der Patient sich selbst in der LWS-Extensionsposition hält – also permanent in einer aufrechten Position. Die Rückenmuskeln sind somit die ganze Zeit überaktiv und angespannt.

2.5.1 Klinisches Muster der aktiven Dysfunktion der Bewegungskontrolle in LWS-Extension

Bei dieser Dysfunktion entstehen Schmerzen vor allem in den sitzenden Positionen. Dies mag verwundern, da früher die gängige Meinung war, dass die in der sitzenden Position provozierten Symptome typisch für eine Dysfunktion in Flexionsrichtung sind. Das stimmt auch weiterhin, da die Sitzposition bei beiden Mustern völlig gegensätzlich ist: Patienten mit Flexionsdysfunktion sitzen in flexorischer LWS-Haltung, Patienten mit aktiver Dysfunktion in LWS-Extension dagegen sitzen völlig gerade (▶ Abb. 2.52a und ▶ Abb. 2.52b).

Patienten, die an aktiver Dysfunktion der Extensionsrichtung leiden, erkennen oft selbst das Problem nicht, sondern sehen die Situation anders: Sie glauben, dass es wichtig sei, mit geradem Rücken zu sitzen. Oft haben sie sogar ein schlechtes Gewissen, weil sie dennoch denken, ihre Körperhaltung sei „schlecht“. Somit liegt hier gewissermaßen ein „Fehler“ in der Körperwahrnehmung vor. Dementsprechend wird ein alternativer Therapieansatz notwendig (Box „Dilemma der aktiven Dysfunktion in Extensionsrichtung“).

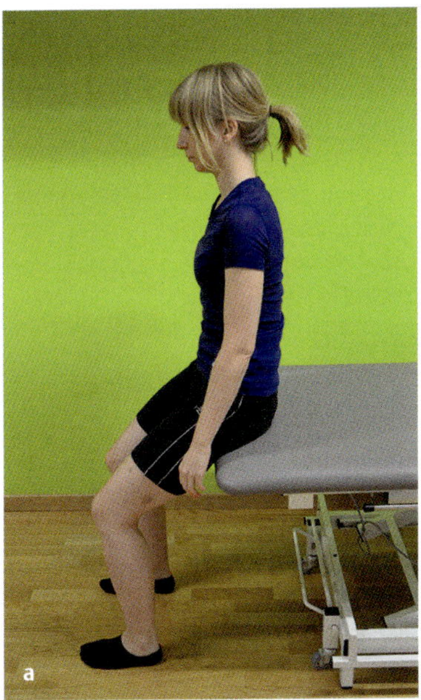

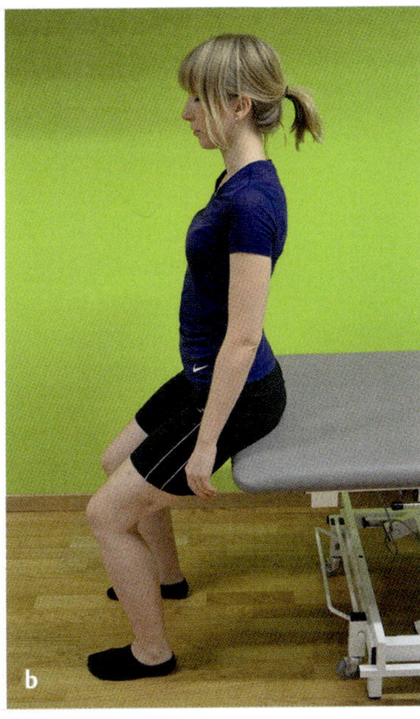

Abb. 2.52 Sitzhaltung bei Flexionsdysfunktion und bei aktiver Dysfunktion der Extension.
a Sitzposition in Flexion
b Sitzposition in Extension

Dilemma der aktiven Dysfunktion der Extensionsrichtung

Befunde

- Schwer zu erkennen, weil die Tests negativ sein können
- Patient hält seine Position in LWS- Extension, ist sich dessen aber nicht bewusst; emfindet seine Haltung stattdessen als „schlecht“ (gekrümmt).
- Muskeltonus ist hoch; Muskeln sind verspannt/hyperaktiv
- Patienten sind vom Typ her oft Perfektionisten

Behandlung

- Patient soll sich über das Problem bewusst werden
- Bewegungstherapie oft nicht wirklich notwendig/sinnvoll
- Keine kräftigenden Bewegungen
- Massage-, Faszien- und Weichteilbehandlungen bringen nur kurzfristige Hilfe
- Hilfen, sich zu entspannen
- Atemübungen, Zwerchfellatmung

Merke

Patienten, die an aktiver Dysfunktion in Richtung LWS-Extension leiden, erkennen selbst das Problem oft nicht, sondern sehen die Ursache woanders: z. B. „Ich habe eine schlechte Haltung“.

2.5.2 Kann die aktive Dysfunktion der Bewegungskontrolle in LWS-Extension getestet werden?

Da der Rücken die ganze Zeit in der Extension gehalten wird, findet man in den Bewegungskontrolltests vermutlich keine Auffälligkeiten – beziehungsweise können die Tests als „korrekt absolviert“ interpretiert werden. In dem Test Waiters Bow hält der Patient die Lendenwirbelsäule womöglich vollständig in Extension (► Abb. 2.53) und verschiebt sich erst gar nicht in die Flexion, ebenso bei den Tests „Rocking on all Fours“ und „Prone Knee Bend“. Bei diesem klinischen Muster sind Entspannungsübungen wichtiger als aktive Übungen. Der Patient muss lernen, seinen Rücken zu entspannen, indem er sich an der Rücklehne des Stuhls anlehnt (► Abb. 2.54a) – denn normalerweise sitzt er am vorderen Teil des Stuhls (► Abb. 2.54b).

Nun zur Atmung: Patienten mit einer solchen Dysfunktion atmen normalerweise nur mit dem oberen Teil der Lunge, das Zwerchfell arbeitet kaum mit. Dies kann bei der Spontanatmung beobachtet werden, wenn man den Patienten bittet, einige Male tief durchzuatmen. Dass das Zwerchfell zu wenig arbeitet, sieht man daran, dass sich der Bauch beim Einatmen nicht ausdehnt, wie er eigentlich sollte, sondern stattdessen der obere Teil des Brustkorbs stark nach oben bewegt. Auf der Vorderseite des Halses spürt man die Überaktivierung der Mm. scaleni und des M. sternocleidomastoideus sowie die Aktivierung der Streckmuskeln des Rückens. Diese Muskeln sind eigentlich nur Hilfsmuskeln der Atmung und sollten nur bei extremer sportlicher Beanspruchung mithelfen.

In Untersuchungen wurde nachgewiesen, dass Patienten mit Dysfunktion der Flexionskontrolle und solchen

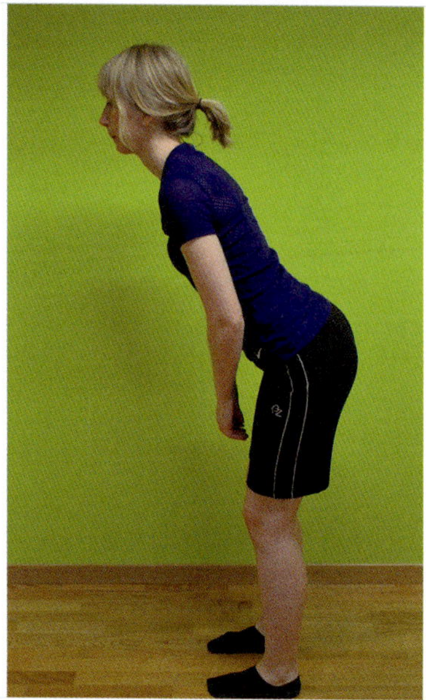

Abb. 2.53 Aktive Extension im Waiters-Bow-Test. Der Test ist negativ, weil der Rücken sich nicht bewegt. Das Problem ist, dass Patienten mit aktiver Extensionsdysfunktion ihren Rücken mehr oder weniger permanent in Extension halten.

mit aktiver Extensionsdysfunktion in gegensätzlichen Positionen sitzen und ihre EMG-Aktivität der Rückenmuskeln daher völlig unterschiedlich ist (Astfalck et al. 2010; Dankaerts et al. 2006a; Dankaerts et al. 2006c). Es geht um einen sogenannten „Wash out Effect“: Wenn man die Sitzposition und die Aktivität der Rückenmuskeln von Gesunden und Rückenpatienten vergleichen, findet man keine Unterschiede. Aber wenn wir dagegen die Untergruppen miteinander vergleichen (Dysfunktion der Flexionskontrolle und aktive Extensionsdysfunktion), sind die Differenzen deutlich erkennbar (Dankaerts et al. 2009) (▶ Tab. 2.3).

2.5.3 Behandlung der aktiven Extensionsdysfunktion

Zuerst einmal muss sich der Patient über sein Problem bewusst werden und es einsehen. Danach kann er beginnen, seine Haltungsgewohnheiten aktiv zu verändern. Das Wichtigste bei der Therapie der aktiven Extensionsdysfunktion ist, dass der Patient lernt, richtig zu atmen und sich zu entspannen. Dazu werden ihm zum einen Positionen zur Entspannung gezeigt: Beim Sitzen beispielsweise ist es wichtig, den Rücken anzulehnen und den Körper passiv gegen die Rücklehne zu stützen.

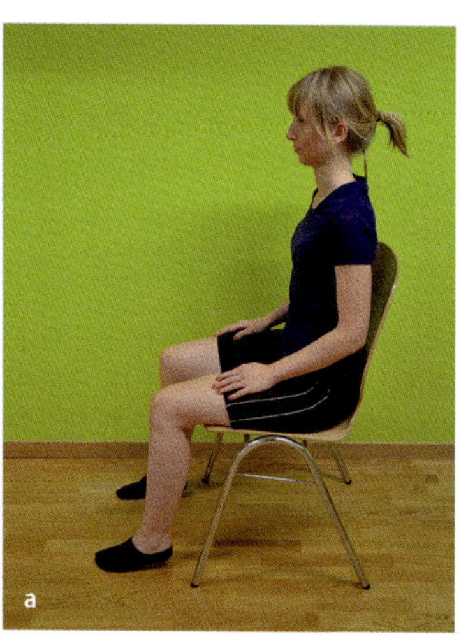

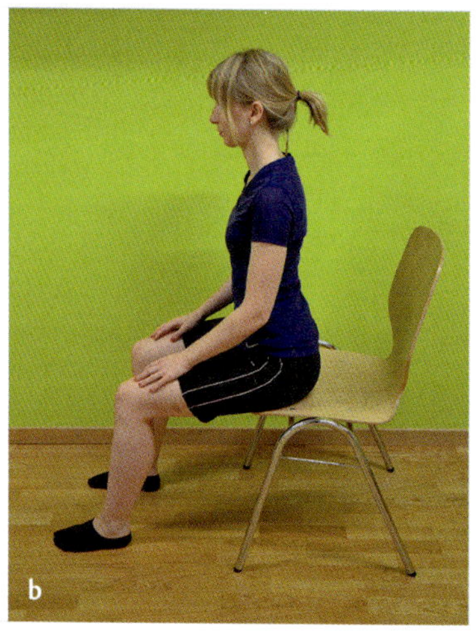

Abb. 2.54 Richtige und falsche Sitzhaltung bei aktiver Extensionsdysfunktion.
a An Stuhllehne gelehnt, gerader Rücken. Patienten mit aktiver Extensionsdysfunktion wollen keine Rückenlehne benutzen. Dadurch sind die Rückenmuskeln permanent angespannt.
b Sitzende Position mit geradem Rücken, ohne die Lehne zu nutzen – typisch für Patienten mit aktiver Extensionsdysfunktion.

Tab. 2.3 Flexionsdysfunktion und aktive Extensionsdysfunktion im Vergleich.

Flexionsdysfunktion	aktive Extensionsdysfunktion
Sitzposition ist flexorisch	Sitzposition ist extensorisch
der Rücken hängt in Beugeposition	der Rücken ist steif und angespannt
Muskeln des Rückens sind schwach und weich	Rückenmuskeln sind die ganze Zeit aktiv
Sitzposition muss aktiv korrigiert werden	Sitzposition muss passiv korrigiert werden („Entspannen Sie sich und lehnen Sie sich an der Rückenlehne an.“)
Taping ist hilfreich	Taping hat negative Wirkung
Massage bringt keinen Nutzen	Massage bringt nur kurzfristig Nutzen

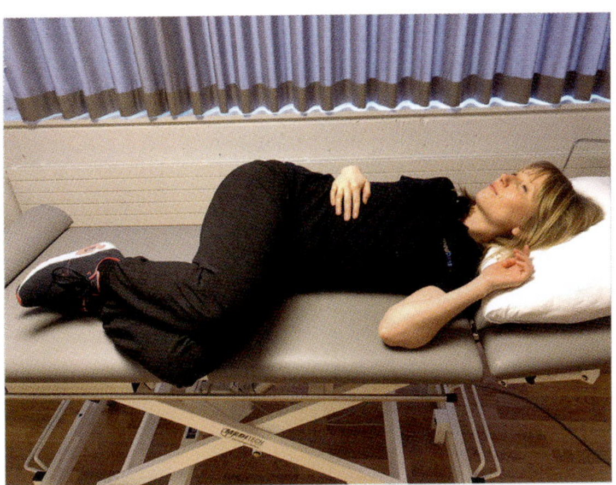

Abb. 2.55 Drehdehnlage – zur Verbesserung der Zwerchfellatmung.

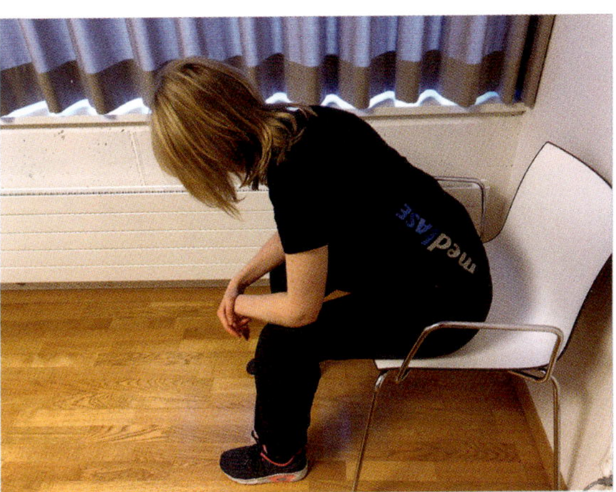

Abb. 2.56 Kutschersitz – zur Verbesserung der Zwerchfellatmung.

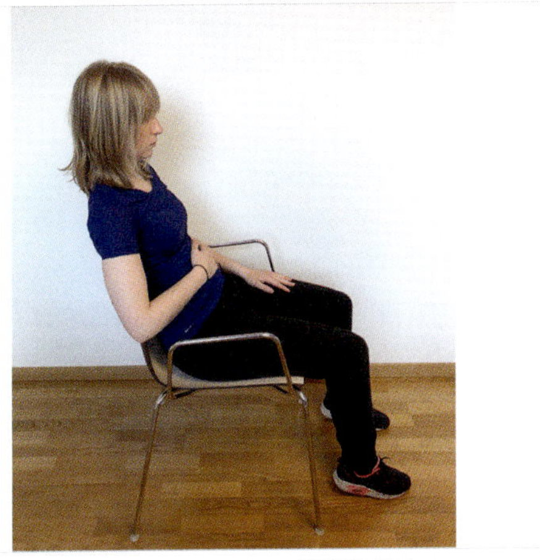

Abb. 2.57 Auflegen der Hand. Auf diese Weise kann beobachtet werden, wie sich der Bauch beim Atmen hebt und senkt.

Atemübungen sind ebenso wesentlich – vor allem die Zwerchfellatmung muss von vielen Betroffenen neu gelernt werden. Eine gute Übung dafür ist z. B. die seitliche Drehposition (▶ Abb. 2.55), bei der Brustkorb und Brustbein durch die Rotation nicht bewegen können, was wiederum das Zwerchfell zum Atmen zwingt. Eine ebenso gute Übung ist der „Kutschersitz" (▶ Abb. 2.56). Zusätzlich kann der Patient, selbst mit der Hand spüren, wie sich der Bauch mit der Atmung anhebt und senkt (▶ Abb. 2.57).

Um die Rückenmuskeln zu lockern, kann Patienten mit dieser Dysfunktion auch Massage helfen – allerdings nur für ein paar Stunden, falls sich ihre Haltung nicht langfristig ändert. Helfen kann auch Bewegung. Allerdings sind diese Patienten ohnehin häufig sportlich und besuchen Fitnessstudios und Turngruppen oder gehen joggen. Manchmal kann aber die sportliche Aktivität übermäßig sein, sodass die Muskeln permanent sehr aktiv sind.

2.6 Dysfunktion der Bewegungskontrolle in LWS-Rotation und -Lateralflexion

Bewegungskontrolldysfunktionen in Richtungg Rotation und Lateralflexion kommen fast immer gemeinsam vor. Deswegen kann man sowohl von der Dysfunktion der Bewegungskontrolle in Richtung Rotation- als auch in Richtung Lateralflexion sprechen. Meist treten sie zudem noch in mit einer Dysfunktion in Extensions- oder Flexionsrichtung.

2.6.1 Klinisches Muster der Bewegungskontrolldysfunktion in LWS-Rotation

Hat ein Patient eine Dysfunktion in Rotation und Flexion, sitzt er häufig so, dass das eine Bein über das andere geschlagen ist. Oft wechselt er dabei ständig die Seiten. Diese Patienten sind sozusagen „nervöse Sitzende". Patienten dagegen, die an einer Dysfunktion in Rotation und Extension leiden, stehen oft mit gekreuzten Beinen oder haben das Gewicht auf ein Bein verlagert. Häufige Seitenwechsel sind typisch. Wenn z. B. ein Redner diese Dysfunktion hat, wirkt seine Präsentation sehr unruhig, weil er ständig seine Position von einem Bein auf das andere wechselt. Weiterhin typisch ist, dass die Patienten sich gegen die Wand oder den Tisch lehnen. In ▶ Abb. 2.58 sehen Sie typische Stellungen von Patienten, die an einer Dysfunktion der Rotation und Flexion oder Rotation und Extension leiden.

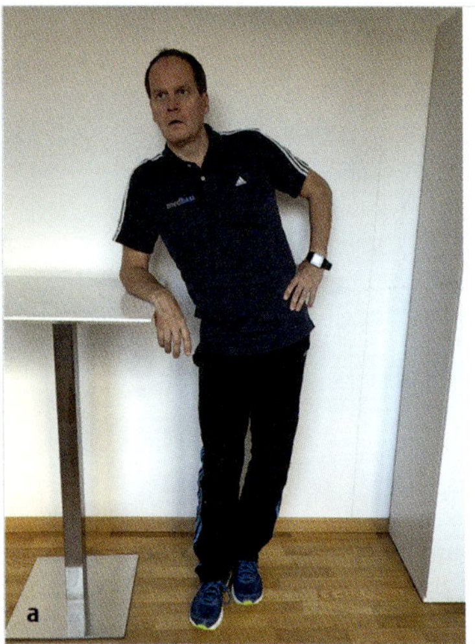
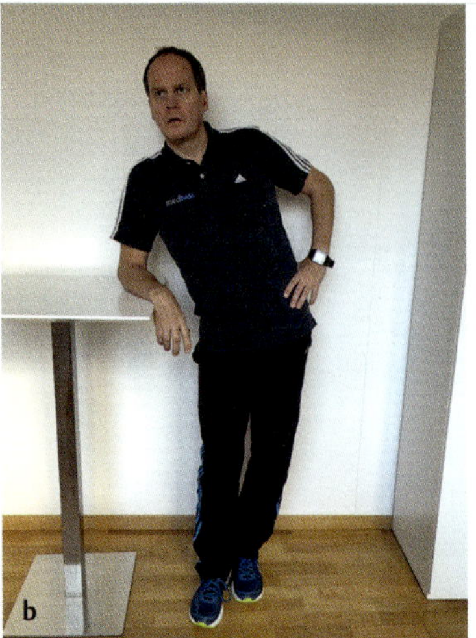
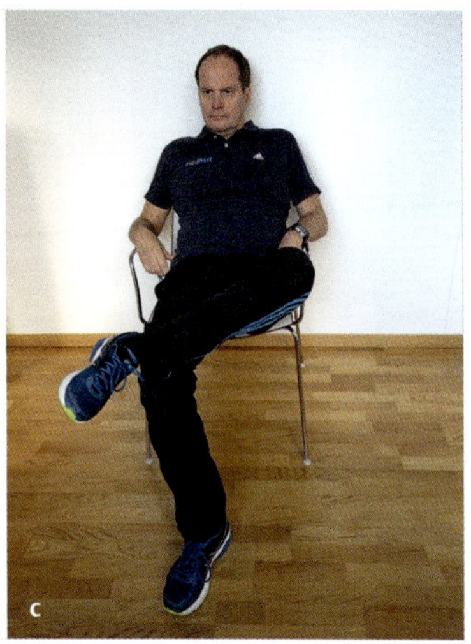

Abb. 2.58 Typische Positionsgewohnheiten bei Patienten, die an Rotationskontrolldysfunktion leiden.

2.6.2 Tests und Befunde der Rotationsdysfunktion

Der wichtigste Test ist das Stehen auf einem Bein. Der Sitting-Knee-Extension-Test zeigt, ob eine Dysfunktion der Rotation und Flexion vorliegt. Ist das der Fall, dreht sich der Rücken zusätzlich zur Flexion in der LWS. Das Extensionsrotationsmodell kann mit dem Prone-Knee-Bend-Test erkannt werden: Neben der Extension drehen sich Becken und Lendenwirbelsäule.

Muskelschwäche findet man hier vor allem im M. gluteus medius. Liegt der Patient seitlich, fällt es ihm schwer, die untere Extremität zu heben, da der Muskel oft aktiv insuffizient ist. Dies zeigt sich auch dadurch, dass der Patient in der maximalen Abduktion die untere Extremität nicht aktiv halten kann. Leistet man mit der Hand gegen die Bewegung Widerstand, kann der Patient wenig Gegendruck aufbauen.

Merke

Typisch für die Rotationskontrolldysfunktion ist die Schwäche der Abduktoren.

Die schrägen Bauchmuskeln sind ebenfalls schwach. Man kann sie in Rücken-, Bauch- oder Seitenlage testen (▸ Abb. 2.59). Dazu bringt man die untere Extremität in Rotation oder Abduktion und beobachtet, ob der Patient das Becken dabei stabil halten kann. Diese Tests eignen sich auch gut als Übung.

Der M. quadratus lumborum kann ebenfalls schwach sein, eventuell auch nur einseitig. Es lohnt sich, dies beidseitig in Seitenlage zu testen (▸ Abb. 2.60).

Ebenso kann der M. iliopsoas schwach sein – oder eine Seite schwach und die andere angespannt.

Eine hohe Spannung finden wir häufig beim Tractus iliotibialis, dem M. piriformis oder den Hüftbeugern. Dies zu kontrollieren geht sehr gut mit dem Thomas-Test. (▸ Abb. 2.28, ▸ Abb. 2.29).

2.6.3 Behandlung der Bewegungskontrolldysfunktion in Richtung Rotation

Die Schlüsselbewegung für die Behandlung der Rotationsrichtung ist das Stehen auf einem Bein. Viele haben hier Probleme: Bleibt das Becken und der gesamte Rücken gerade? Auch die gesamte Achse der unteren Extremitäten muss kontrolliert werden (siehe Kap. 5). Bei dem Test auf einem Bein kommen auch Kontrollprobleme der unteren Extremitäten deutlich zum Vorschein (Box „Schlüsselbewegungen bei Rotationsstörung“). Deswegen übt man als erstes das Stehen auf einem Bein (▸ Abb. 2.61). Diese Übungen können mit den täglichen Aktivitäten verknüpft werden: Zähneputzen, Rasieren oder Schminken.

Schlüsselbewegungen bei Rotationsstörung

- Stehen auf einem Bein
- Korrektur der Stehposition
- Kräftigung des M. gluteus medius
- Kräftigung der schrägen Bauchmuskeln
- Kräftigung des M. quadratus lumborum
- Kräftigung des M. gluteus maximus
- Dehnung des Tractus iliotibialis
- Dehnung und Verlängerung der Abduktoren
- Schnell walken und rennen, Crosstrainer

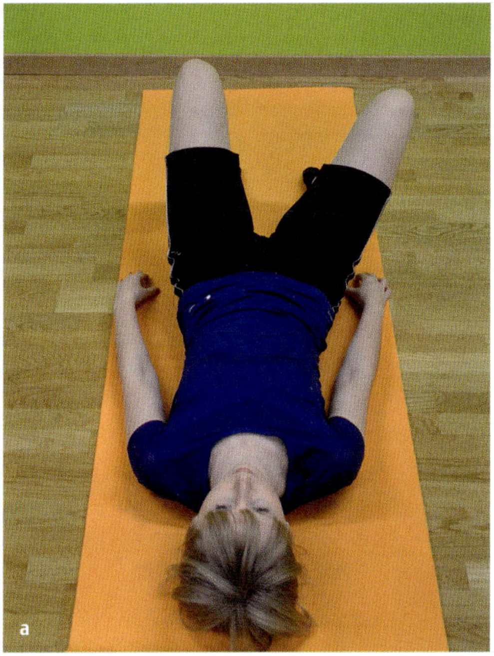

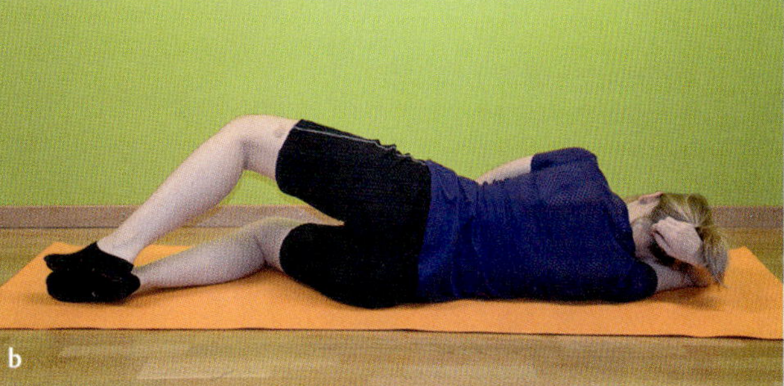

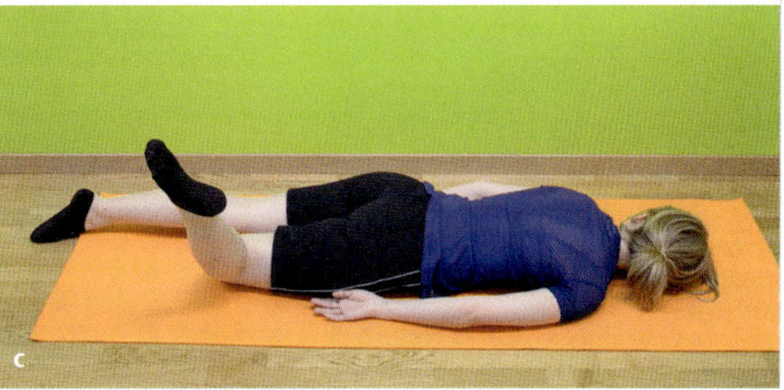

Abb. 2.59 Abduktion und Rotation der Hüfte.
a Abduktion in Rückenlage. Das Becken darf sich nicht mitbewegen.
b Abduktion der Hüfte mit flektierten Knien. Das Becken soll sich nicht bewegen.
c Rotation der Hüfte in Bauchlage. Das Becken soll sich nicht bewegen.

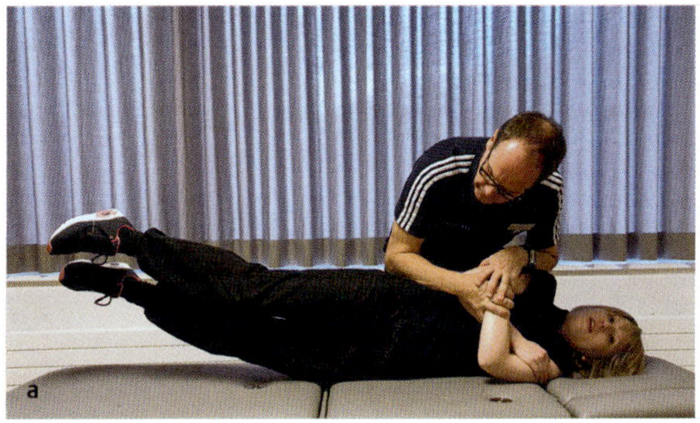

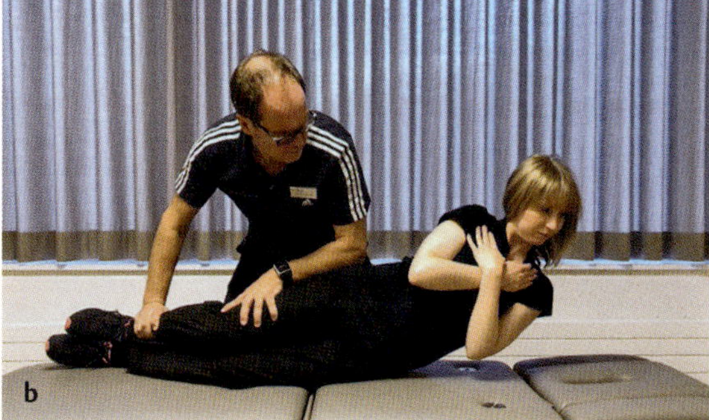

Abb. 2.60 Test für M. quadratus lumborum von oben und von unten.

Typischerweise ist der M. gluteus medius schwach. Die leichteste Übung für den Anfang zu ist, auf der Seite zu liegen und die unteren Extremitäten hochzuheben. Dies kann dynamisch oder statisch erfolgen. Eine etwas leichtere Version ist eine Abduktion des oberen Beins mit gebeugtem Knie und Drehung (▸ Abb. 2.62).

Rotationskontrollübungen können in verschiedenen Ausgangsstellungen trainiert werden (▸ Abb. 2.59a, ▸ Abb. 2.59b). Eine hilfreiche Bewegung ist, auf dem Rücken liegend die unteren Extremitäten zur Seite zu bewegen und gleichzeitig das Becken gerade zu halten. In Seitenlage kann die gleiche Übung durchgeführt werden. In Bauchlage beugt man das Knie und dreht den Oberschenkel im Hüftgelenk nach innen, ohne dass sich das Becken mitdreht. Stehend gegen die Wand kann die Lateralflexion geübt werden. Der Patient soll darauf achten, dass sich der Bauchnabel und das Becken seitlich bewegen (▸ Abb. 2.63).

Merke

Bei einer Dysfunktion der Rotationskontrolle ist das Stehen auf einem Bein eine Schlüsselübung.

Hinsichtlich der Flexibilität liegt das Augenmerk auf dem M. tractus iliotibialis (▸ Abb. 2.64), ebenso auf den Hüftgelenkrotatoren, -flexoren und -adduktoren (▸ Abb. 2.65, ▸ Abb. 2.66).

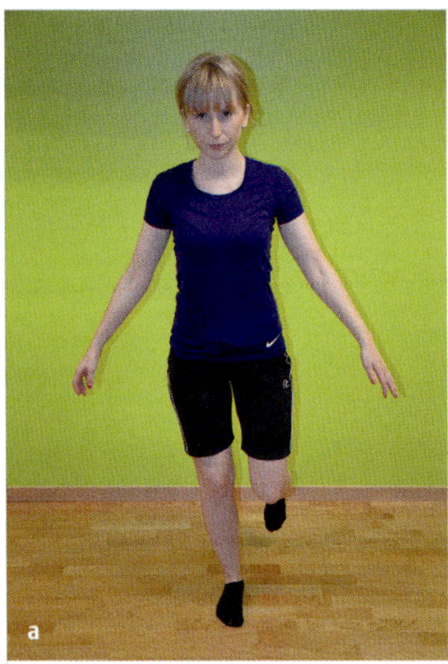
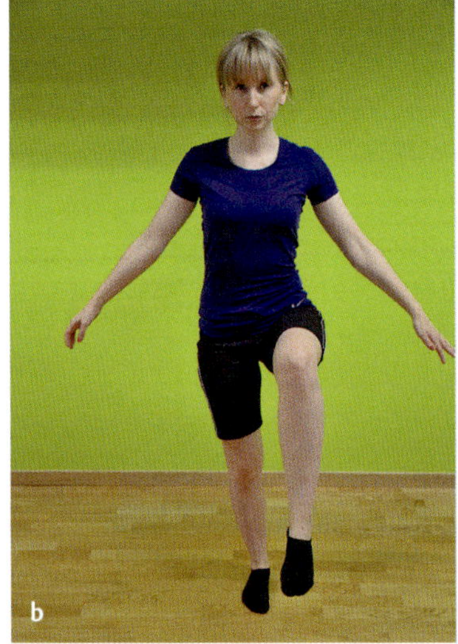
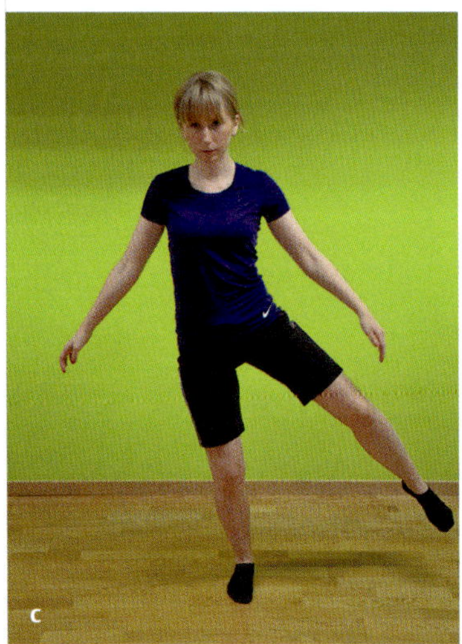
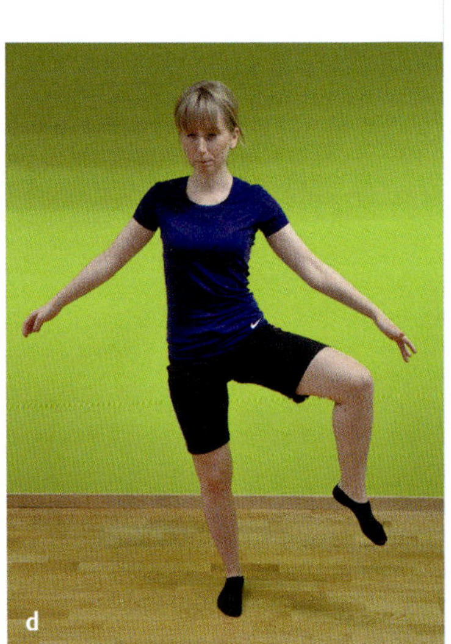

Abb. 2.61 Übungen im Stand.
- **a** Stehen auf einem Bein. Eine Schlüsselübung für Patienten, die an einer Rotationsdysfunktion leiden.
- **b** Stehen auf einem Bein mit Flexion der Hüfte
- **c** Stehen auf einem Bein und Abduktion
- **d** Stehen auf einem Bein und Abduktion in Flexion. Das Becken muss dabei rotatorisch stabil bleiben.

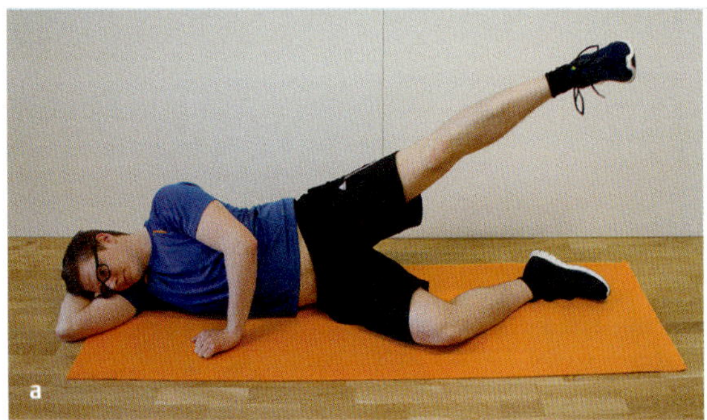
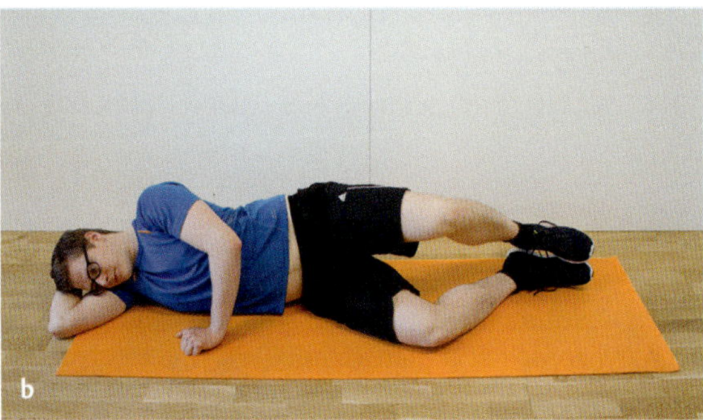

Abb. 2.62 Übung für den M. gluteus medius.
- **a** Übung für den M. gluteus medius mit gestrecktem Bein
- **b** Übung für M. gluteus medius mit gebeugtem Knie: Das Becken darf sich nicht bewegen, die Bewegung muss ausschließlich aus der Hüfte kommen. Schwierig für Patienten, die Probleme mit der Bewegungskontrolle in Rotationsrichtung haben.

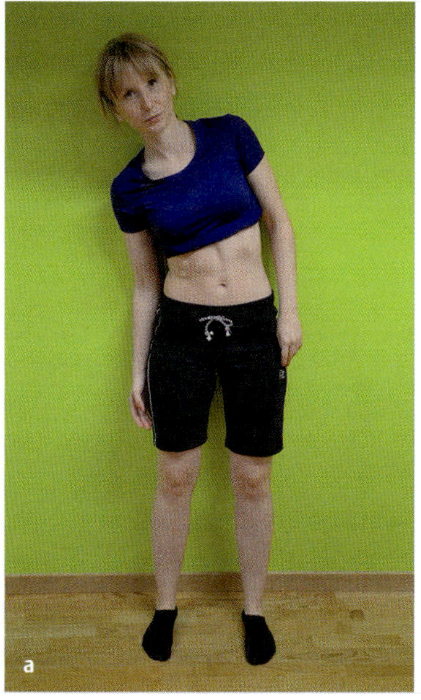

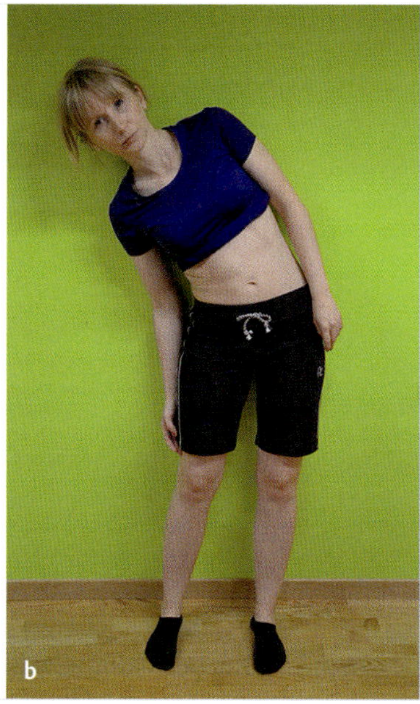

Abb. 2.63 Kontrolle der Lateralflexion.
a Kontrolle der Lateralflexion stehend. Bleibt der Nabel am Ort?
b Inkorrekte Durchführung: Das Becken bewegt sich seitwärts.

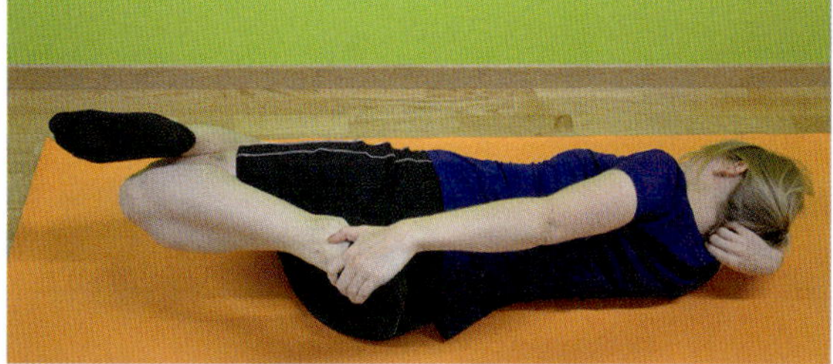

Abb. 2.64 Dehnung des Tractus iliotibialis links. Zunächst wird das Becken über eine Anspannung der Gesäßmuskeln in Richtung LWS-Flexion gekippt. Das andere Bein drückt das obenliegende Knie in Richtung Adduktion.

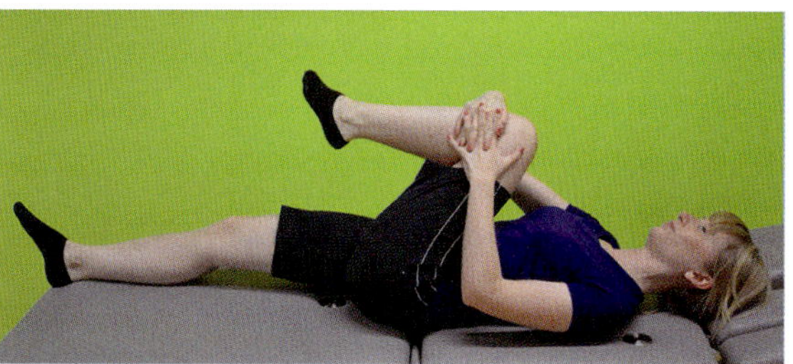

Abb. 2.65 Dehnung der Hüft-Rotatoren links über Flexion, Adduktion und Außenrotation der linken Hüfte.

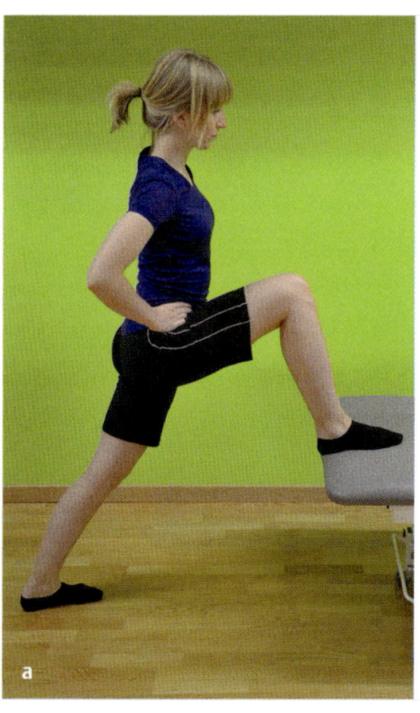

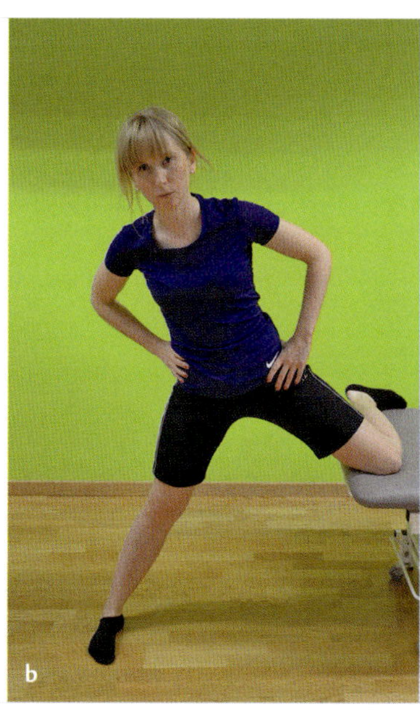

Abb. 2.66 Dehnübungen.
a Dehnung der Hüftgelenk-Extensoren links
b Dehnung der Hüftgelenk-Abduktoren links

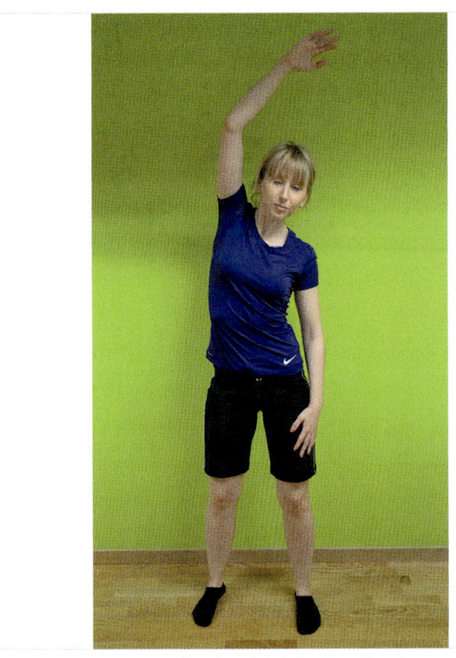

Abb. 2.67 Dehnungs des M. latissimus rechts. Die Hüfte und der Rücken müssen gerade bleiben.

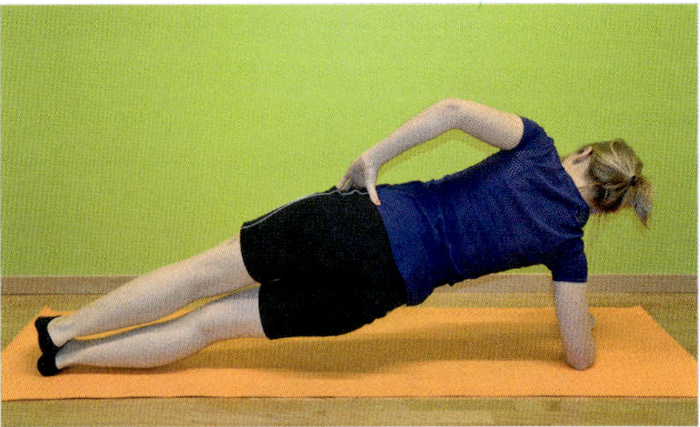

Abb. 2.68 Planking seitlich.

Nicht zu vergessen ist der M. latissimus dorsi, der ebenfalls eine hohe Spannung haben kann und möglicherweise passiv gedehnt werden sollte (▶ Abb. 2.67).

Hat ein Patient Probleme an der unteren Extremität, empfiehlt es sich, ihn hinsichtlich eines möglichen Rotation-Kontrollproblems zu testen: Wenn das Becken nicht gerade und/oder hinsichtlich Ab- und Adduktion nicht stabil ist, wird auch die Achse der unteren Extremitäten nicht stimmen (siehe Kap. 5). Dies kann einen Bezug zu Problemen in Knie-, Fuß- und Hüftgelenken haben. Falls der M. latissimus dorsi kurz und verspannt ist, beeinflusst dies möglicherweise das Kontrollvermögen der Schulterblätter und somit auch die Kontrolle der Schulter (siehe Kap. 4).

Nachdem die Bewegungskontrolle und das Muskelgleichgewicht besser geworden sind, kann mit dem globalen Stabilisationstraining begonnen werden. Geeignete Übungen sind „Planking" (▶ Abb. 2.50) und seitliches Planking (▶ Abb. 2.68). Mit dem Seilzug kann man sehr gut die Rotation von oben oder von unten ausführen (▶ Abb. 2.69). Globale Rotationsstabilisation lässt sich gut mit Squats mit oder ohne Gewichte zu üben (▶ Abb. 2.70).

In der ▶ Tab. 2.4 sehen Sie die typischen Muskelbefunde in den Dysfunktionen der verschiedenen Richtungen.

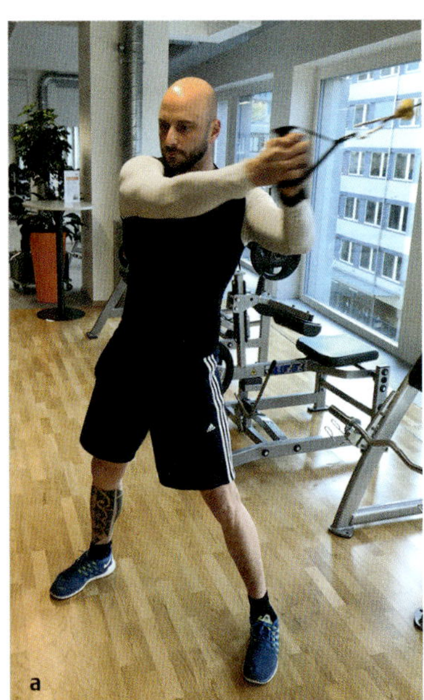

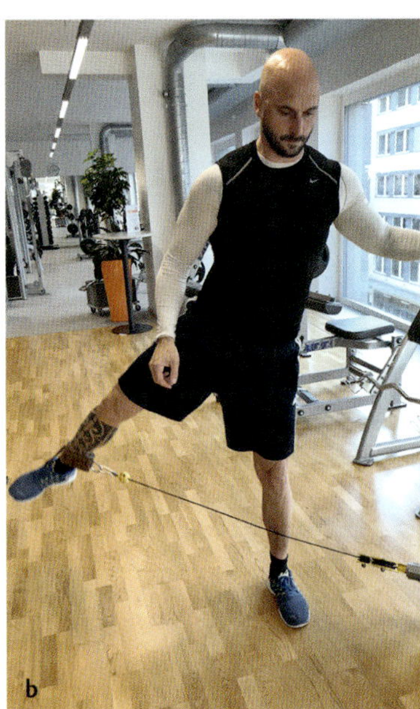

Abb. 2.69 Rotationsübungen.

a Rotationen mit dem Zuggerät von oben aus. Wichtig ist hierbei, das Becken zu kontrollieren.

b Rotationsübung von unten aus. Kontrolle der Hüfte ist wichtig.

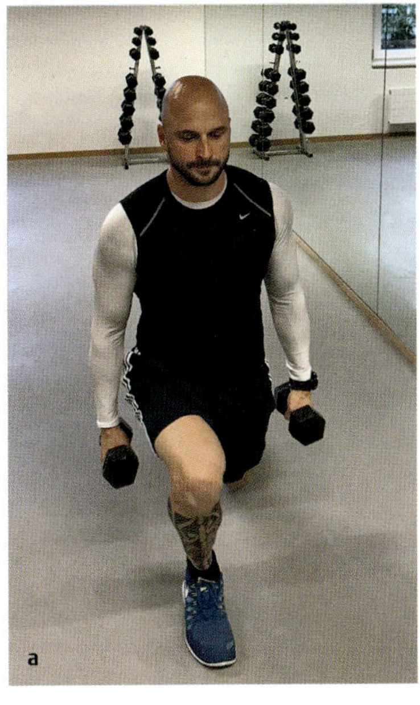

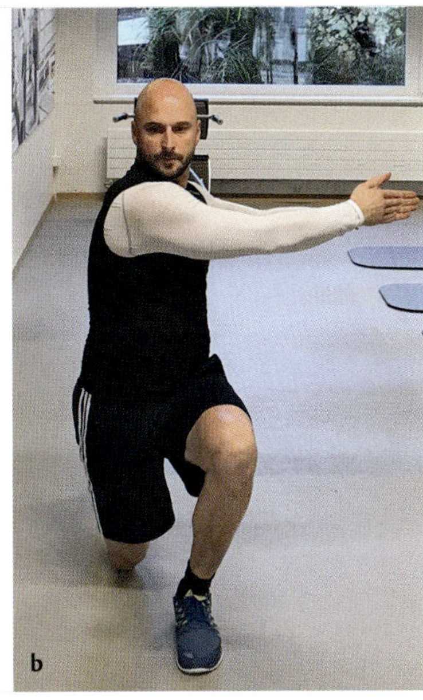

Abb. 2.70 Rotationsübungen.
a Globale Rotationsstabilisation. Das Becken muss gerade bleiben.
b Globale Rotationskontrolle. Die Achse der Hüfte und der unteren Extremitäten muss gut kontrolliert werden.

Tab. 2.4 Typische Muskelbefunde bei verschiedenen Bewegungskontrollproblemen.

Art der Insuffizienz	Problem der Flexionsrichtung	Problem der Extensionsrichtung	Problem der Rotationsrichtung
schwache Muskeln, aktive Insuffizienz	• Multifidus • Erector spinae unterer Teil • Gluteus maximus (Extension der Hüfte) • Quadriceps	• Gluteus maximus (Kippen des Beckens) • Rectus abdominis unterer Teil • Obliquus int. & ext. utere Teile • Iliopsoas	• Gluteus medius & minimus • Obliquus int. & ext. abdominis • Quadratus lumborum • Iliopsoas
angespannte/überaktive Muskeln, passive Insuffizienz	• Hamstrings • Gluteus maximus • Bauchmuskeln • Pectoralis	• Erector spinae unterer Teil • Rectus femoris • Tractus iliotibialis • Bauchmuskeln oberer Teil	• Abduktoren • Tractus iliotibialis • Piriformis & Rotatoren der Hüfte • Bauchmuskeln oberer Teil

2.7 Tests und Übungen für die Körperwahrnehmung

Bewegungskontrollprobleme gehen sehr oft mit Schwierigkeiten der Körperwahrnehmung einher. Auf dem sensorischen Gehirnkortex befinden sich Repräsentationszonen für die jeweilige Körperzonen, sogenannte Homunculus (▶ Abb. 2.71). Körperteile, die viel gebraucht und von denen viele Informationen erhalten werden, sind im Gehirn gut vertreten, das heißt ihr Repräsentationsgebiet ist groß. Dies betrifft besonders Hände, Finger und Fingerkuppen. Auch das Repräsentationsgebiet des Gesichts, der Zunge und der Lippen ist groß. Demgegenüber ist das Gebiet des Rückens normalerweise klein. Laut Forschung verursacht der Schmerz Störungen der Körperwahrnehmung, was dazu führt, dass das Repräsentationsgebiet der schmerzenden Körperzone sich ändert (Flor 2003; Flor 2000; Flor u. Birbaumer 2000; Flor u. Diers 2009, Moseley 2003; Moseley 2004a; Moseley 2004b; Moseley 2008b; Moseley 2005a; Moseley 2005b; Moseley u. Gandevia 2005; Moseley et al. 2008a; Moseley et al. 2008b; Moseley et al. 2008c).

2.7.1 Zwei-Punkt-Diskrimination

Die Körperwahrnehmung kann auf verschiedene Weise ermittelt werden. Zwei-Punkt-Diskrimination ist ein leichter und einfacher Test. Es wird mit einem einfachen Diskriminator durchgeführt. Man beginnt zuerst mit den weit (z. B. 10 cm) voneinander entfernt liegenden Punkten und klopft dazu leicht den Rücken des Patienten. Die Entfernung der Punkte wird allmählich reduziert, bis der Patient nur noch 1 Punkt spürt. Danach wird die Entfernung wieder vergrößert (z. B. 0,5 cm), bis der Patient wieder 2 Punkte erkennt. Diese kleinste Distanz zwischen 2 verschiedenen Punkten ist die Zwei-Punkt-Diskrimination. In unserer eigenen Untersuchung erhielten wir für Gesunde den Wert 4,4 cm und für Rückenleidende 6,1 cm (Luo-

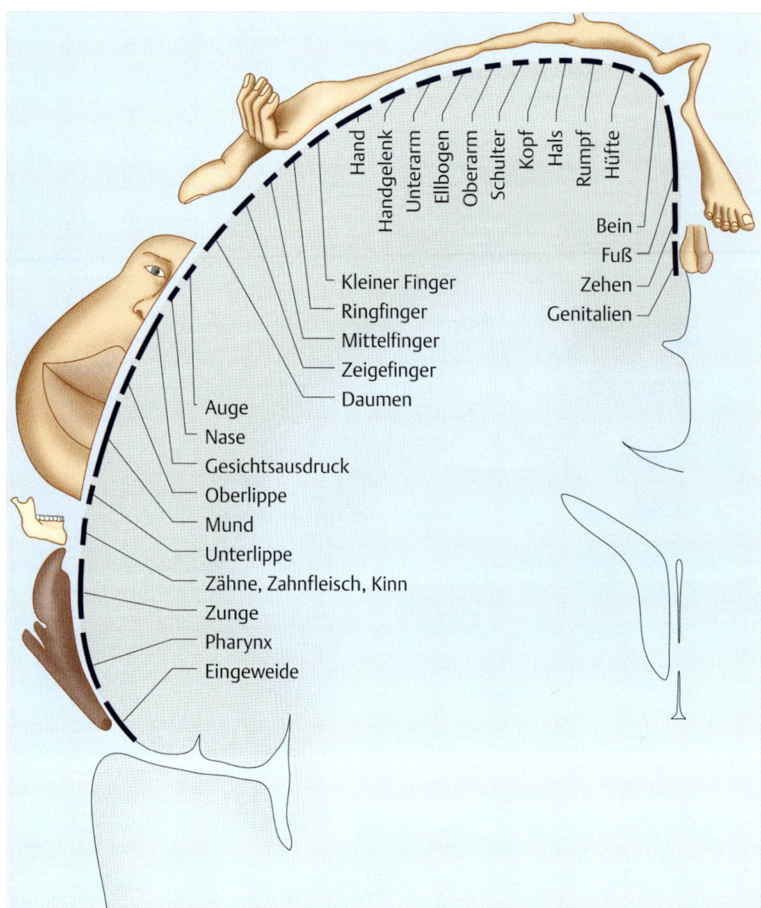

Abb. 2.71 Homunculus. Der jeweilige Bereich, der verschiedene Körperteile auf dem sensorischen Kortex der Großgehirnrinde repräsentiert, ist unterschiedlich groß. Ist das Gebiet groß, z. B. das der Fingerspitzen, ist die Erkennungsfähigkeit des Gehirns gut. Je kleiner das Gebiet, desto geringer die Repräsentation und Differenzierung dieses Körperteils im Gehirn. (Physiotherapie in der Neurologie. Hüter-Becker A, Dölken M, Hrsg. 3. Auflage. Stuttgart: Thieme; 2010. doi:10.1055/b-002-7269)

majoki u. Moseley 2011). Laut mehreren Untersuchungen wurde der Grenzwert 6 cm (Catley et al. 2013; Wand et al. 2014) als unnormales Testergebnis berechnet, das heißt, wenn der Wert 6 cm überschreitet, hat diese Person mit 90 %iger Wahrscheinlichkeit Rückenschmerzen.

2.7.2 Erkennungstest und Übungen der Körpereinseitigkeit

Die zweite Methode, die Körperwahrnehmung zu messen, ist die sogenannte Seitenerkennung (Laterality Recognition). In diesem Test werden dem Patienten Bilder, z. B. von rechten und linken Händen, gezeigt, und er muss erkennen, um welche Seite es sich handelt. In der Erkennung der Einseitigkeit hat man Unterschiede in verschiedenen Symptomen gefunden, wie in den Diagnosen Complex Regional Pain Syndrome (CRPS) (Moseley 2004a) und in dem Karpaltunnelsyndrom (CTS) (Schmid u. Coppieters 2012). Tests für Laterality Recognition finden Sie auf den Seiten der noigroup (www.noigroup.com). Heutzutage werden vor allem Apps („recognise") für Tests und Übungen verwendet. Diese Apps gibt es für alle Körperteile. Sie kosten unter 10 € pro Stück. So können die Patienten ihr Körperwahrnehmungsvermögen mehrmals pro Tag üben. Das Training ist nur mental, das heißt es werden gleichzeitig keine Bewegungen ausgeübt. Auch Videos können eingesetzt werden, um die Körperwahrnehmung zu verbessern, das heißt man imitiert mental andere Menschen (motorische Imagination), wenn sie sich bewegen. Mit diesem sogenannten Graded-Motor-Imagery(GMI)-Programm wurden sehr gute Ergebnisse bei der Behandlung der CRPS-Patienten erzielt (Moseley 2004b; Moseley 2006; Moseley u. Wiech 2009).

2.7.3 Graphästhesie

Auch mit Graphästhesie kann das Körperwahrnehmungsvermögen gemessen und geübt werden. Graphästhesie bedeutet, dass mit einem spitzen Gegenstand (z. B. Stift) Buchstaben, Nummer oder sogar Wörter auf den Rücken oder anderen Körperteilen gezeichnet werden (▸ Abb. 2.73). Der Patient muss den Buchstaben oder die Nummer erkennen. Die Aufgabe wird schwieriger, wenn die Buchstaben kleiner werden, entweder waagrecht oder senkrecht geschrieben wird, wenn kurze Wörter geschrieben werden oder etwas zusammengezählt wird (Wand et al. 2010a; Wand et al. 2010b; Wand et al. 2011; Wand et al. 2012).

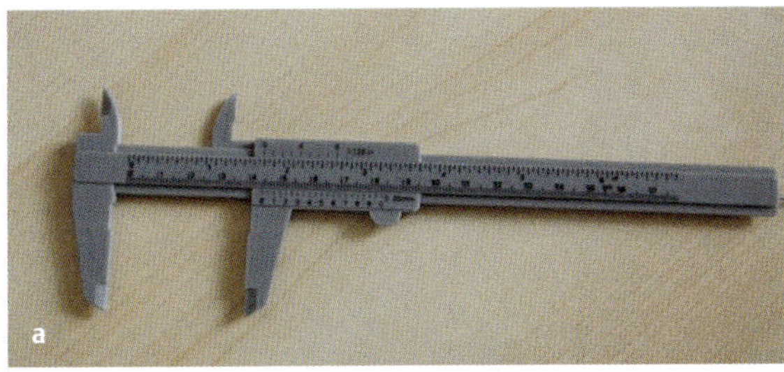

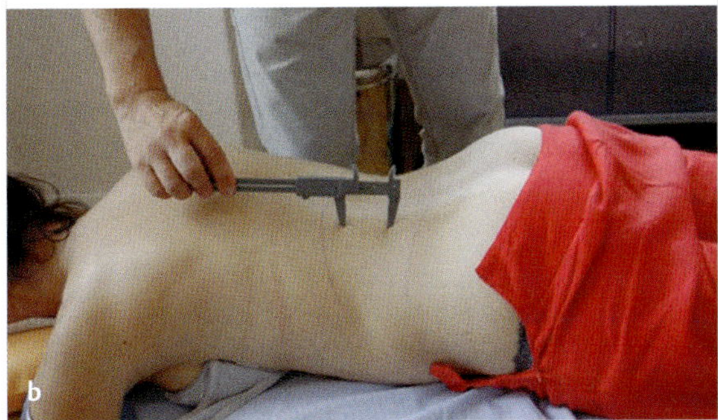

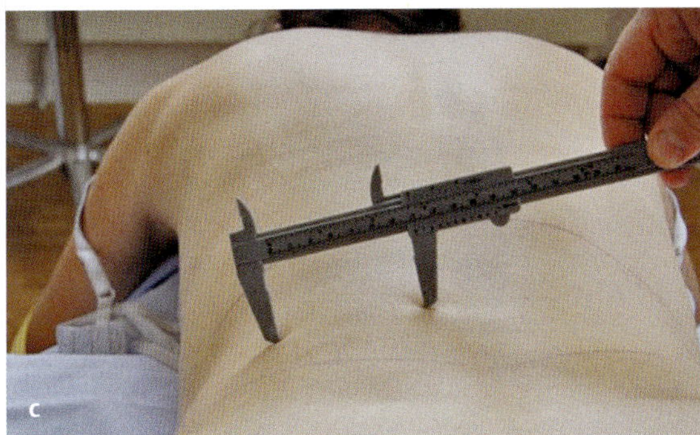

Abb. 2.72 Zwei-Punkt-Diskriminationstest.

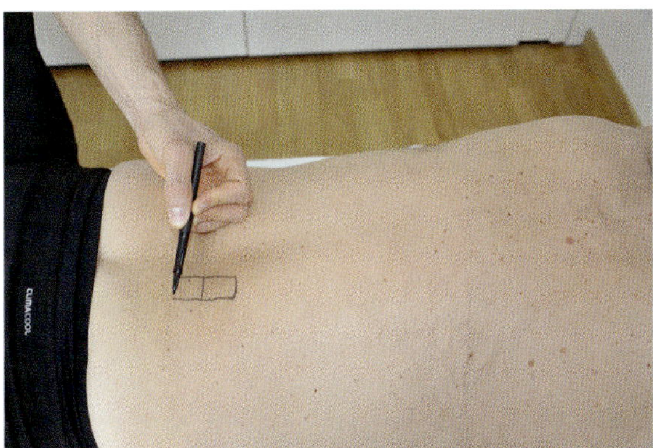

Abb. 2.73 Graphästhesie – Test und Übung. Es wird z. B. ein Muster auf den Rücken gemalt, das der Patient erkennen muss.

In Untersuchungen hat man mitunter Beweise dafür gefunden, dass die Graphästhesieübungen das Körperwahrnehmungsvermögen verbessert und Schmerzen lindern (Wand et al. 2010a; Wand et al. 2011; Gutknecht et al. 2015).

2.7.4 Zeichnen des eigenen Rückens

Das Körperwahrnehmungsvermögen kann auch so getestet werden, dass der Patient gebeten wird, einen Teil seines Körpers zu zeichnen, z. B. den Rücken. Es kann sein, dass ein Patient, der an chronischen Rückenschmerzen leidet, seinen Rücken entweder unsymmetrisch oder breiter oder schmaler zeichnet, als er tatsächlich ist.

2.8 Tests und Übungen für Sportler

Es ist eigentlich erstaunlich, wie viel deutliche Bewegungskontrolldysfunktionen Sportler schon in einfachen Tests und Bewegungen zeigen. Wenn diese Befunde behandelt worden sind und wieder Bewegungskontrolle besteht, müssen auch schwierigere Anfangspositionen und Bewegungen geübt werden. Im Folgenden sind einige Ideen aufgeführt, wie ein Training für Sportler weitergeführt werden sollte, nachdem die Grundprobleme beseitigt worden sind.

2.8.1 Flexionskontrolle

- Dead Lifts (▸ Abb. 2.74)
- Squats, ggf. mit Zusatzgewichten (▸ Abb. 2.75)
- „Good Mornings" (▸ Abb. 2.76)

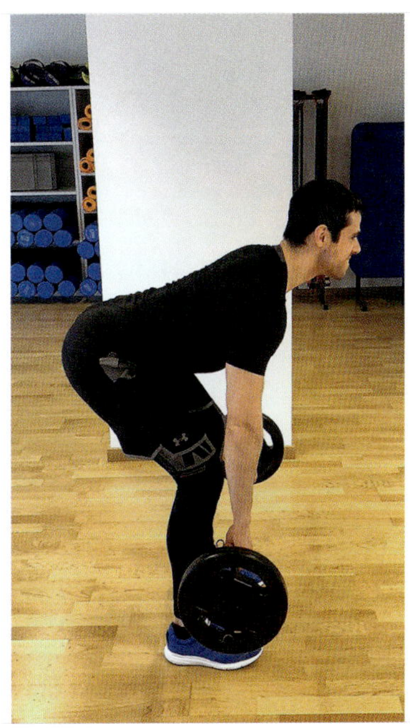

Abb. 2.74 Dead Lifts.

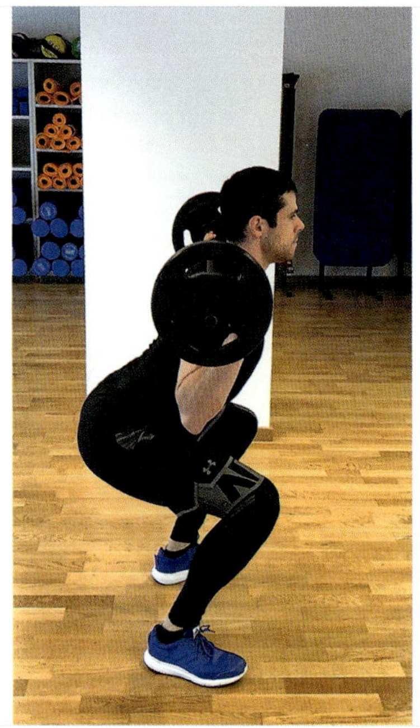

Abb. 2.75 Kniebeugen.

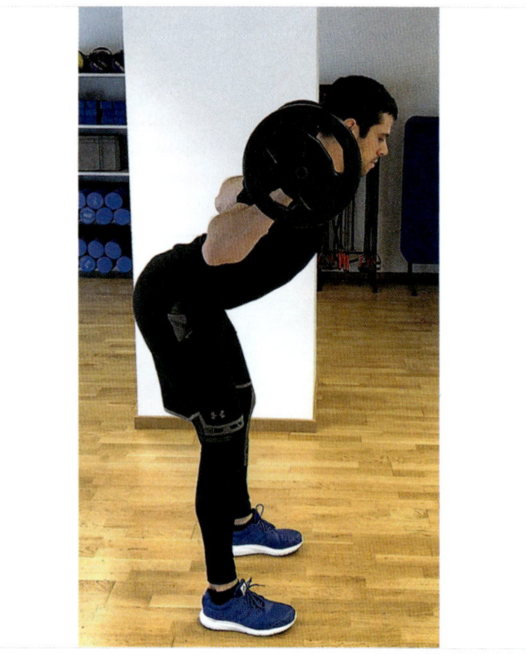

Abb. 2.76 Good-Mornings.

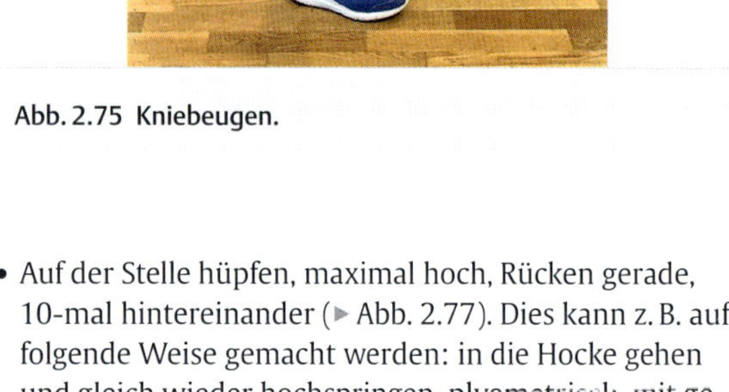

- Auf der Stelle hüpfen, maximal hoch, Rücken gerade, 10-mal hintereinander (▸ Abb. 2.77). Dies kann z. B. auf folgende Weise gemacht werden: in die Hocke gehen und gleich wieder hochspringen, plyometrisch, mit geradem Rücken
- In nach vorne geneigter Haltung (Waiters Bow) isolierte Extension und Flexion der Brustwirbelsäule, ohne dass die Lendenwirbelsäule sich bewegt; ggf. auch mit Gewichten (▸ Abb. 2.78)
- Hüftflexion im Stand mit Zugapparat (▸ Abb. 2.79)

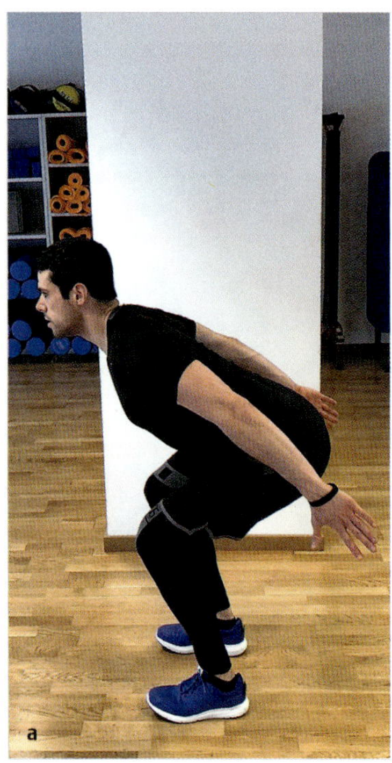

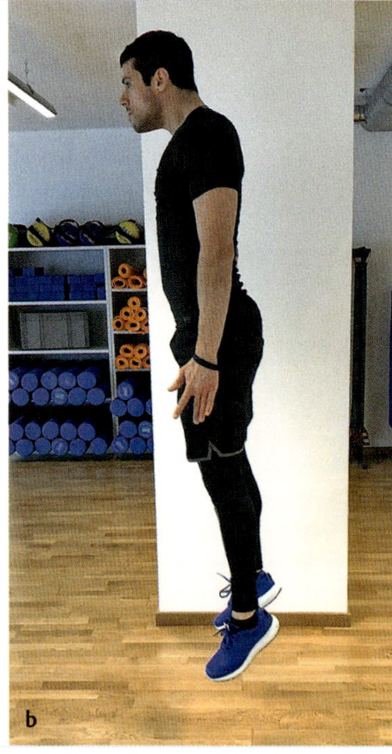

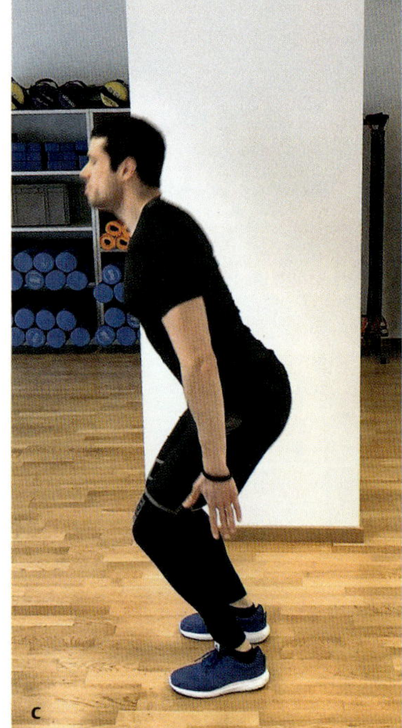

Abb. 2.77 Hüpfen auf der Stelle.

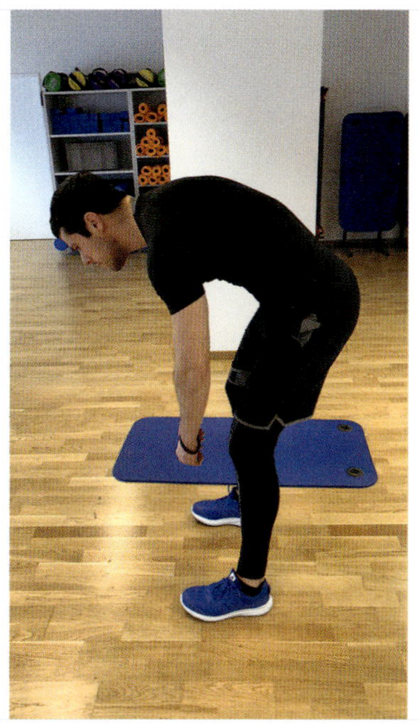

Abb. 2.78 Waiters Bow: Isolierte Flexion und Extension der BWS bei gleichzeitig stabilisierter LWS.

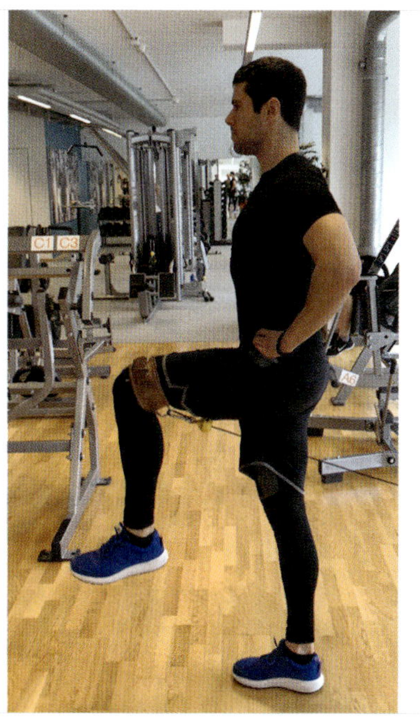

Abb. 2.79 Hüftflexion im Stand mit Zugapparat: bei stabilisierter LWS.

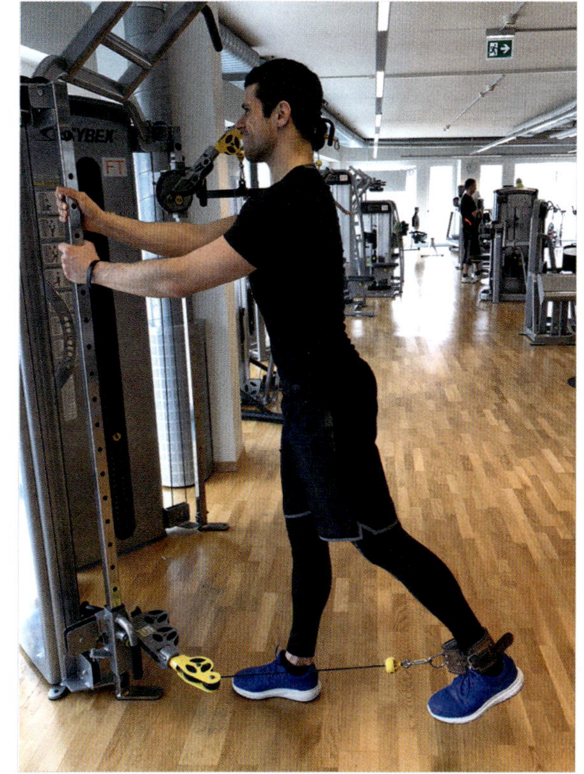

Abb. 2.80 Extension der Hüfte am Zugapparat.

2.8.2 Extensionskontrolle

- Hüftextension mit Zusatzgewichten am Zugapparat, mindestens 10° ohne Rückenbewegung (► Abb. 2.80)
- Bauchliegend die unteren Extremitäten hochheben, ohne dass der Rücken ein Hohlkreuz bildet (► Abb. 2.81)
- Beine anheben aus Rückenlage in verschiedenen Varianten, ohne dass sich der untere Rücken bewegt (► Abb. 2.82)
- In Waiters-Bow-Stellung die Brustwirbelsäule in die Extension und Flexion, ohne dass der untere Rücken sich bewegt (► Abb. 2.83)
- Bridging Beckenkippen (► Abb. 2.84a, ► Abb. 2.84b) und Bridging mit Zusatzgewicht (► Abb. 2.84c)
- Wurfbewegung ohne Extension des unteren Rückens (► Abb. 2.85)

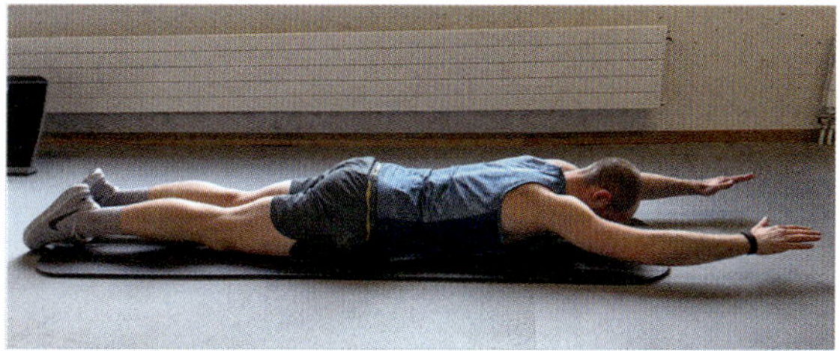

Abb. 2.81 Streckübungen der oberen Extremitäten bauchliegend.

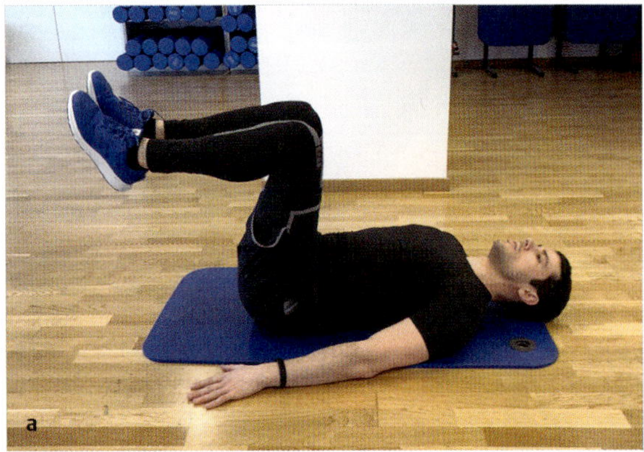

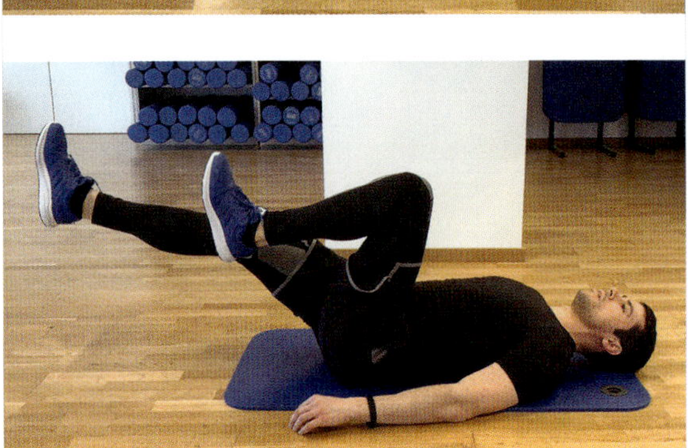

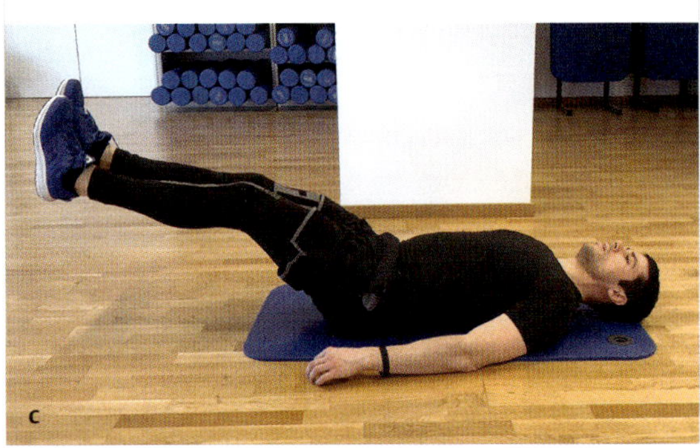

Abb. 2.82 **Heben der unteren Extremitäten auf dem Rücken liegend.** Verschiedene Varianten.

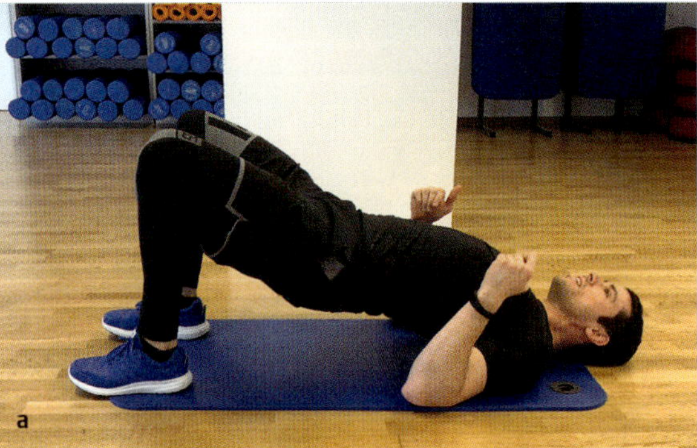

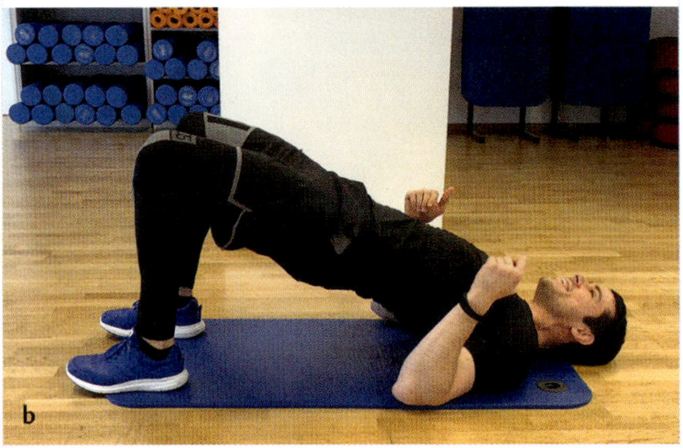

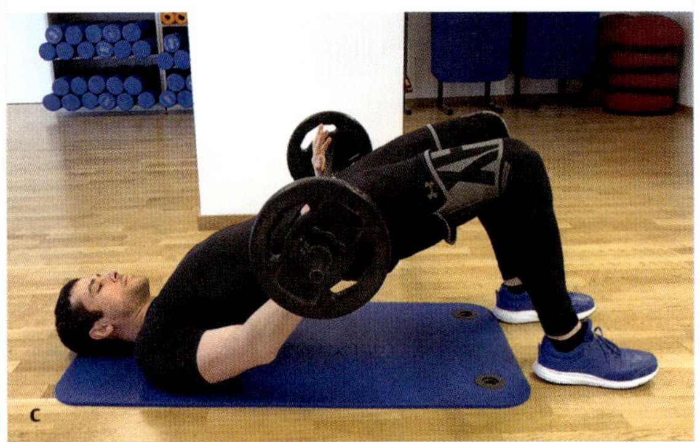

Abb. 2.84 **Beckenkippen in Bridging-Position.**
a Beckenkippen in Bridging-Position, ASTE
b Beckenkippen in Bridging-Position, ESTE
c Bridging mit Zusatzgewicht

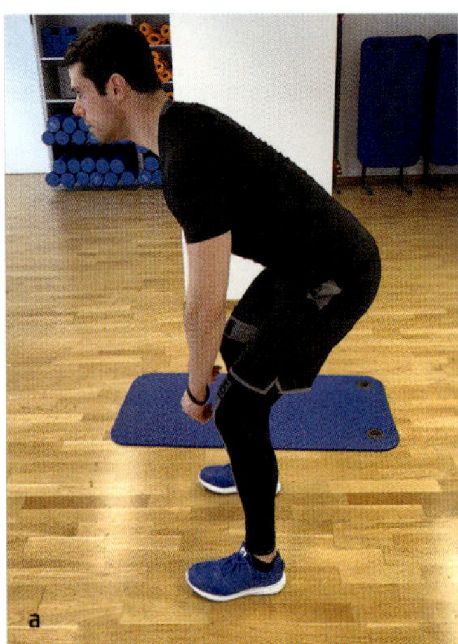

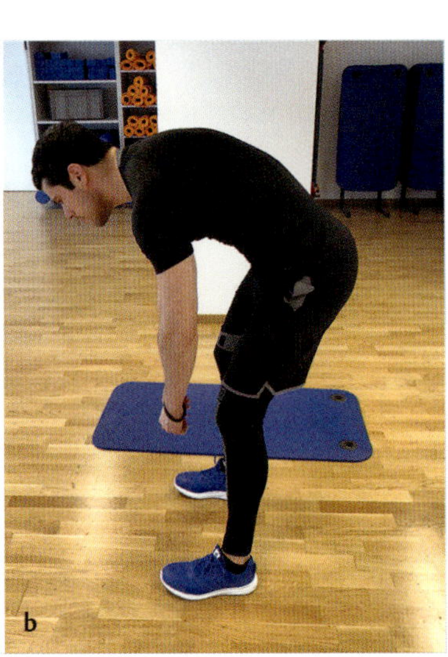

Abb. 2.83 **Waiters-Bow-Position.**
a Extension der BWS
b Flexion der BWS

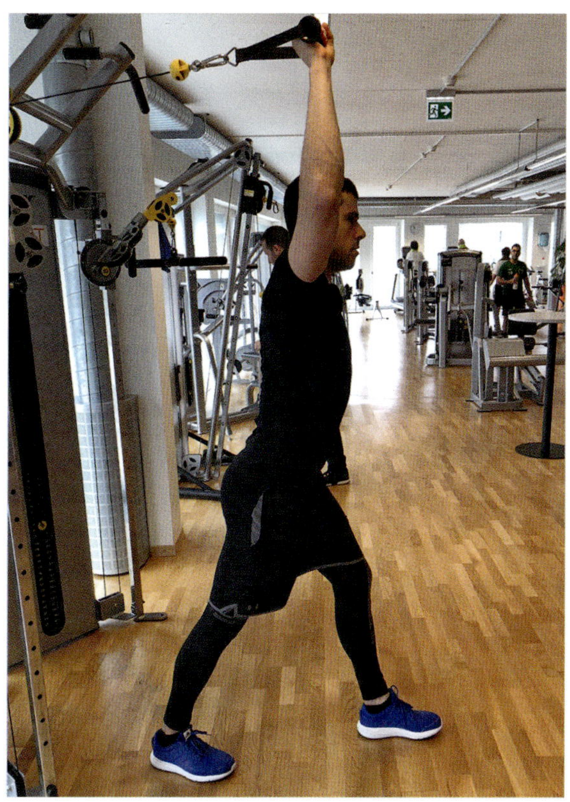

Abb. 2.85 Wurfbewegung ohne Extension des unteren Rückens.

2.8.3 Rotationskontrolle

- Waiters-Bow-Stellung, Rotationen der Brustwirbelsäule, ohne dass der untere Rücken sich bewegt (► Abb. 2.86)
- Rotationen des Beckens, ohne dass die Brustwirbelsäule sich bewegt (► Abb. 2.87)
- Abduktion der Hüfte mit dem Zugapparat, ohne dass sich der Rücken bewegt (► Abb. 2.88)
- Rotationen des Oberkörpers mit dem Zugapparat, ohne dass das Becken sich bewegt (► Abb. 2.89)
- Lunges (► Abb. 2.90)
- Lunges mit Rotation (► Abb. 2.91)
- Sprünge auf dasselbe Bein (► Abb. 2.92) und seitliche Sprünge auf dasselbe Bein (► Abb. 2.93)
- Planking und Planking in Seitenlage sind für alle Sportler Basisübungen (► Abb. 2.94)

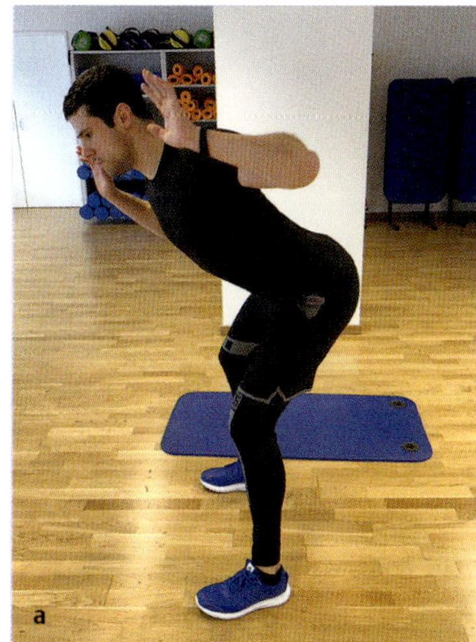

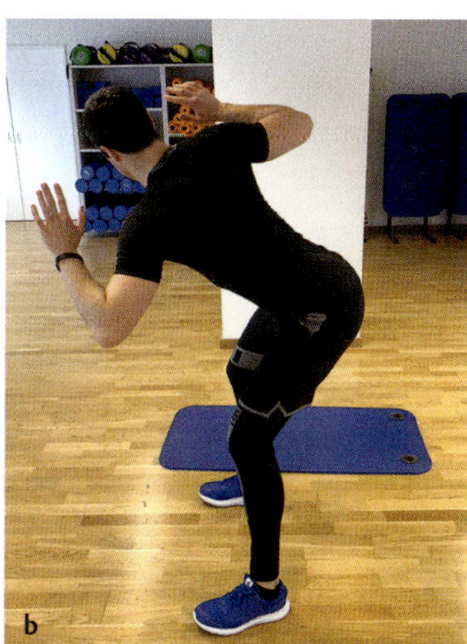

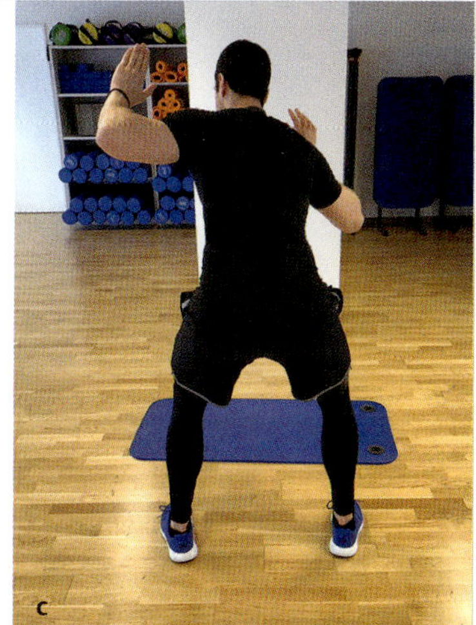

Abb. 2.86 Waiters Bow und Rotationen der Brustwirbelsäule.

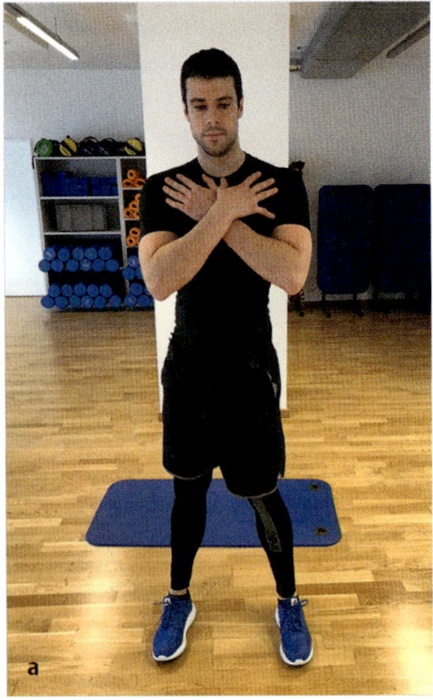

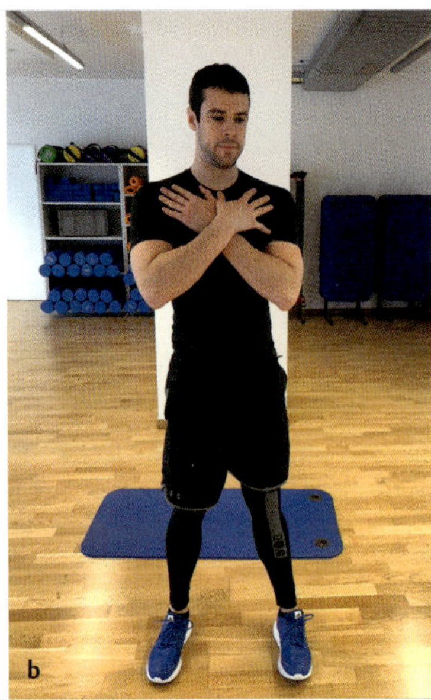

Abb. 2.87 Rotationen des Beckens ohne Bewegung an der oberen Brustwirbelsäule.

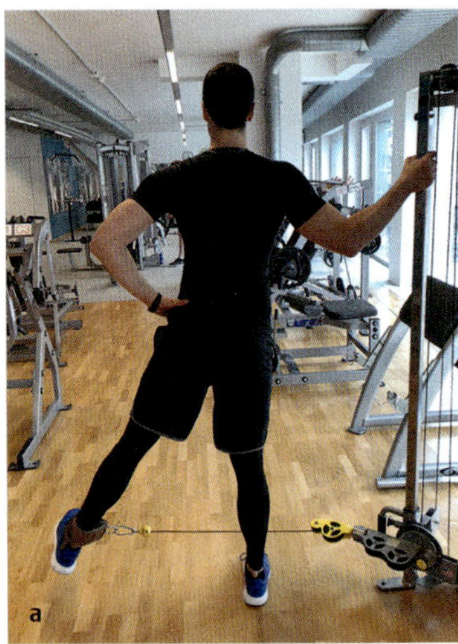

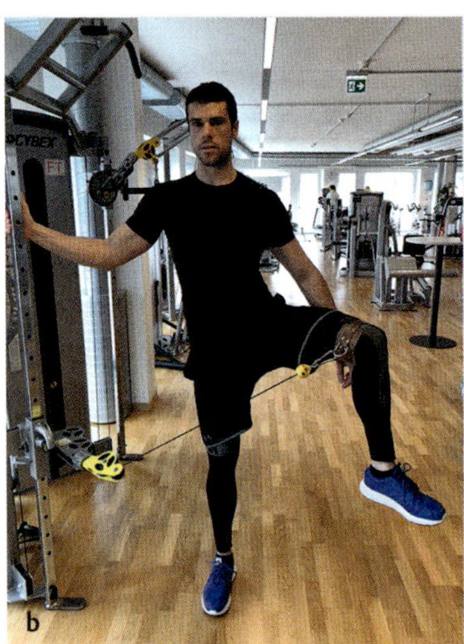

Abb. 2.88 Abduktion der Hüfte mit Zugapparat.

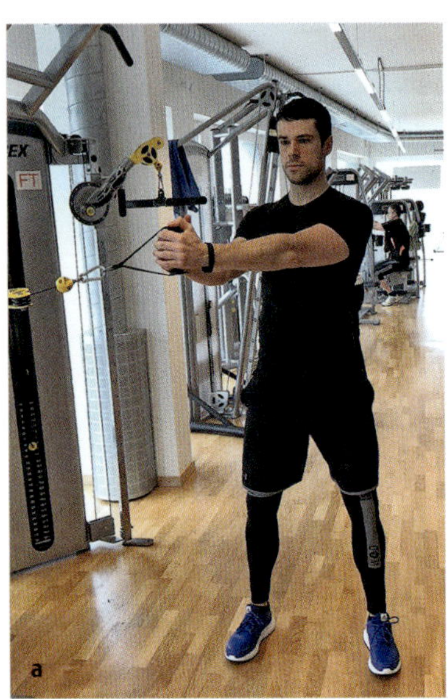

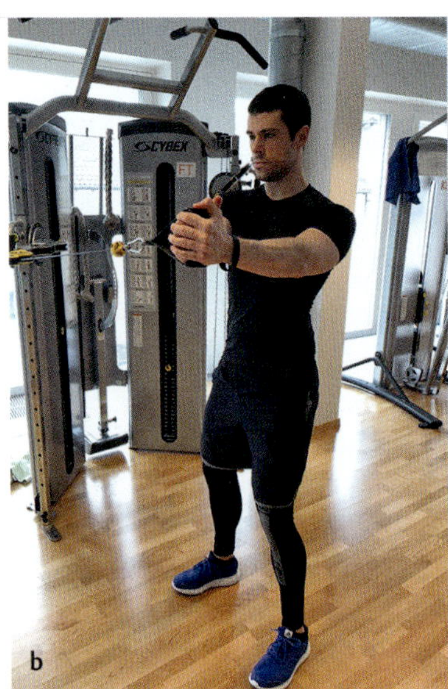

Abb. 2.89 Rotationen des Oberkörpers mit Zugapparat.

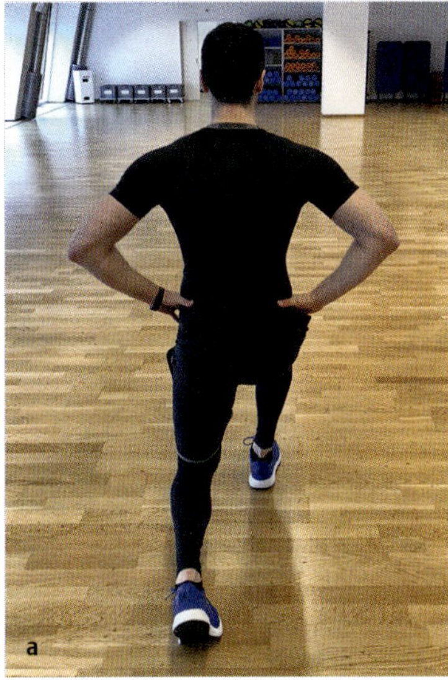

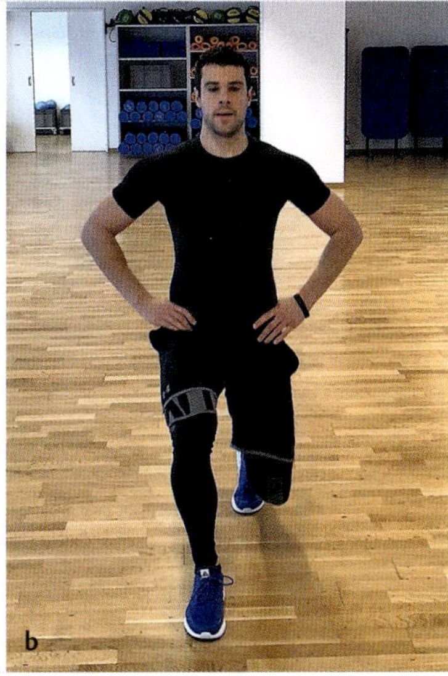

Abb. 2.90 Lunges.

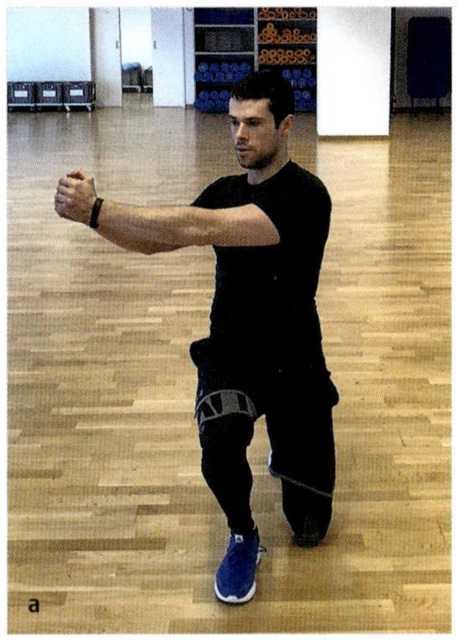

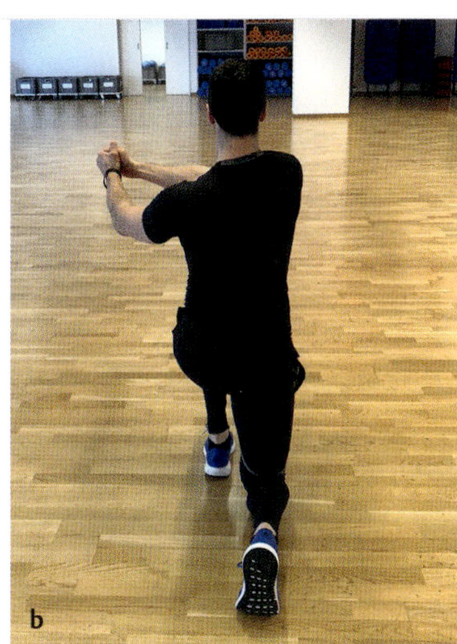

Abb. 2.91 Lunges mit Oberkörper-Rotation.

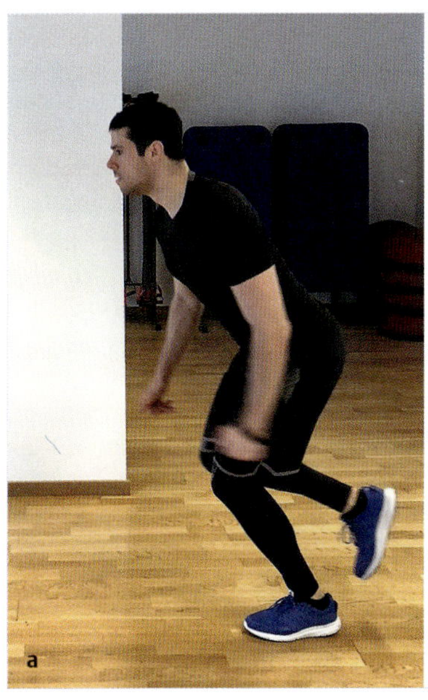

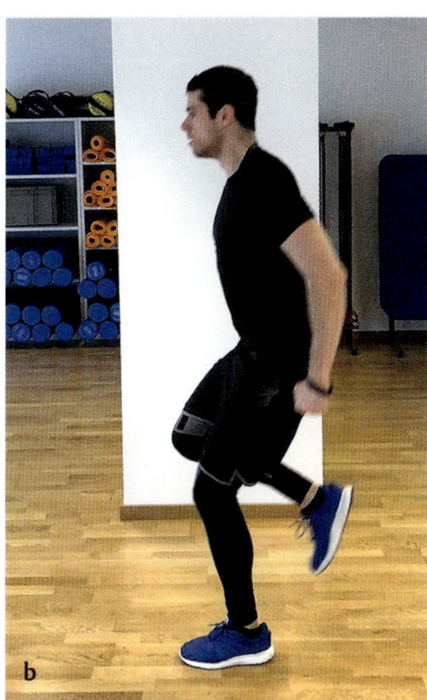

Abb. 2.92 Einbeinige Spünge auf dasselbe Bein.

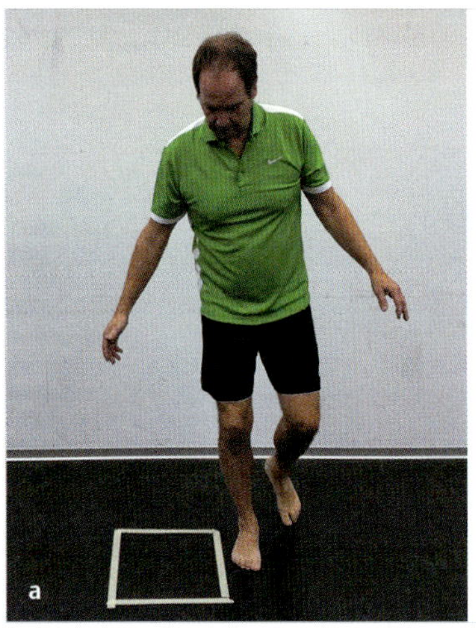

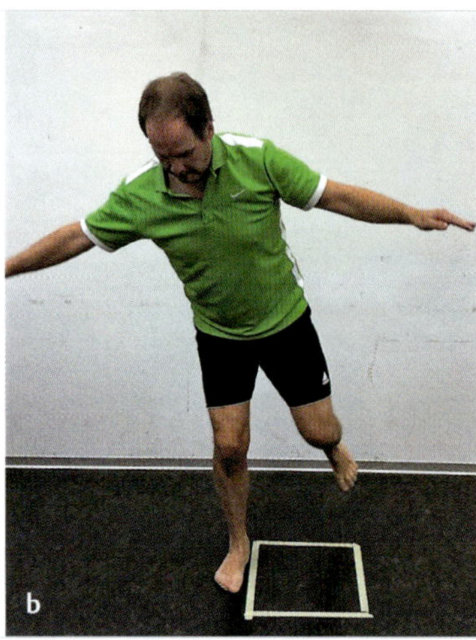

Abb. 2.93 Sprünge seitwärts auf dasselbe Bein.

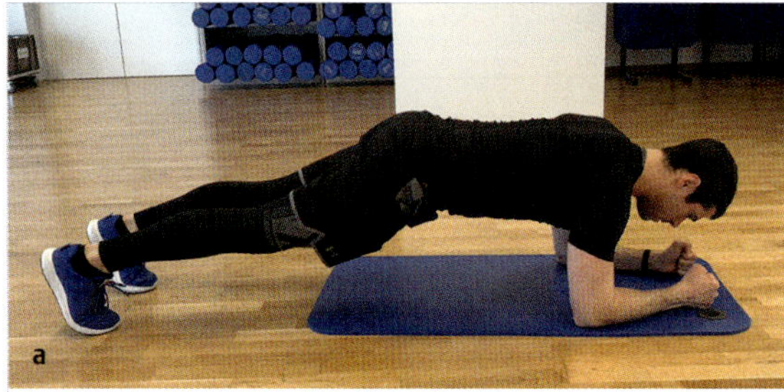

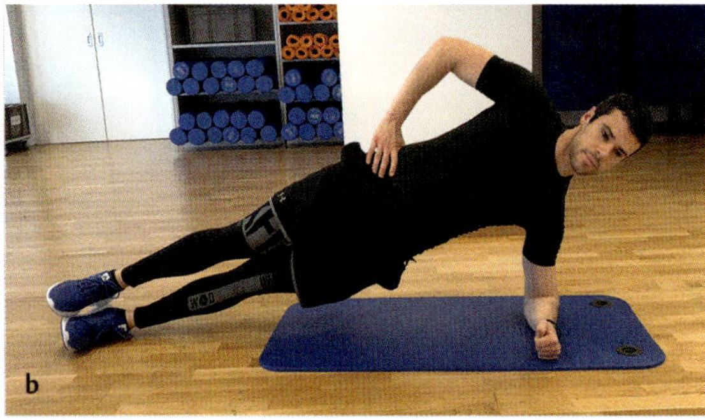

Abb. 2.94 Planking (a) Planking in Seitenlage (b)

2.9 Fallbeispiele

2.9.1 Johannes, 40 Jahre, fitnessverrückt und Probleme mit Flexionskontrolle

Johannes ist ein 40-jähriger Physiklehrer am Gymnasium, geschieden und Vater eines 9-jährigen Sohnes. Er ist in einer sehr guten körperlichen Verfassung und trainiert 5-mal in der Woche in einem Fitnessstudio. Das Training ist ihm sehr wichtig. Bei der Arbeit steht er meistens, aber wenn er seine Stunden vorbereitet und an Lehrerbesprechungen teilnimmt, muss er sitzen.

In die Therapie kommt er wegen seiner Rückenbeschwerden die im Jahr 3–4-mal auftreten. Der Rücken ist dann „blockiert" und er hat einige Tage sehr starke Schmerzen, manchmal bis zu 2 Wochen. Er hat schon mehrere Therapien besucht, aber festgestellt, dass es keine Rolle spielt, was er macht, weil die Schmerzen ohnehin innerhalb von 2 Wochen nachlassen. Einige Male hat er auch eine Spritze bekommen: entweder Kortison für die Nervenwurzel oder nur eine lokale Betäubung für die Muskeln. Die Spritzen bringen kaum Linderung. Die Schmerzepisode verkürzt sich dadurch nur wenig. Als gutes Zeichen kann gesehen werden, dass er trotz Schmerzen, versucht zu trainieren. Arbeitsunfähig ist er fast nie.

In den MRT-Bildern werden eine kleine Bandscheibenhernie und degenerative Veränderungen in den L4- bis L5-Segmenten wie auch zwischen L5 bis S1 sichtbar. Er kommt zur Behandlung mit der Frage, ob etwas grundlegend falsch mit seinem Rücken ist und was er unternehmen kann, damit die Phasen mit Rückenschmerzen abnehmen. Aktuell hat er keine Rückenschmerzen und kann sich normal bewegen.

Im Fitnessstudio macht er ausschließlich Krafttraining. Ausdauertraining macht er nicht – kein Jogging, Fahrradfahren oder Schwimmen. Er trainiert in der Regel eineinhalb Stunden – Oberkörper im Wechsel mit den unteren Extremitäten. Sein Schwerpunkt liegt auf dem Schultergürtel aber das Hauptgewicht liegt auf dem Oberkörper (Schulter, Arme, Brustmuskeln) und dem Rumpf (Bauch).

Fragebögen bringen im Moment nichts: Wenn er keine Rückenschmerzen hat, stört der Rücken sein normales Leben nicht.

Die Untersuchung seines Rückens ergibt keine speziellen Befunde: Die Beweglichkeit ist in jede Richtung normal, die Neurodynamik negativ. Bei der Palpation fühlt sich der Rücken etwas steif an, aber es können keine Schmerzen provoziert werden.

Bei den Bewegungskontrolltests ist vor allem Waiters Bow positiv. Im Vierfüßlerstand das Becken nach hinten zu bringen, gelingt mit stabilem Rücken nur bis 100° Hüftflexion. Auch bei der Sitting Knee Extension bleibt der Rücken bis zum Ende der Kniestreckung nicht in der neutralen Position. Somit hat Johannes im Bereich Bewegungskontrolle 3 positive Tests.

Ich messe die Rückenbeweglichkeit mit einem Spinal-Mouse-Gerät, das den ganzen Rücken sowie segmentale Bewegungen erfasst. Auch die Relation der Bewegung der Lendenwirbelsäule und des Beckens sind messbar. ▶ Abb. 2.95 zeigt die Ergebnisse dieser Messung. Bei Johannes ist deutlich eine sogenannte relative Beweglichkeit der Flexion in der Lendenwirbelsäule zu sehen – d. h. die LWS flektiert im Vergleich zum Hüftgelenk zu viel.

Die Therapie beginnt so, dass Johannes über das Problem gründlich aufgeklärt wird. Es ist sehr wichtig, dass er selbst versteht, um was es hier geht. Er ist sehr zufrieden damit, weil ihm bisher keiner erklären konnte, welches Problem mit seinem Rücken besteht. Als Physiker ist dieses Erklärungsmodell für ihn wichtig. Ich erzähle ihm, dass man sich in der Medizin leider nur auf Gewebebefunde konzentriert und die funktionalen Befunde viel weniger Beachtung bekommen. Das versteht er.

Als erste Maßnahme bekommt er ein Tape auf seinen Rücken, das ihn erinnern soll, bei seinen täglichen Tätigkeiten den Rücken etwas im Hohlkreuz zu halten (▶ Abb. 2.96). Das Tape gibt ihm dabei ein gutes Feedback: Wenn er einen Zug des Tapes spürt, versucht sein Rücken in Richtung Flexion zu bewegen. Zuerst muss er beobachten, wie oft das während des Tages geschieht. Sein Trainingsprogramm wird ein wenig geändert. Als Schlüsselbewegung erhält er Gewichtheben, was er korrekt ausüben soll (▶ Abb. 2.97), danach Kräftigung der Rückenmuskulatur von unten aus (▶ Abb. 2.98) sowie Hamstrings-Dehnungen (▶ Abb. 2.99). Ebenso muss die Hüfte in Flexionsrichtung mobilisiert und gedehnt werden (▶ Abb. 2.100).

Merke

Bei einer Flexionsdysfunktion gibt das Tape Feedback über die Position des Rückens bei den täglichen Beschäftigungen und Tätigkeiten.

Johannes stellt fest, dass er bestimmte Bewegungen immer vermieden hat, z. B. Extensionsbewegungen. Er dachte immer, sie wären ungünstig für den Rücken. Bei Squats war er schon immer schlecht und nahm auch hier an, dass diese Bewegung seinen Rücken schadet. Seine Rückenmuskeln sind auffällig schwach und dünn, verglichen mit seinen anderen Muskeln, die sehr gut trainiert sind.

Johannes besucht die Therapie 8-mal während 2 Monaten und hat währenddessen keine Rückenschmerzen. Ich treffe ihn 2 Jahre später, als er wieder in die Praxis kommt, weil sein Rücken wieder Schmerzsymptome zeigt. Er war allerdings die ganzen 2 Jahre schmerzfrei. Johannes verhält sich jetzt gegenüber seinem Rücken anders: Der Rücken stört ihn nicht mehr, da er überzeugt ist, dass er jetzt seinen Rücken besser kontrollieren kann und besser versteht, warum das wichtig ist. Ich stelle fest, dass es immer noch Phasen gibt, in denen er Rückenschmerzen hat. Aber sie kommen seltener vor. Deshalb ist das Ergebnis alles in allem sehr gut. Er schließt sich meiner Meinung an.

Reflektion über den Fall Johannes

Einerseits war Johannes ein typischer Fall: Die flexorischen Bewegungskontrolltests waren positiv und somit war es einfach, Übungen zu empfehlen. Da Johannes endlich ein Erklärungsmodell für seine wiederholenden Rückenschmerzen erhielt, verbesserte sich seine Einstellung und die Schmerzen im Rücken störten ihn weniger.

Andererseits war er ein nicht ganz typischer Fall: Johannes war sehr sportlich und hatte keine Angst sich zu bewegen. Eigentlich das Gegenteil von „Fear Avoidant“, bei dem man aus Angst vor Schmerzen Bewegung vermeidet. Dies traf bei Johannes nicht zu, da er eigentlich selbst auf eine bestimmte Art und Weise seinen Rücken provozierte. Da die Flexionsbewegung des Rückens nicht sehr kontrolliert war provozierte er selbst mit gewissen Bewegungen die Irritationen des Rückens. Als positive können wir seine ausgezeichnete „Self Efficacy“, also seine Selbstwirksamkeit, erkennen. Diese Fähigkeit geht Hand in Hand mit seiner Ausbildung – Johannes ist Physiker mit Universitätsabschluss. Dieses analytische Modell über seine eigenen Rückenschmerzen half ihm, mit dem Problem besser umzugehen.

Alles in allem sieht man Dysfunktionen der Bewegungskontrolle überraschend häufig bei Sportlern und Menschen, die viel trainieren. Sie zu behandeln ist häufig sehr erfolgreich: Findet man den Punkt, an dem ewegung und Kontrolle nicht stimmen, ist es relativ einfach, punktuelle Übungen zu geben.

Aus wissenschaftlicher Sicht ist Johannes dagegen ein undankbarer Fall: Da sein Leiden so gering ist, würde man ihn nie in Rückenstudien berücksichtigen. Allerdings gibt es sicherlich zahlreiche Rückenpatienten wie ihn. Der einzige Weg diese Patienten wissenschaftlich zu erfassen, sind die longitudinale Koordinaten, also Kohorten, in denen verfolgt wird, wie sich die Symptome der Patienten im Laufe der Zeit entwickeln (in Jahren) und welche Faktoren damit zusammenhängen.

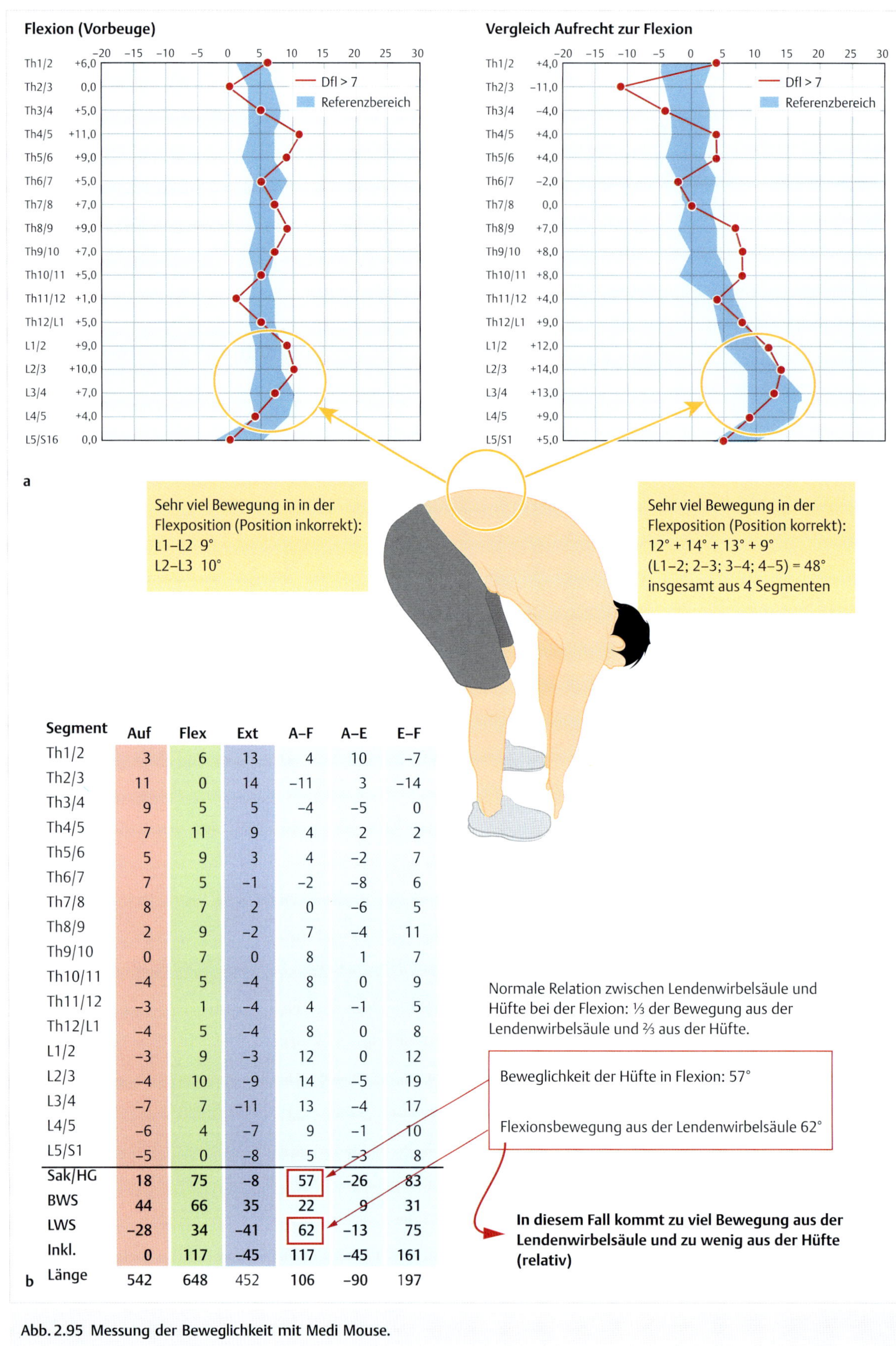

Segment	Auf	Flex	Ext	A–F	A–E	E–F
Th1/2	3	6	13	4	10	−7
Th2/3	11	0	14	−11	3	−14
Th3/4	9	5	5	−4	−5	0
Th4/5	7	11	9	4	2	2
Th5/6	5	9	3	4	−2	7
Th6/7	7	5	−1	−2	−8	6
Th7/8	8	7	2	0	−6	5
Th8/9	2	9	−2	7	−4	11
Th9/10	0	7	0	8	1	7
Th10/11	−4	5	−4	8	0	9
Th11/12	−3	1	−4	4	−1	5
Th12/L1	−4	5	−4	8	0	8
L1/2	−3	9	−3	12	0	12
L2/3	−4	10	−9	14	−5	19
L3/4	−7	7	−11	13	−4	17
L4/5	−6	4	−7	9	−1	10
L5/S1	−5	0	−8	5	−3	8
Sak/HG	18	75	−8	57	−26	83
BWS	44	66	35	22	9	31
LWS	−28	34	−41	62	−13	75
Inkl.	0	117	−45	117	−45	161
Länge	542	648	452	106	−90	197

Abb. 2.95 Messung der Beweglichkeit mit Medi Mouse.

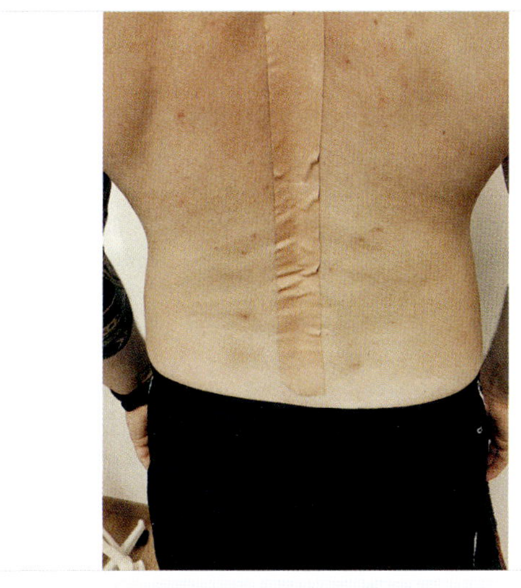

Abb. 2.96 Taping der Lendenwirbelsäule bei Flexionkontroll-dysfunktion zur Wahrnehmungsschulung.

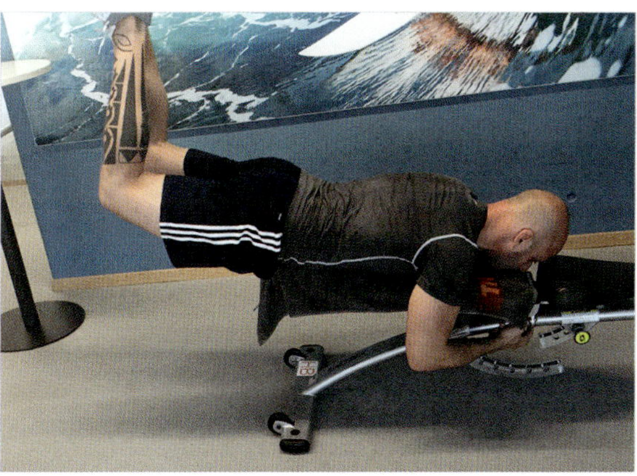

Abb. 2.98 Kräftigung des Extensors des Rückens von den Beinen aus.

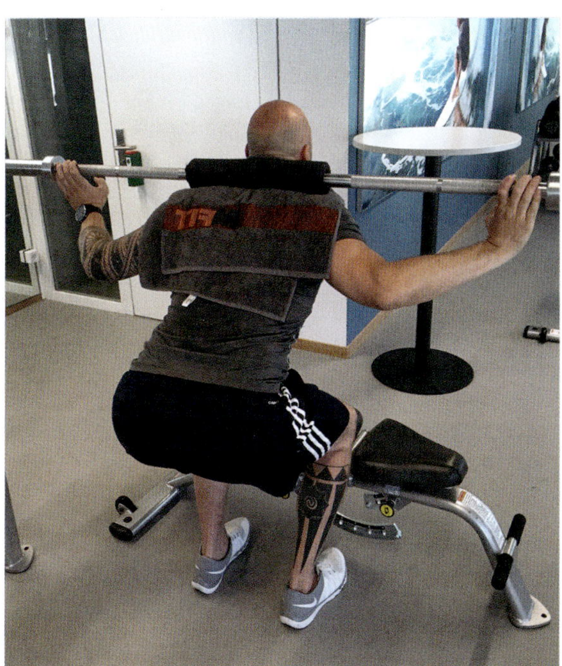

Abb. 2.97 Kniebeuge mit Langhantel.

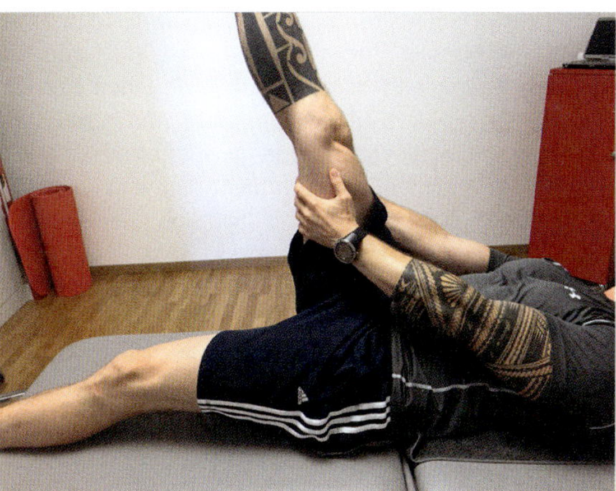

Abb. 2.99 Dehnung der Hamstring.

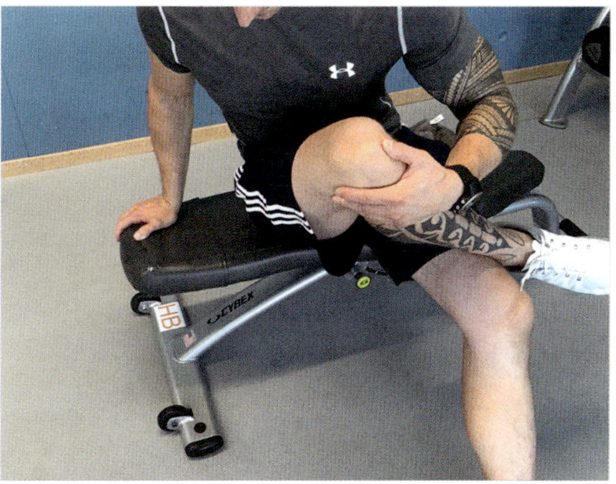

Abb. 2.100 Eigenmobilisation der Hüfte in Richtung Flexion-Adduktion.

2.9.2 Lena, 30 Jahre, Extensions- und Flexionsprobleme sowie schlechte Körperwahrnehmung

Lena ist eine 30-jährige Sekretärin in einer kleinen privaten gynäkologischen Praxis. Sie muss bei der Arbeit viel sitzen. Ihre Arbeit ist stressig, da sie fast alle Bürotätigkeiten alleine erledigen muss. Sie ist verheiratet, hat aber noch keine Kinder. Sie hat Angst, dass sich ihre Rückenschmerzen in einer möglichen Schwangerschaft verstärken könnten.

Sie hat seit 10 Jahren Rückenbeschwerden. Vor längerer Zeit wurde nach einem Reitunfall ein Bandscheibenvorfall zwischen L3 und L4 diagnostiziert. Nach diesem Unfall fühlte sich ihr Rücken für sie nicht mehr so an wie vorher. Der Rücken schmerzt, wenn sie sitzt und sie hat praktisch jeden Tag Rückenschmerzen. Früher hat Lena noch getanzt, was ihrer Meinung nach gut für den Rücken war. Im Moment übt sie keinen Sport mehr aus und denkt die ganze Zeit über ihr Rückenleiden nach. Manchmal geht sie zur Massage, aber sie hat kein gezieltes Trainingsprogramm. Sie wundert sich, warum sie jeden Tag Rückenschmerzen hat. Laut Aussage ihres Arztes muss sie sich einfach an die Schmerzen gewöhnen: Es sei ein Bandscheibenproblem, das sich nicht regenerieren kann. Falls es richtig schlimm wird, soll sie sich operieren lassen. Vor einer OP hat Lena allerdings Angst und spricht deswegen ihre Rückenschmerzen gegenüber ihrem Arzt nicht mehr an.

In dem Oswestry-Fragebogen bekommt sie 15 Punkte, das heißt ihre Rückenschmerzen beeinträchtigen ihren Alltag zu 30 %. Allerdings war sie wegen ihres Rückens bislang kaum krankgeschrieben.

In der physischen Untersuchung ist Lenas Rücken etwas steif, sie kann jedoch mit den Fingerspitzen den Boden berühren, auch die Extension gelingt ihr. Beide Bewegungen sind nicht schmerzhaft. Der Rücken ist aufrecht, aber die Muskulatur ist eher schwach. Sie ist extrem schlank (54 kg bei 167 cm Körpergröße). Die Neurodynamik ist negativ, aber beim SLR sind wegen der angespannten Hamstrings nur 60° Hüftflexion möglich. Wenn sie auf dem Bauch liegt, kann sie bei der Knieflexion mit dem Fuß das Gesäß nicht berühren – der M. rectus femoris hat eine hohe Spannung. Beim Palpationstest fühlen sich die Rückenmuskeln schwach und die ganze Lendenwirbelsäule steif an. Die Palpation mittels PA-Bewegungen verursacht keine Schmerzen.

Bei den Bewegungskontrolltests sind sowohl Pelvic Tilt und Sitting Knee Extension deutlich positiv. Sie sagt, dass es für sie schwierig ist, nachzuvollziehen, was sie bei diesen Bewegungen überhaupt fühlen sollte. Sie erzählt, dass sich der Rücken sehr unterschiedlich anfühlt, manchmal einfach verspannt, als ob er steif wäre. Ich messe deswegen auch die Zwei-Punkt-Diskrimination, die auf beiden Seiten vertikal 8 cm beträgt. Das ist definitiv höher als die normalen 4–5 cm.

Bei Lena ist die Kontrolle der Flexions- und Extensionsrichtung gestört und auch das Körperwahrnehmungsvermögen verringert. Es sieht so aus, als hätte sie eine Dysfunktion der Bewegungskontrolle in Flexions- und Extensionsrichtung und noch dazu eine Dysfunktion in der Körperwahrnehmung.

Ich teile ihr die Befunde mit und erkläre, dass es genügend Ursachen gibt, warum ihre Rückenschmerzen persistieren. Sie wundert sich, dass niemand ihr bisher die Sachlage so geschildert hat. Ich sage ihr, dass solche Symptome oft ungeklärt blieben, da ihre Beweglichkeit relativ normal ist und sie die Bewegungen ohne Schmerzen ausführen kann. Sie fragt, ob man mit Übungen alles wieder in Ordnung bringen könnte. Meine Antwort lautet: „Ja, ich denke schon, dass wir es hinbekommen."

Ich entscheide, dass ich mich zuerst auf die Behandlung der Flexionsrichtung konzentriere, da Lena bei ihrer Arbeit viel sitzen muss. Sie bekommt ein Keilkissen, das sie sofort als angenehm empfindet: So bleibt der Rücken besser gerade. Sie dehnt zudem ihre Hamstrings und übt den Waiters Bow.

Beim nächsten Mal erkläre ich ihr das Graphästhesie-Training. Es wäre gut, wenn sie das zu Hause machen könnte. Zum Glück ist ihr Ehemann auch bei uns in der Praxis in Behandlung, so kann ich ihn instruieren, wie er die Übungen mit seiner Frau zu Hause durchführen soll. Man zeichnet Buchstaben und Nummern auf den Rücken und der Patient muss sie erkennen (▶ Abb. 2.101). Das sollte jeden Tag für eine halbe Stunde trainiert werden. Zuerst beginnt man mit großen Zeichnungen, danach folgen verkleinerte Buchstaben und zum Schluss werden sogar kurze Wörter oder Rechenaufgaben auf den Rücken „gezeichnet" (Wand et al. 2011).

Lena kommt zur Therapie zu Beginn einmal pro Woche zur Therapie, danach einmal in 2 Wochen und am Ende nur einmal in 3 Wochen. Insgesamt dauert die Behandlung 5 Monate und beinhaltet ca. 15 Sitzungen. Nach Korrektur der Flexionskontrolle korrigieren wir auch die Dysfunktion der Extensionskontrolle. Sie macht die Graphästhesieübungen die ganze Zeit zu Hause mit ihrem Mann.

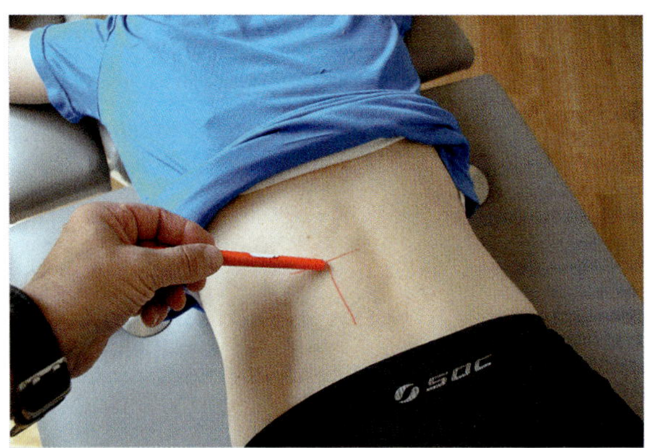

Abb. 2.101 Graphästhesieübung.

Das Ergebnis ist sehr gut: Nach 5 Monaten sind ihre Rückenschmerzen verschwunden. Im Oswestry-Fragebogen erreicht sie nur noch 3 Punkte. Die Tests für die Bewegungskontrolle sind alle negativ, die Zwei-Punkt-Diskrimination hat sich auf 5 cm normalisiert.

Merke

Bei einem langwierigen Syndrom brauchen die Behandlung und das Erreichen der Ziele viel Zeit.

Reflektion über Lenas Fall

In Lenas Fall gibt es typische – aber auch untypische – Merkmale. Typisch ist, dass es im Hintergrund einen provozierenden Faktor gab (in diesem Fall der Reitunfall) und danach ein Gewebebefund (Bandscheibenvorfall) vorlag. Auch die Reaktion und das Verhalten des Arztes ist ziemlich normal: „Es liegt ein Bandscheibenvorfall vor, aber zum Glück ist die Beweglichkeit gut und sie sind arbeitsfähig, also müssen wir keine Maßnahmen ergreifen."

Sie hat aber schon seit 10 Jahren Rückenschmerzen und das erlebte Leiden liegt bei 30 %. Das Risiko bei Lena ist, dass sie, wenn das Problem noch schlimmer wird, eventuell ihr Arbeitspensum reduziert und sie dadurch in eine chronische Schmerzspirale rutscht. Erstaunlich ist noch, dass ihr Rücken etwas steif zu sein scheint, es sich aber trotzdem um ein Problem der Bewegungskontrolle handelt. In bin dieser Meinung, weil einzelne Bewegungen keine Schmerzen verursachen und der Schmerz mechanisch nicht provoziert werden kann.

Positive Faktoren sind die gute Motivation von Lena und die Bereitschaft ihres Mannes, bei der Therapie mitzuhelfen. Es ist verständlich, dass nach 10 Jahren die Körperwahrnehmungsfähigkeit reduziert ist. Was in der Therapie wichtiger war – Übungen für die Körperwahrnehmung oder für die Bewegungskontrolle – ist schwer zu beurteilen. Als der Ehemann bei uns wegen seiner Schulter in Behandlung war, gab er zu, dass die Rückenschmerzen seiner Frau im Familienkreis schon seit Jahren ein großes Thema waren. Das heißt, auch wenn es kein großes medizinisches Problem gab, war dessen Einfluss sozial bedeutend.

2.9.3 Mia, 22 Jahre, generelle Hypermobilität und Dysfunktion der Extensions-/Rotationskontrolle – Problem im Sakroiliakalgelenk

Mia hat gerade ihr Diplom als Pflegefachfrau im Krankenhaus abgeschlossen. Bei der Arbeit muss sie viel stehen, die Patienten waschen und heben. Sie empfindet die Arbeit als ziemlich anstrengend und hat jeden Tag bei der Arbeit Rückenschmerzen. Früher ist sie noch viel geschwommen, aber in der letzten Zeit treibt sie nicht mehr so viel Sport. Sie hat auch zugenommen: Sie ist 165 cm groß und wiegt 70 kg.

Sie hat seit 6 Monaten Rückenschmerzen. Sie sagt, der Rücken ermüde schnell und sie bräuchte eine Massage. Der Arzt meinte, sie solle die Rückenmuskeln stärken und hat daher Mia Physiotherapie verordnet. Vom Rücken wurde kein Röntgenbild aufgenommen. Der Schmerz ist unten am Rücken, mitten auf beiden Seiten des SIG, aber strahlt nicht auf die unteren Extremitäten aus.

Mia ist gut beweglich, besonders in Richtung Extension. Auch die Flexion schafft sie ohne Mühe: Sie bekommt beim Vorwärtsbeugen fast die ganze Hand auf den Boden. Die Muskeln sind weich, nicht verspannt. Der passive SLR-Test liegt bei 90° und die Hüfte ist sehr beweglich. Es gibt keine Muskelanspannungen. Wenn sie ihre Gesäßmuskeln anspannt, sind sie dennoch locker. Sie kann die aktive Extension der Hüfte nicht voll ausführen: Bei ihren Gesäßmuskeln liegt also eine aktive Insuffizienz vor. Das gleiche gilt für den M. gluteus medius. Die Bauchdecke ist weich. Sie kann Beckenboden und M. transversus abdominis anspannen, aber sie scheinen schwach zu sein.

Die funktionalen Stabilitätstests des Sakroiliakalgelenks sind positiv. Im aktiven SLR-Test wird der Schmerz hinten im Bereich des SIG provoziert. Wenn ich das Becken von beiden Seiten komprimiere, kann sie das Bein gerade und schmerzfrei hochheben (▸ Abb. 2.102). Auch stehend, beim Wechsel von 2 auf 1 Bein, ist ein deutlicher „Hip Drop" zu sehen (▸ Abb. 2.103). Der Prone-Instability-Test ist positiv (▸ Abb. 2.104). Bei diesem Test liegt der Patient auf der Bank so, dass die Beine den Boden berühren. Danach drücke ich die PA-Richtung L 5. Falls dies Schmerzen verursacht, lässt man den Patienten aktiv die unteren Extremitäten hochheben. Jetzt drücken wir mit gleicher Kraft PA. Falls keine Schmerzen spürbar sind, ist der Test positiv. Diese Tests sind bei Mia positiv, wie auch der funktionale Stabilitätstest des SI-Gelenks (▸ Abb. 2.105). Hier wird der Sulcus hinten am Becken palpiert, und durch den Oberschenkel zieht und schiebt man das Knie so, dass die Bewegung des Beckens unter dem palpierenden Finger spürbar ist (Bewegung des SI-Gelenks). Danach bitte ich den Patienten, die Beckenbodenmuskeln anzuspannen. Falls die Bewegung sich nicht ändert, ist der Test positiv (Hicks et al. 2005).

Bei Mia liegt eine Hypermobilität des Lumbosakroiliakalgebiets und des SI-Gelenks sowie funktionelle Instabi-

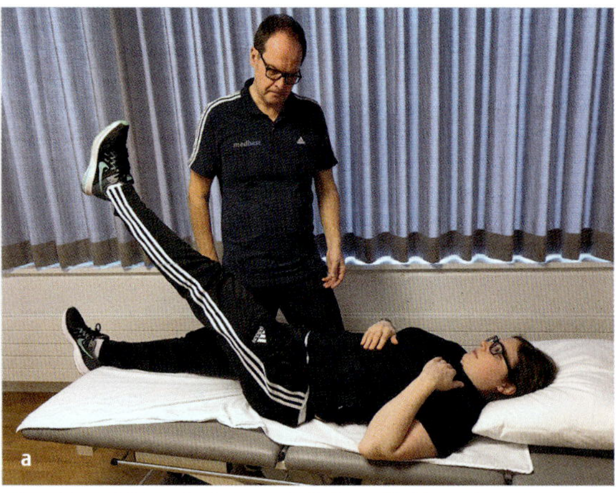

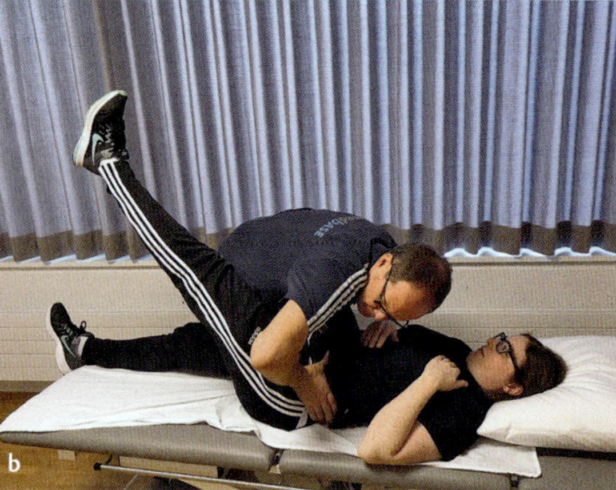

Abb. 2.102 Straight Leg Raise.
a aktiv (ASLR)
b mit Kompression des Beckens zur Prüfung einer SIG-Beteiligung

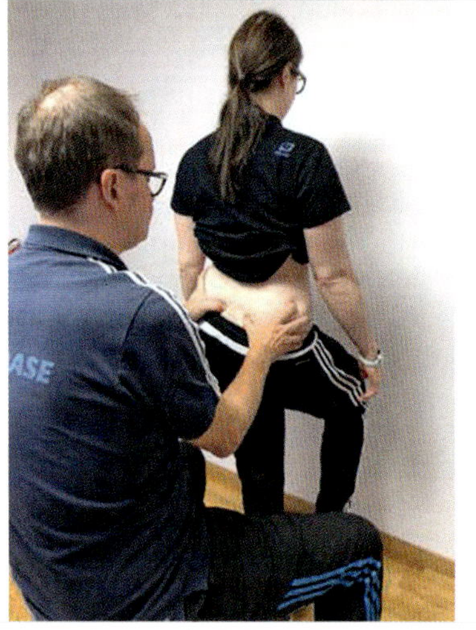

Abb. 2.103 Hip Drop. Der Therapeut prüft, ob das Becken auf der freien Seite absinkt, wenn sich die Patientin auf ein Bein stellt.

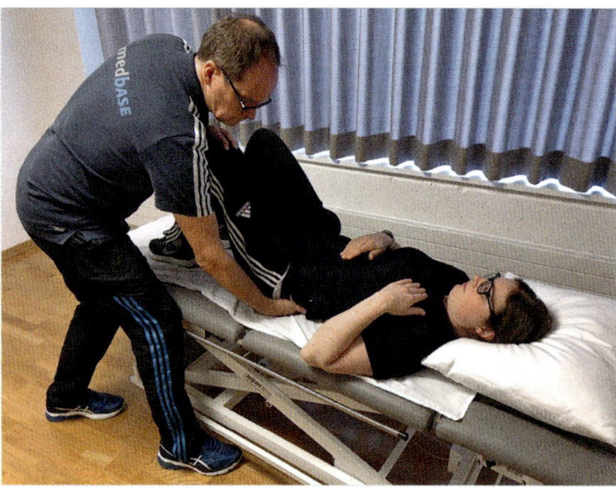

Abb. 2.105 Funktioneller Stabilitätstest für das SI-Gelenk. Der Therapeut palpiert den sacroiliakalen Sulcus und schüttelt die unteren Extremitäten. Falls an der Palpationshand eine Bewegung zu spüren ist, die jedoch aufhört, wenn die Patientin den Beckenboden anspannt, ist der Test neagtiv. Falls die Bewegung gleich bleibt, ist der Test positiv.

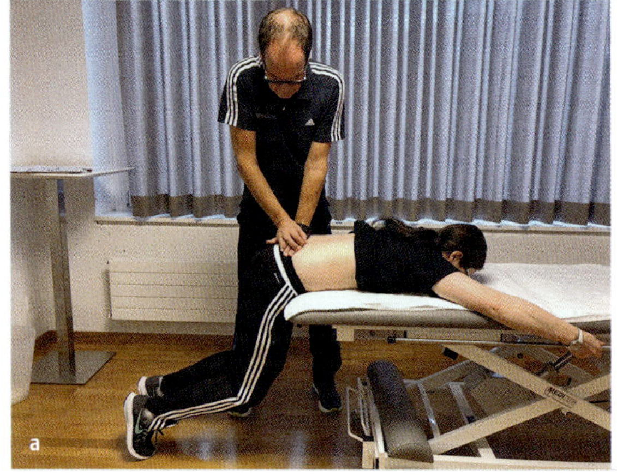

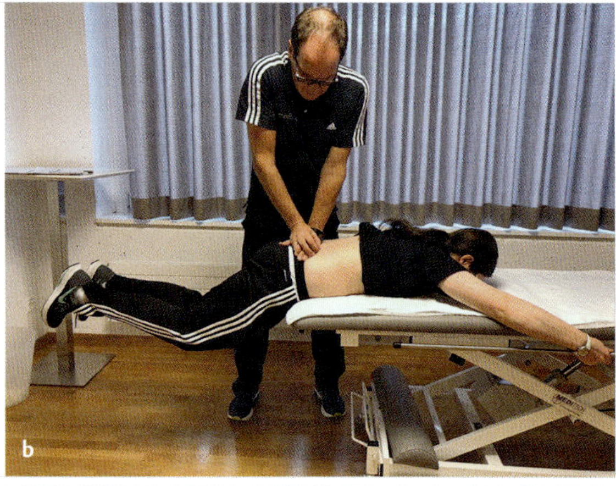

Abb. 2.104 Instabilitätstest in Bauchlage (Prone-Instability-Test). Test ist positiv, falls der PA-Druck den Schmerz provoziert (**a**) oder negativ, falls nicht (**b**).

lität vor. Ich erkläre ihr, dass die Muskeln gekräftigt und der Rücken stabilisiert werden muss. Mia stimmt zu, vermutet allerdings, dass die Muskeln angespannt sind. Ich erkläre ihr, dass das Gefühl des Angespanntseins durchaus vorliegen kann, das Problem aber darin besteht, dass ihre Muskeln zu schwach sind und sie demzufolge den Rücken und das Becken nicht stützen können.

Mia bekommt Übungen, mit denen sie ihre Gesäßmuskeln und den M. gluteus medius trainieren kann (▶ Abb. 2.40, ▶ Abb. 2.43, ▶ Abb. 2.62). Brigding, das heißt Brücke ist zum Beispiel eine gute Übung für sie. Ebenso nehmen wir die Brettübungen auf allen Vieren und seitlich mit ins Übungsprogramm auf. Mia beginnt mit diesen Übungen, aber in Bezug auf Schmerzen geschieht zuerst nichts. Ich versuche Mia zu motivieren, ein Fitnessstudio zu besuchen und schnelle Spaziergänge zu machen, aber diese Art von Sport gefällt ihr nicht so gut.

Therapie und Trainingsprogramm bringen nicht den gewünschten Erfolg. Mia hat Mühe mit der Behandlung. Nach einigen Sitzungen sagt sie, dass die Schmerzen gleich geblieben sind. Sie versucht, die Übungen weiterzumachen, aber sie will nicht mehr zu den Praxisbehandlungen kommen. Ein bisschen frustriert beenden wir die Therapie. Nach einigen Monaten kommt Mia aber doch erneut zu uns. Sie hat ihre Stelle gekündigt und geht wieder zur Schule, um Krankenschwester zu werden. Weil sie den ganzen Tag sitzt, hat sie keine Rückenschmerzen mehr. Dagegen fühlt sie jetzt, dass ihre physische Kondition abnimmt und hat daher beschlossen, ein Fitnessstudio zu besuchen. Sie fragt uns nach passenden Übungen.

Für sie kommt im Fitnessstudio besonders der Crosstrainer infrage: Dieser aktiviert die ganze posteriose rotatorische Kette und kräftigt die Muskeln von der dorsalen Seite. Hier kann auch die Faszienkette zum Zug kommen, die es sich lohnt, ganzheitlich zu trainieren. Zusätzlich bekommt sie einige Übungen für den Rücken und für die Gesäß- sowie für die Bauchmuskeln. Ich rate Mia, zusätzlich schnelle Spaziergänge zu machen, sogar Joggen wäre nicht schlecht. Sie besucht das Fitnessstudio 2- bis 3-mal in der Woche und beginnt allmählich zu joggen. Das ist ausgezeichnetes Training für ihr hypermobiles Becken. Außerdem ist sie noch so jung, dass das Gewebe sich regeneriert und die Stabilität des Beckengebietes sich verbessert.

Mias Rückenschmerzen sind jetzt verschwunden, aber wegen ihres Körpertyps muss sie das Training wahrscheinlich den Rest ihres Lebens weiterführen.

Reflektion über Mias Fall

Fälle wie bei Mia sehen wir oft. Sehr typisch ist eine Diskrepanz zwischen der Perspektive des Patienten und der des Therapeuten. Die physischen Befunde sind deutlich, aber es ist schwierig, diese dem Patienten glaubwürdig und verständlich zu erklären. Für die Patientin fühlen sich die Muskeln müde und verspannt an. Doch auch eine Insuffizienz der Muskeln fühlt sich so an, als seien sie angespannt. Bei einer Insuffizienz sind die Muskeln die ganze Zeit überlastet, weil sie nicht die Kraft und Ausdauer haben, den Rücken und das Becken zu stabilisieren. Besonders junge Menschen haben daher oft Mühe zu verstehen, dass sie selbst trainieren müssen. Denn diese Art von Problemen kann man nicht mit passiven Behandlungen beseitigen. Eine Hypermobilität zu behandeln ist mühsam. Man muss eigentlich die ganze Zeit trainieren. Am besten ist es, ein Hobby zu finden wie Joggen oder Langlauf, das die Muskeln in guter Kondition hält. Menschen, die das eingesehen haben, merken selbst, dass man nicht allzu lange Trainingspausen machen darf (vielleicht einmal im Jahr 2 Wochen).

2.9.4 Charlotte, 39 Jahre, aktive Extensionsdysfunktion, kleines Kind, viel Sport und schlechte Atemtechnik

Charlotte ist völlig außer sich, als sie in die Behandlung kommt. Aus ihrer Sicht ist sie ein hoffnungsloser Fall: Ihr Rücken, vor allem die Brustwirbelsäule, tut immer weh – nur nicht wenn sie im Fitnessstudio trainiert. So geht es schon seit Jahren. Das Rückenleiden wurde vor 3 Jahren noch schlimmer, als sie ein Kind bekam.

Charlotte berichtet, dass ihr das Rückenleiden sehr viel Energie raubt. Sie denkt eigentlich die ganze Zeit über ihre Schmerzen nach und überlegt, warum diese nicht verschwinden. Sie hat also eindeutig eine Hypervigilanz. Die Schmerzen haben nach der Geburt des Kindes zugenommen, weil sie das Kind viel tragen und heben musste. Sie hat verschiedene Therapien probiert, aber es hat immer nur kurzfristig geholfen. Massage z. B. hilft nur einige Stunden. Nach der Sauna geht es ihr eine Weile gut, aber sogar im Urlaub ist das Rückenleiden nicht besser.

Charlotte ist Kundenberaterin in einem großen Möbelgeschäft. Sie ist Innenarchitektin und mag ihren Beruf. Während der Arbeit wechseln sich Phasen, in denen sie viel steht, mit Phasen ab, in denen sie viel sitzt. Der Rücken schmerzt, egal was sie tut. Nach ihrer Meinung hat sie eine schlechte Haltung. Sie trainiert täglich im Fitnessstudio. Sie hat ein vielseitiges Programm: Fahrrad, Laufmatte, außerdem trainiert sie auch mit Gewichten. Sie nimmt zusätzlich an verschiedenen Übungsgruppen teil. So lange ihre Muskeln aktiv sind, ist alles gut.

Charlotte ist eher klein und schlank (160 cm und 48 kg). Sie wirkt sehr kontrolliert, asketisch und effizient. Aber sie ist deutlich gestresst. Sie fühlt sich nicht wohl in ihrem Körper. Etwas stört sie und verursacht Spannungen im ganzen Körper. Der Rücken schmerzt, sticht und fühlt sich unangenehm an. Am schlimmsten ist der Schmerz zwischen den Schulterblättern und ein Stück Richtung Brustwirbelsäule. Charlotte kann sich jedoch bewegen und alles machen.

In der physischen Untersuchung haben wir festgestellt, dass sie einen hohen Muskeltonus am Rücken und im ganzen Körper hat. Bewegungseinschränkungen und neurodynamische Befunde gibt es nicht. Obwohl Charlotte selbst ihre Haltung als schwach bezeichnet, ist der Gegenteil der Fall: Der Rücken ist sehr gerade – beim Sitzen gerade wie eine Kerze. Wir konnten auch feststellen, dass sie eine massive Überaktivität der Rückenmuskeln aufweist, wenn wir sie in der Sitzposition palpieren.

Ins Auge sticht, dass sie eine schlechte Atmungstechnik hat. Wenn ich sie bitte, tief durchzuatmen, hebt sich nur der Brustkorb aber im Bauch geschieht nichts. Obwohl ich sie anweise, unten in den Bauch zu atmen, gelingt es ihr nicht. Wenn ich ihren Rücken bei der tiefen Einatmung palpiere, spüre ich, wie die Rückenmuskeln sich anspannen. Sie benutzt die Rückenmuskeln zum Atmen. Alle Bewegungskontrolltests sind negativ. Beim Waiters Bow bleibt der Rücken gerade, weil sie immer angespannt ist (▶ Abb. 2.106). Der Rücken ist in der Extensionsposition fixiert und gibt daher in keiner Position nach.

Merke

Bei einer aktiven Extensionsdysfunktion ist es wichtig, eine gute Zwerchfellatmungstechnik zu erlernen.

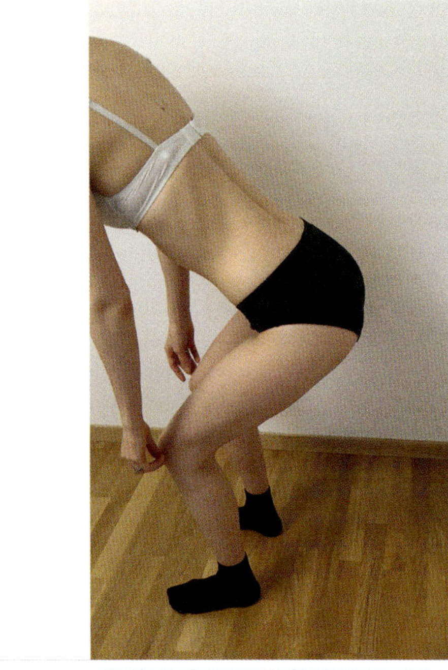

Abb. 2.106 Aktive Extensionsdysfunktion. Bei einer aktiven Extensionsdysfunktion sind Übungen wie der Waiters Bow negativ, weil die Patientin ihren Rücken die ganze Zeit in der aktiven Extension hält, sodass der Rücken in keine Richtung nachgibt.

Bei Charlotte liegt eine aktive Extensionsdysfunktion vor. Ihr Rücken ist praktisch die ganze Zeit in Extension und die Extensoren im Rücken sind fortwährend aktiv. Die wichtigste Übung für sie ist, die Zwerchfellatmung und die aktive Entspannung zu lernen. Ich erkläre ihr die Zusammenhänge: Sie ist extrem gestresst, auf eine Art und Weise vielleicht Perfektionistin und ihr Bild von ihrem Körper entspricht nicht der Realität. Dass Training ihr gut tut, hängt damit zusammen, dass beim Training die Blutzirkulation und Sauerstoffzufuhr gut funktionieren. Der Schmerzmechanismus ist die Ischämie.

Es ist für sie zunächst schwierig, dieses Erklärungsmodell zu akzeptieren. Niemand hat ihr vorher etwas Ähnliches erzählt. Aber teilweise kann sie sich in dem Modell erkennen. Ja, sie ist Perfektionistin. Ja, sicher, z. B. Alkohol lindert die Situation; Alkohol entspannt sie. Allerdings trinkt sie selten. Dass das Heben und Tragen ihres Kindes ihre überaktiven Rückenmuskeln zusätzlich überbeansprucht hat, leuchtet ihr ein.

Ich empfehle ihr Atmungs- und Entspannungsübungen. Entspannen im Wasser (nicht unbedingt Schwimmen) könnte gut passen. Geeignet wären auch Yoga und vielleicht die Teilnahme an einer Mindfulness-Gruppe. Charlotte besucht unsere Therapie für ca. 3 Monate hin und wieder. Sie gibt zu, dass sie das Problem jetzt besser einschätzen kann und die Rückenschmerzen abgenommen haben. Sie denkt mehr über Entspannungstherapie nach.

Reflektion über Charlottes Fall

Es ist schwierig, eine aktive Extensionsdysfunktion zu behandeln. Das klinische Modell ist zwar sehr verständlich, aber die Behandlung eine große Herausforderung. Es scheint so, dass die aktive Extensionsdysfunktion mit gewissem perfektionistischen Persönlichkeitsmerkmalen zusammenhängt. Und es ist schwierig, seine Persönlichkeit zu ändern. Ein erster Schritt ist, die Diagnose zu verstehen und zu akzeptieren. Danach muss man die passenden Übungen finden. Atmung und Entspannung sind unerlässlich. Viele Antistressbehandlungsmethoden kommen infrage: Yoga, Mindfulness, Entspannung, vielleicht Saunagänge, Bäder usw. Es gibt viele verschiedene Methoden, um dieses Problem zu bekämpfen und jeder muss für sich seine individuelle Methode finden.

2.10 Zusammenfassung und Fragen

Rückenschmerzen zählen zu den teuersten und häufigsten Krankheiten. Gleichzeitig sind sie jedoch keine Krankheit, sondern nur ein Symptom. Niemand stirbt an Rückenschmerzen. Und trotzdem verursachen sie in unserem alltäglichen Leben großes Leid. Außerdem entstehen wegen der Behandlungen größere Kosten, als alle Herz-, Krebs- und Venenkrankheiten insgesamt verursachen – weil sie so häufig vorkommen. In keiner anderen Sparte des Gesundheitssystems geht etwas so gründlich schief wie bei Diagnose und Behandlung von Rückenschmerzen. Aus relativ gesunden Menschen werden Patienten, wenn man Röntgenbilder macht und diese überinterpretiert, denn laut Untersuchung haben die Gewebebefunde keine größere Bedeutung.

Gesunde Menschen haben auf Röntgenbildern ähnliche Befunde wie Rückenleidende. Aber der Glaube ist stark: Weil man Schmerzen hat, stimmt etwas nicht und daher muss man Röntgenbilder machen. Darauf findet man fast immer etwas. Doch Röntgenbefunde können mit der Haartracht eines Menschen verglichen werden: Einige verlieren mit dem Alter ihre Haare, andere werden grau. Trotzdem haben beide nicht zwangsläufig Kopfschmerzen, nur weil im Bereich des Kopfes etwas „anders" ist. Was soll dieser Vergleich? Ganz einfach: Mit Röntgenbildern ist es das gleiche: Gewebe verändern sich mit dem Alter. Niemand ist in mittleren Jahren körperlich der gleiche wie als Teenager.

Gewebe und Gewebebefunde haben schlicht nicht zwangsläufig eine größere Bedeutung. Das Gleiche gilt für klinischen Befunde. Falls man zufällig Verspannungen findet – was soll's? Falls man irgendwelche Steifigkeit findet – ja und? Die Variation zwischen verschiedenen Menschen ist groß. Das sieht man bereits an ihrer Haarfarbe.

Eine ganz andere Situation ist es, wenn ein Patient mit Beschwerden in die Praxis kommt. Hat er Symptome und Probleme und leidet daran, versuchen wir natürlich, ihm zu helfen. Falls er sagt, der Rücken sei steif und Bewegung tut weh, so lohnt es sich, die Situation zu ändern. Nun werden körperliche Befunde möglicherweise relevant. Findet man Steifigkeiten am Rücken, verbessert diese und sieht, dass die Schmerzen und seine Einschränkungen im Alltag abnehmen, war die Steifigkeit relevant.

Merke

Befunde sollten nur dann behandeln werden, wenn sie direkt mit den Problemen des Patienten zusammenhängen. Nicht deswegen, weil sie ein Spezialgebiet des Therapeuten darstellen.

Die Behandlung von Rückenschmerzen durch Training ist sehr wirkungsvoll. Welche Übungen sind für wen geeignet? Falls beim Sitzen Schmerzen auftreten, die Sitzposition flexorisch ist und zudem die flexorischen Bewegungskontrolltests positiv sind, lohnt es sich, Übungen zu geben, die diese Bewegung korrigieren. Einfache Lösungen sind wirkungsvoll und vernünftig. Diese Vorgehensweise hat sich in der Praxis bewährt.

Es gibt eindeutige Belege dafür, dass passive Behandlungen, also ausschließlich manuelle Therapieformen, auf einen langen Zeitraum gesehen nicht effizient sind. Deswegen sollte man sich im Bereich des unteren Rückens eher auf aktive Behandlungen konzentrieren und den Anteil an passiven Mobilisationen möglichst gering halten. Passive Therapieformen sind gut geeignet bei akuten Schmerzen. Zu diesem Zeitpunkt sind fast alle Mittel sind erlaubt – Hauptsache der Schmerz wird gelindert. In der Praxis hat sich aber schon oft gezeigt, dass der Schmerz weniger wird – sowohl mit als auch ohne Behandlung. Das Wichtigste ist daher, für eine Verbesserung den Weg zu ebnen: den Patienten in seiner Selbstwirksamkeit zu bestärken, ihn zu ermuntern und ihn dabei zu unterstützen, katastrophierende Gedanken und Ängste nicht zuzulassen. Ist der Patient beruhigt, können ihm aktive Übungen gegeben werden.

Merke

Die Behandlung von Rückenschmerzen geschieht vor allem durch aktive Therapieformen.

Was den Nackenbereich betrifft, ist die Situation dagegen ein bisschen anders: Wenn es darum geht, den Nacken zu therapieren, sind auch passive Behandlungen erforderlich. In Kap. 3 wird das berücksichtigt.

2.10.1 „The Best-of-Tests"

Im Folgenden werden zusammenfassend die wichtigsten und einfachsten Tests der Bewegungskontrolle wiederholt. Sie sind nach der Richtung des Problems der Bewegungskontrolle unterteilt. Ich habe 2 „Best-of"-Batterien entworfen. Die erste ist „Best of Basics", die zweite „Best on Advanced".

2.10.2 Best-of-Basics

Die Best-of-Basics sollte jeder Patient beherrschen und dementsprechend diese Bewegungen richtig und kontrolliert mindestens am Ende der Behandlung ausführen können. Selbst Gesunde, das heißt Menschen ohne Symptome, sollten normalerweise in der Lage sein, diese Tests korrekt durchzuführen. Falls es für Patienten nicht möglich ist, einen Teil der Tests wegen Schmerzen oder Bewegungseinschränkung durchzuführen, handelt es sich um eine Bewegungsdysfunktion, die zuerst behandelt werden muss. Therapie kann vielleicht auch bedeuten, beispielsweise 1 oder 2 Wochen zu warten (wenn es etwa um akute Schmerzen wie Hexenschuss geht). Falls die Zeit nicht hilft, wird eine Therapie benötigt. Ich favorisiere dabei Physiotherapie, besonders OMT-Physiotherapie. Aber auch Chiropraktik, Osteopathie usw. sind bei der Behandlung der akuten Bewegungsdysfunktionen geeignet. Nach der Behandlung der Bewegungsdysfunktion, was normalerweise nur einige Sitzungen braucht, kann die Bewegungskontrolle in Angriff genommen werden.

Merke

Best-of-Basics: diese Tests sollte jeder beherrschen, ob mit Rückenschmerzen oder ohne.

2.10.3 Best-of-Advanced

Die Best-of-Advanced sind für Menschen geeignet, die sportlich sind und sich viel bewegen – Langstreckenläufer, Golfer, Wanderer, Kletterer usw., aber auch Therapeuten sowie Gymnastik- und Fitnessinstrukteure. Diese sollten diese Tests können, damit sie den Patienten bzw. Kunden die Übungen richtig zeigen können. Mit dieser Testbatterie können Rückenschmerzen sowohl vorgebeugt als auch behandelt werden. Natürlich setzt sie das Beherrschen der Best of Basics voraus.

Merke

Best-of-Advanced: diese Tests sollten alle Athleten sowie alle Therapeuten und Fitnessinstruktoren beherrschen.

2.10.4 Best-of-All

Darüber hinaus gibt es noch eine Gruppe, von der man noch präzisere und anspruchsvollere Tests verlangen kann: Spitzensportler. Dabei geht es vor allem um Sportarten, mit einem Gegner, der überraschende Situationen verursachen kann. Sportler der Wurf- und Schlagsportarten müssen Tests für Nacken und Schulter sowie Basic- und Advanced-Tests beherrschen (diese werden in Kap. 3 und Kap. 4 vorgestellt).

Diejeingen, die Sportarten wie Fußball, Eishockey, Kampfsportarten, Rugby und American Football ausüben, also direkten Gegnerkontakt und dadurch teils hohe Risiken für gravierende Verletzungen haben, müssen aufgrund der Komplexität der Bewegungen und der teilweisen Kombination aus rennen, treten/kicken und werfen sowohl die Best-of-Basics- als auch die Best-of-Advanced-Tests der unteren Extremitäten beherrschen – selbst wenn sich das Problem vielleicht „nur“ im Rücken befindet (Kap. 5).

Alle Testbewegungen (einschließlich Best-of-Basics und Best-of-Advanced) können als Übungen angewendet werden. Basic-Tests betreffen vor allem die Bewegungskontrolle, bei Advanced-Tests kommen auch Kraft und Gesamtmobilisation hinzu. Tests für das Basic-Niveau werden ohne Gewichte durchgeführt, gerne mit vielen Wiederholungen (z. B. 10- bis 15-Wdh., mehrmals am Tag). Bei den Advanced-Niveau-Tests werden Wiederholungen und Gewichte dementsprechend hinzugefügt, wenn die Therapieergebnisse dies zulassen.

Merke

Spezialisten für Kampfkunst, Werfen und Schlagen sowie Ballspielen müssen neben dem Test für den Rücken auch die für die anderen Körperteile meistern.

2.10.5 Best-of-Basics-Tests

Waiters Bow

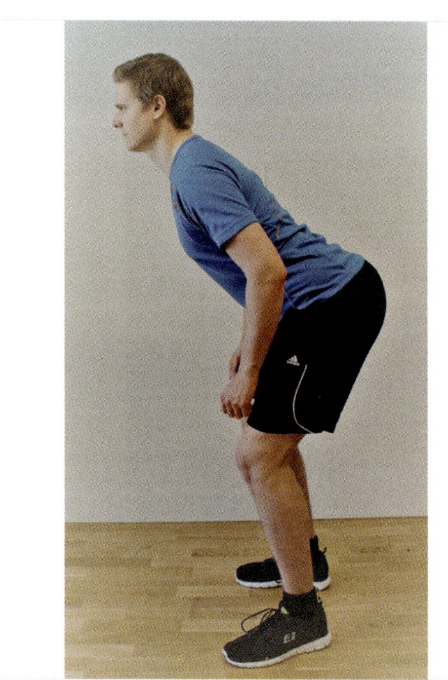

Abb. 2.107 Waiters bow.

Übungsbeschreibung:

- Beugen Sie sich nach vorne, sodass Ihr Rücken gerade ist.
- Die Bewegung erfolgt nur von den Hüften aus.
- Die Knie können leicht gebeugt sein (max. 10°).
- Eine Beugung von ca. 70° sollte ohne Rückenflexion erreicht werden.

Pelvic tilt

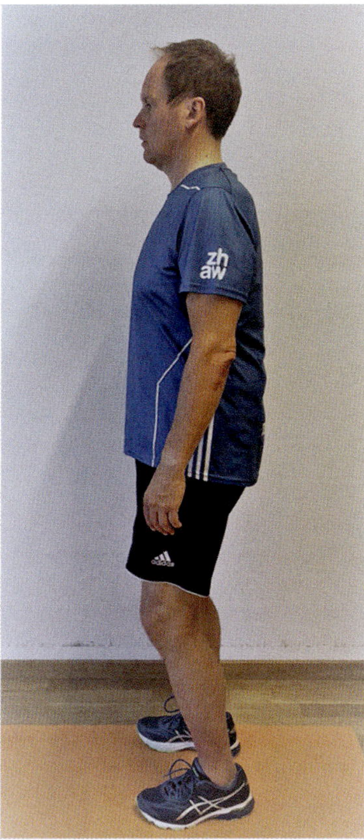

Abb. 2.108 Pelvic tilt.

Übungsbeschreibung:

- Kippen Sie Ihre Hüften nach vorne und hinten – beurteilt wird die Richtung nach hinten.
- Die Knie können leicht gebeugt sein (max. 10°).
- Der Thorax muss an Ort und Stelle bleiben (keine Streckung oder Beugung).
- Die Lendenwirbelsäule ist flektiert.

One leg stance

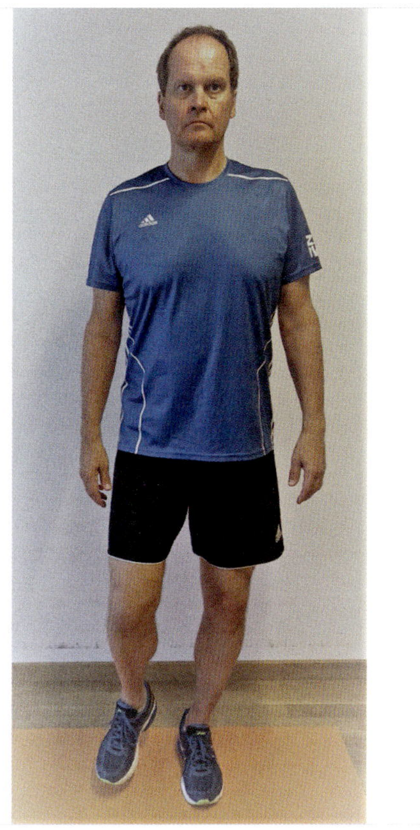

Abb. 2.109 Einbeinstand.

Übungsbeschreibung:

- Verlagern Sie das Gewicht auf ein Bein. Das Becken muss dabei gerade bleiben.
- Die Beinachse der unteren Extremitäten muss stabil bleiben.
- Das Stehen auf einem Bein muss ohne Korrekturen und Wanken erfolgen.

Kniestreckung im Sitzen

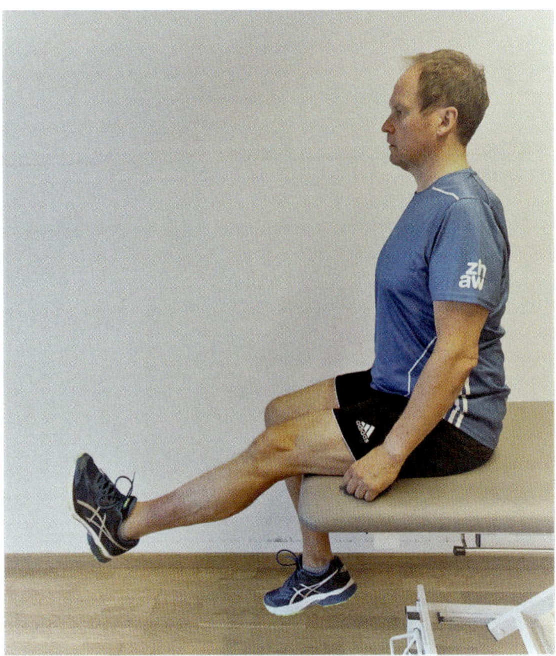

Abb. 2.110 Kniestreckung im Sitzen.
Übungsbeschreibung:
- Setzen Sie sich mit geradem Rücken (Lordose im unteren Rücken).
- Strecken Sie das Knie, ohne im Rücken rund zu werden.
- Das Knie sollte bis etwa 30° vor die volle Streckung gestreckt bleiben.

Prone knee bend

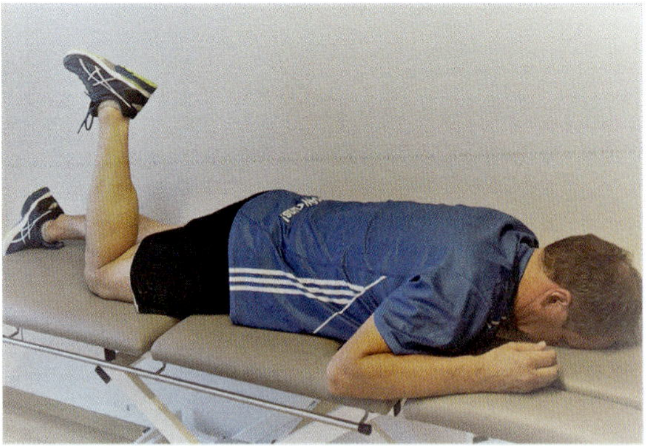

Abb. 2.112 Prone knee bend.
Übungsbeschreibung:
- Legen Sie sich auf den Bauch.
- Beugen Sie Ihr Knie, ohne dass sich Ihr Rücken bewegt.
- Es sollten mindestens 90° Kniebeugung geschafft werden, möglich sind bis zu 120°.
- Eine Kniebeugung von bis zu 120° ist möglich.

Rocking on all Fours

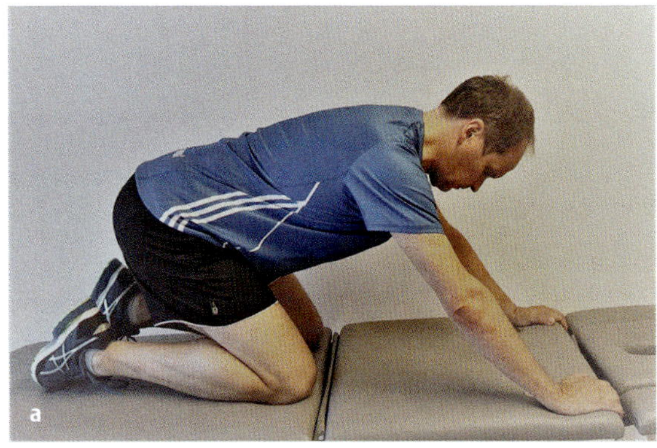

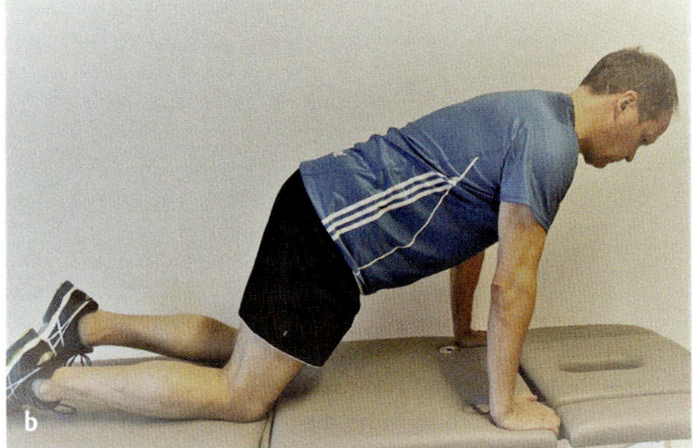

Abb. 2.111 Rocking on all Fours.
Übungsbeschreibung:
- Gehen Sie auf alle Viere, Knie und Hände senkrecht unter Hüft- bzw. Schultergelenken. Schultergelenk und die Hüften in einem Winkel von 90° zum Körper.
- Bewegen Sie Ihre Hüften zurück, ohne dass der Rücken rund wird (a).
- Bewegen Sie dann Ihren Oberkörper nach vorne, ohne dass der Rücken durchhängt (b).
- Von der Ausgangsposition (Hüftstellung 90°) sollte es möglich sein, die Hüften 30° in beide Richtungen zu bewegen, ohne die Position der Lendenwirbelsäule zu verändern.

2.10.6 Best-of-Advanced-Tests

Kniebeugen mit Gewichten (Squats)

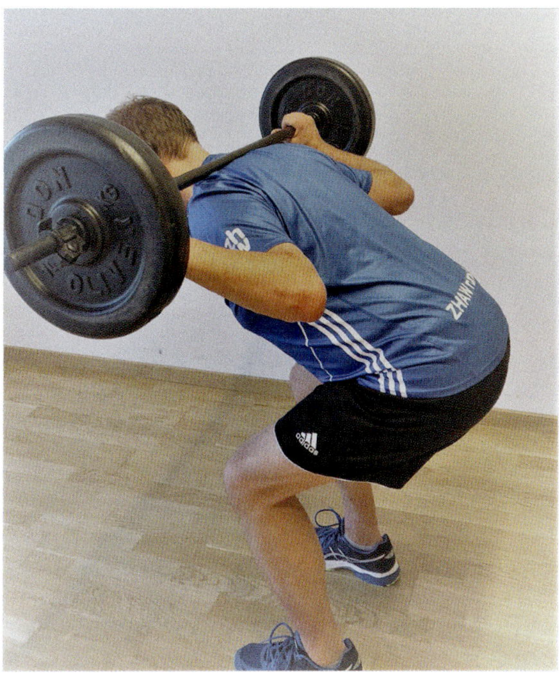

Abb. 2.113 Kniebeugen mit Gewichten.
Übungsbeschreibung:
- Der Rücken bleibt gerade, die LWS lordosiert.
- Unter dieser Voraussetzung sollten Sie ca. die Hälfte Ihres Körpergewichts bewegen können.
- 15 Wiederholungen.

Hüftextension

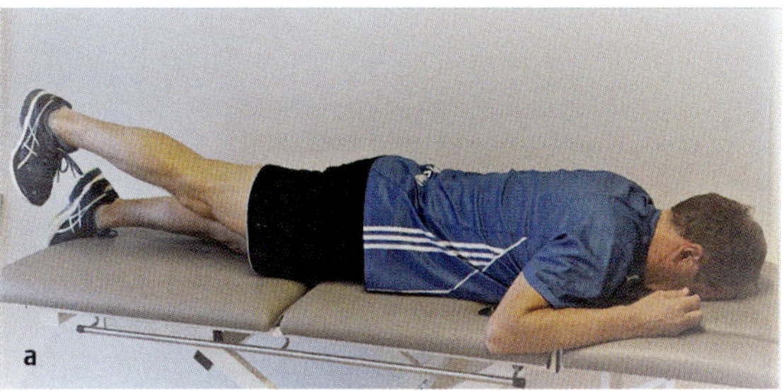

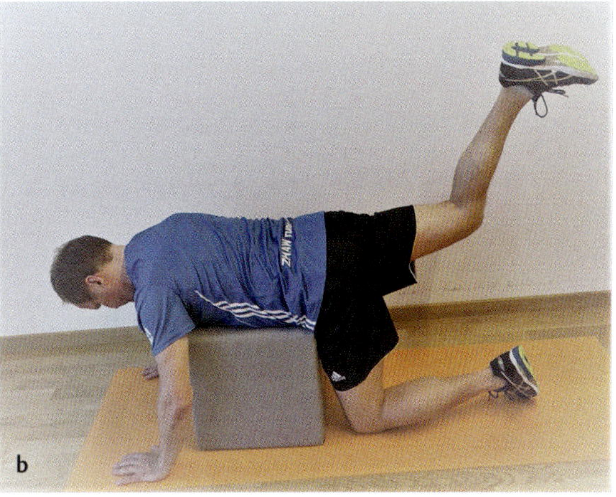

Abb. 2.115 Hüftextension.
Übungsbeschreibung:
- Hüftextension in Bauchlage, mindestens 10° Bewegung des Beines.
- Der Rücken darf nicht extendieren.
- Hüftextension mit gebeugten Bein im Vierfüßler bis 0° (Horizontale) ohne Rückenbewegung.
- Mindestens 10 Wiederholungen.
- Variante: 10 Sekunden halten.

Dead lift und rumänischer Dead lift

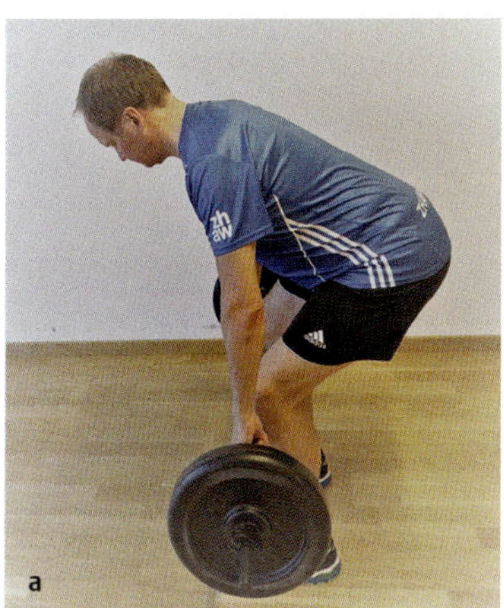

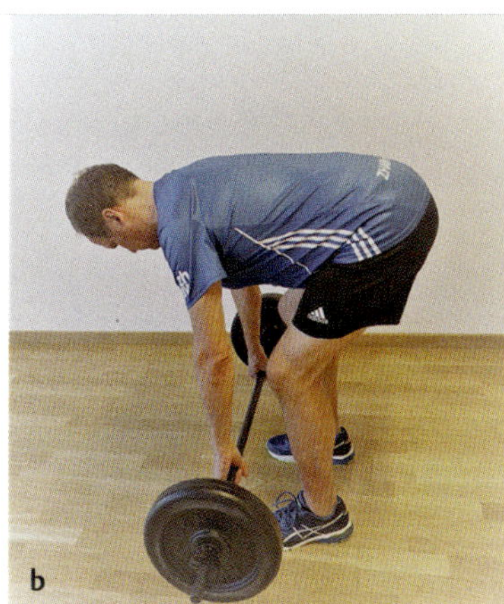

Abb. 2.114 Dead lift und rumänischer Dead lift.
Übungsbeschreibung:
- Der Rücken bleibt gerade, die LWS lordosiert.
- Die Knie sind leicht gebeugt.
- Bewegt werden sollte ca. ein Drittel Ihres Körpergewichts.
- 15 Wiederholungen.

a Dead lift
b rumänischer Dead lift

Obere Extremitäten nach vorne strecken

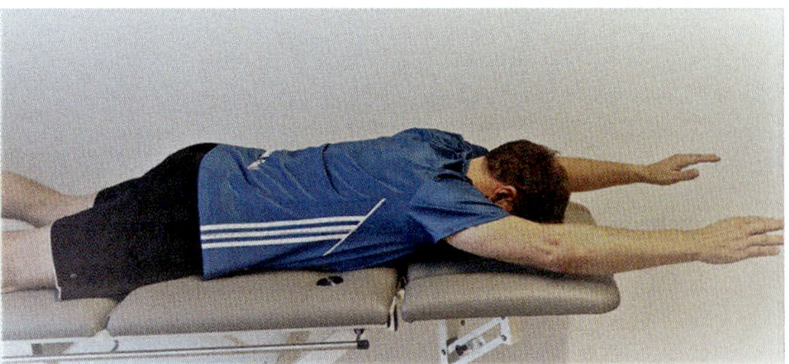

Abb. 2.116 Obere Extremitäten nach vorne strecken.
Übungsbeschreibung:
- Die oberen Extremitäten werden nach vorne gestreckt, so dass sich die Ellbogen strecken.
- Der Kopf bleibt unten.
- Der untere Rücken darf nicht gestreckt werden.
- Mindestens zehn Wiederholungen.
- Zum Training: so viele Wiederholungen wie möglich.

Strecken der unteren Extremitäten in Rückenlage

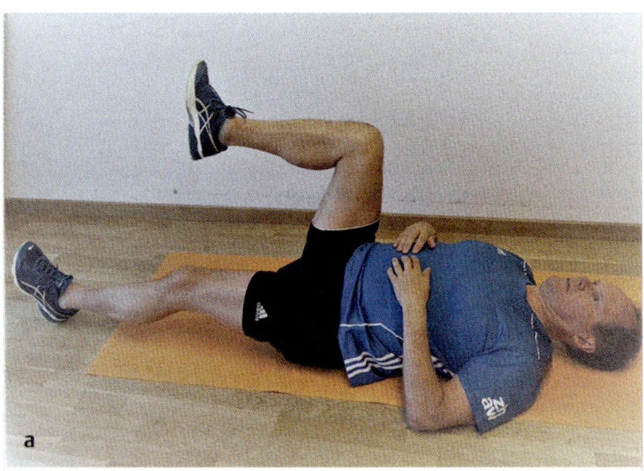

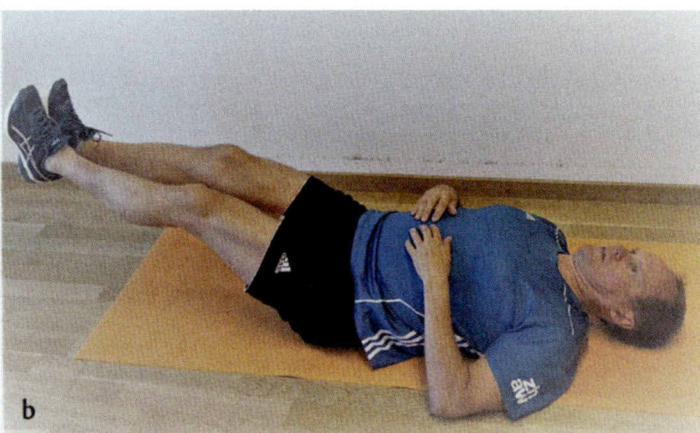

Abb. 2.117 Strecken der unteren Extremitäten in Rückenlage.
Übungsbeschreibung:
- Strecken Sie die Beine abwechselnd aus 90° Knie- und Hüftbeugung in Richtung Boden (**a**).
- Der Rücken muss stabil bleiben (darf nicht lordosieren).
- Zuerst abwechselnd die unteren Extremitäten strecken.
- Steigerung: Beide Beine gleichzeitig strecken (**a**).
- Mindestens 15 Wiederholungen.

Planking/Beine anheben

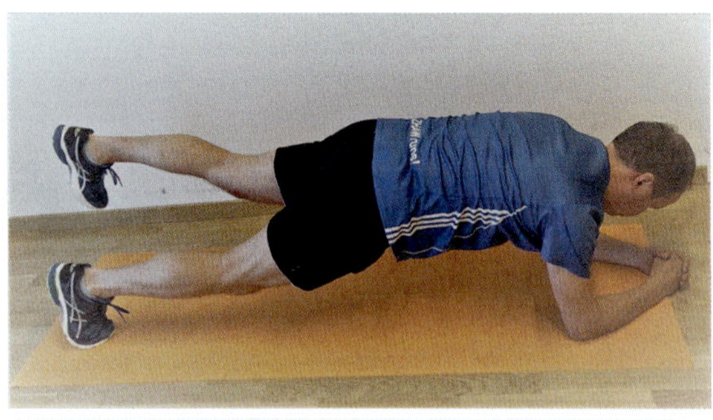

Abb. 2.118 Planking/Beine anheben.
Übungsbeschreibung:
- Der Rücken bleibt stabil (hohe Bauchspannung, kein Abweichen in Lordose).
- Zunächst beide Füße auf dem Boden und Position statisch halten (Ziel: 2 Minuten).
- Steigerung: Beine abwechselnd ruhig anheben.
- Mindestens 30 Wiederholungen.

Seitliches Planking und Anheben des Beines

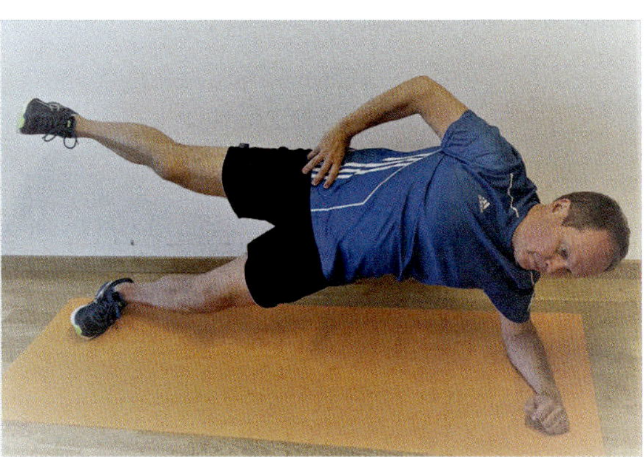

Abb. 2.119 Seitliches Planking und Anheben des Beines.
Übungsbeschreibung:
- Der Rücken bleibt gerade.
- Das obenliegende Bein wird bis zur maximalen Abduktion angehoben.
- Mindestens 15 Wiederholungen.

Heben und Drehen eines Beins

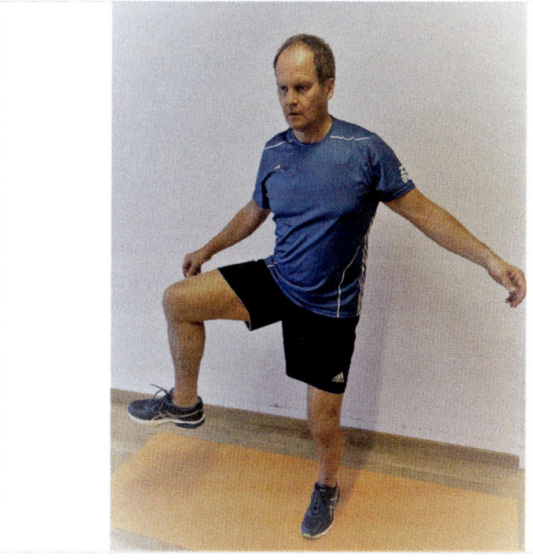

Abb. 2.120 Heben und Drehen eines Beins.
Übungsbeschreibung:
- Auf einem Bein stehen.
- Ein Bein wird 90° im Hüftgelenk gebeugt.
- Dann das Bein maximal nach außen/in Abduktion bewegen.
- Das Becken und der Rücken dürfen sich nicht bewegen.
- 10-mal 10 Sekunden lang die Position halten.

Prüfungsfragen: Lendenwirbelsäule

1. **Erklären Sie kurz die Klassifikation der Schmerzen im unteren Rückenbereich nach O'Sullivan.**
   Spezifischer oder unspezifischer Schmerz. Unspezifischer Schmerz wird in mechanischen und nicht mechanisch unterteilt. Mechanischer Rückenschmerz kann entweder aufgrund einer Bewegungsdysfunktion oder Bewegungskontrolldysfunktion entstehen.
2. **Beschreiben Sie kurz die Effizienz der medikamentösen und operativen Behandlung bei MSK-Symptomen.**
   Die Wirkung der medikamentösen Behandlung ist bei MSK-Beschwerden erstaunlich gering. Die Beweise für den Effekt einer chirurgischen Behandlung sind im Vergleich zur konservativen Behandlung mit Physiotherapie ebenfalls schwach. Bei den meisten MSK-Diagnosen ist die chirurgische Behandlung nicht wirksamer als die Physiotherapie.
3. **Was sind die offensichtlichsten klinischen Unterschiede zwischen Bewegungsdysfunktionen und Bewegungskontrolldysfunktionen?**
   In der Bewegungsdysfunktion verursacht Bewegung Schmerzen und die Bewegung ist eingeschränkt. Bewegungsdysfunktion wird mit Schmerzprovokationstests getestet und mit mechanischen Behandlungen wie manueller Therapie behandelt. In der Bewegungskontrolldysfunktion sind die Bewegungen nicht eingeschränkt und verursachen auch keine Schmerzen. Positionen dagegen, die lang anhalten, und statische Arbeitsstellungen verursachen Schmerzen. Die Bewegungskontrolldysfunktion wird mit Bewegungskontrolltests getestet und mit aktiven Übungen der Bewegungskontrolle behandelt.
4. **Welche sechs Tests können verwendet werden, um zuverlässig auf Bewegungsdysfunktionen des unteren Rückens zu testen?**
   Waiters Bow, Pelvic Tilt, Sitting Knee Extension, One Leg Standing, Rocking on all Fours Backwards, Rocking on all Fours Forwards, Prone Knee Bend.
5. **Was bedeutet relative Beweglichkeit? Nennen Sie ein Beispiel aus der Lendenwirbelsäule.**
   Relative Beweglichkeit bezeichnet den Anteil einzelner Gelenke an einer Gesamtbewegung. Beim Nach-vorne-Beugen im Stand kommt physiologischer Weise ca. ⅓ der Bewegung aus der LWS und ca. ⅔ aus dem Hüftgelenk.
6. **Welche Muskeln sind normalerweise schwach und welche angespannt bei einer passiven, extensorischen Bewegungskontrolle?**
   Schwach sind die unteren Bauchmuskeln. M. rectus femoris, Tractus Iliotibialis und die oberen Bauchmuskeln sind häufig verspannt. Der M. iliopsoas kann ebenfalls abgeschwächt sein.
7. **Welche Arten von Übungen sind bei Störungen der aktiven Extensions-Bewegungskontrolldysfunktion von vorrangiger Bedeutung? Nennen Sie mindestens drei wichtige Faktoren.**
   Das Verständnis des Patienten für sein eigenes Problem, Entspannung und Entspannungsübungen, Zwerchfellatmung, Vermeiden von Stress und zu vielen Aktivitäten, Sport und Training.
8. **Welche Muskeln sind bei einer Störung der Rotationsbewegungskontrolldysfunktion normalerweise schwach?**
   M. gluteus medius, die schräge Bauchmuskulatur, M. quadratus lumborum.
9. **Nennen Sie mindestens drei gute Übungen für einen sportlichen Klienten mit einer Flexionskontrollstörung.**
   Squat (Kniebeuge), Dead Lift (Kreuzheben), Hamstrings-Dehnungen, Multifidus- und Rückenmuskelübungen.
10. **Welche Übungen würden Sie einem Schwimmer geben, der an einer passiven Extensionskontrollstörung leidet? Nennen Sie mindestens drei Übungen.**
    Pelvic Tilt, Strecken der oberen Extremitäten in Bauchlage, ohne dass der Rücken in die Extension geht. M.-rectus-femoris-Dehnungen, Kontrolle und gute Beweglichkeit der Schulter und Arme, dass die Bewegung nicht aus dem unteren Rücken kommen muss.
11. **Was ist bei der Kontrolle des unteren Rückens eines Fußballspielers zu beachten?**
    Vor allem gute Kontrolle der unteren Extremitäten, aber auch Kontrolle des Nackens.

2.11 Literatur

Aasa B, Berglund L, Michaelson P et al. Individualized low-load motor control exercises and education versus a high-load lifting exercise and education to improve activity, pain intensity, and physical performance in patients with low back pain: a randomized controlled trial. The Journal of orthopaedic and sports physical therapy. 2015; 45(2): 77–85, B1–4

Airaksinen O, Brox J, Cedraschi C et al. Chapter 4. European guidelines for the management of chronic nonspecific low back pain. European spine journal : official publication of the European Spine Society, the European Spinal Deformity Society, and the European Section of the Cervical Spine Research Society. 2006; 15 Suppl 2: S 192–300

Astfalck RG, O'Sullivan P B, Straker LM et al. Sitting Postures and Trunk Muscle Activity in Adolescents With and Without Nonspecific Chronic Low Back Pain: An Analysis Based on Subclassification. Spine; 2010

Bertholet N, Daeppen JB, Wietlisbach V et al. Reduction of alcohol consumption by brief alcohol intervention in primary care: systematic review and meta-analysis. Archives of Internal Medicine. 2005; 165(9): 986–95

Bisset L, Beller E, Jull G et al. Mobilisation with movement and exercise, corticosteroid injection, or wait and see for tennis elbow: randomised trial. Bmj. 2006; 333(7 575): 939

Bisset L, Smidt N, Van der Windt DA et al. Conservative treatments for tennis elbow do subgroups of patients respond differently? Rheumatology. 2007; 46(10): 1601–5

Boos N, Rieder R, Schade V et al. 1995 Volvo Award in clinical sciences. The diagnostic accuracy of magnetic resonance imaging, work perception, and psychosocial factors in identifying symptomatic disc herniations. Spine. 1995; 20(24): 2613–25

Brage K, Ris I, Falla D et al. Pain education combined with neckand aerobic training is more effective at relieving chronic neck pain than pain education alone–a preliminary randomized controlled trial. Manual therapy. 2015; 20(5): 686–93

Brinjikji W, Luetmer PH, Comstock B et al. Systematic literature review of imaging features of spinal degeneration in asymptomatic populations. AJNR American journal of neuroradiology. 2014

Brinjikji W, Luetmer PH, Comstock B et al. Systematic Literature Review of Imaging Features of Spinal Degeneration in Asymptomatic Populations. AJNR American journal of neuroradiology. 2014

Brox JI, Staff PH, Ljunggren AE et al. Arthroscopic surgery compared with supervised exercises in patients with rotator cuff disease (stage II impingement syndrome). Bmj. 1993; 307(6 909): 899–903

Buchbinder R, Green S, Youd JM. Corticosteroid injections for shoulder pain. The Cochrane database of systematic reviews. 2003(1): CD004 016

Buchbinder R, van Tulder M, Oberg B et al. Low back pain: a call for action. Lancet. 2018

Butler D, Moseley L. Explain Pain. NOI Publications; 2003

Butler D, Moseley, L. The Explain Pain Workbook: Protectometer. Adelaide, Australia: NOI Publications; 2015

Carlsson H, Rasmussen-Barr E. Clinical screening tests for assessing movement control in non-specific low-back pain. A systematic review of intra- and inter-observer reliability studies. Manual therapy. 2013; 18(2): 103–10

Carlsson H, Rasmussen-Barr E. Clinical screening tests for assessing movement control in non-specific low-back pain. A systematic review of intra- and inter-observer reliability studies. Manual therapy. 2013;18 (2): 103–10

Catley MJ, Tabor A, Wand BM et al. Assessing tactile acuity in rheumatology and musculoskeletal medicine-how reliable are two-point discrimination tests at the neck, hand, back and foot? Rheumatology. 2013; 52(8): 1454–61

Cheung KM, Karppinen J, Chan D et al. Prevalence and pattern of lumbar magnetic resonance imaging changes in a population study of one thousand forty- three individuals. Spine. 2009; 34(9): 934–40

Christanell F, Hoser C, Huber R et al. The influence of electromyographic biofeedback therapy on knee extension following anterior cruciate ligament reconstruction: a randomized controlled trial. Sports Med Arthrosc Rehabil Ther Technol. 2012; 4(1): 41

Comerford M, Mottram S. Functional stability re-training: principles and strategies for managing mechanical dysfunction. Manual therapy. 2001a; 6(1): 3–14

Comerford M, Mottram S. Kinetic Control: The Management of Uncontrolled Movement. München: Elsevier; 2012

Comerford M, Mottram S. Movement and stability dysfunction – contemporary developments. Manual therapy. 2001b; 6(1): 15–26

Cools AM, Cambier D, Witvrouw EE. Screening the athlete's shoulder for impingement symptoms: a clinical reasoning algorithm for early detection of shoulder pathology. British journal of sports medicine. 2008; 42(8): 628–35

Coombes BK, Bisset L, Vicenzino B. Efficacy and safety of corticosteroid injections and other injections for management of tendinopathy: a systematic review of randomised controlled trials. Lancet. 2010; 376(9 754): 1751–67

Coppieters MW, Alshami AM, Hodges PW. An experimental pain model to investigate the specificity of the neurodynamic test for the median nerve in the differential diagnosis of hand symptoms. Archives of physical medicine and rehabilitation. 2006; 87(10): 1412–7

Coppieters MW, Butler DS. Do 'sliders' slide and 'tensioners' tension? An analysis of neurodynamic techniques and considerations regarding their application. Manual therapy. 2008; 13(3): 213–21

Coppieters MW, Kurz K, Mortensen TE et al. The impact of neurodynamic testing on the perception of experimentally induced muscle pain. Manual therapy. 2005;10(1):52–60.

Coppieters MW, Stappaerts KH, Everaert DG et al. Addition of test components during neurodynamic testing: effect on range of motion and sensory responses. The Journal of orthopaedic and sports physical therapy. 2001; 31(5): 226–35; discussion 36–7

Coppieters MW, Stappaerts KH, Staes FF et al. Shoulder girdle elevation during neurodynamic testing: an assessable sign? Manual therapy. 2001; 6 (2): 88–96

Costa L, Maher C, Latimer J et al. Motor control exercise for chronic low back pain: a randomized placebo-controlled trial. Physical therapy. 2009; 89 (12): 1275–86

Costa LO, Costa Lda C, Cancado RL et al. Short report: intra-tester reliability of two clinical tests of transversus abdominis muscle recruitment. Physiotherapy Research International: The Journal for Researchers and Clinicians in Physical Therapy; Physiotherapy Research International: The Journal for Researchers and Clinicians in Physical Therapy. 2006; 11(1): 48–50

Dagenais S, Caro J, Haldeman S. A systematic review of low back pain cost of illness studies in the United States and internationally. The spine journal: official journal of the North American Spine Society. 2008; 8(1): 8–20

Dagenais S, Tricco AC, Haldeman S. Synthesis of recommendations for the assessment and management of low back pain from recent clinical practice guidelines. The spine journal: official journal of the North American Spine Society. 2010; 10(6): 514–29

Dankaerts W, O'Sullivan P, Burnett A et al. Altered patterns of superficial trunk muscle activation during sitting in nonspecific chronic low back pain patients: importance of subclassification. Spine. 2006a; 31(17): 2017–23

Dankaerts W, O'Sullivan P, Burnett A et al. Differences in sitting postures are associated with nonspecific chronic low back pain disorders when patients are subclassified. Spine. 2006c; 31(6): 698–704

Dankaerts W, O'Sullivan P, Burnett A et al. Discriminating healthy controls and two clinical subgroups of nonspecific chronic low back pain patients using trunk muscle activation and lumbosacral kinematics of postures and movements: a statistical classification model. Spine. 2009; 34(15): 1610–8

Dankaerts W, O'Sullivan PB, Burnett AF et al. Reliability of EMG measurements for trunk muscles during maximal and sub-maximal voluntary isometric contractions in healthy controls and CLBP patients. Journal of electromyography and kinesiology: official journal of the International Society of Electrophysiological Kinesiology. 2004; 14(3): 333–42

Dankaerts W, O'Sullivan PB, Straker LM et al. The inter-examiner reliability of a classification method for non-specific chronic low back pain patients with motor control impairment. Manual therapy. 2006b; 11(1): 28–39

Delitto A, George SZ, Van Dillen LR et al. Low back pain. The Journal of orthopaedic and sports physical therapy. 2012; 42(4): A1–57

Delitto A, Piva SR, Moore CG et al. Surgery versus nonsurgical treatment of lumbar spinal stenosis: a randomized trial. Annals of internal medicine. 2015; 162(7): 465–73

Della Casa E, Affolter Helbling J, Meichtry A et al. Head-Eye movement control tests in patients with chronic neck pain; Inter-observer reliability and discriminative validity. BMC musculoskeletal disorders. 2014; 15(1): 16

Deng S, Sun Z, Zhang C et al. Surgical treatment versus conservative management for acute achilles tendon rupture: a systematic review and meta-analysis of randomized controlled trials. J Foot Ankle Surg. 2017; 56(6): 1236–43

Dorrestijn O, Stevens M, Winters JC et al. Conservative or surgical treatment for subacromial impingement syndrome? A systematic review. Journal of shoulder and elbow surgery/American Shoulder and Elbow Surgeons [et al]. 2009; 18(4): 652–60

Edwards I, Jones M, Carr J et al. Clinical reasoning strategies in physical therapy. Physical therapy. 2004; 84(4): 312–30; discussion 31–5

Edwards I, Jones M, Hillier S. The interpretation of experience and its relationship to body movement: a clinical reasoning perspective. Manual therapy. 2006; 11(1): 2–10

Engers AJ, Jellema P, Wensing M. Individual patient education for low back pain. Cochrane Database of Systematic Reviews [Internet]. 2008; (1). Available from: http://www.mrw.interscience.wiley. com/cochrane/clsysrev/articles/CD004 057/ frame.html

Englund M, Guermazi A, Gale D et al. Incidental meniscal findings on knee MRI in middle-aged and elderly persons. The New England journal of medicine. 2008; 359(11): 1108–15

Falla D, Jull G, Hodges P et al. An endurance-strength training regime is effective in reducing myoelectric manifestations of cervical flexor muscle fatigue in females with chronic neck pain. Clin Neurophysiol. 2006; 117 (4): 828–37

Falla D, Jull G, PW H. Patients with neck pain demonstrate reduced electromyographic activity of the deep cervical flexor muscles during performance of the deep cervical flexor muscles during performance of the craniocervical flexion test. Spine. 2004; 29(19): 2108–14

Falla D, Jull G, Russell T et al. Effect of neck exercise on sitting posture in patients with chronic neck pain. Physical therapy. 2007; 87(4): 408–17

Falla DL, Jull GA, Hodges PW. Patients with neck pain demonstrate reduced electromyographic activity of the deep cervical flexor muscles during performance of the craniocervical flexion test. Spine. 2004; 29(19): 2108–14

Fernandez M, Ferreira ML, Refshauge KM et al. Surgery or physical activity in the management of sciatica: a systematic review and meta-analysis. European spine journal: official publication of the European Spine Society, the European Spinal Deformity Society, and the European Section of the Cervical Spine Research Society. 2015

Fersum KV, Dankaerts W, O'Sullivan PB et al. Integration of sub-classification strategies in RCTs evaluating manual therapy treatment and exercise therapy for non-specific chronic low back pain (NSCLBP): a systematic review. British journal of sports medicine. 2009

Flor H, Birbaumer N. Phantom limb pain: cortical plasticity and novel therapeutic approaches. Current opinion in anaesthesiology. 2000; 13(5): 561–4

Flor H, Diers M. Sensorimotor training and cortical reorganization. NeuroRehabilitation. 2009; 25(1): 19–27

Flor H. Cortical reorganisation and chronic pain: implications for rehabilitation. Journal of rehabilitation medicine. 2003(41 Suppl): 66–72

Flor H. Phantom-limb pain: characteristics, causes, and treatment. Lancet Neurol. 2002; 1(3): 182–9

Flor H. The functional organization of the brain in chronic pain. Prog Brain Res. 2000; 129: 313–22

Foster NE, Anema JR, Cherkin D et al. Prevention and treatment of low back pain: evidence, challenges, and promising directions. Lancet. 2018

Frobell RB, Roos EM, Roos HP et al. A randomized trial of treatment for acute anterior cruciate ligament tears. The New England journal of medicine. 2010; 363(4): 331–42

Gibson JN, Waddell G. Surgery for degenerative lumbar spondylosis: updated Cochrane Review. Spine. 2005; 30(20): 2312–20

Gibson JN, Waddell G. Surgical interventions for lumbar disc prolapse. Cochrane Database of Systematic Reviews [Internet]. 2007; (2). Available from: http://www.mrw. interscience.wiley.com/cochrane/clsysrev/articles/ CD001 350/frame.html

Gifford L. Pain, the Tissues and the Nervous System: A conceptual model. Physiotherapy Journal. 1998; 84(1): 27–36

Girish G, Lobo LG, Jacobson JA et al. Ultrasound of the shoulder: asymptomatic findings in men. AJR American journal of roentgenology. 2011; 197 (4): W713–719

Gismervik SO, Drogset JO, Granviken F et al. Physical examination tests of the shoulder: a systematic review and meta-analysis of diagnostic test performance. BMC musculoskeletal disorders. 2017; 18(1): 41

Gribble PA, Hertel J, Plisky P. Using the Star Excursion Balance Test to assess dynamic postural-control deficits and outcomes in lower extremity injury: a literature and systematic review. Journal of athletic training. 2012; 47(3): 339–57

Groeneweg R, Haanstra T, Bolman CAW et al. Treatment success in neck pain: the added predictive value of psychosocial variables in addition to clinical variables. Scand J Pain. 2017; 14: 44–52

Guermazi A, Niu J, Hayashi D et al. Prevalence of abnormalities in knees detected by MRI in adults without knee osteoarthritis: population based observational study (Framingham Osteoarthritis Study). Bmj. 2012; 345: e5 339

Gutknecht M, Mannig A, Waldvogel A et al. The effect of motor control and tactile acuity training on patients with non-specific low back pain and movement control impairment. Journal of bodywork and movement therapies. 2015; 19(4): 722–31

Haahr JP, Ostergaard S, Dalsgaard J et al. Exercises versus arthroscopic decompression in patients with 76 Liikkeen ja liikekontrollin häiriöt – Hannu Luomajoki subacromial impingement: a randomised, controlled study in 90 cases with a one year follow up. Annals of the rheumatic diseases. 2005; 64(5): 760–4.

Haldeman S, Carroll LJ, Cassidy JD. Bone, Joint Decade–Task Force on Neck P, Its Associated D. The empowerment of people with neck pain: introduction: the Bone and Joint Decade 2000–2010 Task Force on Neck Pain and Its Associated Disorders. Spine. 2008; 33(4 Suppl): S 8–S 13

Harris-Hayes M, Sahrmann SA, Van Dillen LR. Relationship between the hip and low back pain in athletes who participate in rotation-related sports. Journal of sport rehabilitation. 2009; 18(1): 60–75

Harris-Hayes M, Van Dillen LR. The inter-tester reliability of physical therapists classifying low back pain problems based on the movement system impairment classification system. PM R. 2009; 1(2): 117–26

Hartvigsen J, Hancock MJ, Kongsted A et al. What low back pain is and why we need to pay attention. Lancet. 2018

Henkus HE, Cobben LP, Coerkamp EG et al. The accuracy of subacromial injections: a prospective randomized magnetic resonance imaging study. Arthroscopy. 2006; 22(3): 277–82

Henneman E. Relation between size of neurons and their susceptibility to discharge. Science. 1957; 126

Henry SM, Van Dillen LR, Ouellette-Morton RH et al. Outcomes are not different for patient-matched versus nonmatched treatment in subjects with chronic recurrent low back pain: a randomized clinical trial. The spine journal: official journal of the North American Spine Society. 2014; 14(12): 2799–810

Hicks G, Fritz J, Delitto A et al. Preliminary development of a clinical prediction rule for determining which patients with low back pain will respond to a stabilization exercise program. Archives of physical medicine and rehabilitation. 2005; 86(9): 1753–62

Hides JA, Richardson CA, Jull GA. Multifidus muscle recovery is not automatic after resolution of acute, first-episode low back pain. Spine. 1996; 21(23): 2763–9

Hodges PW, James G, Blomster L et al. Can proinflammatory cytokine gene expression explain multifidus muscle fiber changes after an intervertebral disc lesion? Spine. 2014; 39(13): 1010–7

Hodges PW, Moseley GL, Gabrielsson A et al. Experimental muscle pain changes feedforward postural responses of the trunk muscles. Exp Brain Res. 2003; 151(2): 262–71

Hodges PW, Moseley GL. Pain and motor control of the lumbopelvic region: effect and possible mechanisms. Journal of electromyography and kinesiology: official journal of the International Society of Electrophysiological Kinesiology. 2003; 13(4): 361–70
Hodges PW, Richardson CA. Contraction of the abdominal muscles associated with movement of the lower limb. Physical Therapy; Physical Therapy. 1997; 77(2): 132–42; discussion 42–4
Hodges PW, Richardson CA. Inefficient muscular stabilization of the lumbar spine associated with low back pain. A motor control evaluation of transversus abdominis. Spine. 1996; 21(22): 2640–50
Jensen MC, Brant-Zawadzki MN, Obuchowski N et al. Magnetic resonance imaging of the lumbar spine in people without back pain. The New England journal of medicine. 1994; 331(2): 69–73
Jones M. Clinical reasoning and pain. Manual therapy. 1995; 1(1): 17–24
Jones M. Clinical reasoning in manual therapy. Physical therapy. 1992; 72 (12): 875–84
Jones RDM. Clinical reasoning for manual therapists. München: Heinemann Butterworth; 2004
Jull G, Moore A, Falla D et al. Grieve's Modern Musculoskeletal Physiotherapy. München: Elsevier; 2015
Jull G, Trott P, Potter H et al. A randomized controlled trial of exercise and manipulative therapy for cervicogenic headache. Spine. 2002; 27(17): 1835–43; discussion 43
Jull GA, Falla D, Vicenzino B et al. The effect of therapeutic exercise on activation of the deep cervical flexor muscles in people with chronic neck pain. Manual therapy. 2009; 14(6): 696–701
Kanton Zürich. Ruptur des vorderen Kreuzbandes: operative oder konservative Behandlung? In: Zürich GdK, editor. Zürich, Bericht vom 30. Juni 2009
Katz JN, Brophy RH, Chaisson CE et al. Surgery versus physical therapy for a meniscal tear and osteoarthritis. The New England journal of medicine. 2013; 368(18): 1675–84
Katz JN, Losina E. Surgery versus physical therapy for meniscal tear and osteoarthritis. The New England journal of medicine. 2013; 369(7): 677–8
Kaukinen PT, Arokoski JP, Huber EO et al. Intertester and intratester reliability of a movement control test battery for patients with knee osteoarthritis and controls. J Musculoskelet Neuronal Interact. 2017; 17(3): 197–208
Kendall N LS, Main C. Guide to assessing psychosocial yellow flags in acute low back pain. Wellington, New Zealand: 1997
Kerkhoffs GM, van den Bekerom M, Elders LA et al. Diagnosis, treatment and preven- 1- Liike- ja liikekontrollin häiriöiden teoriaa ja taustaa 77 tion of ankle sprains: an evidence-based clinical guideline. British journal of sports medicine. 2012; 46(12): 854–60
Ketola S, Lehtinen J, Arnala I et al. Does arthroscopic acromioplasty provide any additional value in the treatment of shoulder impingement syndrome?: a two-year randomised controlled trial. The Journal of bone and joint surgery British volume. 2009; 91(10): 1326–34
Ketola S, Lehtinen J, Elo P et al. No difference in longterm development of rotator cuff rupture and muscle volumes in impingement patients with or without decompression. Acta orthopaedica. 2016; 87(4): 351–5
Ketola S, Lehtinen J, Rousi T et al. No evidence of long-term benefits of arthroscopicacromioplasty in the treatment of shoulder impingement syndrome: Five-year results of a randomised controlled trial. Bone Joint Res. 2013; 2(7): 132–9
Kilpikoski S, Airaksinen O, Kankaanpää M et al. Interexaminer reliability of low back pain assessment using the McKenzie method. Spine. 2002; 27 (8): E207–14
Klein-Vogelbach S. Functional Kinetics: Observing, Analyzing, and Teaching Human Movement. Berlin, Heidelberg: Springer; 1990
Klein-Vogelbach S. Funktionelle Bewegungslehre. Anonymous, editor. Berlin, Heidelberg: Springer; 2001
Koes BW, Backes D, Bindels PJE. Pharmacotherapy for chronic non-specific low back pain: current and future options. Expert Opin Pharmacother. 2018; 19(6): 537–45
Kromer TO, de Bie RA, Bastiaenen CH. Physiotherapy in patients with clinical signs of shoulder impingement syndrome: a randomized controlled trial. Journal of rehabilitation medicine. 2013; 45(5): 488–97
Kromer TO, Tautenhahn UG, de Bie RA et al. Effects of physiotherapy in patients with shoulder impingement syndrome: a systematic review of the literature. Journal of rehabilitation medicine. 2009; 41(11): 870–80
Kukkonen J, Joukainen A, Lehtinen J et al. Treatment of nontraumatic rotator cuff tears: a randomized controlled trial with two years of clinical and imaging follow-up. The Journal of bone and joint surgery American volume. 2015; 97(21): 1729–37
Lambers Heerspink FO, van Raay JJ, Koorevaar RC et al. Comparing surgical repair with conservative treatment for degenerative rotator cuff tears: a randomized controlled trial. Journal of shoulder and elbow surgery/ American Shoulder and Elbow Surgeons [et al]. 2015; 24(8): 1274–81
Lehtola V, Luomajoki H, Leinonen V et al. Sub-classification based specific movement control exercises are superior to general exercise in sub-acute low back pain when both are combined with manual therapy: a randomized controlled trial. BMC musculoskeletal disorders. 2016; 17(1): 135
Lenzlinger-Asprion R, Keller N, Meichtry A et al. Intertester and intratester reliability of movement control tests on the hip for patients with hip osteoarthritis. BMC musculoskeletal disorders. 2017; 18(1): 55
Linton SJ. A review of psychological risk factors in back and neck pain. Spine. 2000; 25(9): 1148–56
Luomajoki H, Kool J, de Bruin E et al. Movement control tests of the low back; evaluation of the difference between patients with low back pain and healthy controls. BMC musculoskeletal disorders. 2008; 9: 170
Luomajoki H, Kool J, De Bruin ED et al. Improvement in low back movement control, decreased pain and disability, resulting from specific exercise intervention. Sports Med Arthrosc Rehabil Ther Technol. 2010; 2(1): 11
Luomajoki H, Kool J, de Bruin ED et al. Reliability of movement control tests in the lumbar spine. BMC musculoskeletal disorders. 2007; 8: 90
Luomajoki H, Moseley GL. Tactile acuity and lumbopelvic motor control in patients with back pain and healthy controls. British journal of sports medicine. 2011; 45(5): 437–40
Luomajoki H. Kipu, aivot ja manuaalinen terapia (finnish). Manuaali. 2011 (4)
Luomajoki H. Kipumallit ja kipumekansimit. Manuaali. 2018(1)
Luomajoki H. Psykososiaaliset tekijät TULE kipuisilla asiakkailla. Fysioterapia. 2014; 61(2): 10–5
Luomajoki H. Selkäkivun moderni fysioterapia (finnish). Kipuviesti. 2015(2)
Luomajoki HA, Bonet Beltran MB, Careddu S et al. Effectiveness of movement control exercise on patients with non-specific low back pain and movement control impairment: a systematic review and meta-analysis. Musculoskeletal science & practice. 2018; 36: 1–11
Malfliet A, Coppieters I, Van Wilgen P et al. Brain changes associated with cognitive and emotional factors in chronic pain: a systematic review. European journal of pain. 2017; 21(5): 769–86
Mannion AF, Caporaso F, Pulkovski N et al. Spine stabilisation exercises in the treatment of chronic low back pain: a good clinical outcome is not associated with improved abdominal muscle function. European spine journal: official publication of the European Spine Society, the European Spinal Deformity Society, and the European Section of the Cervical Spine Research Society. 2012
May S, Chance-Larsen K, Littlewood C et al. Reliability of physical examination tests used in the assessment of patients with shoulder problems: a systematic review. Physiotherapy. 2010; 96(3): 179–90
May S, Littlewood C, Bishop A. Reliability of procedures used in the physical examination of non-specific low back pain: a systematic review. The Australian journal of physiotherapy. 2006; 52(2): 91–102
Mc Connell J. The management of chondromalacia patellae: a long term solution. The Australian journal of physiotherapy. 1986; 32(4): 215–23
McConnell J. Management of a difficult knee problem. Manual therapy. 2013; 18(3): 258–63
Mellor R, Bennell K, Grimaldi A et al. Education plus exercise versus corticosteroid injection use versus a wait and see approach on global outcome and pain from gluteal tendinopathy: prospective, single blinded, randomised clinical trial. Bmj. 2018; 361: k1662
Milgrom C, Schaffler M, Gilbert S et al. Rotator-cuff changes in asymptomatic adults. The effect of age, hand dominance and gender. The Journal of bone and joint surgery British volume. 1995; 77(2): 296–98
Miranda H. Ota kipu haltuun: Otava. 2017

Mitchell JM, de Lissovoy G. A comparison of resource use and cost in direct access versus physician referral episodes of physical therapy. Physical therapy. 1997; 77(1): 10–8

Mitchell T, Beales D, Slater H et al. Musculoskeletal clinical framework. 2018. Available from: https://itunes.apple.com/au/book/musculoskeletal-clinical-translation-framework-from/id129 467 3 229?mt = 11

Mohr G. FBL Klein-Vogelbach Functional Kinetics Behandlungstechniken. Berlin, Heidelberg: Springer; 2014

Moosmayer S, Lund G, Seljom U et al. Comparison between surgery and physiotherapy in the treatment of small and medium-sized tears of the rotator cuff: a randomised controlled study of 103 patients with one-year follow-up. The Journal of bone and joint surgery British volume. 2010; 92 (1): 83–91

Moosmayer S, Lund G, Seljom US et al. Tendon repair compared with physiotherapy in the treatment of rotator cuff tears: a randomized controlled study in 103 cases with a five-year follow-up. The Journal of bone and joint surgery American volume. 2014; 96(18): 1504–14

Moseley GL, Gandevia SC. Sensory-motor incongruence and reports of 'pain'. Rheumatology. 2005; 44(9): 1083–5

Moseley GL, Nicholas MK, Hodges PW. A randomized controlled trial of intensive neurophysiology education in chronic low back pain. The Clinical journal of pain. 2004; 20(5): 324–30

Moseley GL, Parsons TJ, Spence C. Visual distortion of a limb modulates the pain and swelling evoked by movement. Curr Biol. 2008a; 18(22): R1047–8

Moseley GL, Wiech K. The effect of tactile discrimination training is enhanced when patients watch the reflected image of their unaffected limb during training. Pain. 2009; 144(3): 314–9

Moseley GL, Zalucki N, Birklein F, Marinus J, van Hilten JJ, Luomajoki H. Thinking about movement hurts: the effect of motor imagery on pain and swelling in people with chronic arm pain. Arthritis and rheumatism. 2008b; 59(5): 623–31

Moseley GL, Zalucki NM, Wiech K. Tactile discrimination, but not tactile stimulation alone, reduces chronic limb pain. Pain. 2008c; 137(3): 600–8

Moseley GL. A pain neuromatrix approach to patients with chronic pain. Manual therapy. 2003; 8(3): 130–40

Moseley GL. Distorted body image in complex regional pain syndrome. Neurology. 2005a; 65(5): 773.

Moseley GL. Evidence for a direct relationship between cognitive and physical change during an education intervention in people with chronic low back pain. European journal of pain. 2004a; 8(1): 39–45

Moseley GL. Graded motor imagery for pathologic pain: a randomized controlled trial. Neurology. 2006; 67(12): 2129–34

Moseley GL. Graded motor imagery is effective for long-standing complex regional pain syndrome: a randomised controlled trial. Pain. 2004b; 108 (1–2): 192–8

Moseley GL. I can't find it! Distorted body image and tactile dysfunction in patients with chronic back pain. Pain. 2008b; 140(1): 239–43

Moseley GL. Placebo effect: reconceptualising placebo. Bmj. 2008; 336 (7653): 1086

Moseley GL. Widespread brain activity during an abdominal task markedly reduced after pain physiology education: fMRI evaluation of a single patient with chronic low back pain. The Australian journal of physiotherapy. 2005b; 51(1): 49–52

Moseley L, Butler D. Explain Pain Supercharged. NOI Publications; 2017

Nee RJ, Jull GA, Vicenzino B et al. The validity of upper-limb neurodynamic tests for detecting peripheral neuropathic pain. The Journal of orthopaedic and sports physical therapy. 2012; 42(5): 413–24

Nee RJ, Vicenzino B, Jull GA et al. A novel protocol to develop a prediction model that identifies patients with nerve-related neck and arm pain who benefit from the early introduction of neural tissue management. Contemp Clin Trials. 2011; 32(5): 760–70

Nijs J, Van Houdenhove B, Oostendorp RA. Recognition of central sensitization in patients with musculoskeletal pain: application of pain neurophysiology in manual therapy practice. Manual therapy. 2010; 15(2): 135–41

Nijs J, Van Houdenhove B. From acute musculoskeletal pain to chronic widespread pain and fibromyalgia: application of pain neurophysiology in manual therapy practice. Manual therapy. 2009; 14(1): 3–12

O'Sullivan P, Dankaerts W, Burnett A et al. Evaluation of the flexion relaxation phenomenon of the trunk muscles in sitting. Spine. 2006a; 31(17): 2009–16

O'Sullivan P, Dankaerts W, Burnett A et al. Lumbopelvic kinematics and trunk muscle activity during sitting on stable and unstable surfaces. The Journal of orthopaedic and sports physical therapy. 2006b; 36(1): 19–25

O'Sullivan P, Phyty G, Twomey L et al. Evaluation of specific stabilizing exercise in the treatment of chronic low back pain with radiologic diagnosis of spondylolysis or spondylolisthesis. Spine. 1997a; 22(24): 2959–67

O'Sullivan P, Twomey L, Allison G et al. Altered patterns of abdominal muscle activation in patients with chronic low back pain. The Australian journal of physiotherapy. 1997b; 43(2): 91–8

O'Sullivan P. Diagnosis and classification of chronic low back pain disorders: Maladaptive movement and motor control impairments as underlying mechanism. Manual therapy. 2005; 10(4): 242–55

O'Sullivan PB, Dankaerts W, Burnett AF et al. Effect of different upright sitting postures on spinal-pelvic curvature and trunk muscle activation in a pain-free population. Spine. 2006c; 31(19): E707–12

O'Sullivan PB. Masterclass. Lumbar segmental "instability": clinical presentation and specific stabilizing exercise management. Manual therapy. 2000; 5(1): 2–12

Ostelo R, van Tulder M, Vlaeyen J et al. Behavioural treatment for chronic lowback pain. Cochrane Database of Systematic Reviews [Internet]. 2005; (1). Available from: http://www.mrw.interscience.wiley.com/cochrane/clsysrev/articles/CD002 014/frame.html

Osterman H, Seitsalo S, Karppinen J et al. Effectiveness of microdiscectomy for lumbar disc herniation: a randomized controlled trial with 2 years of follow-up. Spine. 2006; 31(21): 2409–14

Paatelma M, Karvonen E, Heiskanen J. Clinical perspective: how do clinical test results differentiate chronic and subacute low back pain patients from "non-patients"? The Journal of manual & manipulative therapy. 2009a; 17(1): 11–9

Paatelma M, Karvqnen E, Heinqnen A. Inter-tester reliability in classifying acute and subacute low back pain patients into clinical subgroups: a comparison of specialists and non-specialists. A pilot study. The Journal of manual & manipulative therapy. 2009b; 17(4): 221–9

Paatelma M, Kilpikoski S, Simonen R et al. Orthopaedic manual therapy, McKenzie method or advice only for low back pain in working adults: a randomized controlled trial with one year follow-up. Journal of rehabilitation medicine. 2008; 40(10): 858–63

Panjabi MM, Lydon C, Vasavada A et al. On the understanding of clinical instability. Spine. 1994; 19(23): 2642–50

Panjabi MM. Clinical spinal instability and low back pain. Journal of electromyography and kinesiology. 2003; 13(4): 371–9

Panjabi MM. The stabilizing system of the spine. Part I. Function, dysfunction, adaptation, and enhancement. Journal of spi- 1- Liike- ja liikekontrollin häiriöiden teoriaa ja taustaa 81 nal disorders; Journal of spinal disorders. 1992; 5(4): 383–9; discussion 97

Patroncini M, Hannig S, Meichtry A et al. Reliability of movement control tests on the cervical spine. BMC musculoskeletal disorders. 2014; 15(1): 402

Peolsson A, Soderlund A, Engquist M et al. Physical function outcome in cervical radiculopathy patients after physiotherapy alone compared with anterior surgery followed by physiotherapy: a prospective randomized study with a 2-year follow-up. Spine. 2013; 38(4): 300–7

Peul WC, van Houwelingen HC, van den Hout WB et al. Surgery versus prolonged conservative treatment for sciatica. The New England journal of medicine. 2007; 356(22): 2245–56

Pihlman M, Luomala T. Faskia – terapian ja liikkeen näkökulmasta: VK-kustannus; 2016

Pulkovski N, Mannion AF, Caporaso F et al. Ultrasound assessment of transversus abdominis muscle contraction ratio during abdominal hollowing: a useful tool to distinguish between patients with chronic low back pain and healthy controls? European spine journal : official publication of the European Spine Society, the European Spinal Deformity Society, and the European Section of the Cervical Spine Research Society. 2011

Qaseem A, Harris RP, Forciea MA. Clinical Guidelines Committee of the American College of P. Management of Acute and Recurrent Gout: A Clinical Practice Guideline From the American College of Physicians. Annals of internal medicine. 2017a; 166(1): 58–68

Qaseem A, Wilt TJ, McLean RM, et al. Clinical Guidelines Committee of the American College of P. Noninvasive Treatments for Acute, Subacute, and Chronic Low Back Pain: A Clinical Practice Guideline From the American College of Physicians. Annals of internal medicine. 2017b

Rabey M, Hall T, Hebron C et al. Reconceptualising manual therapy skills in contemporary practice. Musculoskeletal science & practice. 2017; 29: 28–32

Rasmussen-Barr E, Nilsson-Wikmar L, Arvidsson I. Stabilizing training compared with manual treatment in sub-acute and chronic lowback pain. Manual therapy. 2003; 8(4): 233–41

Reiman MP, Goode AP, Cook CE et al. Diagnostic accuracy of clinical tests for the diagnosis of hip femoroacetabular impingement/labral tear: a systematic review with meta-analysis. British journal of sports medicine. 2015a; 49(12): 811

Reiman MP, Mather RC, 3 rd, Cook CE. Physical examination tests for hip dysfunction and injury. British journal of sports medicine. 2015b; 49(6): 357–61

Richardson CA, Jull GA, Hodges PW et al. Therapeutic exercise for spinal segmental stabilisation in low back pain, scientific basis and clinical approach. Anonymous, editor. London: Churchill Livingstone; 1999

Roussel NA, Nijs J, Truijen S et al. Low back pain: clinimetric properties of the Trendelenburg Test, active straight leg raise test, and breathing pattern during active straight leg raising. Journal of manipulative and physiological therapeutics. 2007; 30(4): 270–8

Ryosa A, Laimi K, Aarimaa V et al. Surgery or conservativetreatment for rotator cuff tear: a meta-analysis. Disability and rehabilitation. 2016: 1–7

Sackett D, Rosenberg W, Gray J et al. Evidence based medicine: what it is and what it isn't. Bmj. 1996; 312(7 023): 71–2

Sahrmann S. Diagnosis and Treatment of Movement Impairment Syndromes. St. Louis, Missouri. USA: Mosby, Inc.; 2002a

Sahrmann S. Movement System Impairment Syndromes of the Extremities, Cervical and, Thoracic Spines: Mosby; 2010

Sahrmann SA. Diagnosis and treatment of movement impairment syndromes. Anonymous, editor. St.Louis: Mosby; 2002b

Sandström M, Ahonen J. Liikkuva ihminen – aivot, liikuntafysiologia ja sovellettu biomekaniikka: VK-kustannus; 2011. – 1- Liike- ja liikekontrollin häiriöiden teoriaa ja taustaa 79

Saner J, Sieben JM, Kool J et al. A tailored exercise program versus general exercise for a subgroup of patients with low back pain and movement control impairment: short-term results of a randomised controlled trial. Journal of bodywork and movement therapies. 2016; 20(1):189–202

Schmid A, Brunner F, Luomajoki H et al. Reliability of clinical tests to evaluate nerve function and mechanosensitivity of the upper limb peripheral nervous system. BMC musculoskeletal disorders. 2009; 10: 11

Schmid AB, Bland JD, Bhat MA et al. The relationship of nerve fibre pathology to sensory function in entrapment neuropathy. Brain: a journal of neurology. 2014; 137(Pt 12): 3 186–99

Schmid AB, Coppieters MW, Ruitenberg MJ et al. Local and remote immune-mediated inflammation after mild peripheral nerve compression in rats. Journal of neuropathology and experimental neurology. 2013a; 72(7): 662–80

Schmid AB, Coppieters MW. Left/right judgment of body parts is selectively impaired in patients with unilateral carpal tunnel syndrome. The Clinical journal of pain. 2012; 28(7): 615–22

Schmid AB, Coppieters MW. The double crush syndrome revisited—a Delphi study to reveal current expert views on mechanisms underlying dual nerve disorders. Manual therapy. 2011; 16(6): 557–62

Schmid AB, Nee RJ, Coppieters MW. Reappraising entrapment neuropathies —mechanisms, diagnosis and management. Manual therapy. 2013b; 18 (6): 449–57

Schmid AB, Soon BT, Wasner G et al. Can widespread hypersensitivity in carpal tunnel syndrome be substantiated if neck and arm pain are absent? European journal of pain. 2012; 16(2): 217–28

Schneider M, Erhard R, Brach J et al. Spinal palpation for lumbar segmental mobility and pain provocation: an interexaminer reliability study. Journal of manipulative and physiological therapeutics. 2008; 31(6): 465–73

Schreiner M. Interrater-Reliabilität passiver physiologischer intervertebraler Bewegungen in der Sagittalebene der LWS. Manuelle Therapie. 2008; 12: 201–5

Shumway-Cook AWMH. Motor control. Translating research into clinical practice. Baltimore; 2007

Siemieniuk RAC, Harris IA, Agoritsas T et al. Arthroscopic surgery for degenerative knee arthritis and meniscal tears: a clinical practice guideline. Bmj. 2017; 357: j1982

Skou ST, Rasmussen S, Laursen MB et al. The efficacy of 12 weeks non-surgical treatment for patients not eligible for total knee replacement: a randomized controlled trial with 1-year follow-up. Osteoarthritis and cartilage/OARS, Osteoarthritis Research Society. 2015a; 23(9): 1465–75

Skou ST, Roos EM, Laursen MB et al. A randomized, controlled trial of total knee replacement. The New England journal of medicine. 2015b; 373 (17): 1597–606

Skou ST, Roos EM. Good Life with osteoArthritis in Denmark (GLA:D): evidence-based education and supervised neuromuscular exercise delivered by certified physiotherapists nationwide. BMC musculoskeletal disorders. 2017; 18(1): 72

Smith BE, Littlewood C, May S. An update of stabilisation exercises for low back pain: a systematic review with meta-analysis. BMC musculoskeletal disorders. 2014; 15: 416

Speed CA. Fortnightly review: Corticosteroid injections in tendon lesions. Bmj. 2001; 323(7 309): 382–86

Statistik Bf. Muskuloskelettale Beschwerden 2014. Available from: http://www.bfs.admin.ch

Suositus fysioterapeutin TULE suoravastaanottokoulutuksesta [Internet]

Suppé B. FBL Klein-Vogelbach Functional Kinetics: Therapeutische Übungen Taschenbuch. Berlin, Heidelberg: Springer; 2012.

Swiss Medical Board. Akute oder subakute lumbale Radikulopathien wegen Diskushernien: konservative versus operative Behandlung. 2015

Takatalo J, Karppinen J, Niinimaki J et al. Prevalence of degenerative imaging findings in lumbar magnetic resonance imaging among young adults. Spine. 2009; 34(16): 1716–21

Thorlund JB, Juhl CB, Roos EM et al. Arthroscopic surgery for degenerative knee: systematic review and meta-analysis of benefits and harms. British journal of sports medicine. 2015; 49(19): 1229–35

Tracey I. Getting the pain you expect: mechanisms of placebo, nocebo and reappraisal effects in humans. Nat Med. 2010; 16(11): 1277–83

Van Dillen LR, Maluf KS, Sahrmann SA. Further examination of modifying patient-preferred movement and alignment strategies in patients with low back pain during symptomatic tests. Manual therapy. 2009; 14(1): 52–60

Van Dillen LR, Sahrmann SA, Norton BJ et al. Movement system impairment-based categories for low back pain: stage 1 validation. The Journal of orthopaedic and sports physical therapy. 2003b; 33(3): 126–42

Van Dillen LR, Sahrmann SA, Norton BJ et al. Reliability of physical examination items used for classification of patients with low back pain. Physical therapy. 1998; 78(9): 979–88

Van Dillen LR, Sahrmann SA, Norton BJ et al. The effect of modifying patient-preferred spinal movement and alignment during symptom testing in patients with low back pain: a preliminary report. Archives of physical medicine and rehabilitation. 2003a; 84(3): 313–22

Van Dillen LR, Sahrmann SA, Wagner JM. Classification, intervention, and outcomes for a person with lumbar rotation with flexion syndrome. Physical therapy. 2005; 85(4): 336–51

Van Trijffel E, Anderegg Q, Bossuyt PMM et al. Inter-examiner reliability of passive assessment of intervertebral motion in the cervical and lumbar spine: a systematic review. Manual therapy. 2005; 10: 256–69

Van Tulder M, Becker A, Bekkering T et al. Chapter 3. European guidelines for the management of acute nonspecific low back pain in primary care. European spine journal : official publication of the European Spine Society, the European Spinal Deformity Society, and the European Section of the Cervical Spine Research Society. 2006; 15 Suppl 2: S 169–91

Van Tulder MW, Ostelo R, Vlaeyen JW et al. Behavioral treatment for chronic low back pain: a systematic review within the framework of the Cochrane Back Review Group. Spine. 2000; 25(20): 2688–99

Vibe Fersum K, O'Sullivan P, Skouen JS et al. Efficacy of classification–based cognitive functional therapy in patients with non-specific chronic low back pain: a randomized controlled trial. European journal of pain. 2013; 17(6): 916–28

Vibe Fersum K, O'Sullivan PB, Kvale A et al. Inter-examiner reliability of a classification system for patients with non-specific low back pain. Manual therapy. 2009; 14(5): 555–61

Vicenzino B. Physiotherapy for tennis elbow. Evid Based Med. 2007; 12(2): 37–8

Vlaeyen JW, Linton SJ. Fear-avoidance and its consequences in chronic musculoskeletal pain: a state of the art. Pain. 2000; 85(3): 317–32

Walti P, Kool J, Luomajoki H. Short-term effect on pain and function of neurophysiological education and sensorimotor retraining compared to usual physiotherapy in patients with chronic or recurrent non-specific low back pain, a pilot randomized controlled trial. BMC musculoskeletal disorders. 2015; 16: 83

Walton DM, Elliott JM. A new clinical model for facilitating the development of pattern recognition skills in clinical pain assessment. Musculoskeletal science & practice. 2018; 36: 17–24

Wand BM, Bird C, McAuley JH et al. Early intervention for the management of acute low back pain: a single-blind randomized controlled trial of biopsychosocial education, manual therapy, and exercise. Spine. 2004; 29 (21): 2350–6

Wand BM, Catley MJ, Luomajoki HA et al. Lumbar tactile acuity is near identical between sides in healthy pain-free participants. Manual therapy. 2014

Wand BM, Di Pietro F, George P et al. Tactile thresholds are preserved yet complex sensory function is impaired over the lumbar spine of chronic non-specific low back pain patients: a preliminary investigation. Physiotherapy. 2010a; 96(4): 317–23

Wand BM, Parkitny L, O'Connell NE et al. Cortical changes in chronic low back pain: Current state of the art and implications for clinical practice. Manual therapy. 2010b

Wand BM, Parkitny L, O'Connell NE et al. Cortical changes in chronic low back pain: current state of the art and implications for clinical practice. Manual therapy. 2011; 16(1): 15–20

Wand BM, Tulloch VM, George PJ et al. Seeing it helps: movement-related back pain is reduced by visualization of the back during movement. The Clinical journal of pain. 2012; 28(7): 602–8

WHO. Global burden of diseases; musculoskeletal conditions 2018. Available from: http://www.who.int/mediacentre/factsheets/musculoskeletal/en/

Wieser S, Horisberger B, Schmidhauser S et al. Cost of low back pain in Switzerland in 2005. Eur J Health Econ. 2011; 12(5): 455–67

Williams CM, Maher CG, Latimer J et al. Efficacy of paracetamol for acute low-back pain: a double-blind, randomised controlled trial. Lancet. 2014; 384(9954): 1586–96

Woolf CJ, Thompson SW. The induction and maintenance of central sensitization is dependent on N-methyl-D-aspartic acid receptor activation; implications for the treatment of post-injury pain hypersensitivity states. Pain. 1991; 44(3): 293–9

3 Bewegungs- und Bewegungskontrolldysfunktion des Nackens und der Halswirbelsäule

Hannu Luomajoki

3.1 Evidenz in Bezug auf Probleme im Nackenbereich

Beschwerden im Nacken sind sehr häufig – ähnlich wie Rückenschmerzen und Schnupfen. Verschiedenen Quellen nach hat jeder Zweite Probleme damit (Carroll et al. 2008; Haldeman et al. 2008), bei ca. 10 % führen sie zu Konsequenzen wie der Abwesenheit vom Arbeitsplatz (Guzman et al. 2008). Von Nackenschmerzen sind, ebenso wie von Rückenschmerzen und Schulterproblemen, sehr viele Menschen betroffen.

Wie kann man Nackenschmerzen beseitigen? Es sieht so aus, dass Physiotherapie ein wirksames Mittel ist. Sogar bei radikulären Symptomen ist Physiotherapie genauso effizient wie Operationen (Peolsson et al. 2013). In einer kleinen schwedischen Untersuchung ($n = 63$ Patienten) übte die Physiotherapiegruppe sehr intensiv: Zweimal pro Woche für insgesamt 14 Wochen trainierten die Patienten Kraft und Ausdauer ihrer Nacken- und Schulterblattmuskeln und bekamen Beratung und Haltungsinstruktionen. Die mit diesem Programm erreichten Ergebnisse in Bezug auf Beweglichkeit und erlebtes Leiden unterschieden sich nicht von den Gesamtergebnissen, die nach Operationen und ähnlichen Physiotherapieprogrammen erzielt wurden. Operationen hatten keinen zusätzlichen Nutzen. Ähnliche Ergebnisse wurden auch in anderen Vergleichsstudien (Murphy et al. 2006; Saal et al. 1996) erzielt, allerdings hatten manche dieser Studien methodische Schwächen.

Auch in diesem Zusammenhang haben vor allem Übungen eine gute Evidenz. Dies geht aus unzähligen finnischen Untersuchungen hervor (Hakkinen et al. 2007; Hakkinen et al. 2008; Nikander et al. 2006; Ylinen 2007; Ylinen et al. 2004; Ylinen et al. 2006a; Ylinen et al. 2007a; Ylinen et al. 2007b; Ylinen et al. 2010). Es scheint, dass Kraft- und Ausdauertraining für die Nackenmuskulatur gut geeignet sind (Krafttraining sogar noch mehr als Ausdauertraining) – deutlich besser als Dehnübungen. In allen genannten Untersuchungen wurde viel (oftmals täglich im Rahmen eines Heimprogramms) und lange geübt, teils bis zu einem Jahr lang.

Merke

Vor allem aktives Training ist effizient bei der Behandlung von Nackenschmerzen.

Über Nackenmuskeltraining gibt es viele Studien. In einigen wurden die Koordination und die tiefen Nackenmuskeln mit guten Ergebnissen trainiert (Falla et al. 2006; Falla et al. 2007; Falla et al. 2011; Falla et al. 2012; Jull 2001; Jull et al. 2002; Jull et al. 2009; Jull et al. 2013; Jull u. Richardson 2000). In anderen wurde über einen längeren Zeitraum deutlich strengeres Kraft- und Ausdauertraining absolviert (Hakkinen et al. 2008; Nikander et al. 2006; Ylinen 2007; Salo et al. 2010; Salo et al. 2012; Ylinen et al. 2003; Ylinen et al. 2006b, Ylinen et al. 2010). Alles in allem ist aktive Therapie viel wirkungsvoller als zum Beispiel Manuelle Therapie (Jull et al. 2002). Anders als bei Symptomen des unteren Rückens (Staal et al. 2002; van Tulder et al. 2006; van Tulder u. Koes 2002) wird Manuelle Therapie allerdings vereinzelt auch bei Nackenproblemen empfohlen (Childs et al. 2008; Cleland et al. 2006). Denn bei Beschwerden des Nackens gibt es offenbar häufiger auch Bewegungsdysfunktionen auf segmentaler Ebene, die man gut manuell behandeln kann. Der Heilungsverlauf scheint oftmals schneller zu sein, wenn zuerst diese passive Intervention stattfindet.

3.1.1 Können Nackenbeschwerden genauso wie Probleme des unteren Rückens subgruppiert werden?

Hinsichtlich der Halswirbelsäule und des Nackens stellt sich die Frage, ob die Probleme dieser Bereiche auf die gleiche Weise wie die Probleme des unteren Rückens unterteilt werden können (O'Sullivan 2005)? Die Antwort: Ja und nein. Wie auch beim unteren Rücken kann im Hinblick auf den Nacken hinterfragt werden, ob die mechanischen Probleme in Bewegungsdysfunktionen und Bewegungskontrolldysfunktionen unterteilt werden können (Luomajoki u. Ernst 2017) – also in Steifigkeit einerseits und in gute Beweglichkeit mit schlechter Kontrolle andererseits. Der Nacken ist aber in dieser Hinsicht etwas vielfältiger. Eine reine Dysfunktion der Bewegungskontrolle finden wir hier eher seltener als im unteren Rücken. Der obere Nacken kann z. B. steif und hypermobil sein, der mittlere Nacken zu beweglich und vielleicht auch schlecht kontrolliert.

Bei Nackenbeschwerden treten zudem Symptome auf, die es bei Rückenleiden nicht gibt (▶ Abb. 3.1).

Zu den spezifischen Diagnosen bzw. den Red Flags gehören am Nacken die sogenannten 5 Ds, also Dizzyness (Schwindel), Drop Attacks (Ohnmachtsanfälle), Dysarthria (Schwierigkeiten beim Sprechen), Dysphagia (Schluckbeschwerden) und Diplopia (Doppelbilder). Zusätzlich gibt es die 3 Ns: Nausea (Übelkeit), Nystagmus (rhythmische Augenbewegungen) und Numbness (Gefühllosigkeit im Gesicht und an der Zunge) (Rushton et al. 2017).

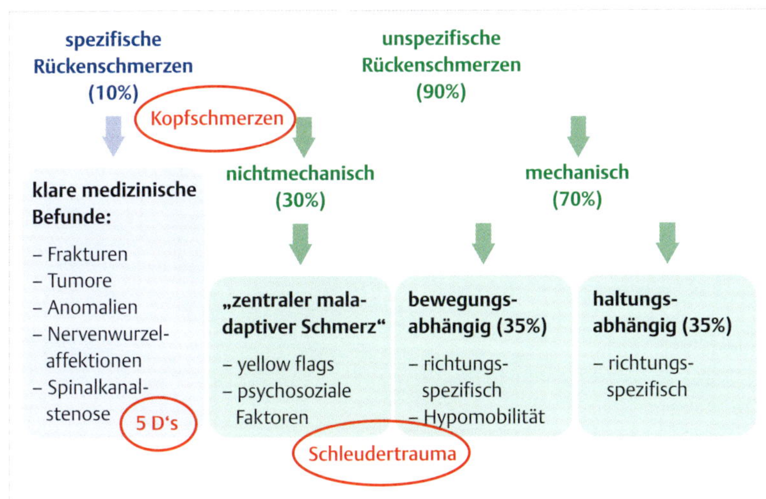

Abb. 3.1 Mögliche Untergruppierung der Nackenschmerzen.

Merke

Nackenschmerzen können im Prinzip ebenso untergruppiert wie werden Rückenschmerzen, aber es gibt insgesamt mehr Vorsichtsmaßnahmen zu beachten, vor allem nach Unfällen wie Schleudertrauma oder Kopfverletzungen.

Ein weiterer Unterschied zum unteren Rücken sind die Kopfschmerzen: Viele Kopfschmerzarten haben auch Nackenkomponenten: Wenn ein Patient neben Kopfschmerzen auch unter Nackensymptomen und -beschwerden leidet und diese zuerst therapiert werden, hat das oftmals einen positiven Effekt auf die Kopfschmerzen (Stanton u. Jull 2003).

Noch ein Faktor unterscheidet Nackenschmerzen von Lendenwirbelsäulenproblemen: Whiplash, also eine Verstauchung des Nackens (Jull 2000). Typischerweise treten diese nach Autounfällen auf, aber auch Reit-, Moped- und Fahrradunfälle sowie verschiedene Sportverletzungen können diese Symptome verursachen.

3.2 Typische klinische Bewegungsmuster für den Nacken

Es lohnt sich, die Tests für die Beweglichkeit und Bewegungskontrolle der oberen und mittleren Halswirbelsäule und des zervikothorakalen Übergangs getrennt durchzuführen.

3.2.1 Das klinische Muster der „Forward Head Posture"

Vermutlich ist das häufigste klinische Muster die sogenannte „Forward Head Posture" (▸ Abb. 3.2). Bei dieser ist der Kopf im Verhältnis zum Rumpf nach vorne geschoben. Dieses Phänomen sieht man besonders in Sitzpositionen: Die obere und mittlere Halswirbelsäule steht in Extension, der zervikothorakale Übergang dagegen in Flexion.

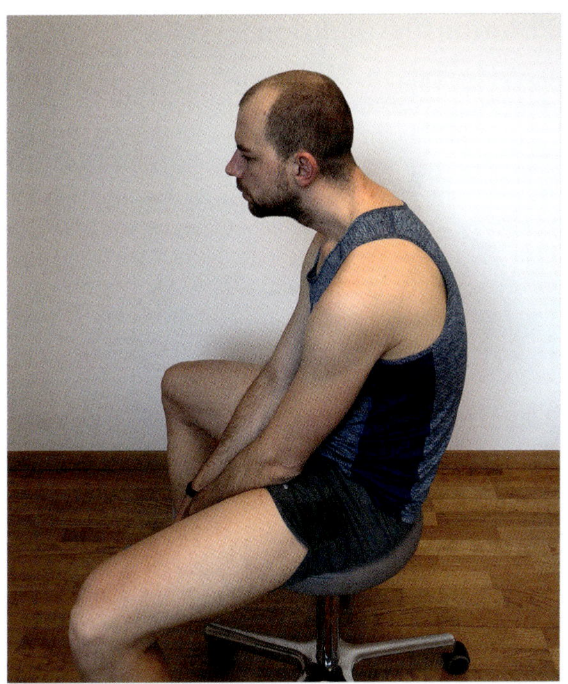

Abb. 3.2 Forward Head Posture, „Haltung mit vorgeschobenem Kopf".

Typische Befunde sind eine Steifigkeit des oberen Nackens in Richtung Flexion, eine schlechte Stabilität des mittleren Nackens, Schwäche der tiefen HWS-Flexoren sowie eine Extensionssteifigkeit im Übergang zur Brustwirbelsäule. Es braucht also mobilisierende Übungen, oft auch passive manuelle Mobilisationen und zudem aktive Kontroll- und Kräftigungsübungen. All diese unterschiedlichen Aspekte müssen jedoch getrennt untersucht bzw. getestet werden. Alleine mittels Inspektion oder Wahrnehmung kann das Problem nicht diagnostiziert werden. Häufig ist die Position nur eine Angewohnheit und wenn der Patient aktiv ist und regelmäßig trainiert, sind auch die Testergebnisse in Ordnung. Natürlich lohnt es sich, trotzdem zu versuchen, die Fehlposition zu ändern. Gibt es jedoch Befunde, reicht es meist nicht aus, nur die Fehlpositionen zu ändern, sondern es müssen auch die Steifigkeits- und Kontrollbefunde therapiert werden.

Normalerweise ist die Forward Head Posture eine Dysfunktion in Richtung Flexion und Extension, also ein Problem der Sagittalrichtung. Allerdings tritt sie auch häufig in Kombination mit einer Rotationsdysfunktion auf.

Merke

Bei Nackenproblemen können gleichzeitig verschiedene klinische Muster auftreten.

3.2.2 Das klinische Muster der Rotationsdysfunktion

Die Problematik bei der Rotationsrichtung ist ähnlich wie beim Muster der Forward Head Posture: Der obere Nacken ist steif, der mittlere Nacken bewegt gut, der Übergang ist wieder steif (▸ Abb. 3.3). Bei der Forward Head Posture kann sowohl das Problem in Richtung Flexion-Extension als auch in Richtung Rotation auftreten. In jedem Fall muss die Bewegungsdysfunktion therapiert werden. Somit kommen hier passive Mobilisationen in Kombination mit Übungen zur Verbesserung der Bewegungskontrolle und Muskelkräftigung zum Einsatz.

3.2.3 Der ganze Nacken ist steif oder zu beweglich

Die 2 nächsten Muster kommen etwas seltener vor als die beiden zuvor erwähnten. In diesen Fällen ist der ganze Nacken steif oder der ganze Nacken zu mobil.

Die Nackensteifigkeit ist ein häufiges Phänomen bei älteren, oft pensionierten Menschen und rührt natürlicherweise von degenerativen Veränderungen her. Als Behandlungsmethode eignen sich passive Mobilisation, Traktion und möglichst Übungen zur Automobilisation.

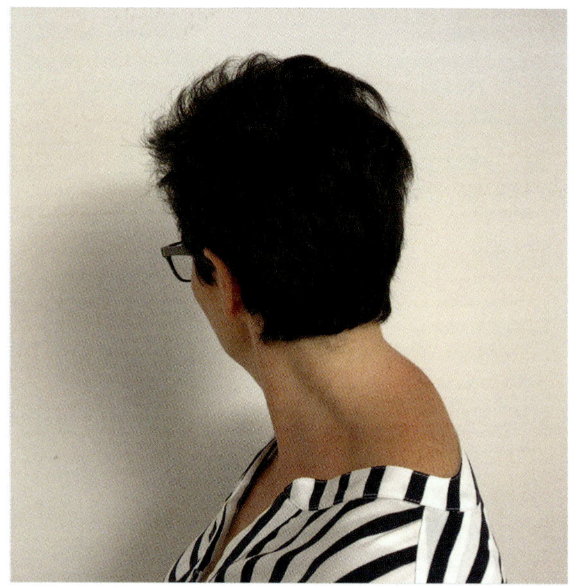

Abb. 3.3 Gute bis übermäßige Rotationsbeweglichkeit des mittleren Nackens.

Die Überbeweglichkeit des ganzen Nackens sieht man dagegen am häufigsten bei jungen Frauen. Diese Patientinnen sind oft schon von Natur aus sehr beweglich, es geht also meistens um eine generelle Hypermobilität. Dies kann mit dem Brighton Score getestet werden (Beighton u. Horan; 1969). Demnach liegt eine generelle Hypermobilität vor, falls mindestens 4 der folgenden Bedingungen erfüllt werden: Hyperextension der Ellenbogen, Knie und Finger, Hyperflexion und Adduktion des Daumens sowie beim Vorwärtsbeugen mit beiden Händen flach den Boden berühren können (▸ Abb. 3.4). Die maximale Anzahl von Punkten ist 9. Grund dafür ist, dass die einzelnen Gelenke zwar separat gezählt werden (links/rechts), die Vorwärtsbeuge dagegen nur einmal.

Patienten, bei denen der ganze Nacken zu mobil ist, können möglicherweise auch eine Veranlagung für eine habituelle Schulterluxation aufweisen. Falls es um ein generalisiertes Hypermobilitätssyndrom geht, können Symptome überall im Körper auftreten. Allerdings müssen Überbeweglichkeiten nicht zwangsläufig Beschwerden verursachen. Falls der Nacken schmerzt, liegt die Ursache meistens in einer statischen (falschen) Haltung, etwa zu langem Sitzen, monotoner Arbeit oder anderen einseitigen Haltungsgewohnheiten.

Die Behandlung besteht in diesen Fällen aus generellen Stabilisationsübungen, die nicht nur den Nacken betreffen, sondern auch die Skapulakontrolle und die Haltemuskulatur verbessern.

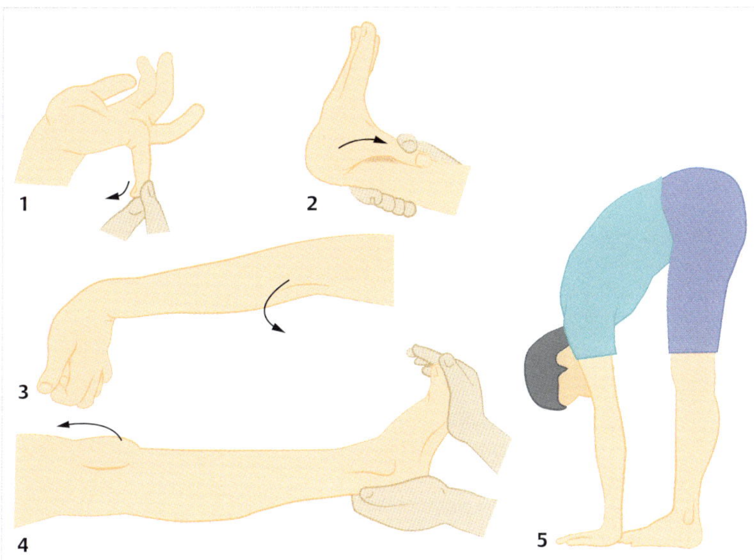

Abb. 3.4 Beighton Score zur Überprüfung auf eine mögliche generalisierte Hypermobilität. Überstreckung des Grundgelenks des kleinen Fingers auf 90 Grad (1), Daumen berührt den Unterarm (2), Überstreckbarkeit der Ellbogen um mehr als 10 Grad (3), Überstreckbarkeit des Knies um mehr als 10 Grad (4), Handflächen können bei gestreckten Knien auf den Boden aufgelegt werden (5).

3.2.4 Verletzter Nacken – Whiplash

Patienten, deren Nackenschmerzen aufgrund eines Unfalls auftreten, bilden eine eigene Gruppe (Elliott et al. 2005). Sehr oft wird dafür der englische Begriff *Whiplash* (Schleudertrauma) verwendet (▸ Abb. 3.5).

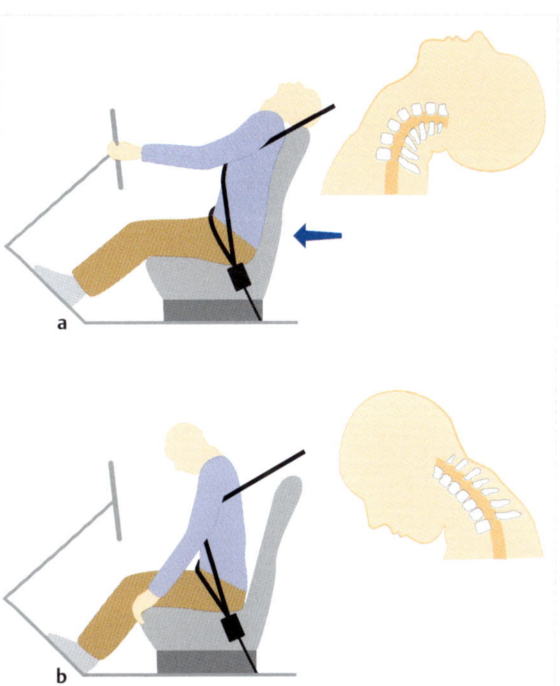

Abb. 3.5 Whiplash. „Schleudertrauma" ist eine typische Folge von Autounfällen, aber auch von Reit- und Mopedunfällen. (Krämer R, Matussek J, Theodoridis T, Hrsg. Bandscheibenbedingte Erkrankungen. 6. Auflage. Stuttgart: Thieme; 2013)

Ursache sind nicht nur Auto- sondern auch Reit-, Fahrrad- und Mopedunfälle sowie Sportverletzungen. Allerdings erholen sich 80 % der Whiplash-Patienten während der ersten 3–6 Monate (Courtney 2016). Dementsprechend spielt der Faktor Zeit hier eine wichtige Rolle. Natürlich sollte man in der akuten Phase dennoch die wichtigsten Befunde behandeln und dem Patienten vor allem aktive und stabilisierende Übungen anbieten. In chronischen Fällen oder in solchen, bei denen Kopfschmerzen, Schwindel oder Konzentrationsschwierigkeiten vorliegen, müssen die Patienten getestet werden. Außerdem sollte Steifigkeit, Bewegungskontrolle und Propriozeption, Augen-Kopf-Kontrolle und Körperwahrnehmungsvermögen behandelt werden (▸ Tab. 3.1). Tests und Übungen dazu folgen später.

Tab. 3.1 Whiplash – was gefragt und untersucht werden sollte

subjektive Befunde	physische Befunde
• Red Flags + 5 Ds • Schwindel • Konzentrationsfähigkeit • Kopfschmerzen • Schlafen • Strahlungsschmerzen • Nackenschmerzen • Bewegungseinschränkung	• Ligamenttests und A. vertebralis • Joint Position Sense • Bewegungskontrolle • Kopf- und Augenkoordination • NDI (Neck-Disability-Index-Formular) • Neurodynamik (Slump/SLR) • die tiefen Flexoren des Nackens • alle mechanischen und posturalen Tests

Merke

Bei Whiplash können Symptome und Befunde sehr vielfältig sein.

3.3 Tests für die Bewegungskontrolle der Halswirbelsäule

Die Untersuchung des Patienten sollte mit aktiven Tests beginnen. Wir haben für Nackenpatienten eine ähnliche Testbatterie wie für Patienten mit LWS-Beschwerden veröffentlicht (vgl. Kap. 2). Zuerst wird getestet, ob der Patient die Testbewegungen aktiv ausführen kann. Wenn nicht, kann versucht werden, ob die gleiche Bewegung passiv gelingt. Falls die Bewegung weder passiv noch aktiv möglich ist, liegt eine Bewegungsdysfunktion vor. Falls die aktive Bewegung nicht machbar ist, aber die passive Bewegung gelingt, handelt es sich um eine Dysfunktion der Bewegungskontrolle. Wie schon erwähnt, findet man am Nacken oft beide Problemvarianten gleichzeitig. Eine Bewegungsdysfunktion muss oft zu Beginn mit passiver Mobilisation behandelt werden. Man sollte dem Patienten zudem auch direkt individuelle Übungen zeigen. Falls es nur um eine Kontrolldysfunktion geht, sollten die Übungen von Anfang an aktiv sein. Testbewegungen können auch als Übungen eingesetzt werden.

3.3.1 Aktive Tests der Bewegungskontrolle

Wir haben 2 verschiedene Studien über Tests der Bewegungskontrolle für den Nackenbereich veröffentlicht. Zuerst schauen wir uns die größere Gruppe an, zu der 13 Tests gehören (Patroncini et al. 2014; Elsig et al. 2014). Eine andere Forschergruppe hat ebenfalls ähnliche Tests mit vergleichbaren (guten) Ergebnissen veröffentlicht (Segarra et al. 2015).

► **Rotationstest.** (► Abb. 3.6)

- Bei dem Test soll der Patient den Kopf zuerst nach rechts und dann nach links zu rotieren.
- Danach soll der Patient den Kopf 2- bis 3-mal hin und her rotieren.
- Die Nase muss dabei horizontal bleiben und der Nacken darf sich nicht in die Extension bzw. Lateralflexion verschieben.
- Die Bewegung muss schnell und reibungslos ohne Stopps oder Unterbrechungen durchgeführt werden.
- Falls der Patient alle diese Aspekte kontrollieren kann, ist der Test negativ, also unauffällig.

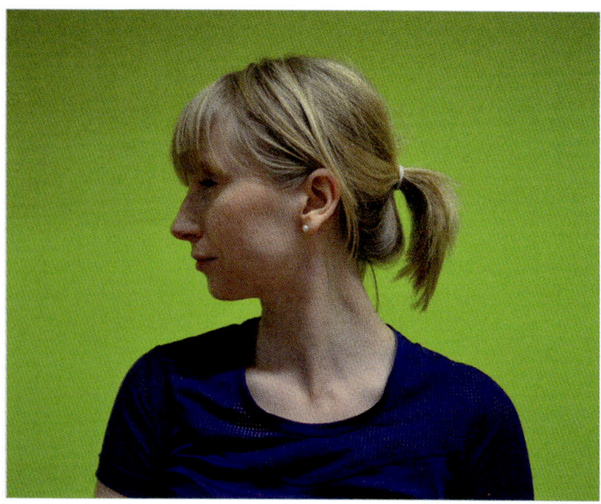

Abb. 3.6 Rotationstest.

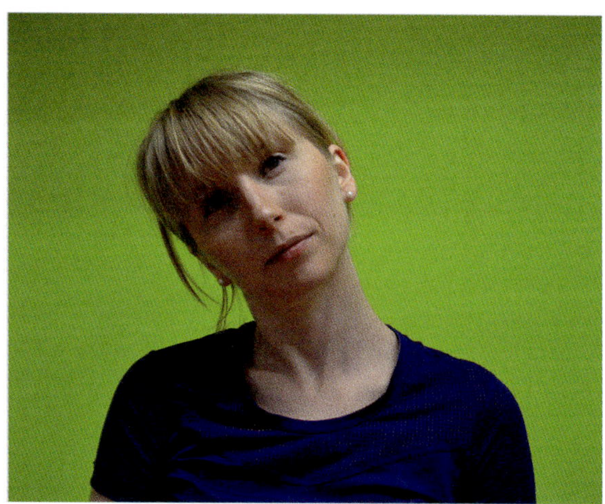

Abb. 3.7 Test für Lateralflexion.

► **Test für Lateralflexion.** (► Abb. 3.7)

- Bei diesem Test bewegt der Patient den Kopf in Lateralflexion nach rechts und dann nach links. Anschließend bewegt er ihn 2- bis 3-mal ohne Pause von einer Seite zur anderen. Die Nase muss nach vorne gerichtet bleiben, Flexion oder Rotation dürfen nicht vorkommen, die Schultern dürfen sich nicht bewegen.
- Falls der Patient alle diese Aspekte kontrollieren kann, ist der Test negativ, also unauffällig.

► **Extensionstest der Übergangsregion HWS–BWS.** (► Abb. 3.8)

- Bei diesem Test soll der Patient sein Kinn nach hinten schieben („chin tuck"), diese Position halten und dann an die Zimmerdecke schauen.

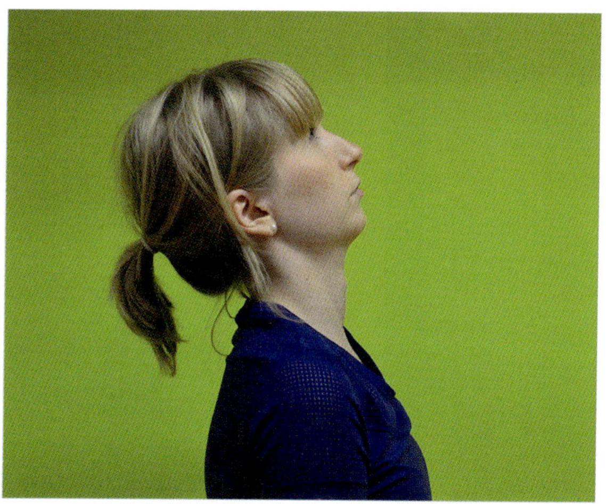

Abb. 3.8 Extensionstest für die Übergangsregion HWS–BWS.

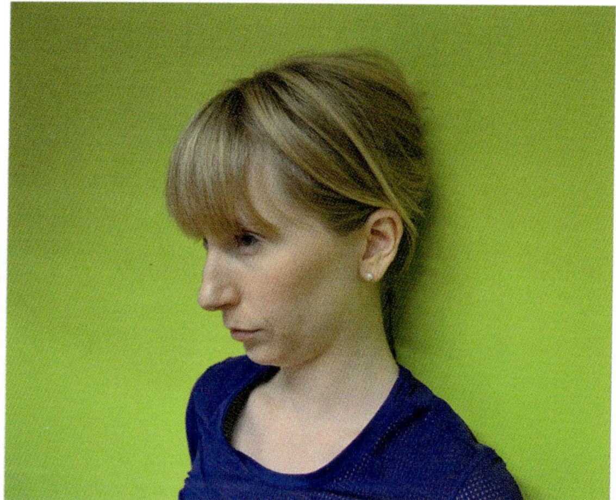

Abb. 3.9 Nickbewegung mit Kopf an der Wand.

- Die entstehende Bewegung soll auf zervikothorakaler Ebene stattfinden.
- Das Kinn darf sich während der Bewegung nicht nach vorne verschieben, da sonst die Bewegung nicht ausschließlich in der unteren HWS stattfindet, sondern möglicherweise extensiv in einzelnen Segmenten der mittleren und/oder oberen HWS.
- Falls die Bewegung sauber und ohne Kompensationen ausgeführt werden kann, ist der Test negativ, also unauffällig.

▸ **Nickbewegung mit Kopf an der Wand.** (▸ Abb. 3.9)

- Der Patient lehnt mit dem Rücken und Kopf gegen eine Wand.
- In dieser Position führt er eine Nickbewegung aus, ohne dass der Kopf sich von der Wand löst.

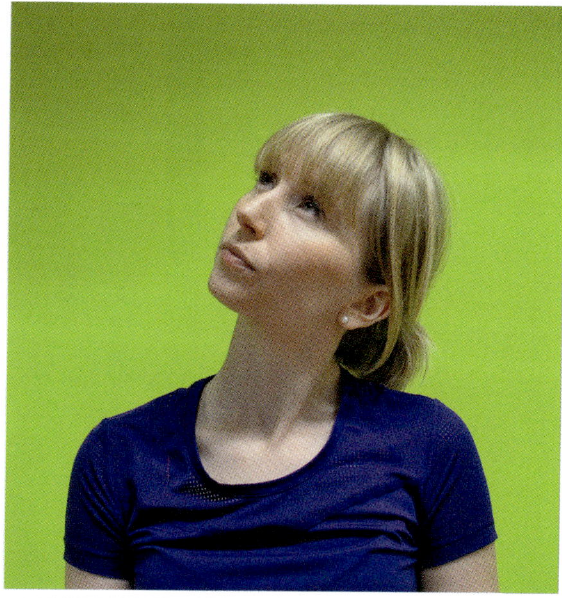

Abb. 3.10 Lateralflexion-Rotation in der oberen Halswirbelsäule.

- Das Kinn schiebt sich dabei nach innen, der Nacken streckt sich. Dabei schiebt sich der Hinterkopf an der Wand entlang nach oben.
- Der Test ist positiv, also falsch durchgeführt, falls sich der Kopf von der Wand löst, das Kinn sich nach vorne verschiebt oder die Flexionsbewegung im oberen Nacken nicht möglich ist.

▸ **Lateralflexion-Rotation in der oberen Halswirbelsäule.** (▸ Abb. 3.10)

- Bei diesem Test bewegt der Patient den Kopf zuerst in Lateralflexion, hält ihn dort und rotiert ihn dann in die entgegengesetzte Richtung („in Richtung Decke").
- Während der Rotation darf sich die Lateralflexion nicht ändern, das Kinn sich nicht nach vorne verschieben und die Schulter sich nicht bewegen.
- Falls die Bewegung sauber und ohne Kompensationen ausgeführt werden kann, ist der Test negativ, also unauffällig.

▸ **Flexion-Extension des gesamten Nackens.** ▸ Abb. 3.11

- Bei diesem Test bewegt der Patient den Nacken in die volle Extension und danach in die volle Flexion.
- Bei der Flexion muss sich der mittlere Nacken deutlich bewegen, in Extension muss die Bewegung uneingeschränkt möglich sein.
- Bei der Flexionsbewegung darf sich das Kinn nicht nach vorne verschieben.
- Bei der Extension muss das Kinn initial nach oben bewegen; die Bewegung muss gleichmäßig ohne Ruckeln und Verzögerung passieren. Die Schultern dürfen sich nicht bewegen.

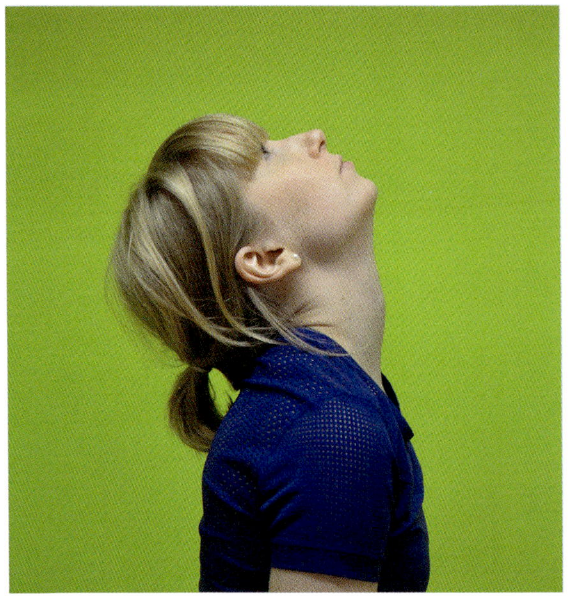

Abb. 3.11 Flexion-Extension des gesamten Nackens.

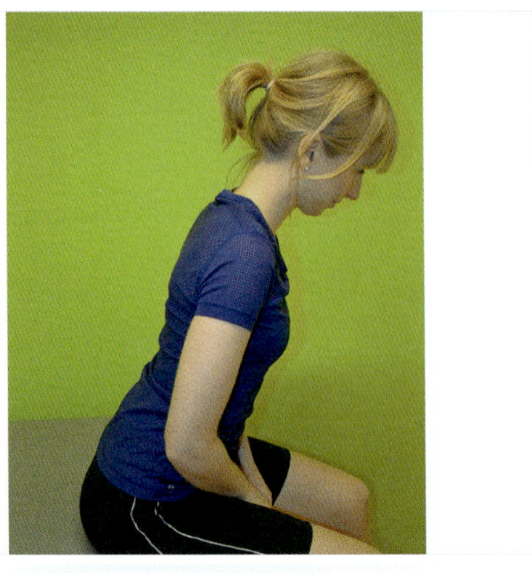

Abb. 3.12 Sitzend den Oberkörper nach vorne beugen.

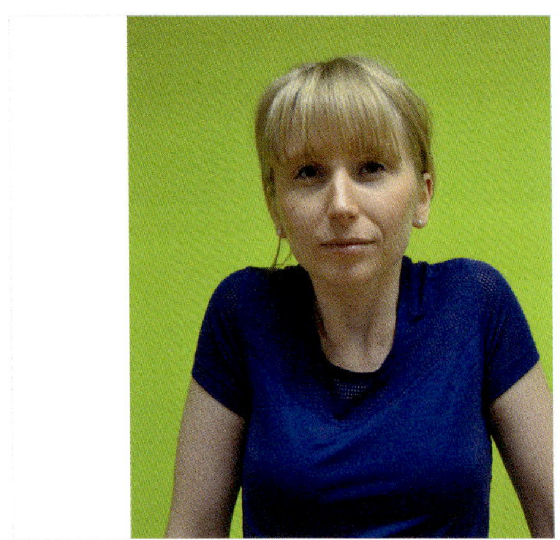

Abb. 3.13 Heben der Schultern.

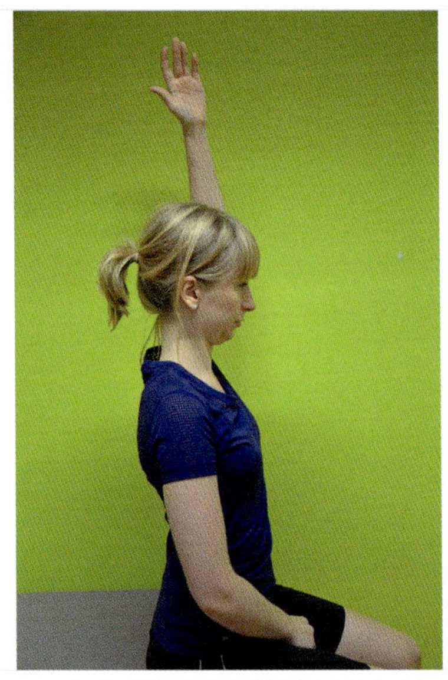

Abb. 3.14 Unilaterales Heben der oberen Extremitäten (180°).

- Falls die Bewegung sauber und ohne Kompensationen ausgeführt werden kann, ist der Test negativ, also unauffällig.

▶ **Sitzend den Oberkörper nach vorne beugen.** (▶ Abb. 3.12)

- Im Sitz beugt der Patient seinen Oberkörper nach vorne, ohne dass Kopf und Nacken ihre Stellung im Verhältnis zum Oberkörper verändern. Auch die Schultern dürfen sich nicht bewegen. Danach bewegt sich der Patient in den aufrechten Sitz zurück.
- Falls die Bewegung sauber und ohne Kompensationen ausgeführt werden kann, ist der Test negativ, also unauffällig.

▶ **Heben der Schultern.** (▶ Abb. 3.13)

- Beide Schultern werden nach oben, Richtung Ohren, gezogen. Der Kopf darf sich nicht bewegen, das Kinn sich nicht nach vorne verschieben.

▶ **Unilaterales Heben der oberen Extremitäten (180°).** (▶ Abb. 3.14)

- Die oberen Extremitäten werden im Schultergelenk in maximale Elevation (ca. 180°) gehoben.
- Der Nacken/Kopf darf sich dabei nicht bewegen und das Kinn sich nicht nach vorne verschieben. Die Brustwirbelsäule bleibt ebenfalls in neutraler Position.

► **Unilaterales Heben der oberen Extremitäten (90°) mit Gewichten.** (► Abb. 3.15)

- Die oberen Extremitäten werden in 90 Flexion gebracht, in der Hand ein kleines Gewicht (Frauen 1 kg, Männer 2 kg).
- Der Nacken darf sich nicht bewegen und das Kinn sich nicht nach vorne verschieben.
- Die Brustwirbelsäule bleibt ebenfalls in Neutralposition.

► **Oberkörper aus dem Stand nach vorne beugen.** (► Abb. 3.16)

- Im Stand beugt der Patient seinen Oberkörper nach vorne, ohne dass sich Kopf, Nacken, Brustwirbelsäule oder Schulter aus der Neutralposition bewegen.
- Der Test ist ähnlich wie der Waiter's Bow, der Fokus liegt jedoch auf Nacken und Kopf, die in Neutralposition bleiben müssen.

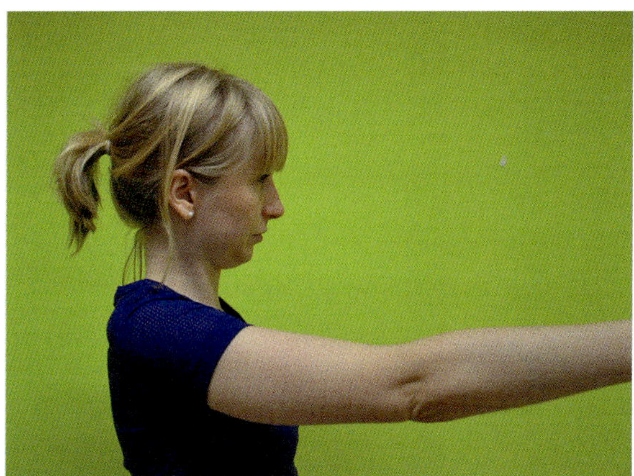

Abb. 3.15 Unilaterales Heben der oberen Extremitäten (90°) mit Gewichten.

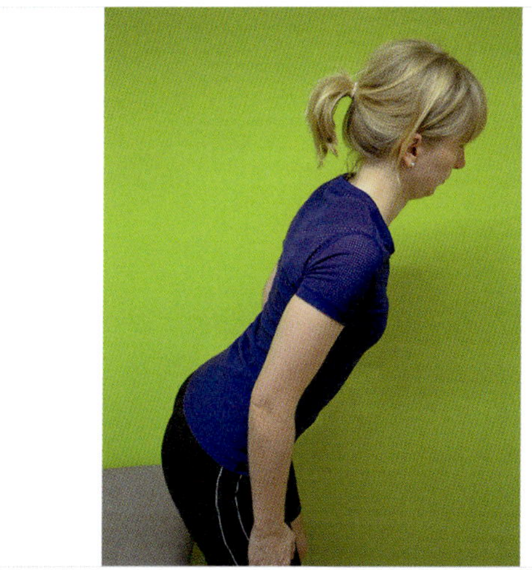

Abb. 3.16 Oberkörper aus dem Stand nach vorne beugen.

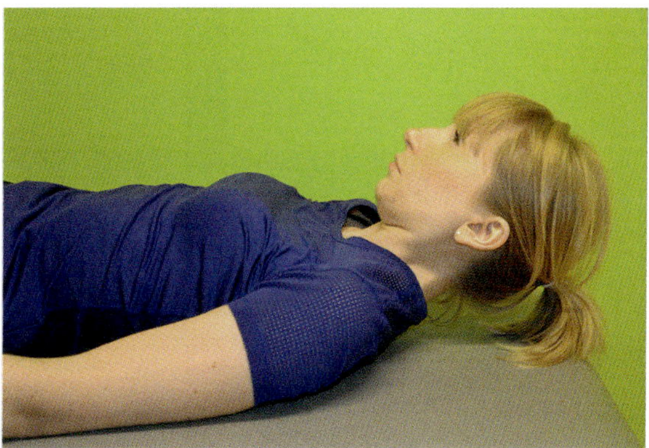

Abb. 3.17 Flexion der Halswirbelsäule aus Rückenlage.

► **Flexion der Halswirbelsäule aus Rückenlage.** (► Abb. 3.17)

- In Rückenlage zieht der Patient zunächst das Kinn nach innen. Dann flektiert er die komplette Halswirbelsäule, sodass der Kopf am Ende ein wenig vom Untergrund abhebt.
- Das Kinn darf sich nicht nach vorne verschieben, der Nacken nicht in Extension bewegen.

► **Protraktion und Retraktion** (► **Abb. 3.18**)

- Der Patient schiebt seinen Kopf (Orientierungspunkt: Kinn) nach vorne und hinten.
- Die Nase bleibt dabei horizontal.
- Die Bewegung muss fließend sein und das Kinn sich auf einer horizontalen Linie bewegen. Die Schultern sind locker und bewegen sich nicht.

► **Rotationstest für Kopf und Nacken im Vierfüßlerstand.** (► Abb. 3.19)

- Bei diesem Test befindet sich der Patient im Vierfüßlerstand, Arme und Oberschenkel stehen im 90°-Winkel zum Körper.
- Die Schulterblätter müssen stabil bleiben.
- Die Halswirbelsäule wird rotiert, ohne dass der Kopf in Richtung Extension, Flexion oder Lateralflexion abweicht.
- Der Test im Vierfüßlerstand ist anspruchsvoll, weil er eine gute Kontrolle der Schulterblätter und der Halswirbelsäule erfordert.

3.3.2 Schnelle Tests für die Bewegungskontrolle

Im Jahr 2017 haben wir eine Studie veröffentlicht, bei der wir verschiedene klinische Tests von Gesunden sowie von Patienten mit Nackenschmerzen durchführen ließen und die Ergebnisse anschließend verglichen haben (Elsig et al. 2014). Besonders bei den Bewegungskontrolltests unterschieden sich Gesunde und Nackenpatienten deut-

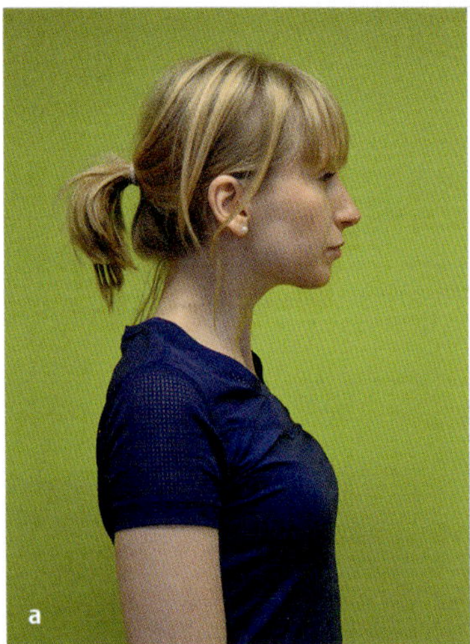

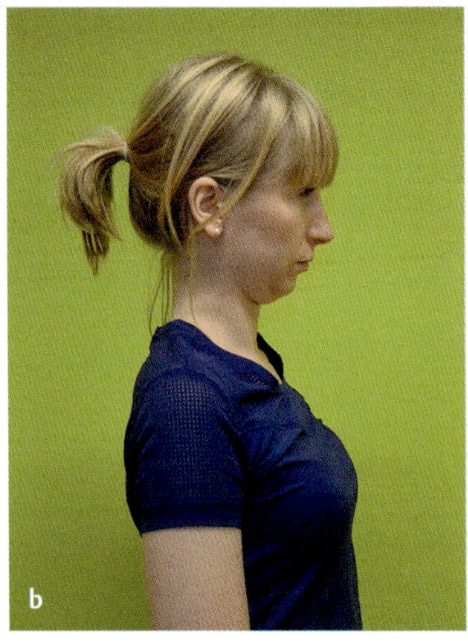

Abb. 3.18 Protraktion und Retraktion.
a Protraktion
b Retraktion

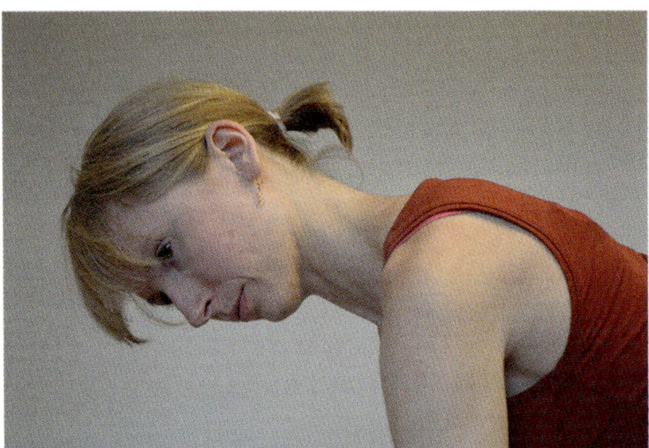

Abb. 3.19 Rotationstest für Kopf und Nacken im Vierfüßlerstand.

lich. Zum Schluss erhielten wir durch die sogenannte Rasch-Analyse 3 Tests, mit denen diese beiden Gruppen am besten differenziert werden können.

Diese Tests waren:

- Protraktion – Retraktion
- Extension des unteren Nackens
- Test im Vierfüßlerstand

3.3.3 Andere Bewegungskontrolltests

Die Beweglichkeit des mittleren Nackens ist bei vielen Patienten übermäßig. Deswegen lohnt es sich, die tiefen Flexoren der Halswirbelsäule isoliert zu testen (Jull et al. 2008; Jull et al. 2009; Falla et al. 2003; Falla et al. 2004; Falla et al. 2006). Bei diesem Test wird eine Pressure Biofeedback Unit eingesetzt (PBU) (▶ Abb. 3.20).

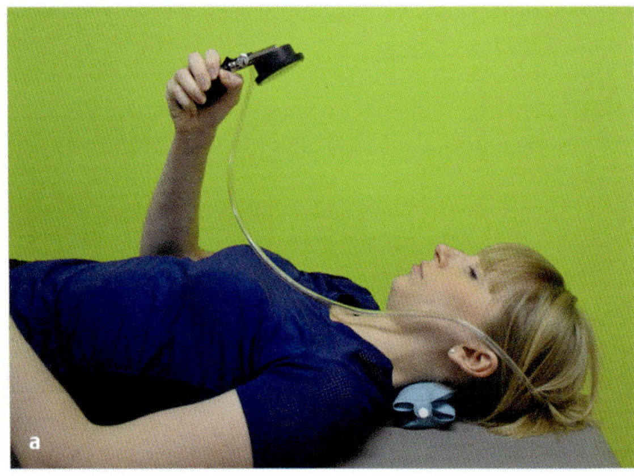

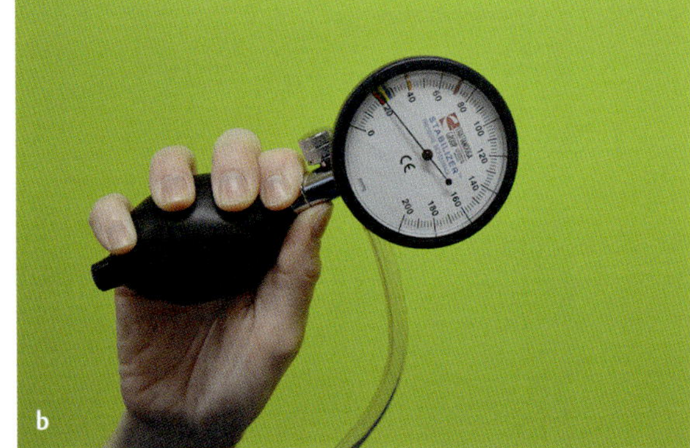

Abb. 3.20 Test der tiefen Flexoren der Halswirbelsäule mit der PBU.

► **Test für die tiefen Flexoren der Halswirbelsäule.**

- Das Kissen des Geräts wird unter dem mittleren Nacken platziert.
- In der Ausgangsstellung pumpt der Therapeut das Kissen so weit, auf, dass der Druck im Kissen 20 mmHg beträgt.
- Der Patient flektiert nun die Halswirbelsäule, ohne dass der Kopf sich hebt. Der mittlere Nacken sinkt in das Kissen und erhöht damit den Druck auf das bzw. im Kissen. Darauf zu achten ist, dass während der Druckerhöhung keine übermäßige Anspannung der oberflächlichen Halsflexoren geschieht (M. sternocleidomastoideus, Mm. scaleni, ...).
- Unter den oben genannten Voraussetzungen versucht der Patient, den Druck zunächst auf 22 mmHg zu erhöhen und diesen 10 Sekunden zu halten. Gelingt dies, steigert er den Druck von Mal zu Mal um jeweils 2 mmHg (24, 26, 28 und zum Schluss 30 mmHg).
- Falls der Patient die 30 mmHg für 10-mal 10 Sekunden halten kann, sind die tiefen Flexoren voll funktionsfähig.
- Studien haben gezeigt, dass die Schwäche der tiefen Flexoren sehr genau mit den oberflächlichen Flexoren, das heißt mit der Überaktivität des M. sternocleidomastoideus, korreliert (Falla et al. 2003; Falla et al. 2004). Also im Umkehrschluss: Falls der M. sternocleidomastoideus deutlich überaktiv ist, sollte man die Kraftausdauer der tiefen Flexoren messen; sie wird mit großer Wahrscheinlichkeit schwach sein.

Merke

Alle Testbewegungen können sehr gut als Übungen eingesetzt werden.

3.3.4 Tests und Übungen für die Augen-Kopf-Koordination

Besonders nach einer Verletzung können Koordinationsstörungen der Augenbewegungen auftreten. Wir haben Tests für diese Situationen untersucht (Della Casa et al. 2014) und 3 davon als geeignet eingestuft:

1. Der Patient hält den Kopf still und folgt mit seinen Augen dem Finger des Therapeuten, den dieser auf Augenhöhe des Patienten in einem Abstand von ca. 60 cm vor dessen Gesicht abwechselnd von links nach rechts bewegt.
2. Der Patient dreht seinen Kopf, während seine Augen permanent auf den Zeigefinger des Therapeuten schauen, den dieser zu Beginn auf Augenhöhe des Patienten positioniert.
3. Der Patient dreht seinen Kopf um 45° zu einer Seite. Nun folgt er mit seinen Augen dem Finger des Therapeuten, ohne seinen Kopf/Nacken zu bewegen (► Abb. 3.21).

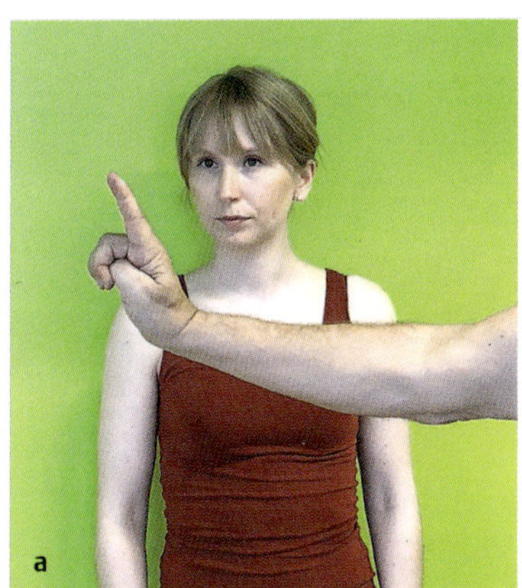
a

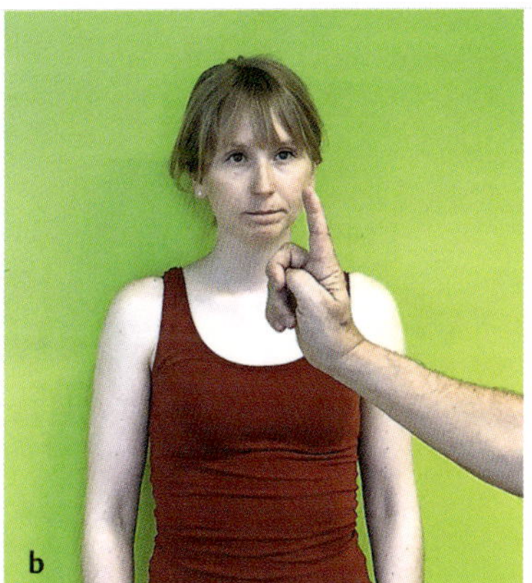
b

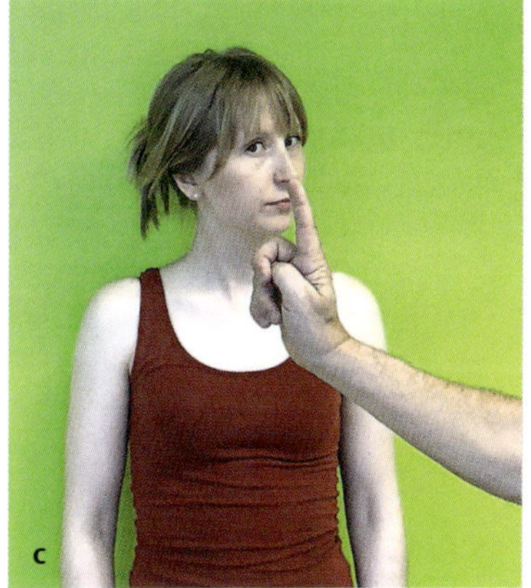
c

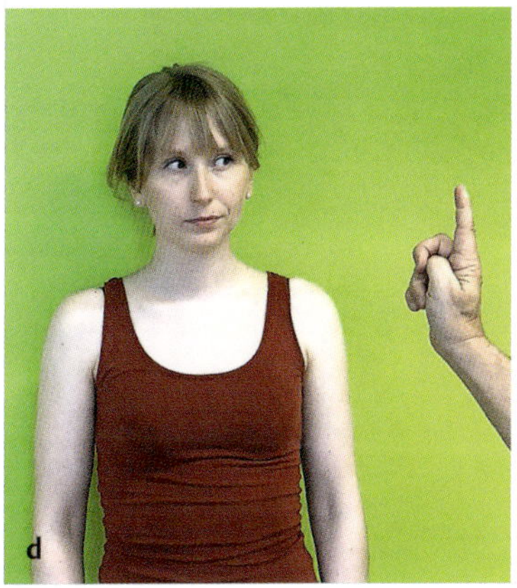
d

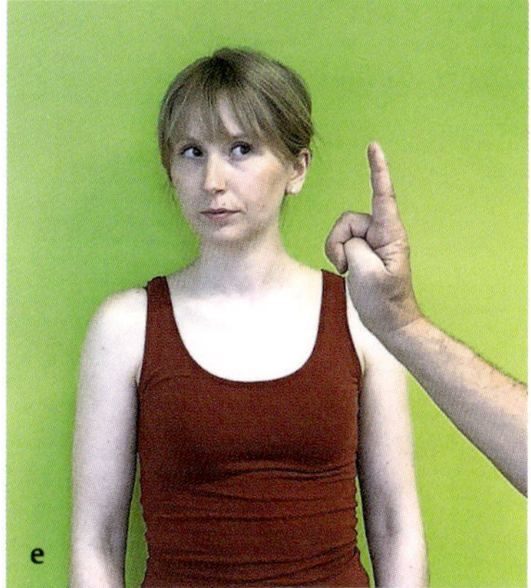
e

Abb. 3.21 Koordinationstests für Auge-Kopf-Nacken.

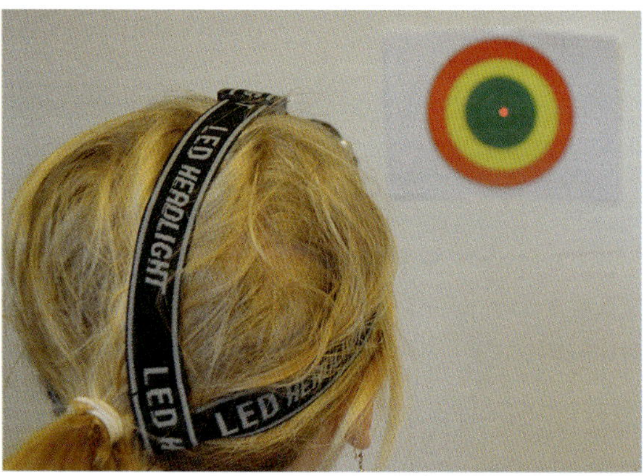

Abb. 3.22 **Joint Position Sense.** Test für die Propriozeption des Nackens: Wie präzise kann der Patient seinen Kopf in die gleiche Position zurückbringen, wenn seine Augen geschlossen sind?

► **Joint Position Sense.** Die Propriozeption kann mit dem sogenannten Joint-Reposition-Test getestet werden (Kristjansson et al. 2016; Kristjansson u. Oddsdottir 2010) (► Abb. 3.22):

- Ein Laserpointer wird auf dem Kopf des Patienten befestigt. Der Patient steht in einem Abstand von ca. 90 cm vor einer Zielscheibe, die so an der Wand fixiert wird, dass der angeschaltete Laserpointer in Neutralposition des Kopfes ins Zentrum der Scheibe zeigt.
- Nun dreht der Patient seinen Kopf in eine Richtung, schließt am Ende der Bewegung die Augen und dreht dann den Kopf mit geschlossenen Augen so präzise er kann zurück in die Ausgangsstellung.
- Hat der Patient seine vermeintliche Ausgangsstellung wieder erreicht, misst der Therapeut die Abweichung des Laserpunktes von der Scheibenmitte.
- Ziel ist, dass der Patient mit geschlossenen Augen die Scheibenmitte so exakt wie möglich trifft. Unterschiede von über 7 cm gelten bereits als beträchtlich.
- Dieser Test ist gleichzeitig Übung und dient zudem als Verlaufskontrolle.

3.4 Tests und Behandlungsmethoden für die Bewegungsdysfunktion der Halswirbelsäule

Um eine Bewegungsdysfunktion zu diagnostizieren, können z. B. Differenzierungstests und daran anschließend Provokationstests angewendet werden.

3.4.1 Differenzierungstests

Um herauszufinden, ob sich die Bewegungsdysfunktion im oberen oder im unteren Nacken befindet, eignen sich Differenzierungstests.

► **Test 1: Rotation-Lateralflexions-Test**

- Zuerst soll der Patient den Kopf in Lateralflexion bewegen. Der Therapeut achtet darauf, ob dabei die Nase immer noch nach vorne weist.
- Falls die Nase sich seitwärts dreht, liegt möglicherweise eine Bewegungsdysfunktion im oberen Nacken vor.
- Der Test kann passiv wiederholt werden, um die Bewegungsdysfunktion von einer Bewegungskontrolldysfunktion unterscheiden zu können (► Abb. 3.23).

► **Test 2: Flexion-Rotations-Test**

- Dieser Test untersucht vor allem die Funktion des oberen Nackens (Segment C 1–C 2).
- Das Ausmaß der Rotation sollte in etwa die Hälfte der Gesamtrotation des Nackens betragen, also ca. 40–50° (► Abb. 3.24).

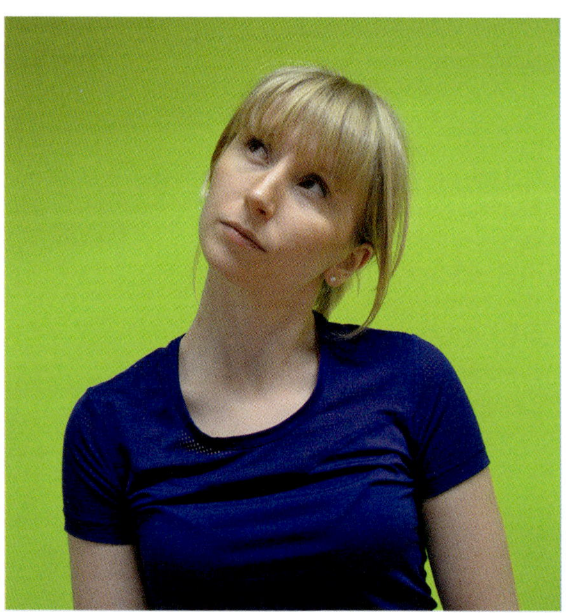

Abb. 3.23 **Rotation-Lateralflexion kombiniert.**

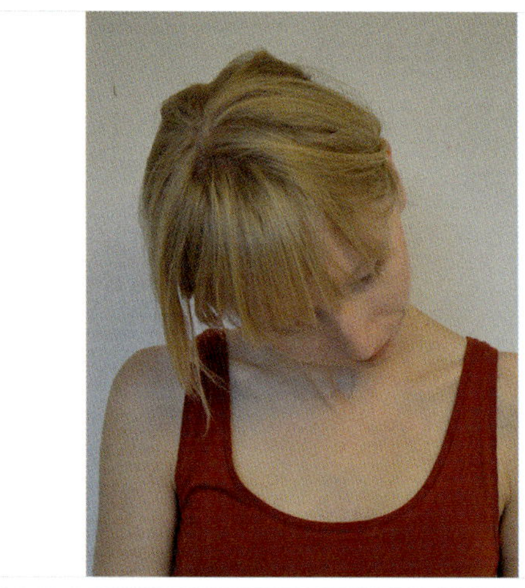

Abb. 3.24 **Flexions-Rotations-Test.**

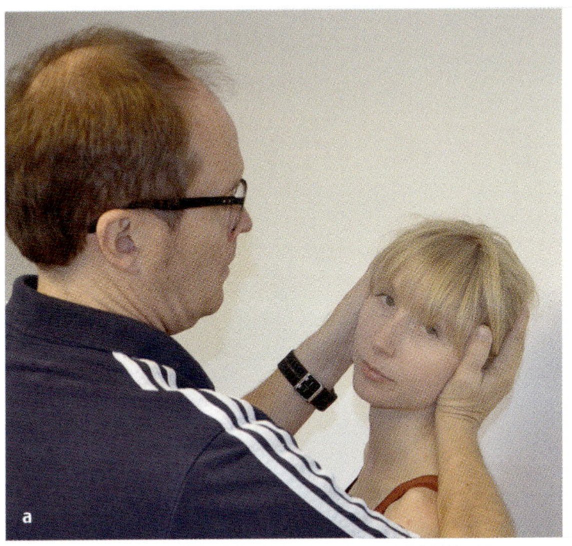

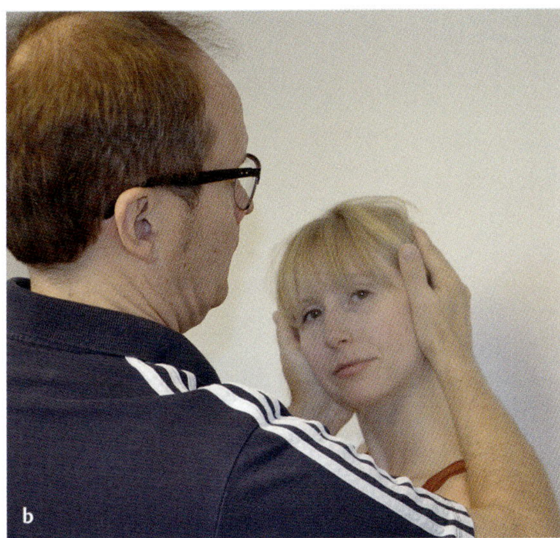

Abb. 3.25 Test zur Differenzierung zwischen oberer und unterer HWS.

▶ **Test 3: Differenzierung zwischen oberer und unterer HWS.**

- Der Patient dreht seinen Kopf maximale zu einer Seite.
- Aus dieser Position neigt der Therapeut den Kopf/Nacken passiv in die gleiche sowie die entgegengesetzte Richtung.
- Ist die gleichseitige Lateralflexion schmerzhaft oder limitiert, liegt das Problem des Patienten eher in der unteren HWS (▶ Abb. 3.25).
- Ist die gegenseitige Lateralflexion schmerzhaft oder limitiert, liegt das Problem eher in der oberen HWS (▶ Abb. 3.25b).

3.4.2 Manuelle Provokationstests

Mit einer Bewegungsdysfunktion werden typischerweise Schmerzen und Bewegungseinschränkung verbunden. Da es kompliziert ist, die Beweglichkeit einzelner Segment zu bestimmen und diese segmentalen Tests zudem noch unzuverlässig sind, lohnt es sich, bei der Untersuchung Provokationstests den Vorzug zu geben: In einer Studie fand man heraus, dass vor allem die Intertester-Reliabilität bei Provokationstests deutlich besser ist als bei segmentalen Palpationstests. Das heißt, dass auch unterschiedliche Tester eher bei Provokationstests zum gleichen Ergebnis kommen, als wenn sie versuchen, das Bewegungsausmaß einzelner Segmente zu palpieren (Seffinger et al. 2004).

Zentrale PAs (postero-anteriore Bewegungen) sowie unilaterale PAs (Maitland et al. 2006) werden sehr häufig als Provokationstests verwendet. Mit diesen Tests können alle Segmente von C 1 bis hin zur oberen BWS palpiert/provoziert werden (▶ Abb. 3.26a). Die Daumen liegen dabei auf dem jeweiligen Processus spinosus, die Finger umfassen den Hals des Patienten. Nun bewegt der Therapeut

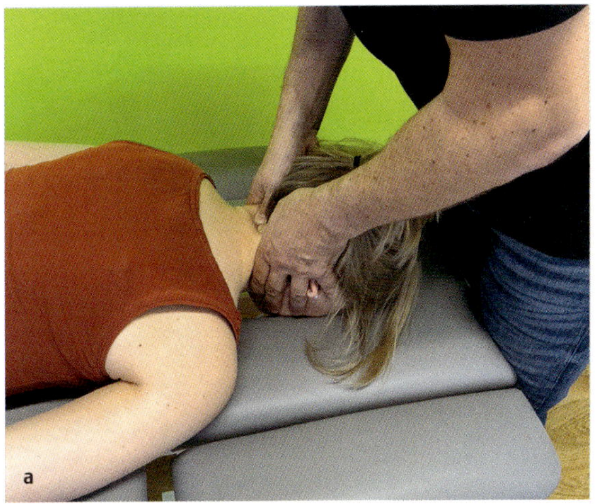

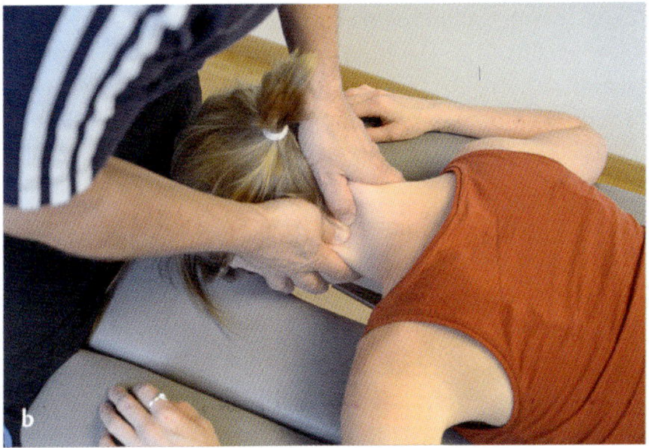

Abb. 3.26 PAs (posterior-anteriore Mobilisation/Provokation des Nackens).
a zentral
b unilateral

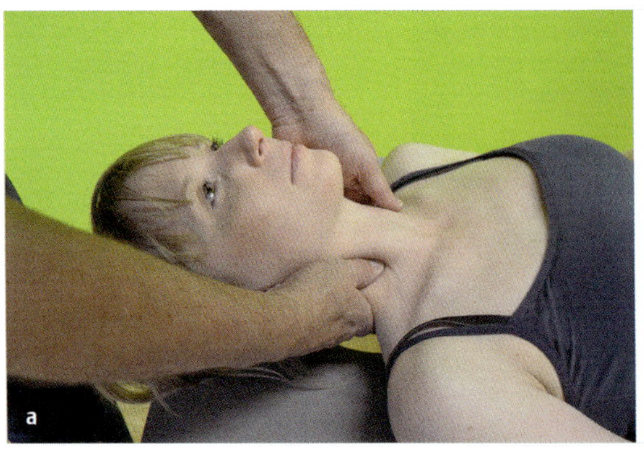
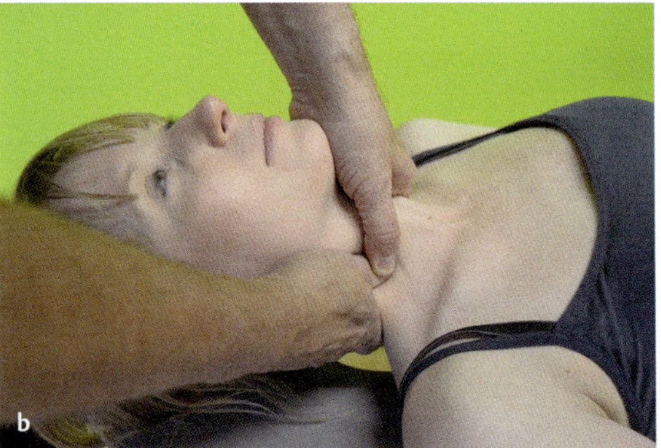

Abb. 3.27 Mobilisation/Provokationstest von Nacken/Halswirbelsäule AP (anterior-posterior).
a Platzierung des unteren Daumens unter dem M. sternocleidomastoideus
b Platzierung des anderen Daumens

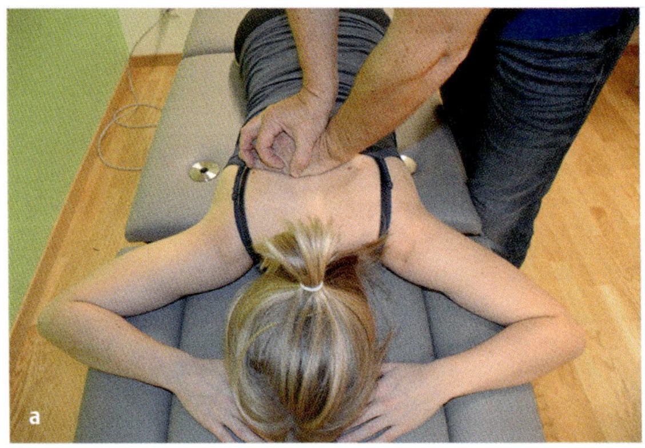
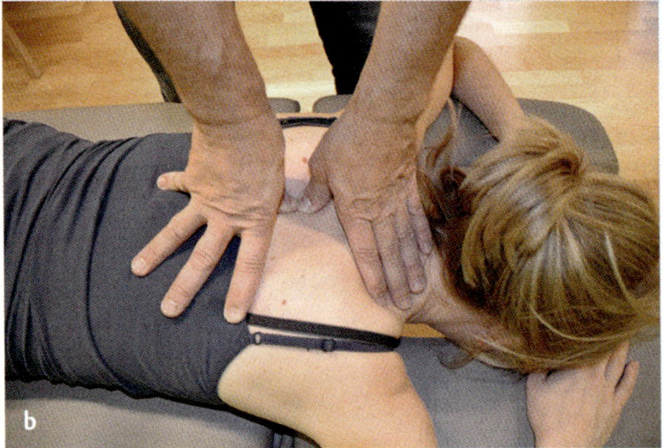

Abb. 3.28 PA-Mobilisation der Brustwirbelsäule.
a zentral
b unilateral

die gesamte HWS nach ventral und dorsal. Der Druck der Daumen konzentriert sich dabei auf das jeweilige Segment. Beim unilateralen Test wird genauso verfahren, jetzt liegen die Daumen allerdings auf der Lamina (▶ Abb. 3.26b). Beide Tests wurden von Geoff Maitland entwickelt und können auch als Mobilisationstechniken verwendet werden (Maitland et al. 2006).

Auch in umgekehrte Richtung – also von anterior nach posterior (AP) – können derartige Provokations-/Mobilisierungstechniken durchgeführt werden (Maitland et al. 2006). Diese Technik wird natürlich nur unilateral ausgeführt. Beide Daumen liegen dabei vorsichtig flächig direkt auf der Vorderseite des Processus transversus, unterhalb des M. sternocleidomastoideus, damit die A. carotis nicht abgedrückt wird. Die Bewegung, mit der der Therapeut den Hals „hebt" und „sinken lässt", kommt aus dem Oberkörper des Therapeuten, nicht nur aus den Händen. Diese Technik eignet sich ausgezeichnet für Patienten, die eine Flexionseinschränkung, Schmerzen an der vorderen Seite des Halses oder ausstrahlende Schmerzen in Richtung Schulter haben (▶ Abb. 3.27). Für die Untersuchung werden die PAs zentral und unilateral auch auf der oberen BWS durchgeführt (▶ Abb. 3.28), ebenso auf den oberen Rippen (▶ Abb. 3.29) (Maitland et al. 2006).

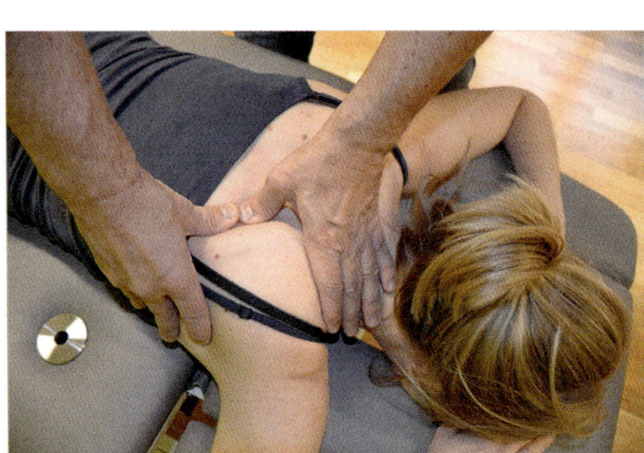

Abb. 3.29 PA-Mobilisation der BWS – Provokationstest der Rippen.

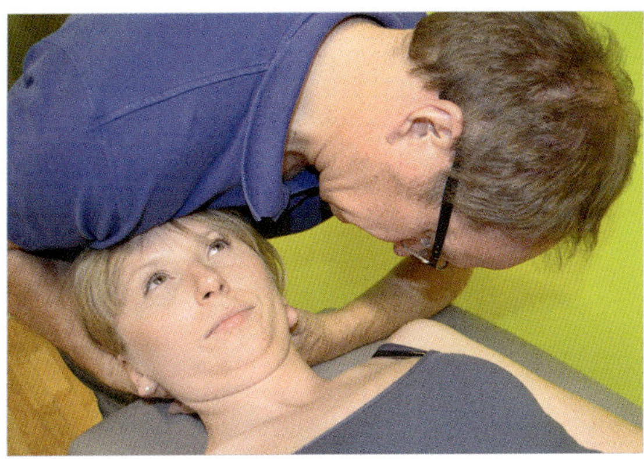

Abb. 3.30 Flexionstest des oberen Nackens (Segment C 0–C 1).

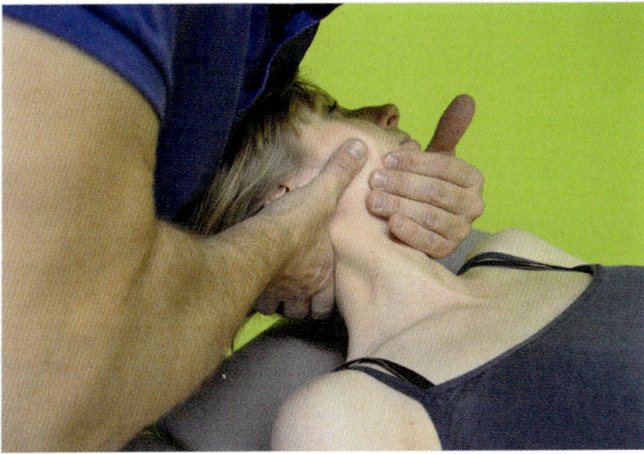

Abb. 3.31 Segmentale Rotationsmobilisation/Provokationstest.

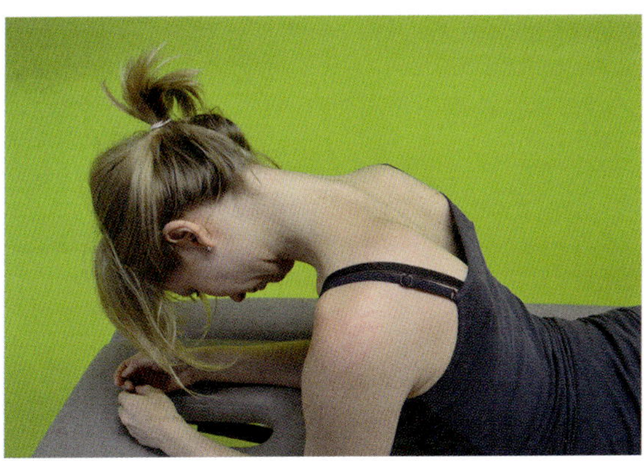

Abb. 3.32 Ligamentum nuchae, Test/Dehnung. Der Nacken sollte mindestens in die Horizontale kommen.

3.4.3 Tests zur Überprüfung der physiologischen Bewegungen der HWS und Mobilisation der Halswirbelsäule

Die Extensoren des oberen Teils des Nackens haben häufig viel Spannung, besonders bei Patienten mit Forward Head Posture. Falls der Nacken sich steif anfühlt, ist es wichtig, die Flexion des oberen Nackens zu testen und ggf. zu mobilisieren (▶ Abb. 3.30). Die eine Hand stabilisiert das Segment C 2, die mobilisierende Hand liegt unter dem Hinterkopf. Der Kopf wird zwischen der Schulter und der Hand eingeklemmt.

Die segmentale Rotationsmobilisation ist ein sehr guter Provokationstests und eine hervorragende Mobilisationstechnik (▶ Abb. 3.31).

Längentests und Dehnungen für die Nackenmuskulatur Das Ligamentum nuchae ist oft sehr angespannt, vor allem bei Forward-Head-Posture-Typen. Es kann getestet und in einer Position gedehnt werden, in der man auf die Ellenbogen gestützt auf dem Bauch liegt und den Kopf hängen lässt (▶ Abb. 3.32). Das Bewegungsausmaß ist in Ordnung, wenn der Kopf bei dem Test mindestens in die Horizontalstellung kommt (Comerford u. Mottram 2012). Für die Übung sollte man möglichst lange in der Dehnposition bleiben (z. B. 1–2 Minuten).

3.5 Muskellängentests

▶ **M. levator scapulae.** (▶ Abb. 3.33)

- Der Therapeut positioniert das Schulterblatt passiv in Depression und Außenrotation (d. h. der Angulus inferior dreht nach lateral).

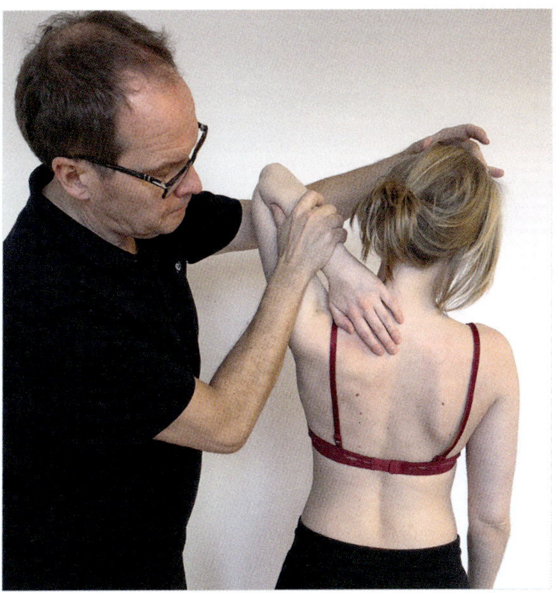

Abb. 3.33 M. levator scapulae: Längen-/Dehnungstest sowie Dehnübung.

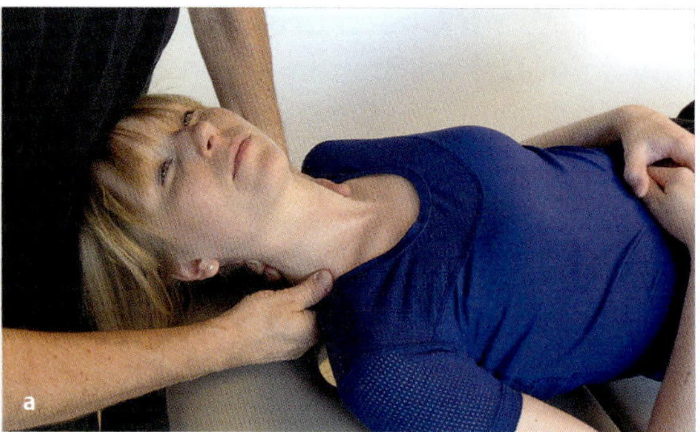

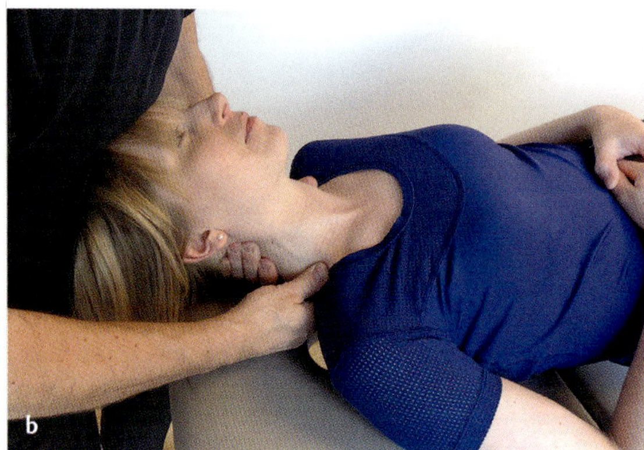

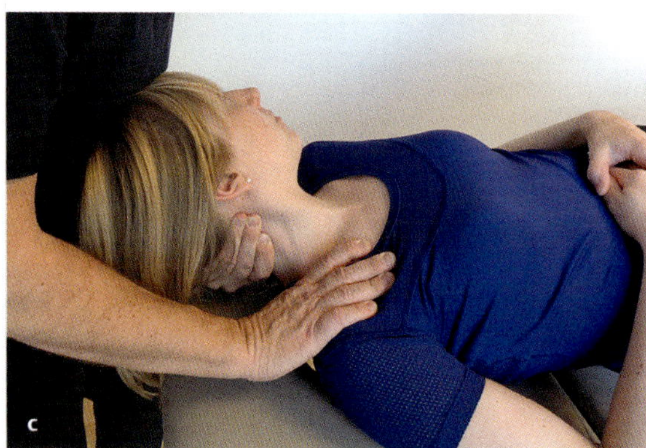

Abb. 3.34 M. scalenus anterior, medius und posterior: Längen-/Dehnungstest sowie Dehnübung.

- Anschließend wird der Kopf des Patienten in gegenseitige Lateralflexion und Rotation positioniert und dann das Bewegungsausmaß überprüft (Normwert sind ca. 30° Lateralflexion und Rotation).
- Liegt eine Bewegungseinschränkung vor, hält der Patient die Position für 30 Sekunden. Anschließend wird der Patient gefragt, wie er sich nach der Dehnung fühlt. Danach erfolgt der Widerbefund.

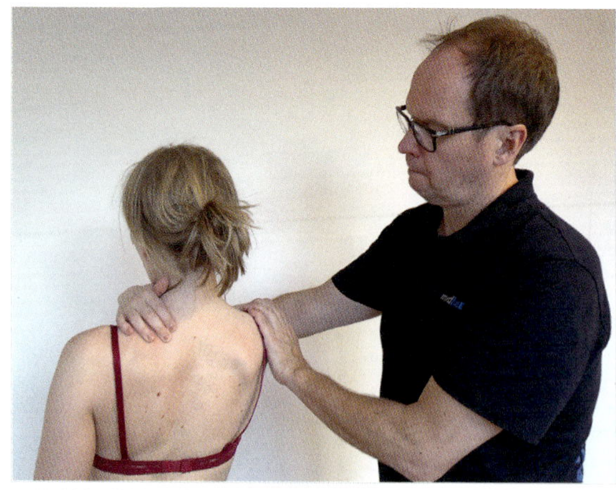

Abb. 3.35 M. rhomboideus: Längen-/Dehnungstest sowie Dehnübung.

▸ **M. scalenus anterior, -medius und -posterior.** (▸ Abb. 3.34)

- Der Therapeut fixiert die erste Rippe (nicht zu fest) mit dem Daumen.
- Für den anterioren Teil werden eine gegenseitige Lateralflexion sowie eine Rotation zur gleichen Seite eingestellt
- Für den medialen Teil wird nur eine Lateralflexion (ohne Rotation) eingestellt.
- Für den posterioren Teil fixiert der Therapeut die zweite Rippe und stellt eine Lateralflexion und Rotation der HWS in die Gegenrichtung ein. Bei allen Tests sollte es der Patient im Normalfall schaffen, eine Lateralflexion von ca. 30° auszuführen.

▸ **M. rhomboideus.** (▸ Abb. 3.35)

- Der Therapeut stellt die Skapula des Patienten in Depressionsstellung ein. Aus dieser Position legt der Patient seine gleichseitige Hand auf die gegenüberliegende Schulter.
- Bei einem verkürzten M. rhomboideus gelingt die Bewegung nicht, da sich die Skapula zur Kompensation in Richtung Elevation bewegen würde, was bei dem Test aber durch den Therapeuten verhindert wird.

▸ **M. sternocleidomastoideus.** (▸ Abb. 3.36)

- Für die Dehnposition braucht es ebenfalls eine kombinierte Bewegung: Rotation in Richtung der zu testenden Seite, Lateralflexion zur Gegenseite, Flexion der unteren sowie Extension der oberen HWS.

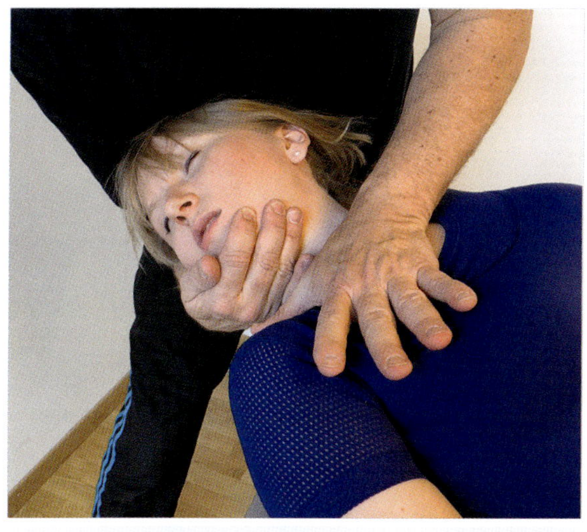

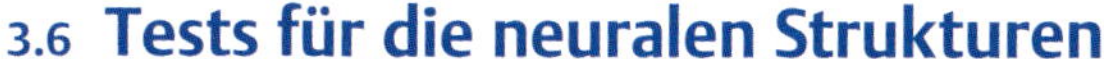

Abb. 3.36 M. sternocleidomastoideus: Längen-/Dehnungstest sowie Dehnübung.

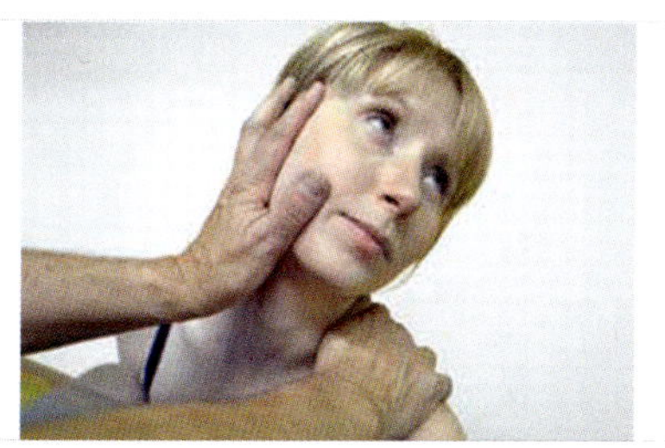

Abb. 3.37 Spurling-Test.

3.6 Tests für die neuralen Strukturen

Die Nervenwurzel kann relativ zuverlässig mit dem Spurling-Test (▶ Abb. 3.37) getestet werden. Dazu rotiert der Patient seinen Nacken maximal. Danach addiert der Therapeut passiv Extension und Lateralflexion der HWS. Falls diese Maßnahme bekannte Symptome provoziert, ist der Test positiv. Falls er keine Symptome auslöst, ist die Nervenwurzel wahrscheinlich in Ordnung (Thoomes et al. 2018).

▶ **Neurodynamische Tests.** Es gibt 4 Standardtests zur Überprüfung der Neurodynamik des Nackens und der oberen Extremitäten: ULNT (Upper-Limb-Neurodynamic-Test) 1, 2 (unterschieden in 2a und 2b) und 3. In ▶ Tab. 3.2 sind die verschiedenen Phasen und der jeweilige Ablauf der Tests zu sehen. ▶ Abb. 3.38, ▶ Abb. 3.39, ▶ Abb. 3.40 und ▶ Abb. 3.41 illustrieren diese.

Tab. 3.2 Reihenfolge der Schritte der ULNTs (Upper Limb Neurodynamic Test).

ULNT 1	ULNT 2a	ULNT 2b	ULNT 3
A. Anfangsposition: Pistolengriff des Therapeuten (Daumen des Patienten in Abduktion, Zeigefinger gerade)	A. Anfangsposition: Griff vom Handgelenk und hinter dem Ellenbogen, vorderer Oberschenkel des Therapeuten hinter der Schulter)	A. Anfangsposition: Griff am Handgelenk und hinter dem Ellenbogen, vorderer Oberschenkel des Therapeuten hinter der Schulter	A. Anfangsposition: Ellenbogen in Extension, Finger gerade („give me five")
B. Abduktion der Schulter	B. Depression der Schulter	B. Depression der Schulter	B. Flexion des Ellenbogens und Dorsalflexion des Handgelenks
C. Dorsalflexion des Handgelenks	C. Extension des Ellenbogens	C. Extension des Ellenbogens	C. Außenrotation der Schulter
D. Supination des Unterarms	D. Außenrotation der Schulter und Supination des Unterarms	D. Innenrotation der Schulter, Pronation des Unterarms	D. Depression der Schulter und Abduktion der Schulter
E. Außenrotation der Schulter	E. Dorsalflexion des Handgelenks (Daumen in Abduktion)	E. Faust: Palmarflexion (Daumen in der Faust)	–
F. Extension des Ellenbogens	F. Abduktion der Schulter	F. Abduktion der Schulter	–
Provokation/Linderung der Symptome über	**Provokation/Linderung der Symptome über**	**Provokation/Linderung der Symptome über**	**Provokation/Linderung der Symptome über**
G. Lateralflexion der Halswirbelsäule in die gleiche Richtung (Linderung)	G. Elevation der Schulter über Therapeuten-Oberschenkel	G. Elevation der Schulter über Therapeuten-Oberschenkel	E. Lateralflexion der Halswirbelsäule in die gleiche Richtung
H. Lateralflexion der Halswirbelsäule in die gegensätzliche Richtung (Provokation)	H. Depression der Schulter	H. Depression der Schulter	F. Lateralflexion der Halswirbelsäule in die gegensätzliche Richtung
I. Griff von Hand	–	–	–

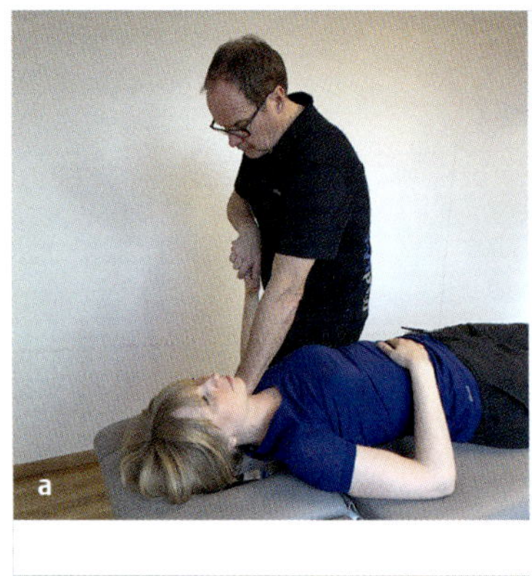
a

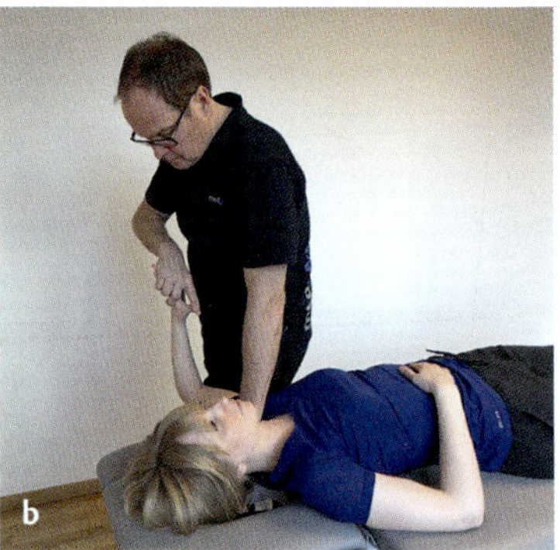
b

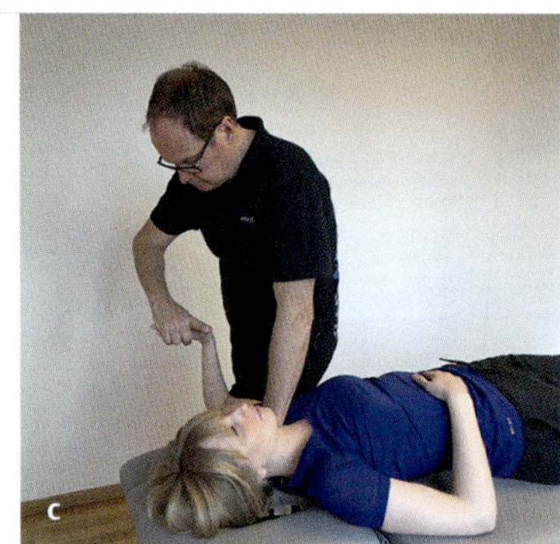
c

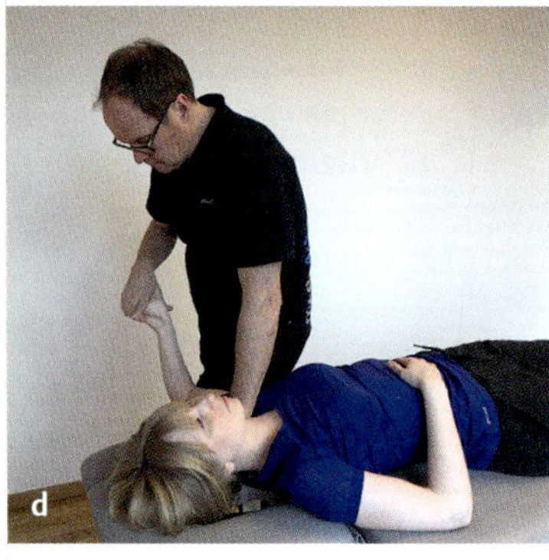
d

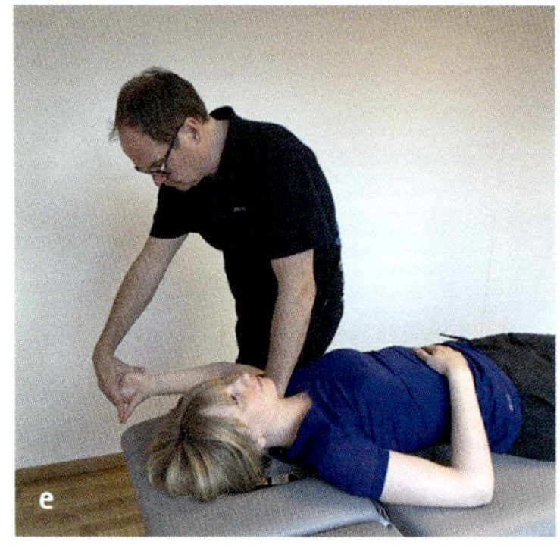
e

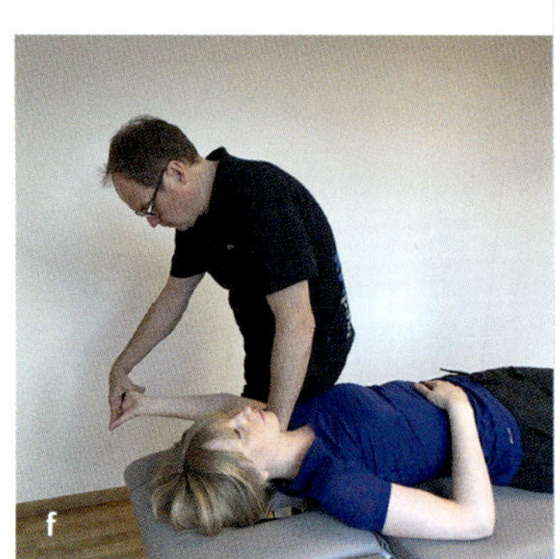
f

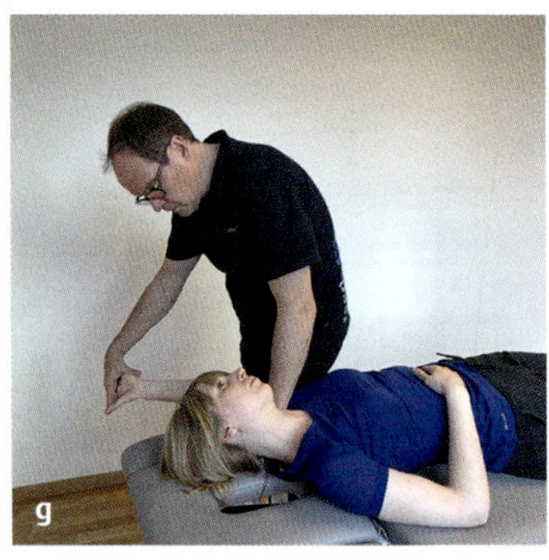
g

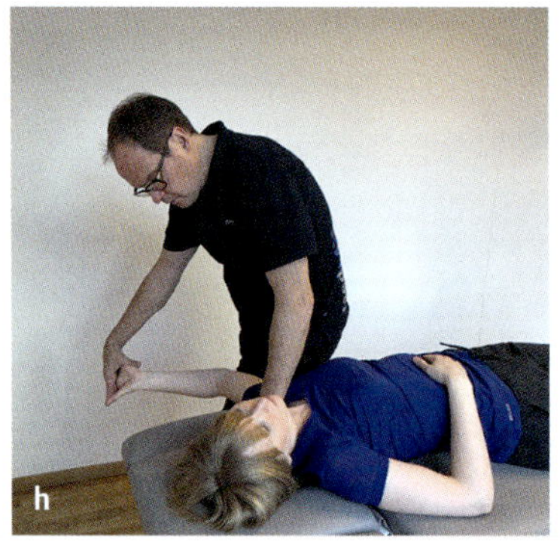
h

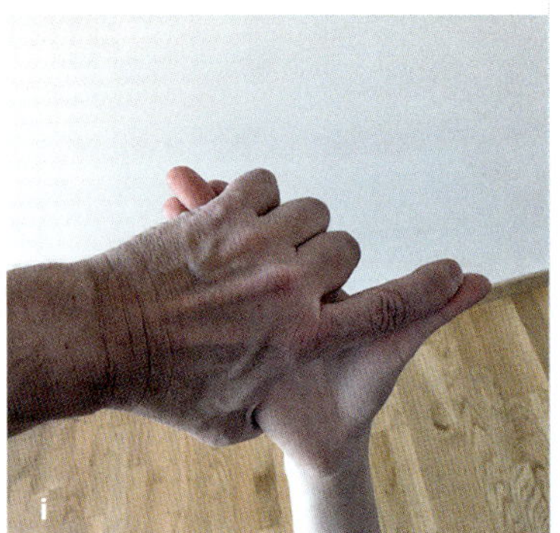
i

Abb. 3.38 ULNT 1.

▶ Abb. 3.38 zeigt den ULNT 1, der vor allem den N. medianus, aber auch die Nervenwurzeln C 5–C 7 sowie den Plexus brachialis testet. ▶ Abb. 3.39 zeigt die verschiedenen Phasen des ULNT 2a auf. Mit diesem wird, genauso wie mit dem ULNT 1, der N. medianus getestet. In ▶ Abb. 3.40 wird der Ablauf des ULNT 2b demonstriert (sogenannter „Radius-Test“) in ▶ Abb. 3.41 der des ULNT 3 („Ulnaris-Test“).

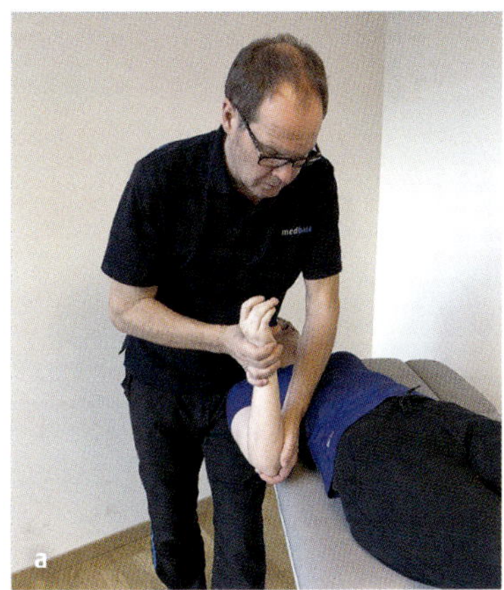

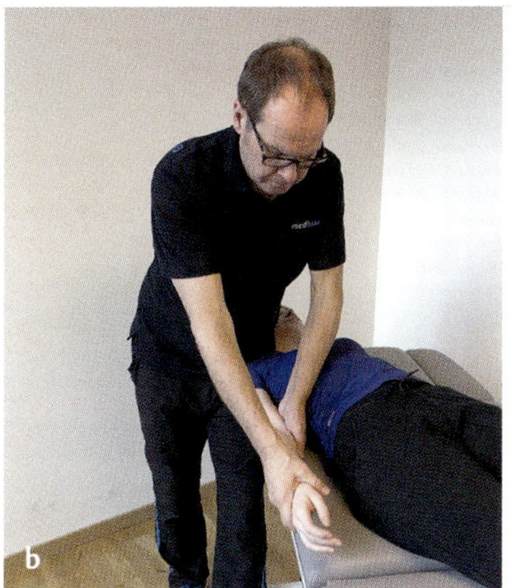

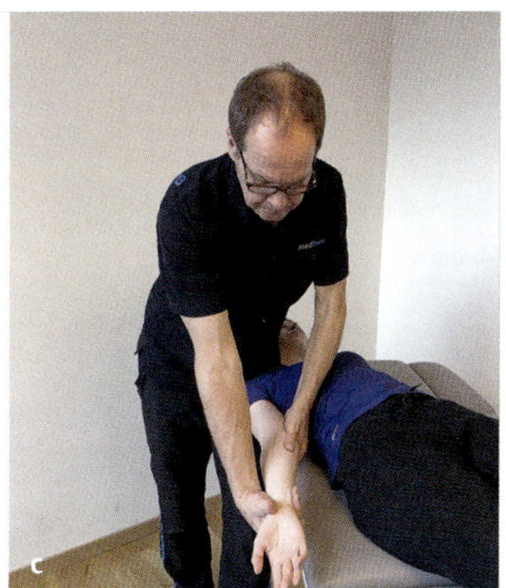

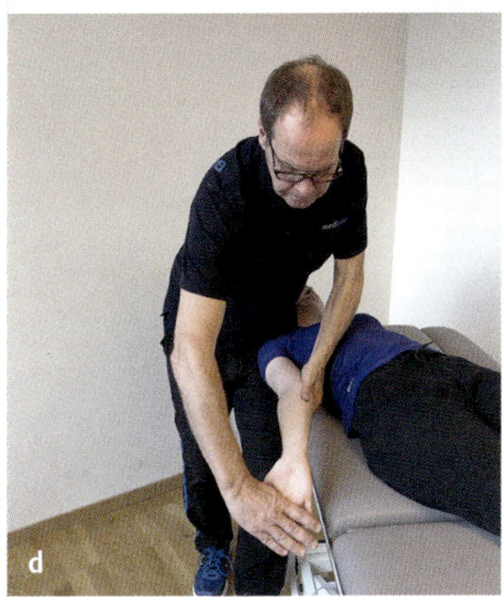

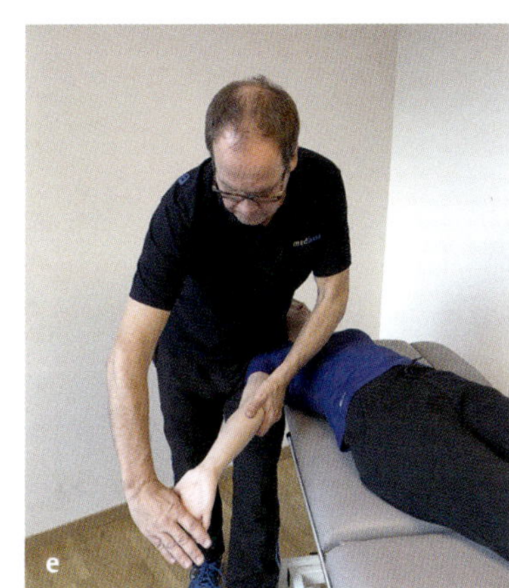

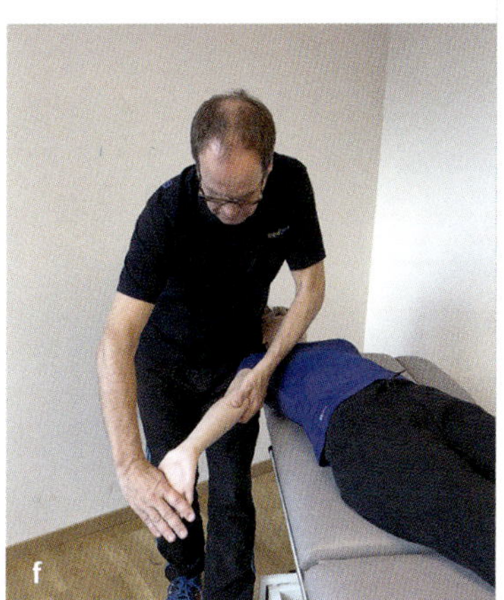

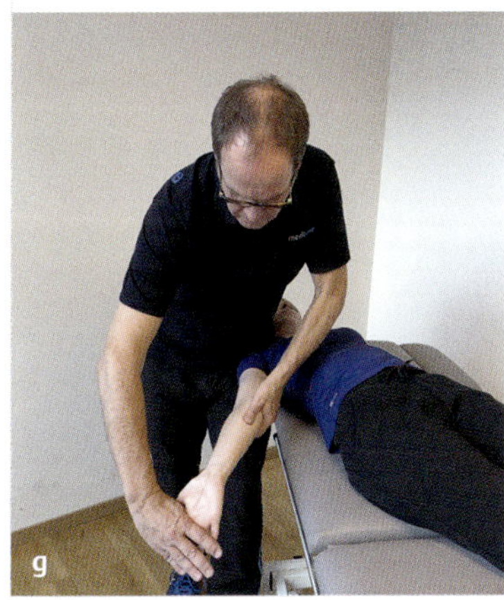

Abb. 3.39 ULNT 2a.

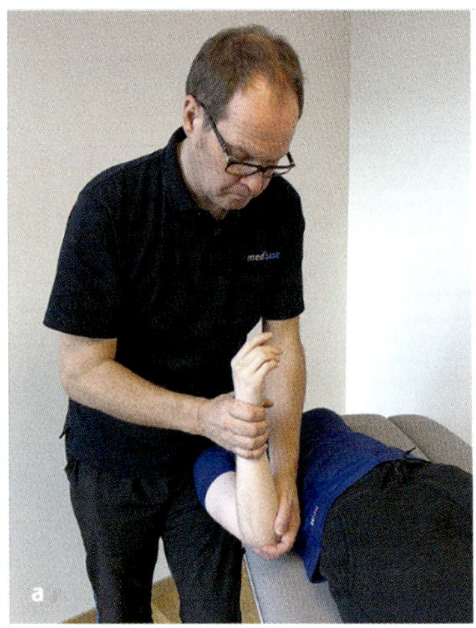
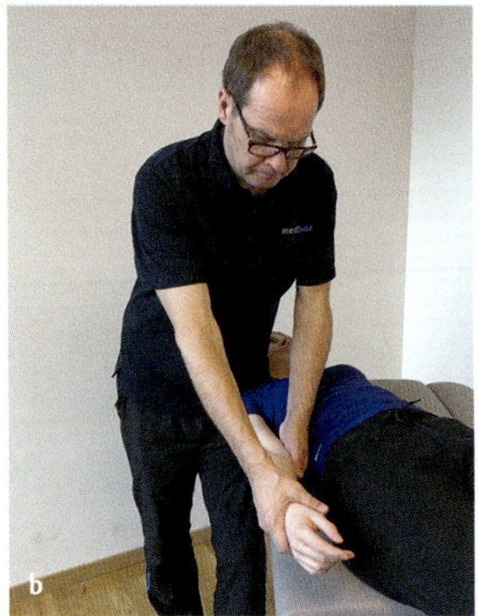
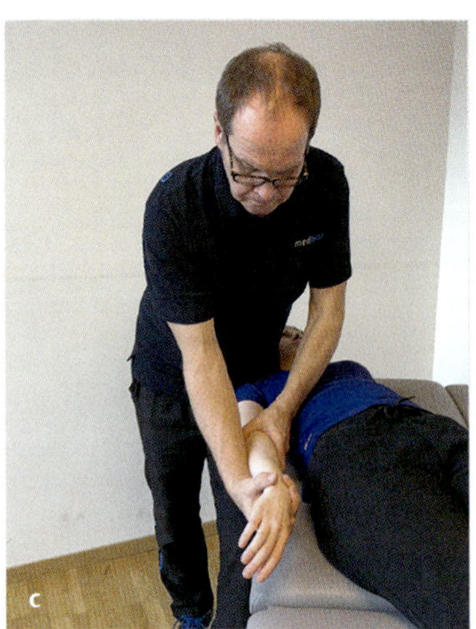
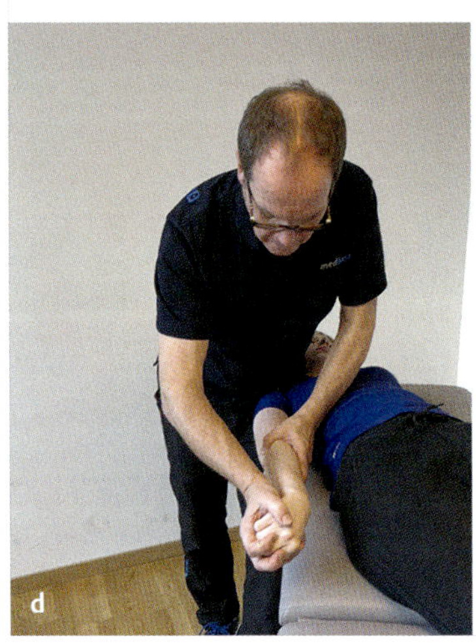
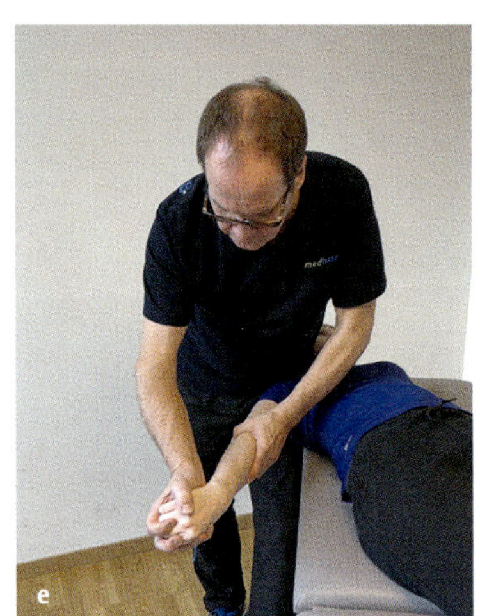
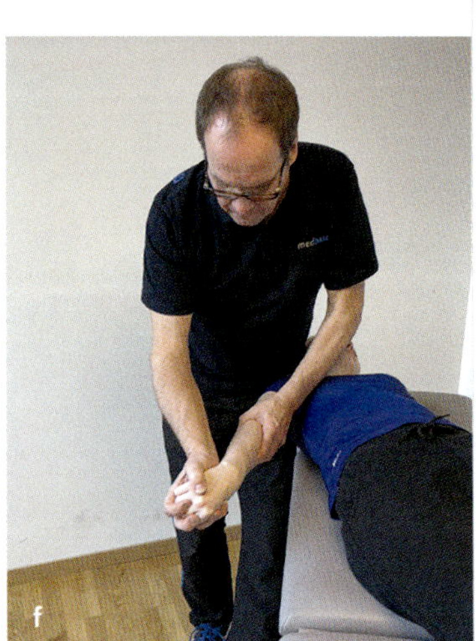

Abb. 3.40 ULNT 2b.

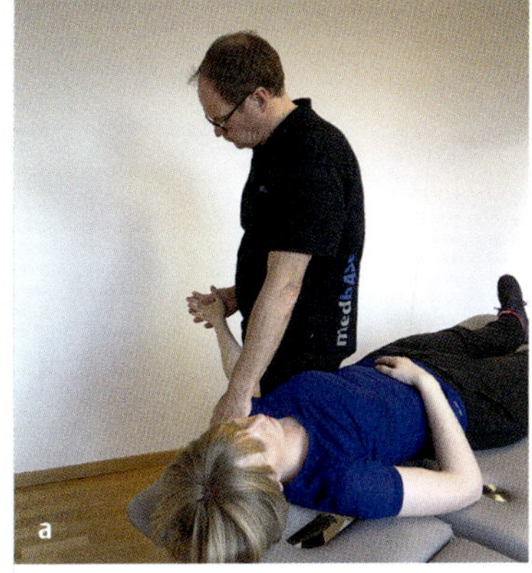

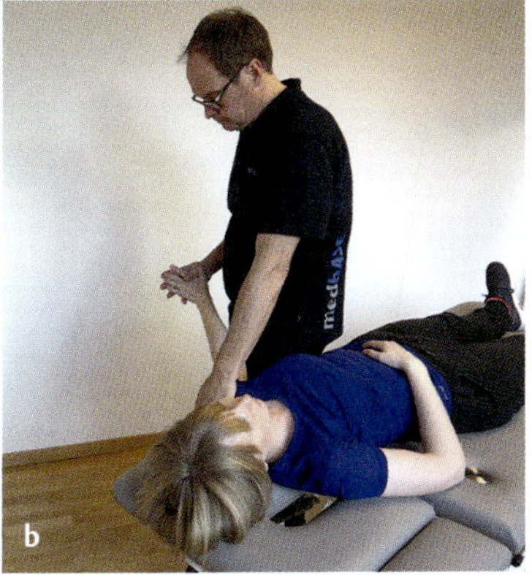

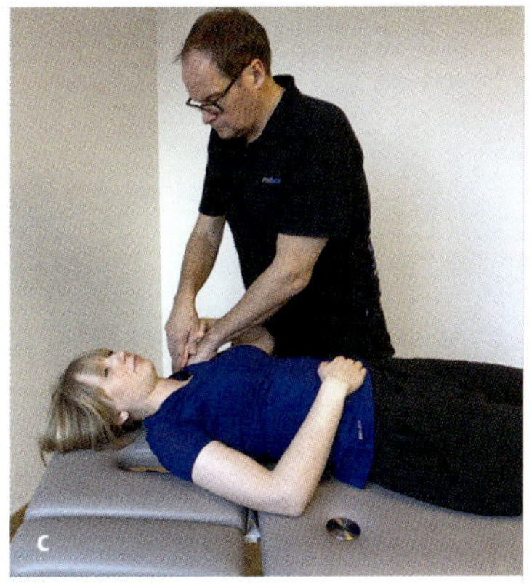

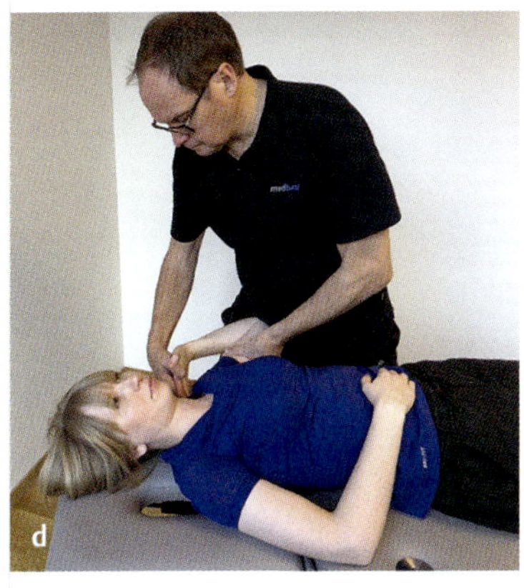

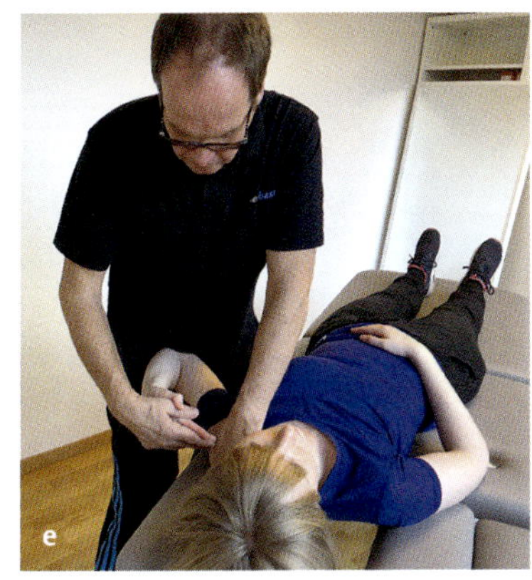

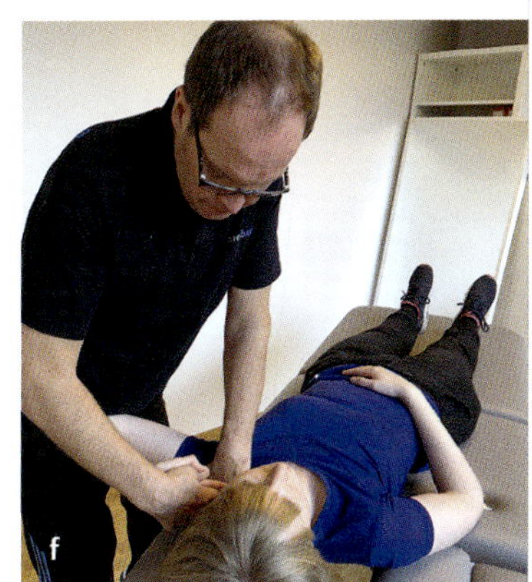

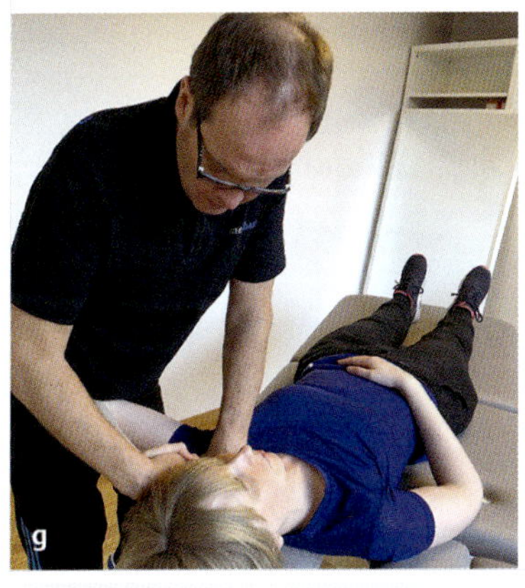

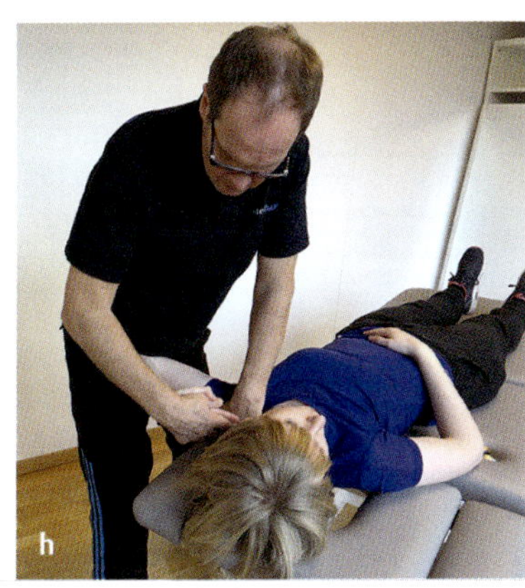

Abb. 3.41 ULNT 3.

3.7 Kraft- und Ausdauertraining für die Nackenmuskulatur

Um die Nackenmuskeln zu kräftigen ist es am einfachsten, Widerstandsbänder zu benutzen (▸ Abb. 3.42). Auf diese Weise den Kopf zu heben, ist bereits eine sehr effiziente Übung (▸ Abb. 3.17).

3.7.1 Globale Stabilisation

Nachdem die Beweglichkeit und Kontrolle des Nackens in Ordnung sind, kann auch mit der globalen Stabilisation begonnen werden, z. B. mittels Planking (▸ Abb. 3.43) oder Liegestützen. Da Nackenpatienten oft Probleme mit der Kontrolle und Stabilisation der Schulterblätter haben, werden in Kap. 4 Kontroll- und Stabilisationsübungen für diesen Bereich genauer beschrieben.

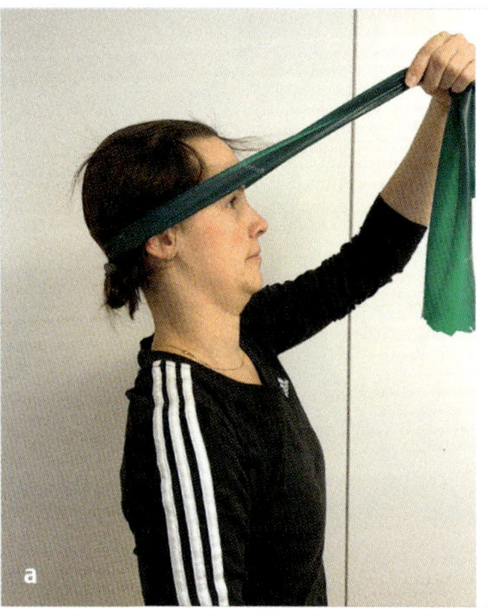

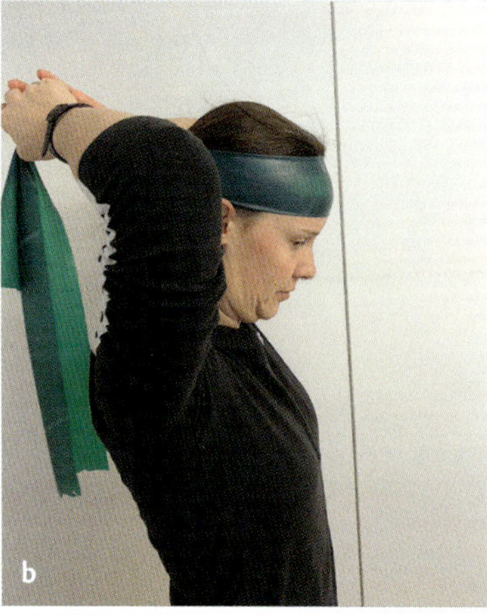

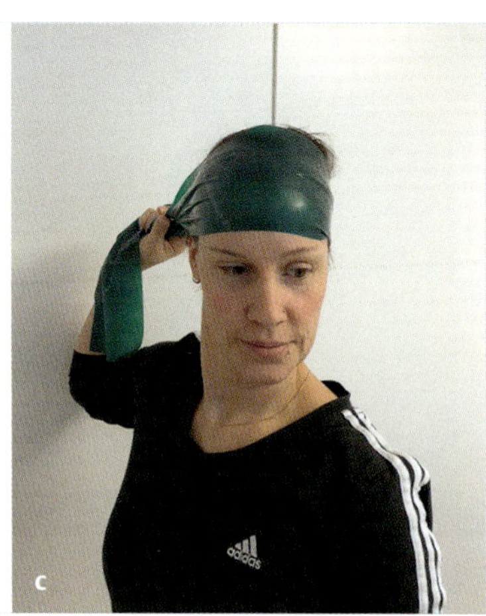

Abb. 3.42 Übungen für den Nacken mit elastischen Widerstandsbändern.
a Kräftigung der Extension
b der Flexion
c und der Rotation

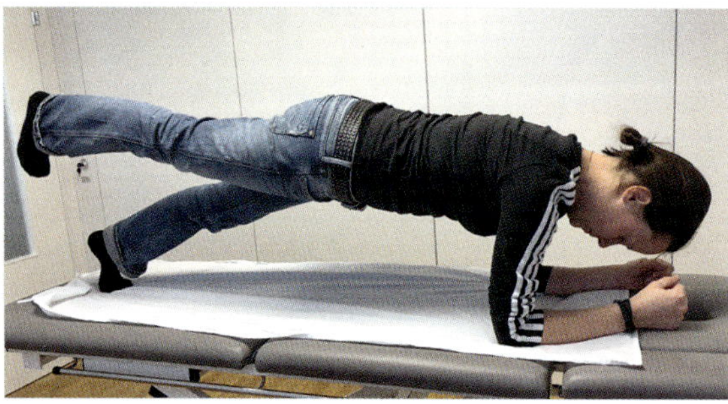

Abb. 3.43 Planking eignet sich auch gut als Übung für die Verbesserung der globalen Stabilität der Halswirbelsäule.

Merke

Patienten mit Nackenproblemen benötigen häufig Übungen zur Verbesserung der Skapulakontrolle.

3.8 Nackenübungen für Sportler

Bei vielen Sportarten wird der Nacken stark und vor allem sehr variabel beansprucht. Man denke dabei beispielsweise an Fußballer (Kopfbälle, Gegnereinwirkung), Kampfsportler oder an Formel-1-Piloten, bei denen der Nacken Fliehkräfte von mehreren G aushalten muss. Eine gute Muskelkraft und -kontrolle sind daher auch hier sowohl in der Reha als auch in der Prävention eines der Kernthemen. Für diese Sportler braucht es allerdings anspruchsvollere Übungen als die bisher vorgestellten.

▶ **Kräftigung der HWS-Flexoren aus Rückenlage mit elastischen Widerstandsbändern.** (▶ Abb. 3.44, ▶ Abb. 3.45, ▶ Abb. 3.46)

- Nachdem das Heben und Stabilisieren des Kopfes in Rücken-, Seiten- und Bauchlage ohne Probleme und kontrolliert zu bewältigen ist, können auch Gummibänder als Widerstand benutzt werden.
- Der Widerstand des Gummibandes kann reguliert werden.
- Man beginnt z. B. mit 10 Wiederholungen.
- Wenn dies ohne Probleme möglich ist, kann der Widerstand erhöht werden.

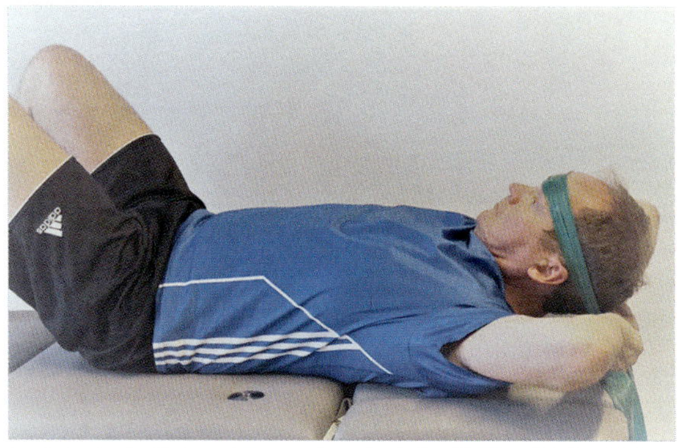

Abb. 3.44 Kräftigung der HWS-Flexoren mit elastischem Widerstandsband.

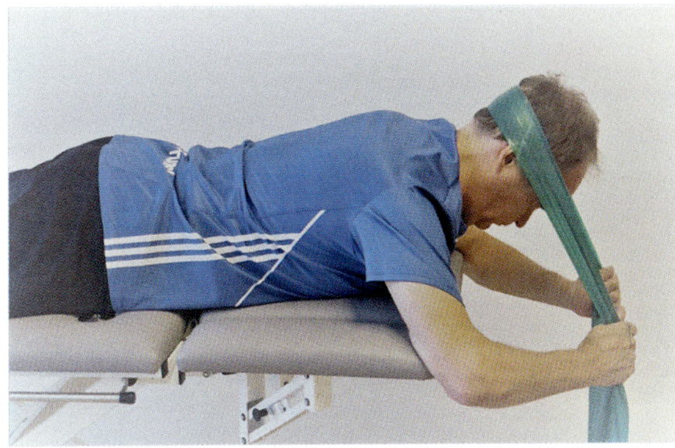

Abb. 3.45 Kräftigung der HWS-Extensoren aus Bauchlage mit elastischem Widerstandsband.

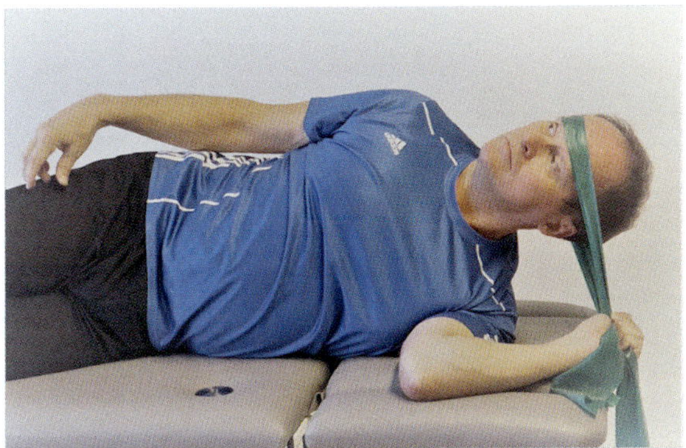

Abb. 3.46 Kräftigung der HWS-Rotaroren und HWS-Lateralflexoren aus Seitenlage mit elastischem Widerstandsband.

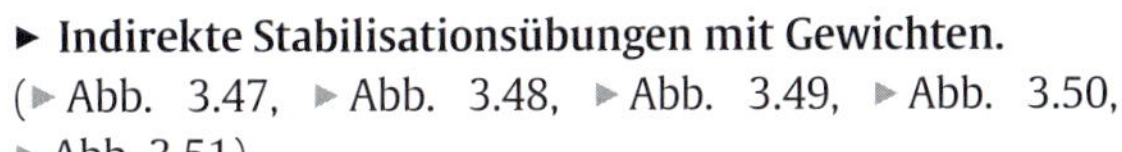

► **Indirekte Stabilisationsübungen mit Gewichten.** (► Abb. 3.47, ► Abb. 3.48, ► Abb. 3.49, ► Abb. 3.50, ► Abb. 3.51)

- Man beginnt mit leichten Gewichten (ca. 1–3 kg).
- Der Nacken muss während der Bewegungen in Neutralposition bleiben.
- Zum Einstieg bieten sich einfache Elevation-Flexionsbewegungen an.
- Hebebewegungen mit beiden Händen sind etwas anspruchsvoller.

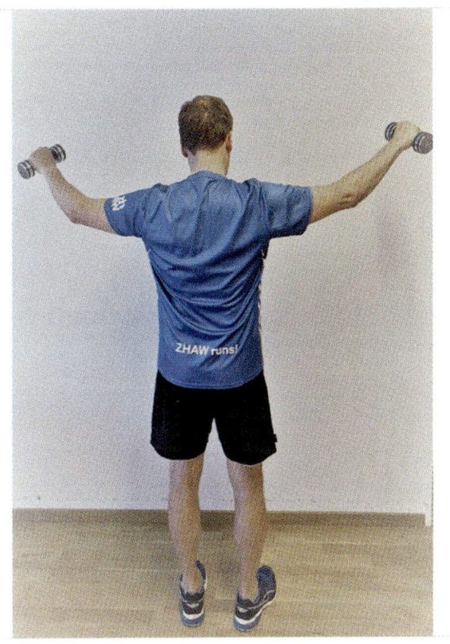

Abb. 3.48 Indirekte Stabilisationsübung für die HWS mit Gewichten: Seitheben.

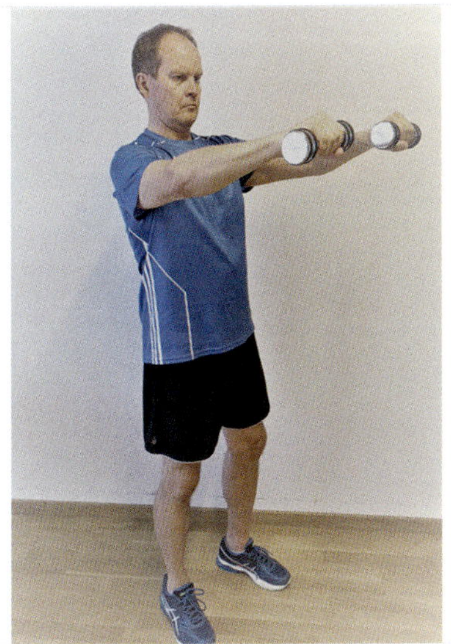

Abb. 3.47 Indirekte Stabilisationsübung für die HWS mit Gewichten: Frontheben.

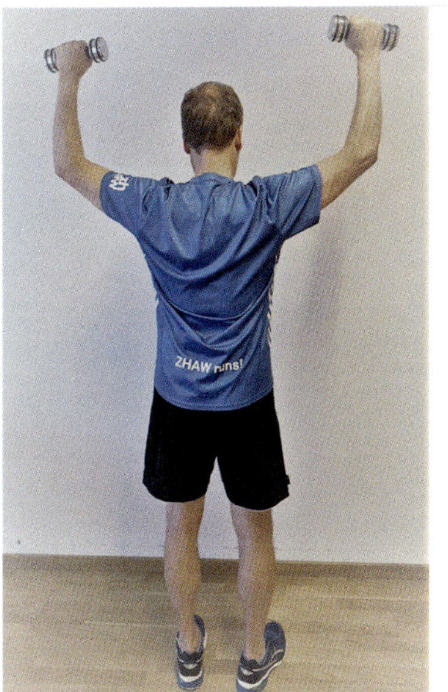

Abb. 3.49 Indirekte Stabilisationsübung für die HWS mit Gewichten: Elevation in Scaptionsebene.

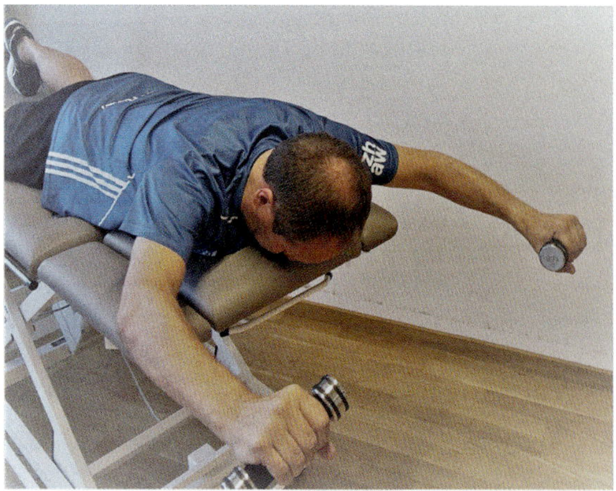

Abb. 3.50 Indirekte Stabilisationsübung für die HWS mit Gewichten: Frontheben aus Bauchlage.

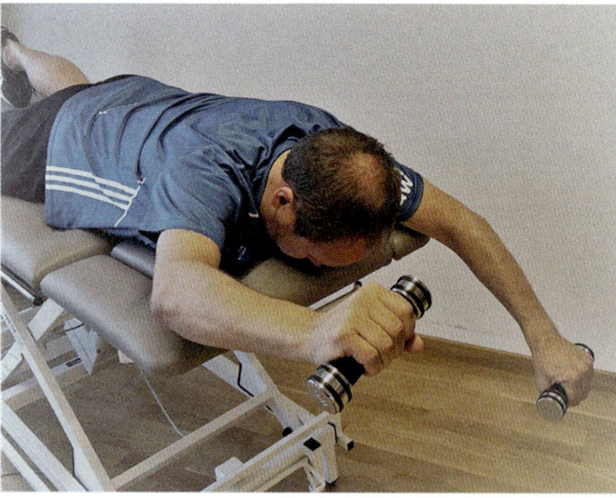

Abb. 3.51 Indirekte Stabilisationsübung für die HWS mit Gewichten: alternierendes Frontheben aus Bauchlage.

- In Bauchlage ist eine gute Kontrolle des unteren Rückens und der Schulter erforderlich.
- Erst wenn die Kontrolle ausreichend ist, wird die Wiederholungszahl erhöht (z. B. auf 15 Wiederholungen).
- Das Gewicht wird erst erhöht, wenn eine höhere Wiederholungszahl mit niedrigem Gewicht durchgeführt werden kann.

► **Kraftübungen mit Fitnessgeräten.** (► Abb. 3.52, ► Abb. 3.53, ► Abb. 3.54)

- Manche Gerätehersteller (z. B. Cybex, Nautilus) bieten auch Geräte für die Nackenmuskulatur an.
- Wenn der Nacken nicht schmerzt und die Kontrolle in Ordnung ist, können auch diese Geräte benutzt werden.
- Der Patient muss seinen Nacken während der Übung kontrollieren können. Ansonsten ist der Widerstand zu groß.

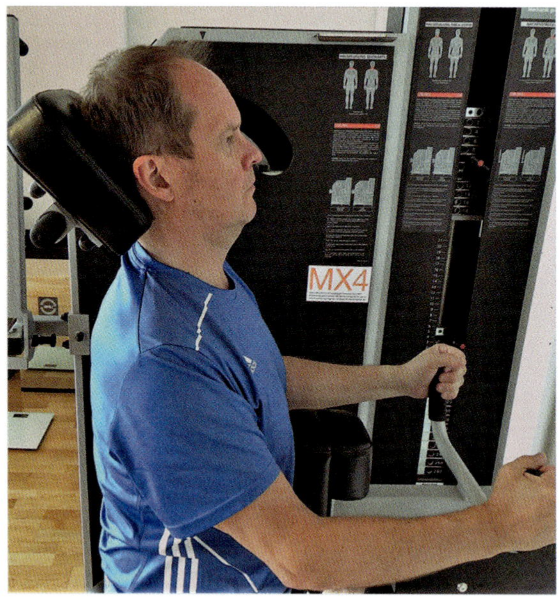

Abb. 3.52 Kraftübungen für die HWS mit Fitnessgerät: Extensoren.

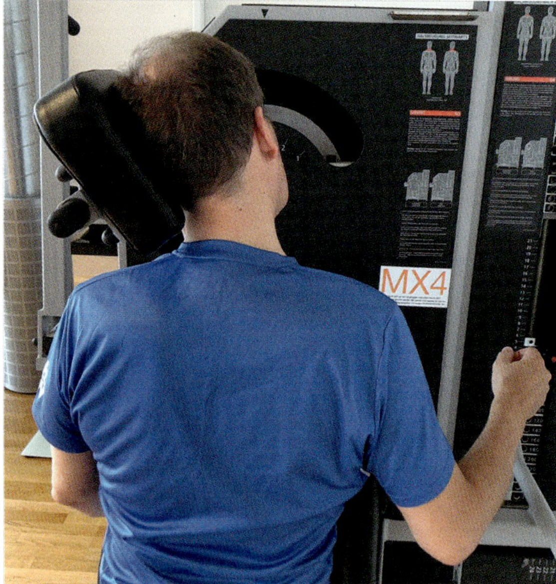

Abb. 3.53 Kraftübungen für die HWS mit Fitnessgerät: Lateralflexion.

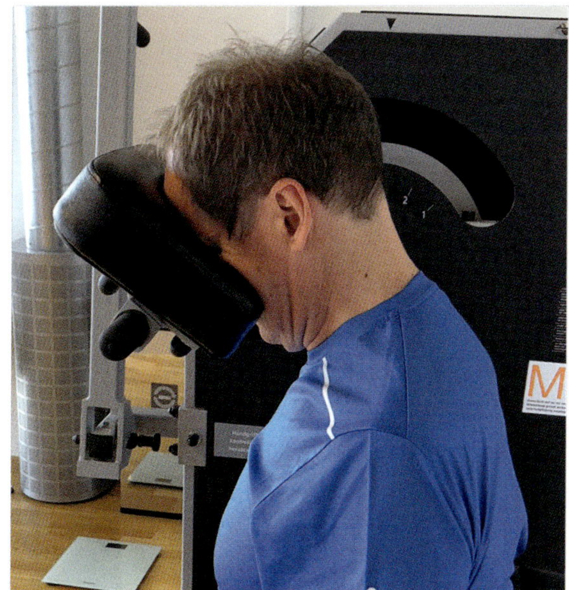

Abb. 3.54 Kraftübungen für die HWS mit Fitnessgerät: Flexion.

3.9 Fallbeispiele

3.9.1 Clara, 48 Jahre, Forward Head Posture und Kopfschmerzen

Clara ist eine 48-jährige Sekretärin, die Kopfschmerzen hat, seit sie sich erinnern kann. Sie hat verschiedene Ratschläge und Diagnosen erhalten, aber richtig helfen konnte ihr bisher niemand. Teilweise passt die Beschreibung ihrer Kopfschmerzen zu einer Migräne, welche auch bei ihr diagnostiziert wurde: Sie treten ohne Vorwarnung („wie aus heiterem Himmel") auf und sind sehr intensiv. Oft sind sie mit Übelkeit verbunden, die 2–3 Tage andauern kann. Für diese Art Kopfschmerzen hat Clara Medikamente bekommen, die sehr gut helfen, falls sie es schafft, sie direkt zu nehmen, wenn die Symptome beginnen. Zusätzlich hat sie noch eine andere Art von Kopfschmerzen, die nicht so intensiv sind. Wenn sie morgens beim Aufstehen beginnen, halten sie ununterbrochen den ganzen Tag an. Diese Beschwerden treten ca. einmal in der Woche auf. Es kommt jedoch auch vor, dass Clara mehrere Tage in der Woche komplett beschwerdefrei ist. Beide Kopfschmerzarten stören sie gleich viel. Die Migräne ist schlimmer, dagegen helfen allerdings die Medikamente sehr gut. Die andere Art von Kopfschmerzen ist zwar nicht so intensiv, sie kann jedoch so gut wie nichts dagegen unternehmen.

Clara arbeitet 3 ½ Tage in der Woche. Bei der Arbeit muss sie hauptsächlich vor dem Computer sitzen. Ihre Arbeit ist interessant, ihr Chef ist nett und die Stimmung im Allgemeinen gut. Sie ist verheiratet und hat 2 Töchter im Teenageralter. Somit ist in ihrem Leben alles in Ordnung, nur die Kopfschmerzen beeinträchtigen sie. Subjektiv fühlt sich Clara bei ihren täglichen Beschäftigungen nicht eingeschränkt. Das Ergebnis des Neck-Disability-Index-Fragebogens zeigt jedoch, dass ihr tägliches Leiden in Bezug auf Nacken- und Kopfschmerzen 20 % beträgt.

Clara ist mit 178 cm recht groß und wiegt 75 kg. Auffällig ist ihre schwache Haltung, die besonders beim Sitzen ins Auge sticht. Der Kopf schiebt sich deutlich nach vorne. Im Stand stehendie Schultern etwas in Protraktion und hängen nach unten. Der zervikothorakale Übergang steht in Flexion, die Flexion des oberen Nackens ist dagegen eingeschränkt, ebenso die Extensionsfähigkeit des zervikothorakalen Übergangs. Das Ligamentum nuchae ist angespannt (Test: ▸ Abb. 3.32). Die Brustwirbelsäule ist überraschenderweise etwas locker, aber nicht hypermobil. Der obere Nacken ist auf Höhe von C 0–C 1 in Flexion leicht eingeschränkt sowie auf Höhe C 1–C 2 in Rotation. (Test: ▸ Abb. 3.30). Ein unilateraler PA auf beiden Seiten von C 1 und C 2 (▸ Abb. 3.26) löst die bekannten Schmerzen aus. Der Schmerz strahlt auch ein wenig in Richtung Kopf.

Die Schultern und Arme sind frei beweglich, die Skapula-Stabilisatoren allerdings schwach. Auch die tiefen Flexoren der Halswirbelsäule sind, gemessen mit PBU, schwach (▸ Abb. 3.20). Die ▸ Abb. 3.55 und die darauffolgende Box fassen die physischen Befunde von Clara zusammen.

Claras physische Befunde

- Forward Head Posture
- Steif in oberer HWS
- Gute Beweglichkeit in mittlerer HWS
- Flexionsstellung im Übergang HWS/BWS
- Schwache tiefe HWS-Flexoren

Der Behandlungsplan ist klar: Zuerst erkläre ich Clara, welche Zusammenhänge es zwischen Nacken- und Kopfschmerzen geben kann und dass viele Kopfschmerzen ihren Ursprung im Nacken haben. Ich füge hinzu, dass auch bei Patienten, die Migräne als Diagnose erhalten haben, diese oft nur einen Teil der Kopfschmerzen auslöst. In Claras Fall schätze ich das Verhältnis auf etwa 50/50 ein. Das heißt, wenn wir das Nackenproblem in den Griff bekommen, könnten ihre Kopfschmerzen meiner Einschätzung nach um etwa 50 % reduziert werden Das hört sich in Claras Ohren gut an. Sie hat schon verschiedene Massagen, Akupunktur usw. ausprobiert, aber geholfen hat bislang nichts.

Im ersten Schritt zeige ich ihr Übungen zur Kräftigung der tiefen Nackenflexoren. Dabei sollte sie den Nacken nach hinten verschieben (Doppelkinn). Dies kann Clara auf dem Rücken liegend, sitzend oder stehend mit dem Rücken gegen die Wand gelehnt üben (▸ Abb. 3.39). Sie sollte diese Übungen täglich und dabei möglichst oft am Tag durchführen.

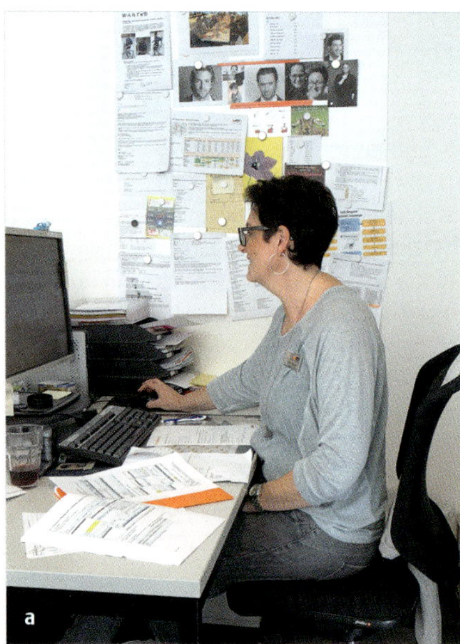

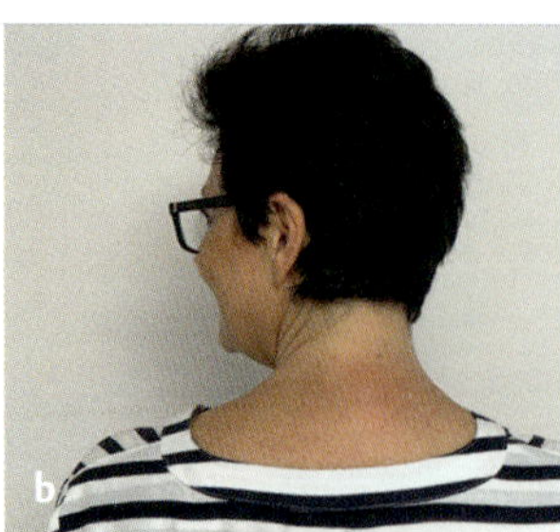

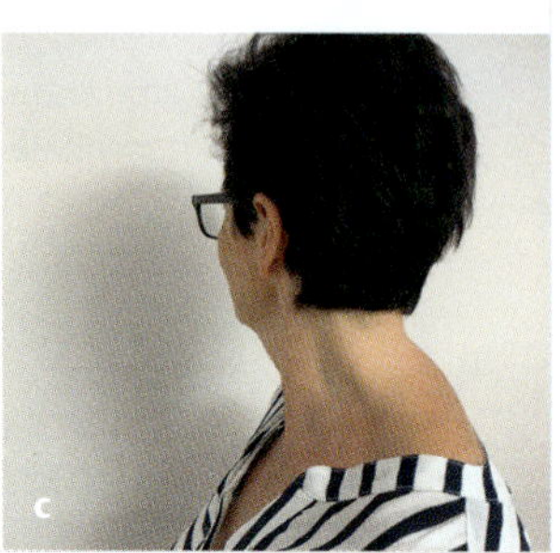

Abb. 3.55 „Forward Head Posture". Die Patientin hat eine „Forward Head Posture" (**a**). In HWS-Rotation ist sie beidseits eingeschränkt (**b**, **c**).

Bei ihrer ersten Behandlung behandle ich die Wirbel C 0–C 1 mittels einer Traktionsmanipulation und mobilisiere das Segment C 1–C 2 mit unilateralen PAs (nur wenige Wiederholungen). Die gesamte passive Therapie dauert weniger als 5 Minuten. Der Start in die Therapie bestand somit aus Erklärungsmodell, Übungen und ein wenig passiver Behandlung.

Fallbeispiel Clara

Da Clara relativ groß ist, neigt sie dazu, Kopf und Nacken leicht nach vorne zu schieben.

Clara kommt lange zur Therapie: rund ein halbes Jahr einmal alle 2–4 Wochen. Die tiefen Muskeln muss sie täglich, immer und überall trainieren. Ich kläre sie auf, dass es 4 Monate dauern kann, bevor die ersten Ergebnisse sichtbar werden. Wir machen Dehnübungen für das Lig. nuchae und die kurzen HWS-Extensoren. Danach trainieren wir die Skapulastabilisatoren (siehe Kap. 4). Sie hat also viel zu tun. Ich betone, dass der wichtigere Teil der Therapie die Übungen sind und es daher genügt, wenn die Sitzungen bei uns in recht großen Abständen stattfinden. Allmählich verringern sich Claras Symptome. Ausgehend von der Anfangssituation (Kopfschmerzen 1- bis 2-mal in der Woche) haben wir jetzt einen Zustand erreicht, bei dem Clara 3 Wochen fast ohne Symptome war. Nach 6 Monaten haben sich die Gesamtkopfschmerzen um 50 % reduziert. Der NDI ist fast null. Ich bespreche mit Clara, dass sie die Übungen weitermacht und sie sich meldet, falls sich die Symptome wieder verschlimmern.

Reflektion über Claras Fall

Kopfschmerzen sind sehr häufig. Es kommt immer wieder vor, dass Kopfschmerzen vom Nacken herrühren oder bei denen der Nacken ein wichtiger begleitender Faktor ist. Patienten wissen allerdings selten, dass mit der Behandlung des Nackens (Behandlung der Hypomobilität, stabilisierende Übungen, Verbesserung der Skapulakontrolle usw.) oftmals sehr gute Ergebnisse erzielt werden können. Über dieses Thema wurde eine große Studie (n = 200 Patienten) veröffentlicht. In der Studie hatte sich die Intensität und Häufigkeit der Kopfschmerzen um 50 % bei denjenigen reduziert, die die oben genannten Übungen und Trainings ausführen (Jull et al. 2002). Erstaunlich ist außerdem die Tatsache, dass nicht nur zervikogene Kopfschmerzen, sondern offenbar auch andere Kopfschmerzarten mithilfe der Nackenbehandlungen gelindert werden können.

3.9.2 Sophie, 35 Jahre, hypermobiler Nacken und Ausstrahlungen in die oberen Extremitäten

Sophie ist eine 35-jährige Mutter von 3 Kindern, die alle unter 10 Jahre alt sind. Sie arbeitet Teilzeit in einer Druckerei. Sie hat Symptome, die schwer einzuordnen sind: Der Nacken schmerzt und die Schmerzen strahlen bis zur Schulter. Sie kann nicht sagen, ob es 2 verschiedene Schmerzquellen sind oder ob die beiden Symptome miteinander verknüpft sind. Außerdem hat sie das Gefühl, dass ein Teil ihres Gesichts manchmal gefühllos ist. Als sie von diesen Symptomen erzählt, beginnt sie beinahe zu weinen. Noch dazu hat sie das Gefühl, dass ihre untere Extremität auf der gleichen Seite wie die Gesichtstaubheit schwächer und steifer ist als die andere. Ich frage Sophie zuerst, wie lange sie diese Symptome schon hat und ob es einen Auslöser dafür gab (Unfall o. ä.). Sie erzählt, dass sie keinen Unfall hatte und die Symptome schon jahrelang auftreten. Manchmal vergehen sogar Monate, in denen sie keine Beschwerden hat, aber manchmal, so wie jetzt, sind die Symptome wirklich beängstigend, besonders die Gesichtslähmung.

Als ich genauer frage, ob sie wirklich keine Unfälle hatte, erzählt sie, dass so etwas im Kindesalter doch schon vorgekommen sei. Als Kind war sie aktive Geräteturnerin und ist dabei mehrmals von verschiedenen Geräten auf den Kopf oder Nacken gefallen. Aber sie hatte nie im Anschluss daran irgendwelche ernsthafte Verletzungen oder Beschwerden. MR-Bilder wurden vor 2 Jahren aufgenommen; diese waren unauffällig. Sophie leidet nicht an Übelkeit, die Beine geben nicht nach, sie hat keine Schluck- oder Sprechbeschwerden (5 Ds). Alles in allem hört es sich nicht so an, als läge eine ernsthafte Erkrankung vor.

Fallbeispiel Sophie

Die Symptome von Sophie passen zu einer ligamentären Instabilität des Nackens, aber die Ligament-Tests sind negativ.

Die Ligament-Tests sind negativ (Ligamenta alaria und Ligamentum transversum), ebenso die neurodynamischen Tests (Slump, SLR, PKB). Auch neurologische Befunde hat Sophie keine.

Sophie ist schlank und wiegt 56 kg bei einer Körpergröße von 167 cm. Auffallend ist ihre sehr gute Beweglichkeit: Die aktiven Bewegungen der Halswirbelsäule betragen ca. 100° Rotation in beide Richtungen, die Extension liegt bei ca. 90°. Das passive Endgefühl ist weich; man hat das Gefühl, die Bewegung würde nie enden. Auch die Schulter ist sehr beweglich, die Finger sind extrem biegsam und die Kniegelenke überstreckt. Offenbar liegt bei Sophie also eine allgemeine Hypermobilität vor. Die einzigen Muskeln, die verspannt sind, sind der M. iliopsas und der M. rectus femoris rechts.

Sophie hat schon lange keinen Sport mehr gemacht, weil sie dafür keine Zeit hat. Als sie noch Sport getrieben hat (bevor die Kinder kamen), hatte sie die Beschwerden nicht.

Sophie braucht stabilisierende Übungen für den Nacken, aber auch für den ganzen Rumpf. Im Folgenden habe ich einige aufgelistet:

- Stabilisationsübungen für den Nacken mit Therabändern (▸ Abb. 3.42)
- Planking (▸ Abb. 3.43; ▸ Abb. 3.57)
- Gewichtheben mit den Händen unter Beibehaltung der Nackenstabilisation (▸ Abb. 3.56)
- Kopfheben von der Unterlage

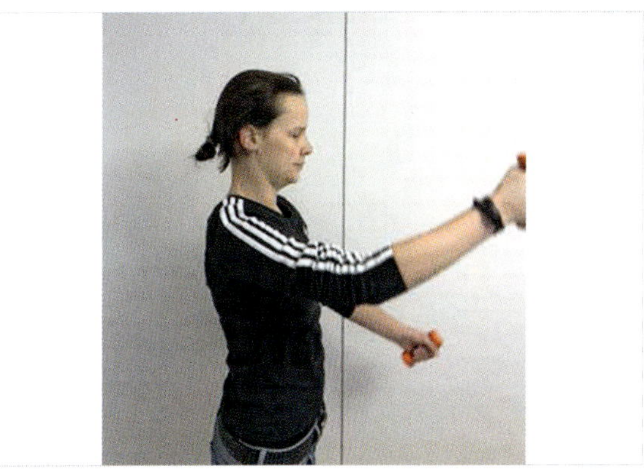

Abb. 3.56 Alternierende Elevation der Arme mit kleinen Gewichten unter Beibehaltung der Nackenposition.

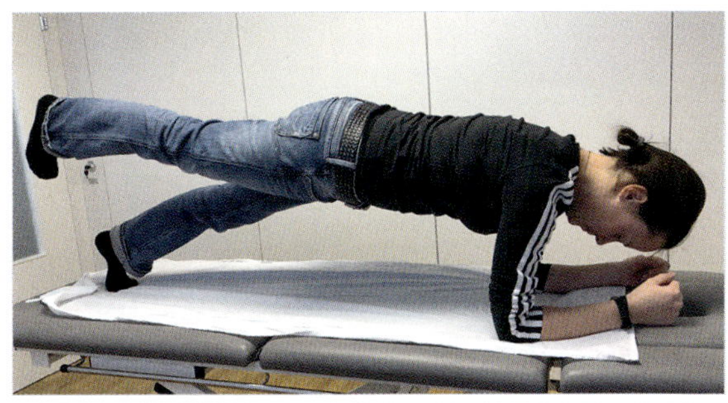

Abb. 3.57 Planking.

Sophie gibt zu, dass sie zu Hause einen Crosstrainer hat. Ich empfehle, mit diesem zu trainieren, weil dieses Training sich positiv auf die Gesamtstabilität auswirkt. Sophie findet die Idee gut.

Überraschenderweise verschwinden alle ihre Symptome schon innerhalb von 3–4 Wochen. Ich erkläre Sophie, dass sie die Übungen weiterhin machen muss – eigentlich für den Rest ihres Lebens. Sie ist zufrieden, weil nach ihrer Meinung die Lösung doch relativ einfach war. Sie hatte ihre Hoffnung schon aufgegeben.

Reflektion über Sophies Fall

Manchmal funktionieren einfache und klare Lösungen. In diesem medizinisch gesehen unklarem Fall schien das einfache Prinzip zu funktionieren: Was fällt am meisten auf? In Sophies Fall war es die massive Hypermobilität, vor allem im Nacken. Die Symptome hätten auch zu einer ligamentären Instabilität des oberen Nackens gepasst, die sich aber glücklicherweise nicht bestätigte. Die Stabilisationsübungen funktionierten in diesem Fall sehr gut.

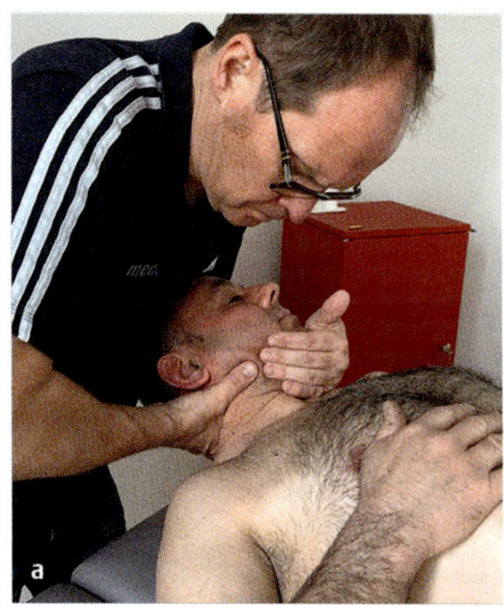

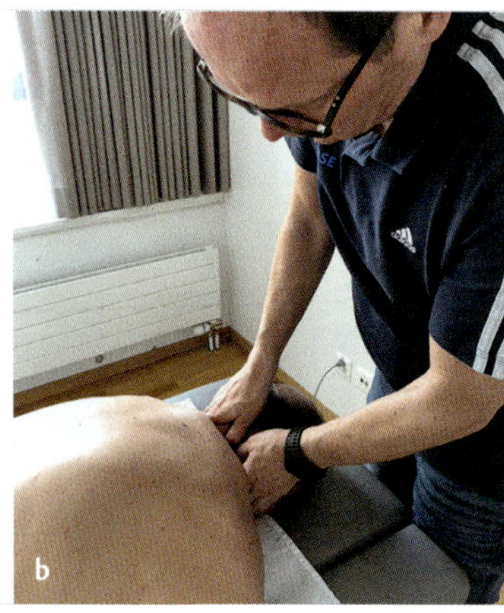

Abb. 3.58 Mobilisation des Nackens.
a Mobilisation/Manipulation von C 0/1 links
b unilaterale PAs links

> **Merke**
>
> Manchmal lohnt es sich, einfach zu denken und schlicht das zu behandeln, was auffällt.

3.9.3 Ludwig, 54 Jahre, Nackensteifigkeit und ausstrahlende Schmerzen

Ludwig ist 54 Jahre alt, Angestellter bei der Stadtverwaltung und sitzt den ganzen Tag am Computer. Sein Hobby ist Joggen. Er trainiert ca. 3-mal in der Woche für eine Stunde und nimmt 1- bis 2-mal pro Jahr an einem Halbmarathon teil. Sein Nacken schmerzt und fühlt sich steif an. Ludwig spürt außerdem ausstrahlende Schmerzen in der oberen Extremität, manchmal sogar bis in die Hand.

Das Nackenproblem hat er schon monatelang, aber er wurde deswegen noch nicht behandelt. Das Problem beeinträchtigt ihn weder beim Arbeiten, noch bei anderen Beschäftigungen, dennoch stört es ihn. Der NDI liegt bei 10 Punkten, das entspricht ca. 20 % Beeinträchtigung im Alltag.

Ludwig fühlt sich unbeweglich. Er dehnt sich fast nie, nur ab und zu nach dem Joggen die vorderen Oberschenkel. Die Nackenrotationen in beide Richtungen beträgt ca. 60°. Wenn er nach rechts rotiert, wird der Schmerz irgendwo im mittleren Nacken provoziert, aber er strahlt nicht aus. Die Lateralflexion nach rechts ist etwas eingeschränkt und er bekommt dabei ein geringes Druckgefühl rechts im Nacken. Der ULNT 1 rechts ist leicht positiv (Test: ▶ Abb. 3.38 und löst die bekannten Schmerzen im rechten Arm aus. Sie werden weniger, nachdem der Kopf nach rechts in die Lateralflexion gebracht wird. Links ist der ULNT negativ. Neurologische Tests (Sensibilität, Kraft, Reflexe) sind negativ. In den akzessorischen Bewegungen wird der lokale Schmerz in den Segmenten C 4, C 5 und C 6 vor allem auf der rechten Seite provoziert. Die Brustwirbelsäule ist steif, aber es gibt keine Schmerzprovokation bei der Palpation. Beide Schultern sind ein wenig steif, aber seitengleich und schmerzfrei. Auch der untere Rücken ist steif. Wenn Ludwig sich nach vorne beugt, bleiben 15 cm Abstand zwischen Fingerspitzen und Boden. Die Hamstrings sind angespannt, ebenso die vorderen Oberschenkel und das Gesäß.

Die Beinachsen sind unauffällig: Weder valgisiert Ludwigs Knie im Stand und Gang noch weichen seine Füße in Richtung Pronation ab. Ludwig hat keine Probleme in den unteren Extremitäten, auch nicht beim Joggen, was er bereits seit über 20 Jahren macht.

Ludwigs Problem scheint die Steifigkeit zu sein. Er braucht manuelle Mobilisationen für den Nacken (▶ Abb. 3.58) sowie neurodynamische Mobilisationen: ein „Lateral Glide" der Halswirbelsäule, verbunden mit einer ULNT 1-Bewegung der oberen Extremitäten (▶ Abb. 3.59). Er erhält auch Übungen zur Verbesserung der Neurodynamik sowie Dehnübungen für den Nacken und die unteren Extremitäten.

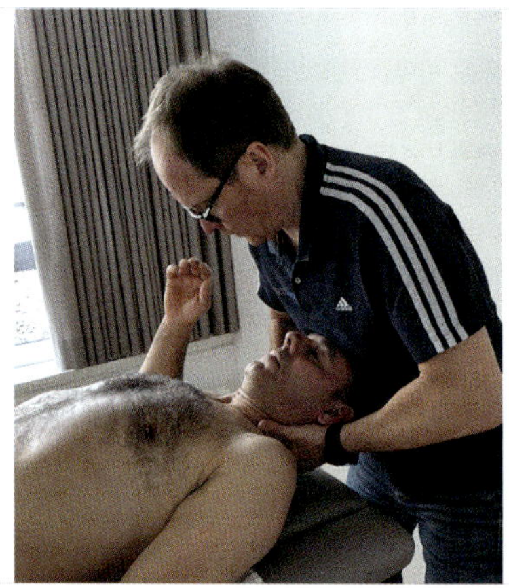

Abb. 3.59 Neurodynamische Mobilisation. „Lateral Glide" der Halswirbelsäule, verbunden mit einer ULNT 1-Bewegung der oberen Extremitäten.

Die manuelle Mobilisation hilft relativ schnell. Innerhalb von 4–5 Behandlungen sind die Schmerzen weg und der Nacken normal beweglich.

Reflektion über Ludwigs Fall

Mit zunehmendem Alter versteifen einzelne Muskelpartien, insofern ist Ludwig ein typischer Fall. Der Einsatz von Manueller Therapie hat sich bei ihm als nützlich erwiesen. Ist ein Patient sehr aktiv (Ludwig joggt 3-mal in der Woche), ist es sinnvoll, ihm Übungsanleitungen für zu Hause zu geben. In Ludwigs Fall funktionierte das gut. Er ist sehr diszipliniert und zielstrebig. Deshalb ist es gut möglich, dass er die Dehnungsübungen jahrelang durchführen wird. Die Therapie schlug wahrscheinlich so gut an, weil das Problem nicht sonderlich groß war und keine Unfälle, Krankheiten oder andere Ursachen vorlagen, welche die Behandlung beeinträchtigten. Letztlich war es wahrscheinlich nur eine Steifigkeit.

3.9.4 Frieda, 58 Jahre, Whiplash

Frieda ist eine 58-jährige Juristin und Abteilungsleiterin. Sie hatte 3 Wochen vor unserer ersten Sitzung einen Autounfall und kommt jetzt mit einer Überweisung zur Physiotherapie. Sie hat Kopfschmerzen, leichten Schwindel und Konzentrationsschwierigkeiten. Lesen und Arbeiten am PC kann sie aktuell nur eine halbe Stunde am Stück. Danach werden die Kopfschmerzen heftiger und sie kann sich nicht mehr konzentrieren. Ihre Augen ermüden sehr schnell.

Frieda ist glücklich verheiratet. Sie hat 2 erwachsene Kinder, die schon von zu Hause ausgezogen sind. Ihr Mann ist auch Jurist, arbeitet aber für einen anderen Arbeitgeber.

Derzeit arbeitet Frieda nur einen halben Tag, aber selbst das ist ihr schon zu viel, da sie sehr schnell ermüdet. Ihr NDI liegt bei 40 %, ist also sehr hoch. Sie macht sich große Sorgen darüber, ob sie jemals wieder gesund wird. Ich gebe ihr den Pain-Catastrophizing-Scale-Fragebogen, um herauszufinden, als wie stark sie ihre Schmerzen bewertet. Das Ergebnis ist 30 % der maximalen Punktzahl. Aussagen wie „Ich habe Angst, dass diese Symptome nie verschwinden“ und „Ich mache mir große Sorgen über diese Probleme“ bewertet sie als sehr hoch. Frieda neigt also zu Hoffnungslosigkeit und Ängstlichkeit, was möglicherweise ein Hinweis auf Depression sein kann.

Bei der physischen Untersuchung kommen viele Befunde zum Vorschein: Die aktiven Bewegungen am Nacken sind im Vergleich zu vor dem Unfall etwa um die Hälfte reduziert – jedoch nicht wegen Schmerzen, sondern wegen Steifigkeit. Bei den Auge-Kopf-Koordinationstests bewegt Frieda den Kopf leicht mit, wenn sie nur die Augen bewegen soll. Schon allein isolierte Augenbewegungen verursachen schmerhafte Spannungen tief hinter den Augen. Interessanterweise ist der SLR positiv: Bereits bei ca. 60° Hüftflexion treten Schmerzen beidseits im Nacken auf. Auch der Slump-Test ist positiv (▶ Abb. 3.60). Die Traktion des Nackens verschafft ihr Erleichterung: Der Kopf fühlt sich wie „gelüftet“ an. Mobilisierende Griffe können dagegen nicht angewandt werden, da der Nacken zu sensibel ist.

▶ **Die Behandlung.** Frieda braucht zunächst ausreichend Beratung, um sich zu beruhigen: Ich erkläre ihr, dass Whiplash ein sehr häufiges Problem ist und die meisten Patienten davon genesen. Circa 80 % von ihnen sind spätestens nach 6 Monaten kuriert, manche sogar schon nach 6 Wochen. Nur bei einem kleinen Teil, vielleicht 10 %, können chronische Probleme entstehen. Am Anfang braucht man vor allem Zeit. Es ist auch normal, dass die Konzentrationsfähigkeit sinkt. Alle diese Symptome sind bekannt und in der Physiotherapiepraxis sieht man sie täglich.

Diese Informationen beruhigen Frieda. Sie glaubte, dass ihr Krankheitsbild überhaupt nicht „existiert“, da in den Röntgenbildern keine Verletzungen sichtbar waren. Sie fürchtete, verrückt zu werden, weil ihr der Arzt trotz Symptomen versicherte, sie sei gesund. Ich erkläre ihr, dass Whiplash eine kuriose Verletzung ist: Obwohl nichts nachweislich verletzt ist, hat z. B. das Nervensystem einen gröberen „Schlag“ abbekommen und braucht Zeit, um zu heilen. Ich rate ihr, dass sie Ruhe bewahren und ihren täg-

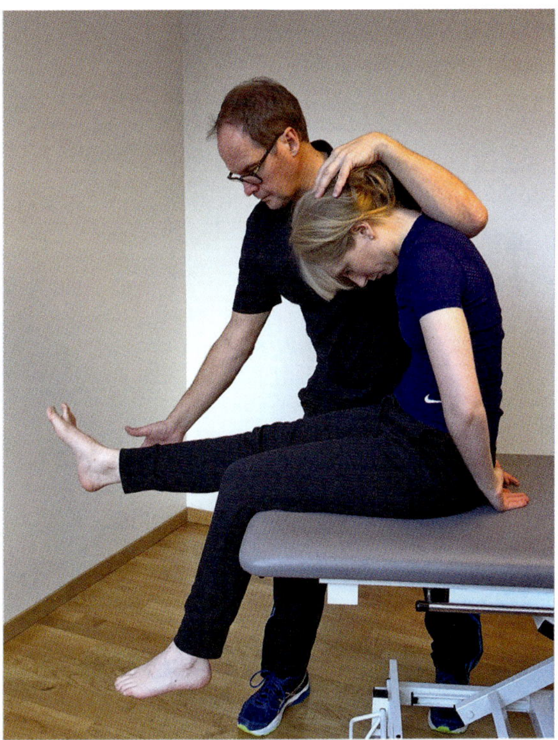

Abb. 3.60 Slump-Test. Mit dem Slump-Test lassen sich Symptome der Patientin im Nacken auslösen.

lichen Beschäftigungen so gut wie es geht nachgehen sollte – mit den nötigen Pausen, wenn sie sich müde fühlt. Die Konzentrationsfähigkeit und dadurch auch ihre Arbeitsfähigkeit können noch einige Wochen eingeschränkt sein.

Die physische Behandlung beginnt mit einer Traktion der HWS. Frieda empfindet dies als sehr angenehm. Danach folgen leichte, aktiv-assistive Flexionsbewegungen der Halswirbelsäule. Ziel ist, die tiefen Flexoren zu aktivieren. Ich wende auch Traktion über die unteren Extremitäten an, die sie bis in den Nacken spürt. Nach der Behandlung geht es ihr für einige Stunden besser. Für zu Hause gebe ich ihr leichte Übungen für die Augen: den eigenen Finger mit den Augen verfolgen, der Kopf darf sich dabei nicht bewegen.

Alles in allem verändert sich die Situation in den ersten 3 Wochen nicht. Ich versuche immer wieder, ihr Mut und Zuversicht zu geben.

Beispiel für ein motivierendes Gespräch

Ich frage Frieda, wie sie ihre Heilungsprognose auf einer Skala von 0 bis 10 (0 *gar nicht*, 10 *vollständige Genesung*) sieht. Sie antwortet: „7 von 10". Das ist gut und spricht für eine erfolgreiche Genesung. Ich frage sie, anhand welcher Faktoren sie die Zahl 7 gewählt hat und keine kleinere Zahl. Sie listet auf: Die Symptome sind im Vergleich zur ersten Woche schon viel besser. Die Therapie hilft, sie glaubt meinen Erläuterungen, dass die meisten Patienten geheilt werden können und sie hat das Gefühl, in guten Händen zu sein, denn sie denkt, dass ich weiß, was ich tue. Ich teile ihr mit, dass ich in allen Punkten ihrer Meinung bin und dass es wichtig ist, zuversichtlich zu bleiben.

Allmählich werden Friedas Symptome weniger. Acht Wochen nach dem Unfall ist sie der Ansicht, dass die Beschwerden um 50 % nachgelassen haben. Sie arbeitet immer noch halbtags, wird ihr Pensum aber in der kommenden Woche erhöhen. Am Computer kann sie schon 2 Stunden am Stück arbeiten. Wir machen mit den aktiven Bewegungen des Nackens weiter; die Neurodynamik normalisiert sich langsam.

Etwa 12 Wochen nach dem Unfall meint sie, dass die Symptome vollumfänglich verschwunden sind. Die Punktzahl der NDI- und PCS-Fragebögen sind beide fast null. Somit sind die Behandlungsergebnisse der 3-monatigen Therapie sehr gut.

Merke

Whiplash verursacht vielfältige Probleme. Zum Glück heilen die meisten mit der Zeit aus. Die Heilung kann 3–6 Monate oder länger dauern.

Reflektion über Friedas Fall

Whiplash ist ein komplexes Problem. Manche Patienten haben nur mechanische Beschwerden, die man mit einer mechanischen Behandlung therapieren kann. Andere haben neurodynamische Probleme, Schwindel oder Konzentrationsschwierigkeiten. Der Joint Position Error kann positiv sein, dementsprechend haben viele Patienten propriozeptive Auffälligkeiten. Ein Teil der Patienten hat sogar neuropathische Komponenten, etwa Veränderungen im Temperaturempfinden. Es ist wichtig, das erlebte Leiden zu messen. Ferner ist es wesentlich, psychosoziale und psychologische Faktoren ausfindig zu machen, die zum Problem beitragen. In Friedas Fall waren Anzeichen einer Katastrophisierung vorhanden. Je nach Zustand und Situation kann dies jedoch auch eine nachvollziehbare, „normale" Reaktion sein. Bei Ritta kamen leider auch iatrogene Faktoren zum Tragen: Da man in den Röntgenbildern nichts sehen konnte, nahm der Arzt Friedas Probleme offenbar nicht richtig ernst. Frieda wiederum konnte nicht verstehen, wie es möglich ist, dass sie so viele Beschwerden hat und nichts gefunden wird. Es ist sehr wichtig, dem Patienten das Gefühl zu geben, dass man als Therapeut die Situation kennt und erkennt und dadurch zu zeigen, dass man professionell arbeitet. Dies wirkt beruhigend auf den Patienten.

In Friedas Fall waren die Faktoren, die sie vor der Chronifizierung geschützt haben, sicherlich unter anderem ihr hohes Bildungsniveau sowie gute und stabile Arbeits- und Familienverhältnisse. Auch ihre gesunde Lebensweise war sehr hilfreich (kein Rauchen, kein Übergewicht, gute Gesundheit und physische Kondition). Zudem hatte sie eine gute Selbstwirksamkeit und dadurch ein sehr positives Selbstmanagement.

3.10 Zusammenfassung und Fragen

Nackenschmerzen sind ein häufiges Phänomen. Bei ihrer Behandlung sind viele Therapeuten allerdings eher (zu) vorsichtig, da während Ausbildung und Studium oftmals Warnungen wie „Mit dem Nacken muss man vorsichtig sein" ausgesprochen werden. Das stimmt – aber nur, falls der oberen Nacken instabil ist oder beispielsweise eine vertebrobasiläre Insuffizienz vorliegt.

Im Allgemeinen sind Nackenprobleme und deren Behandlung jedoch eine sehr dankbare Sache. Und die Patienten sind ebenfalls sehr dankbar, wenn endlich jemand ihren Nacken untersucht. Die Ärzte machen das nämlich in der Regel nicht. Doch aufgrund des missverständlichen Inputs aus der Ausbildung sind viele Physiotherapeuten beim Thema Nacken unsicher. Diese Unsicherheit steckt den Patienten förmlich an: „Es muss etwas Schlimmes sein, da nicht mal der Therapeut wusste, was los ist."

Merke

Bei der Untersuchung und Behandlung des Nackens sind wir oft zu vorsichtig. Die vorsichtige Einstellung des Therapeuten überträgt sich auf den Patienten. Dies ist nicht förderlich für die Heilung.

Der Nacken ist eine andere Sache als der untere Rücken: Die Behandlung des unteren Rückens erfolgt zum größten Teil aktiv. Es ist schwierig, dort richtige „Fehler" zu begehen. Der größte Fehler ist hier, dass man nichts unternimmt oder den Patienten zu wenig aktiv trainieren lässt.

Bei der Behandlung des Nackens dagegen nimmt die passive Therapie rund die Hälfte der Behandlung ein. Denn bei vielen Patienten findet sich eine segmentale Hypomobilität. Es spielt allerdings eine Rolle, welches Segment therapiert wird: Falls C2–C3 steif ist, bringt logischerweise die Mobilisation von C5–C6 in der Regel kaum einen Nutzen. Zwar ist es etwas schwierig, die Segmente der Halswirbelsäule punktuell zu therapieren, aber man kann es lernen. Es lohnt sich auch, Provokationstests anzuwenden – etwa PAs, unilaterale PAs, APs oder physiologische Bewegungen wie Rotation und Lateralflexion. Dafür muss man zwar nicht die ganze 3-jährige Ausbildung für Manuelle Therapie absolvieren, aber einige Tage schon.

Steifigkeiten und Hypomobilität müssen zuerst manuell behandelt werden, bevor die Bewegungskontrolle angegangen werden kann. Die aktive Bewegung des Nackens kann zwar unauffällig sein, aber trotzdem kann z. B. C0–C1 steif sein und Kopfschmerzen verursachen. Auch C2 ist oftmals steif, ebenso das Übergangsgebiet von Halswirbelsäule zur Brustwirbelsäule. Trotzdem können wir bereits zu diesem Zeitpunkt die Bewegungskontrolle testen. Falls der Test aktiv nicht gelingt, versuchen wir es passiv. Falls die Bewegung nicht mal passiv gelingt, reden wir über eine Bewegungsdysfunktion. Falls die Bewegung passiv gelingt aber nicht aktiv, reden wir über eine Dysfunktion der Bewegungskontrolle.

Merke

Bei der Nackenbehandlung wird oft auch Manuelle Therapie benötigt. Relevante segmentale Bewegungsdysfunktionen gibt es am Nacken viel häufiger als am unteren Rücken.

Auch die Neurodynamik kann auffällig sein, beispielsweise aufgrund eines Problems an der Nervenwurzel oder bei einem Schultergürtel-Kompressionssyndrom („Thoracic Outlet Syndrome"). Bei diesen Symptomen kommen häufig zuerst sogenannte „Interface-Behandlungen" zum Einsatz, bei denen das die betroffenen Nerven umgebende Gewebe manuell mobilisiert wird. Nachdem die Situation besser wird, also weniger Schmerzen vorhanden sind, wird mit dem aktiven Training begonnen.

Die Behandlung des Nackens wird auch dadurch erschwert, dass Nackenprobleme oft mit Funktionsstörungen des Schulterblatts verknüpft sind. Überaktivität und Anspannung der Schulterblattmuskeln, etwa des M. levator scapula und des M. rhomboideus, treten sehr häufig auf. Gleichzeitig sind die skapulastabilisierenden Muskeln oft aktiv insuffizient oder zu schwach. Dies sind typischerweise verschiedene Teile des M. serratus anterior und des M. trapezius. Bei einem großen Teil der Nackenpatienten sollte man seine Aufmerksamkeit auf diese Muskeln lenken.

Merke

Bei Nackenproblemen muss man der Muskelfunktion der Schulter und des Schulterblatts Beachtung schenken. Befunde in diesen Bereichen sind sehr häufig.

Kap. 4 widmet sich Problemen, Untersuchungen und Behandlungen des Glenohumeralgelenks. Auch dort brauchen wir neben der aktiven Behandlung passive, mobilisierende Therapieformen.

3.10.1 Best of Basics

Diese Tests sollte nicht nur jeder Nackenpatient am Ende der Therapie beherrschen, sondern auch diejenigen, bei denen möglicherweise aufgrund von Anamnese, Arbeitsplatz, Sport etc. ein Risiko dafür besteht, Nackenbeschwerden zu entwickeln,

► **Nickbewegung des oberen Nackens.** (► Abb. 3.61)
- Der Patient lehnt mit dem Rücken gegen eine Wand, sodass sein Hinterkopf diese berührt.
- Der Patient macht eine kleine Nickbewegung, ohne dass sich der Hinterkopf von der Wand abhebt.
- Sobald der Patient diese Bewegung beherrscht, kann er auch ohne Wand trainieren, beispielsweise im Sitzen oder beim Autofahren
- Die Übung sollte etwa 10-mal 10 Sekunden hintereinander durchgeführt werden.

► **Protraktion-Retraktion.** (► Abb. 3.62)
- Der Kopf und das Kinn bewegen sich in einer horizontalen Linie nach vorne und hinten.
- Für die meisten Patienten ist die Betonung auf die Retraktion geeignet, da viele bereits eine Forward Head Posture zeigen.

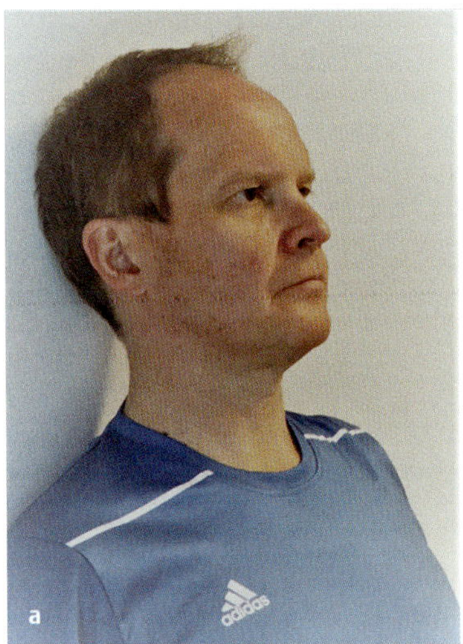

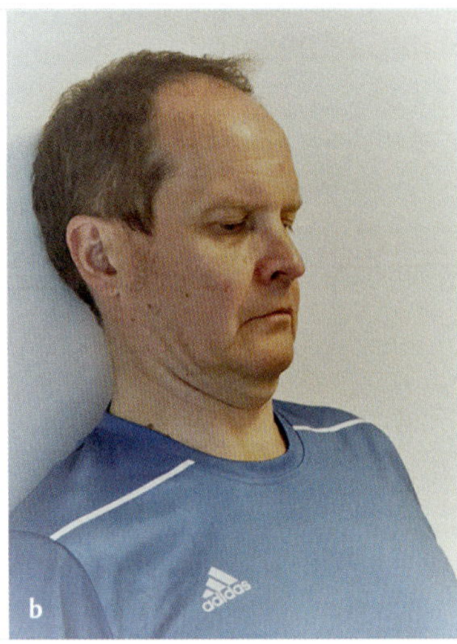

Abb. 3.61 Nickbewegung des oberen Nackens zur Aktivierung der tiefen Halsflexoren.

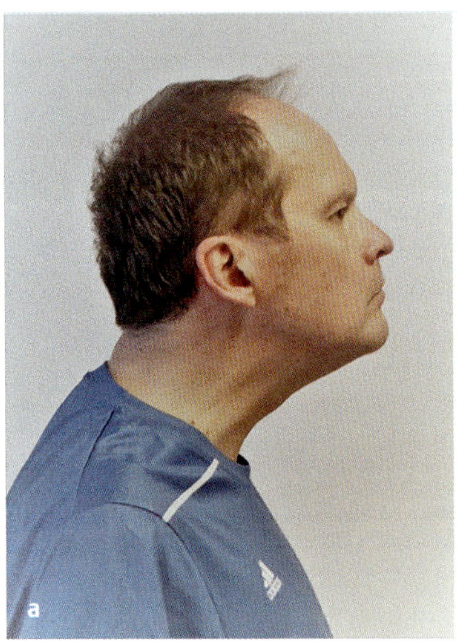

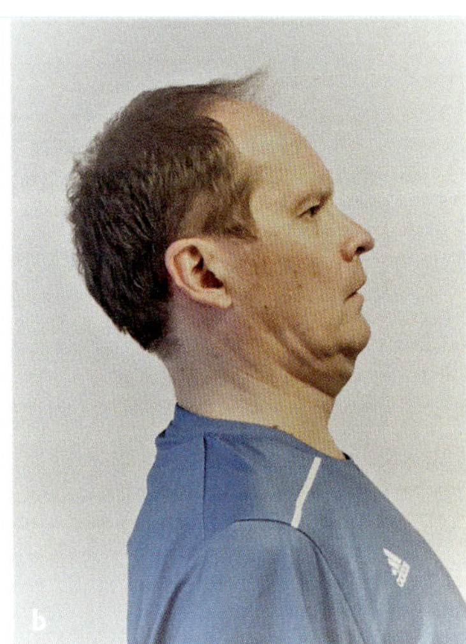

Abb. 3.62 Protraktion-Retraktion. Ein Großteil der Patienten mit HWS-Problemen sollte dabei aufgrund einer bestehenden Forward Head Posture die Retraktion betonen.

▶ **Retraktion-Extension im zervikothorakalen Übergang.** (▶ Abb. 3.63)

- Der Patient bewegt Kopf und Nacken gemeinsam nach hinten.
- Die Bewegung vollzieht sich primär im Übergang von Hals- und Brustwirbelsäule.
- Diese Bewegung hat vor allem eine mobilisierende Wirkung.

▶ **Rotation des gesamten Nackens.** (▶ Abb. 3.64)

- Der Patient dreht den Kopf so weit wie möglich nach links und rechts.
- Die Nase bewegt sich in der Horizontalachse; der Patient soll die Halswirbelsäule nicht extendieren, flektieren oder lateralflektieren.

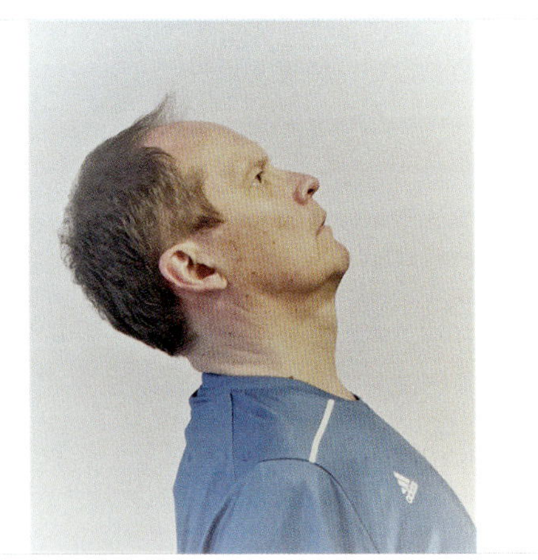

Abb. 3.63 Retraktion-Extension zur Mobilisation des zervikothorakalen Übergangs in Extension.

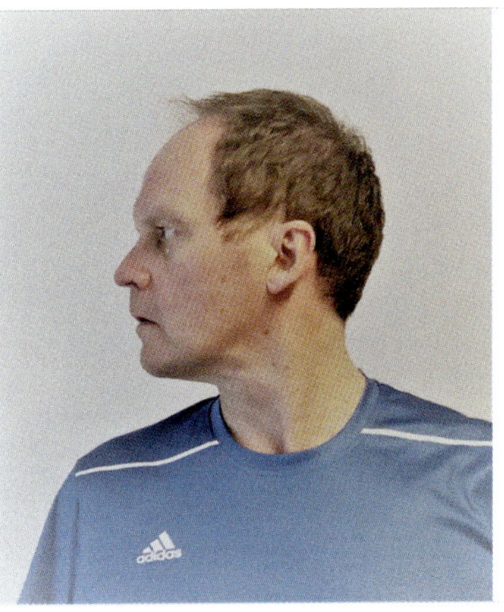

Abb. 3.64 **Mobilisation des Nackens in Rotation.** Es ist darauf zu achten, dass sich die Nasenspitze geradlinig zur Seite bewegt.

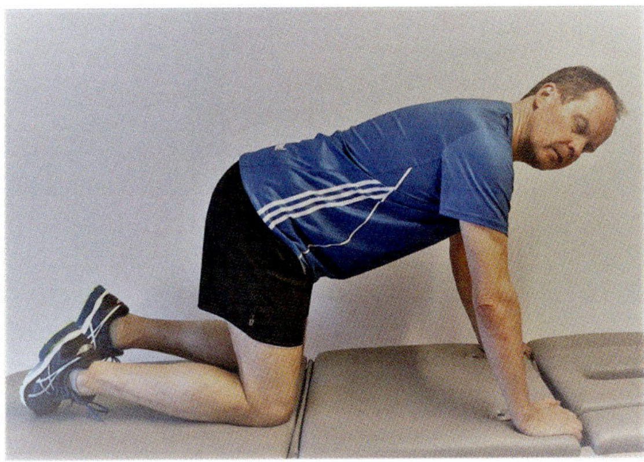

Abb. 3.66 **Rotation der HWS im Vierfüßlerstand.** Diese Übung ist koordinativ anspruchsvoller als im Stehen, da zur Rotationsachse auch auf die Stabilität des Schultergürtels geachtet werden muss.

▶ **Mobilisation des oberen Nackens in Rotation.** (▶ Abb. 3.65).

- Der Patient neigt den Kopf zuerst in Lateralflexion, z. B. nach rechts.
- Aus dieser Position rotiert er den Kopf in die entgegengesetzte Richtung (in diesem Fall nach links)
- Die Lateralflexion darf sich dabei nicht ändern.
- Diese Übung mobilisiert vor allem die obere Halswirbelsäule in Rotation.

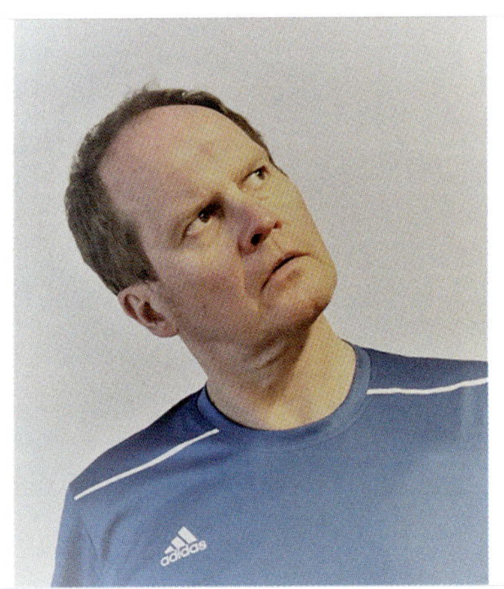

Abb. 3.65 **Mobilisation der oberen Halswirbelsäule in Rotation (hier: links).** Die Rotation findet aus einer Seitneigung in die Gegenrichtung statt, die während der Rotation permanent gehalten wird.

▶ **Rotationen der Halswirbelsäule im Vierfüßlerstand.** (▶ Abb. 3.66)

- Der Patient befindet sich im Vierfüßlerstand; Oberarme und Oberschenkel stehen senkrecht.
- Die Schulterblätter liegen kontrolliert am Brustkorb an und sollten auch nicht Richtung Ohren gezogen werden.
- Nun rotiert der Patient seinen Kopf in der Vertikalachse ohne dabei in Lateralflexion, Extension oder Flexion abzuweichen.
- Diese Bewegung ist anspruchsvoll, da sie funktionell zusammenhängende, kontrollierende Muskeln von Schultern, Schulterblättern und Halswirbelsäule gleichzeitig testet.

3.10.2 Best of Advanced

Diese Tests eignen sich für sportliche Menschen, beispielsweise Ball-, Kampfsport- und Schlagsportler

▶ **Kopfheben und -drehen.** (▶ Abb. 3.67)

- Der Patient liegt auf dem Rücken, rollt das Kinn ein und hebt den Kopf ab. Die Halswirbelsäule muss dabei in der voreingestellten Flexion bleiben.
- Der Therapeut kann parallel die Halswirbelsäule (z. B. an den Proc. spinosi) von dorsal palpieren und dabei kontrollieren, dass keines der Segmente nach ventral „wegschiebt", was einer Extensionsbewegung gleichkommen würde.
- Aus dieser Position dreht der Patient nun seinen Kopf nach links und rechts. Eine Orientierung für die Übungsintensität sind ca. 10 Rotationen
- Sobald dies gut gelingt, kann die Übung mithilfe von Gummibändern intensiviert werden.

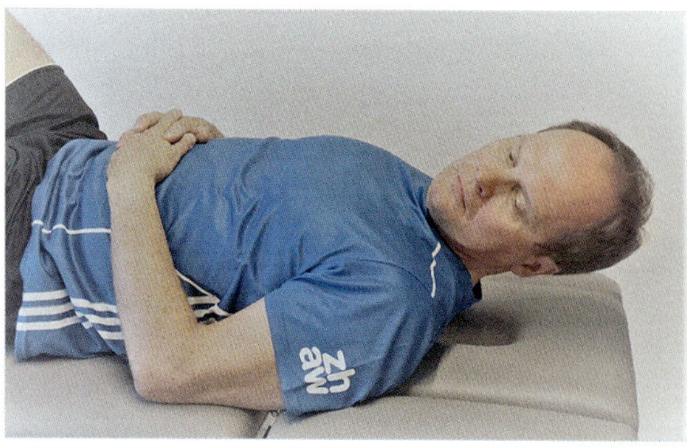

Abb. 3.67 Kopfheben und -drehen. Aus einer angehobenen Position wird der Kopf ca. 10-mal rotiert.

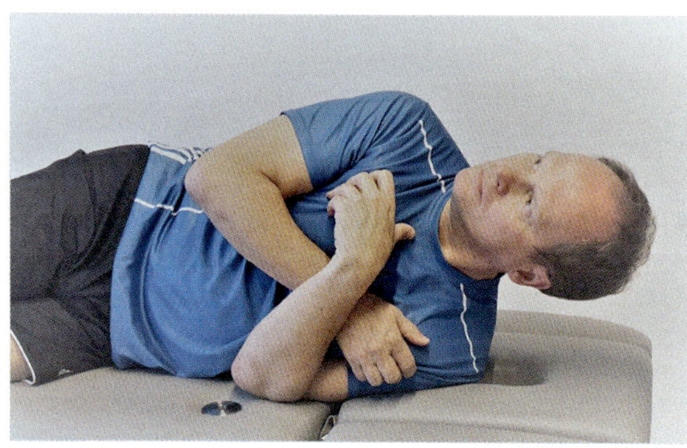

Abb. 3.68 Kopfdrehung aus Seitenlage.

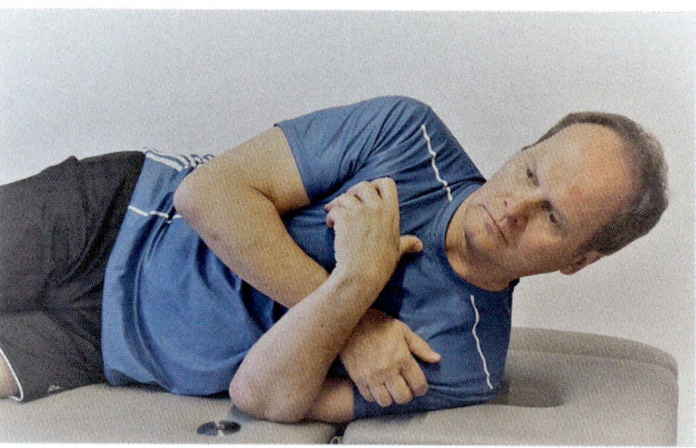

Abb. 3.69 Lateralflexion aus Seitenlage.

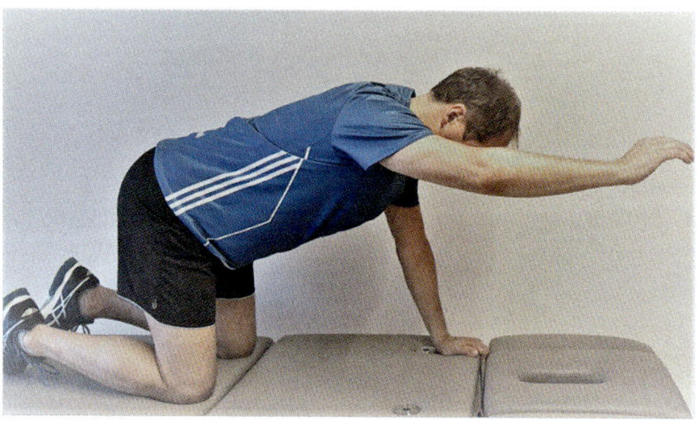

Abb. 3.70 Alternierendes Heben der Arme im Vierfüßlerstand. Dabei bleiben Kopf/HWS stabil.

► **Kopfdrehung aus Seitenlage.** (► Abb. 3.68)

- Der Patient liegt auf der Seite und hebt den Kopf bis zur Waagrechten an.
- Nun dreht er den Kopf in der Vertikalachse ohne in Flexion, Extension oder Lateralflexion abzuweichen.
- Eine Orientierung für die Übungsintensität sind ca. 10 kontrollierte Wiederholungen.
- Sobald dies gut gelingt, kann die Übung mithilfe von Gummibändern intensiviert werden.

► **Lateralflexion aus Seitenlage.** (► Abb. 3.69)

- Der Patient liegt auf der Seite und hebt den Kopf bis zur Waagrechten an.
- Nun kippt er den Kopf seitlich in Richtung Decke, ohne in Flexion, Extension oder Rotation abzuweichen.
- Eine Orientierung für die Übungsintensität sind ca. 10 kontrollierte Wiederholungen.
- Sobald dies gut gelingt, kann die Übung mithilfe von Gummibändern intensiviert werden.

► **Heben der oberen Extremitäten im Vierfüßlerstand.** (► Abb. 3.70)

- Der Patient befindet sich im Vierfüßlerstand; Arme und Oberschenkel stehen senkrecht, die Schulterblätter liegen kontrolliert am Rumpf an.
- Der Patient hebt die Arme an, ohne dass die Halswirbelsäule sich bewegt.
- Die Kontrolle der Schulterblätter darf nicht nachlassen.
- Als Progression kann ein kleines Gewicht verwendet werden (0,5–2 kg).
- Zur Übung eignen sich ca. 10–15 Wiederholungen.

► **Heben der Arme im Stand mit Gewichten.** (► Abb. 3.71)

- Der Patient beginnt mit kleineren Gewichten (0,5–1 kg).
- Die Halswirbelsäule darf sich nicht bewegen (typischer Fehler ist die Protraktion).
- Die Schulterblätter müssen kontrolliert bleiben.
- Zur Progression werden die Gewichte erhöht.
- 10–15 Wiederholungen.

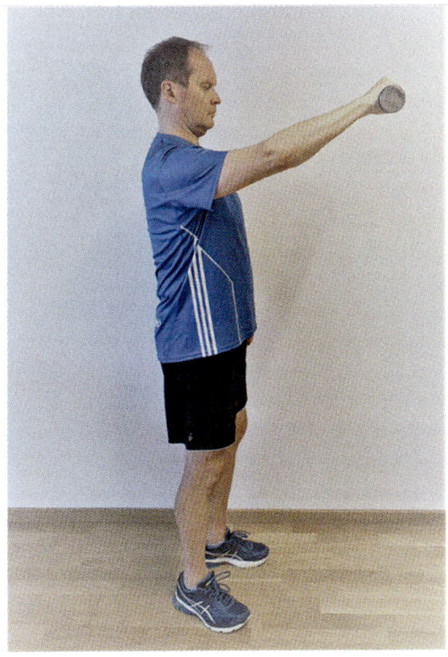

Abb. 3.71 Alternierendes Heben der Arme im Stand mit kleinen Gewichten.

▸ **Extension der Halswirbelsäule aus Bauchlage.** (▸ Abb. 3.72)

- Der Patient befindet sich in Bauchlage.
- Nun rollt er sein Kinn ein und hebt aus dieser Position den Kopf in Richtung Decke. Die Bewegung findet im Übergangsgebiet zwischen Halswirbelsäule und Brustwirbelsäule statt.
- Eine Orientierung für die Übungsintensität sind ca. 10–15 kontrollierte Wiederholungen.
- Sobald dies gut gelingt, kann die Übung mithilfe von Gummibändern intensiviert werden.

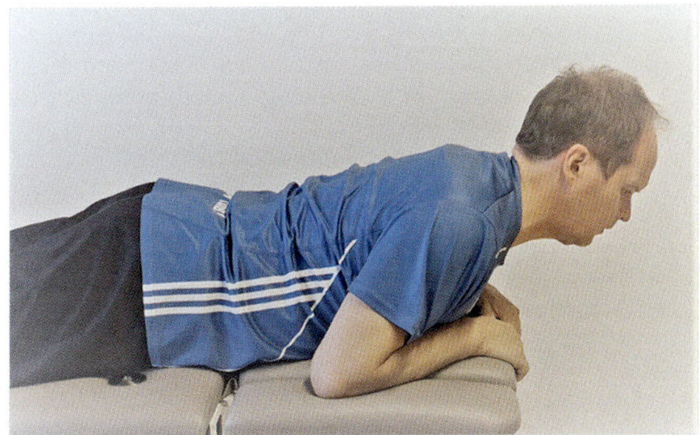

Abb. 3.72 Extension der HWS aus Bauchlage.

Wiederholungsfragen

1. **Nennen Sie mindestens 3 typische klinische Muster für Patienten mit Nackenschmerzen.**
   Nacken zu mobil, Forward Head Posture, steifer Nacken, Whiplash.
2. **Schreiben Sie auf, welche Nerven von welchen ULNT-Versionen getestet werden.**
   ULNT 1 = N. medianus, ULNT 2a = N. medianus, ULNT 2b = N. radialis, ULNT 3 = N. ulnaris
3. **Nennen Sie mindestens 5 verschiedene Tests zur Kontrolle der Halsbewegung.**
   Kopfnicken, Rotation im Vierfüßlerstand, Protraktion-Retraktion, Extension des zervikothorakalen Übergangs, Rotation, Lateralflexion, Rotation plus Lateralflexion usw.
4. **Welche verschiedenen Muskeln sind bei einer Störung der Nackenbewegungskontrolle normalerweise angespannt oder überaktiv? Nennen Sie mindestens 3.**
   Lig. nuchae, kurze HWS-Extensoren, M. sternocleidomastoideus, Mm. scaleni, M. levator scapulae, Mm. rhomboidei.
5. **Nennen Sie die verschiedenen Schritte des ULNT 3-Tests.**
   Dors. Flexion Handgelenk, Flexion des Ellenbogens, Außenrotation der Schulter, Depression, Abduktion.
6. **Welche 3 verschiedenen Tests unterscheiden am besten zwischen gesunden Personen und Personen mit einer Störung der Hals- /Halsbewegungskontrolle?**
   Protraktion-Retraktion, im Vierfüßlerstand Rotation des Nackens, Extension der Übergangphase.
7. **Welche verschiedenen Tests werden als Augen-Kopf-Koordinationstests verwendet? Nennen Sie mindestens 3.**
   Augenbewegungen + Kopf nicht bewegen; Kopfbewegung + Augen bewegen sich nicht; Augen und Kopf gehen in verschiedene Richtungen; Nacken befindet sich 45° in Rotation + Augenbewegung.
8. **Welche anderen Tests werden häufig bei Bewegungskontrollstörungen der HWS durchgeführt?**
   Test der Bewegungskontrolle der Schulterblätter und Stabilisation.
9. **Welche andere Körperabschnitte, außer dem Hals, muss einFußballspieler kontrollieren können?**
   Kontrolle des unteren Rückens und der unteren Extremitäten.
10. **Welche Tests sind für einen Schwimmer zusätzlich zu den Nackentests wichtig? Nennen Sie mindestens 3.**
    Tests der Schulterblätter, Streckungen der oberen Extremitäten im Vierfüßlerstand, Rotationstest des Schultergelenks.

3.11 Literatur

Beighton P, Horan F. Orthopedic aspects of the Ehlers-Danlos syndrome. J Bone Joint Surg [Br]. 1969; 51: 444–53

Carroll LJ, Hogg-Johnson S, Cote P et al. Course and prognostic factors for neck pain in workers: results of the Bone and Joint Decade 2000–2010 Task Force on Neck Pain and Ist Associated Disorders. Spine. 2008; 33 (4 Suppl): S 93–100

Childs JD, Cleland JA, Elliott JM et al. Neck pain: Clinical practice guidelines linked to the International Classification of Functioning, Disability, and Health from the Orthopedic Section of the American Physical Therapy Association. The Journal of orthopaedic and sports physical therapy. 2008; 38(9): A1-A34

Cleland JA, Childs JD, Fritz JM et al. Development of a Clinical Prediction Rule for Guiding Treatment of a Subgroup of Patients With Neck Pain: Use of Thoracic Spine Manipulation, Exercise, and Patient Education. Physical therapy. 2006

Comerford M, Mottram S. Kinetic Control: The Management of Uncontrolled Movement: Elsevier; 2012

Courtney DM. Assessment and Management of Whiplash From the Emergency and Acute Care Setting: Care, Questions, and Future Global Research Needs. The Journal of orthopaedic and sports physical therapy. 2016; 46(10): 822–5

Della Casa E, Affolter Helbling J, Meichtry A et al. Head-Eye movement control tests in patients with chronic neck pain; Inter-observer reliability and discriminative validity. BMC musculoskeletal disorders. 2014; 15(1): 16

Elliott JM, Galloway GJ, Jull GA et al. Magnetic resonance imaging analysis of the upper cervical spine extensor musculature in an asymptomatic cohort: an index of fat within muscle. Clin Radiol. 2005; 60(3): 355–63

Elsig S, Luomajoki H, Sattelmayer M et al. Sensorimotor tests, such as movement control and laterality judgment accuracy, in persons with recurrent neck pain and controls. A case-control study. Manual therapy. 2014

Falla D, Jull G, Dall Alba P et al. An electromyographic analysis of the deep cervical flexor muscles during cranio-cervical fleksion. Physical therapy. 2003; 83: 899–906

Falla D, Jull G, Hodges P et al. An endurance- strength training regime is effective in reducing myoelectric manifestations of cervical flexor muscle fatigue in females with chronic neck pain. Clinical Neurophysiology. 2006; 117(4): 828–37

Falla D, Jull G, Russell T et al. Effect of neck exercise on sitting posture in patients with chronic neck pain. Physical therapy. 2007; 87(4): 408–17

Falla D, O'Leary S, Farina D et al. Association between intensity of pain and impairment in onset and activation of the deep cervical flexors in patients with persistent neck pain. The Clinical journal of pain. 2011; 27(4): 309–14

Falla D, O'Leary S, Farina D et al. The change in deep cervical flexor activity after training is associated with the degree of pain reduction in patients with chronic neck pain. The Clinical journal of pain. 2012; 28(7): 628–34

Falla DL, Jull GA, Hodges PW. Patients with neck pain demonstrate reduced electromyographic activity of the deep cervical flexor muscles during performance of the craniocervical fleksion test. Spine. 2004; 29(19): 2108–14

Guzman J, Haldeman S, Carroll LJ et al. Clinical practice implications of the Bone and Joint Decade 2000–2010 Task Force on Neck Pain and Ist Associated Disorders: from concepts and findings to recommendations. Spine. 2008; 33(4 Suppl): S 199–213

Hakkinen A, Kautiainen H, Hannonen P et al. Strength training and stretching versus stretching only in the treatment of patients with chronic neck pain: a randomized oneyear follow-up study. Clinical rehabilitation. 2008; 22(7): 592–600

Hakkinen A, Salo P, Tarvainen U et al. Effect of manual therapy and stretching on neck muscle strength and mobility in chronic neck pain. Journal of rehabilitation medicine. 2007; 39(7): 575–9

Haldeman S, Carroll L, Cassidy JD et al. The Bone and Joint Decade 2000–2010 Task Force on Neck Pain and Its Associated Disorders: executive summary. Spine. 2008; 33(4 Suppl): S 5–7

Jull G, Kenardy J, Hendrikz J et al. Management of acute whiplash: a randomized controlled trial of multidisciplinary stratified treatments. Pain. 2013; 154(9): 1798–806

Jull G, Trott P, Potter H et al. A randomized controlled trial of exercise and manipulative therapy for cervicogenic headache. Spine. 2002; 27(17): 1835–43; discussion 43

Jull G. For self-perceived benefit from treatment for chronic neck pain, multimodal treatment is more effective than home exercises, and both are more effective than advice alone. The Australian journal of physiotherapy. 2001; 47(3): 215

Jull GA, Falla D, Vicenzino B et al. The effect of therapeutic exercise on activation of the deep cervical flexor muscles in people with chronic neck pain. Manual therapy. 2009; 14(6): 696–701

Jull GA, O'Leary SP, Falla DL. Clinical assessment of the deep cervical flexor muscles: the craniocervical fleksion test. Journal of manipulativenand physiological therapeutics. 2008; 31(7): 525–33

Jull GA, Richardson CA. Motor control problems in patients with spinal pain: a new direction for therapeutic exercise. Journal of manipulative and physiological therapeutics. 2000; 23(2): 115–7

Jull GA. Deep cervical flexor muscle dysfunction in whiplash. Journal of Musculoskeletal Pain. 2000; 8(1/2): 143–54

Kristjansson E, Bjornsdottir SV, Oddsdottir GL. The long-term course of deficient cervical kinaesthesia following a whiplash injury has a tendency to seek a physiological homeostasis. A prospective study. Manual therapy. 2016; 22: 196–201

Kristjansson E, Oddsdottir GL. "The Fly": a new clinical assessment and treatment method for deficits of movement control in the cervical spine: reliability and validity. Spine. 2010; 35(23): E1298–305

Luomajoki H; Ernst M. Nackenschmerzen: Befund, Unterteilung und Therapie. FisioActive. 2017(1).

Maitland G, Hengeveld E, Banks K et al. Maitland Manipulation der Wirbelsäule: Springer Medizin Verlag; 2006

Murphy DR, Hurwitz EL, Gregory A et al. A nonsurgical approach to the management of patients with cervical radiculopathy: a prospective observational cohort study. Journal of manipulative and physiological therapeutics. 2006; 29(4): 279–87

Nikander R, Malkia E, Parkkari J et al. Dose-response relationship of specific training to reduce chronic neck pain and disability. Medicine and science in sports and exercise. 2006; 38(12): 2068–74

O'Sullivan P. Diagnosis and classification of chronic low back pain disorders: Maladaptive movement and motor control impairments as underlying mechanism. Manual therapy. 2005; 10(4): 242–55

Patroncini M, Hannig S, Meichtry A et al. Reliability of movement control tests on the cervical spine. BMC musculoskeletal disorders. 2014; 15(1): 402

Peolsson A, Soderlund A, Engquist M et al. Physical function outcome in cervical radiculopathy patients after physiotherapy alone compared with anterior surgery followed by physiotherapy: a prospective randomized study with a 2-year follow-up. Spine. 2013; 38(4): 300–7

Rushton A RD, Carlesso L, Flynn T et al. International Framework for Examination of the Cervical Region for potential of Cervical Arterial Dysfunction prior to Orthopaedic Manual Therapy Intervention IFOMPT; 2017

Saal JS, Saal JA, Yurth EF. Nonoperative management of herniated cervical intervertebral disc with radiculopathy. Spine. 1996; 21(16): 1877–83

Salo P, Ylinen J, Kautiainen H et al. Neck muscle strength and mobility of the cervical spine as predictors of neck pain: a prospective 6-year study. Spine. 2012; 37(12): 1036–40

Salo PK, Hakkinen AH, Kautiainen H et al. Effect of neck strength training on health-related quality of life in females with chronic neck pain: a randomized controlled 1-year follow-up study. Health Qual Life Outcomes. 2010; 8: 48

Seffinger MA, Najm WI, Mishra SI et al. Reliability of spinal palpation for diagnosis of back and neck pain: a systematic review of the literature. Spine. 2004; 29(19): E413–25

Segarra V, Duenas L, Torres R et al. Inter-and intra-tester reliability of a battery of cervical movement control dysfunction tests. Manual therapy. 2015; 20(4): 570–9

Staal JB, Hlobil H, van Tulder MW et al. Return-to-work interventions for low back pain: a descriptive review of contents and concepts of working mechanisms. Sports Med. 2002; 32(4): 251–67

Stanton WR, Jull GA. Cervicogenic headache: locus of control and success of treatment. Headache. 2003; 43(9): 956–61

Thoomes EJ, van Geest S, van der Windt DA et al. Value of physical tests in diagnosing cervical radiculopathy: a systematic review. The spine journal: official journal of the North American Spine Society. 2018; 18(1): 179–89

Van Tulder M, Becker A, Bekkering T et al. Chapter 3. European guidelines for the management of acute nonspecific low back pain in primary care. European spine journal : official publication of the European Spine Society, the European Spinal Deformity Society, and the European Section of the Cervical Spine Research Society. 2006; 15 Suppl 2: S 169–91

Van Tulder M, Koes BW. Low back pain. Am Fam Physician. 2002; 65(5): 925–8

Ylinen J, Hakkinen A, Nykanen M et al. Neck muscle training in the treatment of chronic neck pain: a threeyear follow-up study. Eura Medicophys. 2007a; 43(2): 161–9

Ylinen J, Kautiainen H, Wiren K et al. Stretching exercises vs manual therapy in treatment of chronic neck pain: a randomized, controlled cross-over trial. Journal of rehabilitation medicine. 2007b; 39(2): 126–32

Ylinen J, Nikander R, Nykanen M et al. Effect of neck exercises on cervicogenic headache: a randomized controlled trial. Journal of rehabilitation medicine. 2010; 42(4): 344–9

Ylinen J, Salo P, Nykanen M et al. Decreased isometric neck strength in women with chronic neck pain and the repeatability of neck strength measurements. Archives of physical medicine and rehabilitation. 2004; 85(8): 1303–8

Ylinen J, Takala EP, Nykanen M et al. Active neck muscle training in the treatment of chronic neck pain in women: a randomized controlled trial. JAMA. 2003; 289(19): 2509–16

Ylinen J. Physical exercises and functional rehabilitation for the management of chronic neck pain. Eura Medicophys. 2007; 43(1): 119–32

Ylinen JJ, Hakkinen AH, Takala EP et al. Effects of neck muscle training in women with chronic neck pain: one-year follow-up study. Journal of strength and conditioning research/National Strength & Conditioning Association. 2006a; 20(1): 6–13

Ylinen JJ, Takala EP, Nykanen MJ et al. Effects of twelve-month strength training subsequent to twelve-month stretching exercise in treatment of chronic neck pain. Journal of strength and conditioning research/National Strength & Conditioning Association. 2006b; 20(2): 304–8

4 Bewegungs- und Bewegungskontrolldysfunktionen des Schultergelenks

Hannu Luomajoki

4.1 Hintergrund: Physiotherapie ist bei der Behandlung von Schultergelenkproblemen nachweislich wirksam

Mit konservativen Behandlungsformen für Schultergelenk und Schultergürtel werden sehr gute Ergebnisse erzielt. Bei den häufigsten Diagnosen wie Impingement-Syndrom oder Riss der Rotatorenmanschette erhält man mit Physiotherapie sogar genauso gute Ergebnisse wie mit Operationen.

Es wurden 3 randomisierte Studien in Bezug auf Impingement-Behandlungen veröffentlicht. In allen waren die Resultate gleich: Patienten, die Physiotherapie erhalten, heilen genauso schnell wie diejenigen, die operiert werden. Schon in den 1990er-Jahren gelangte eine norwegische Untersuchung mit 125 Patienten zu solchen Ergebnissen (Brox et al. 1993). Die Resultate wurden im Verlauf von 12 Monaten gemessen. Ähnliche Ergebnisse erreichte eine dänische Gruppe 10 Jahre später in einer Studie mit 90 Teilnehmern (Haahr et al. 2005); Studienzeit war ebenfalls 12 Monate. In einer finnischen Untersuchung (Ketola et al. 2009), die die gleiche Methode anwendete, wurden 140 Patienten über den Zeitraum von 2 Jahren verfolgt. Die Resultate waren wieder gleich: Es gab keine Unterschiede in Bezug auf Schmerz, Funktionalität oder „erlebtes Leiden" zwischen denjenigen Patienten mit Operation und denjenigen, die Physiotherapie erhalten hatten. Auch diese Untersuchung wurde nach 10 Jahren wiederholt, und wieder waren die Resultate zwischen den Patientengruppen gleich(Ketola et al. 2016). In einem systematischen Review (Dorrestijn et al. 2009) kam heraus, dass es sich nicht lohnt, Patienten mit primärem Impingement direkt zu operieren, sondern dass man zunächst mindestens 6 Monate warten und sie physiotherapeutisch behandeln sollte. Erst wenn dadurch keine Verbesserung erzielt wird, können auch operative Maßnahmen in Betracht gezogen werden.

Hinsichtlich einer Rotatorenmanschettenruptur ist die Evidenz ähnlich wie bei Patienten mit Impingement: Auch hier werden mit Operationen keine besseren Ergebnisse erzielt als mit Physiotherapie. Dazu gibt es 3 RCTs (Moosmayer et al. 2014; Kukkonen et al. 2015; Lambers Heerspink et al. 2015) sowie eine systematische Übersichtsarbeit (Ryosa et al. 2016). Mit den Operationen erreichte man zwar etwas bessere Resultate hinsichtlich Schmerz, Beweglichkeit und Funktion, klinisch waren diese Unterschiede jedoch nicht signifikant.

Bei einer Instabilität der Schulter sind Operationen zwar effizienter, allerdings erleiden ca. 10 % der Patienten eine Reluxation (Leroux et al. 2014). Mit konservativer Behandlung ist es fast die Hälfte.

Alles in allem erscheint die Effizienz orthopädischer Operationen überraschend schwach, wenn man sie mit Placebo-Operationen vergleicht. Dies war schon lange in Bezug auf Erkrankungen des Kniegelenks bekannt (Kirkley et al. 2008; Sihvonen et al. 2013; Moseley 2009; Moseley et al. 2002), aber aktuelle Studien zeigen, dass Gleiches auch für Impingement- (Beard et al. 2018) und SLAP-Operationen (Schroder et al. 2017) gilt.

Ein Grund dafür könnte sein, dass strukturelle Veränderungen, die in radiologischen Untersuchungen festgestellt werden, häufig automatisch zur Ursache der Probleme des Patienten erklärt werden. In Studien stellte sich jedoch heraus, dass das nicht zwangsläufig funktioniert: So verglichen Forscher die Befunde Gesunder mit denen von Patienten mit Problemen in der Schulter, und zwar mittels Ultraschall- (Girish et al. 2011) oder Nativröntgenbildern (Vincent et al. 2017). Dabei kam heraus, dass sich die Gewebebefunde von Gesunden und Schulterpatienten nicht unterscheiden. Diese Tatsache kennen wir bereits, nämlich in Bezug auf Rückenschmerzen (Brinjikji et al. 2014) und Knieschmerzen (Englund et al. 2008).

Alles in allem scheint es damit so zu sein, dass Gewebebefunde nicht zwangsläufig etwas über das Problem des Patienten aussagen. Und dass konservative Therapie und Physiotherapie ausgezeichnet bei Schulterproblemen funktionieren. Stellt sich dementsprechend die wichtige nächste Frage: Wie sollte die Therapie aufgebaut sein?

4.2 Was beinhaltet Physiotherapie bei der Behandlung der Schulter?

In einer deutschen Studie wurden Manuelle Therapie und Training mit Trainingstherapie alleine verglichen (Kromer et al. 2013; Kromer et al. 2014). Beide Probandengruppen verbesserten sich gleichermaßen. Dass die Manuelle Therapie offenbar keinen zusätzlichen Effekt hat, bestätigte auch eine umfassende Meta-Analyse aus der Schweiz (Steuri et al. 2017). Unklarheit besteht jedoch darin, wie das Training aufgebaut sein sollte.

In einer schwedischen Studie erzielte man gute Resultate mit einem Training, das den Schwerpunkt auf die Kontrolle der Schulterblätter und die Kräftigung der Schulterblattstabilisatoren legte (Holmgren et al. 2012). Zum gleichen Ergebnis kam auch ein systematisches Review (Bury et al. 2016). Zudem zeigte sich in Studien, dass man mit härteren Trainings wahrscheinlich bessere Resultate erzielt als mit leichten Trainings (Osteras u. Torstensen 2010; Osteras et al. 2010).

Über die Rehabilitation der Schulter wurden übrigens schon viele ausgezeichnete Studien und Ideen präsentiert, z. B. von Jeremy Lewis (Lewis 2009a; Lewis 2016; Lewis et al.2016), Chris Littlewood (Littlewood 2012; Littlewood 2013; Littlewood u. Cools 2018), Ann Cools (Cools et al. 2003; Cools et al. 2007a; Cools et al. 2008a), Philip McLure (McClure et al. 2006; McClure et al. 2007; McClure u. Michener 2015) sowie Paula Ludewig (Ludewig u. Braman 2011; Ludewig u. Cook 2002; Ludewig et al. 2009).

4.2.1 Training ist eine effiziente Behandlungsform – aber welche Übungen eignen sich?

Ähnlich wie beim Nacken ist es auch bei der Schulter selten, dass sich eine reine Bewegungs- oder Bewegungskontrolldysfunktion findet. Vielmehr treten Kombinationen aus beidem auch bei diesem Gelenk am häufigsten auf.

Zunächst sollte die relative Beweglichkeit geprüft werden: Wie bewegt sich das Schulterblatt im Verhältnis zum Schultergelenk und umgekehrt (Sahrmann 2010) (▶ Abb. 4.1)? Wo braucht der Patient mehr Kontrolle, wo mehr Beweglichkeit? Die Kombinationen sind vielfältig: So kann es sein, dass das Schultergelenk hypomobil/steif ist, das Schulterblatt jedoch zu beweglich und/oder schlecht kontrolliert. Beispiel: Wenn man die Hand auf den Rücken legt, löst sich das Schulterblatt vom Brustkorb (▶ Abb. 4.2), weil die Innenrotation des Schultergelenks eingeschränkt ist und daher das Schulterblatt „nachgeben“ muss (▶ Abb. 4.3) (Comerford u. Mottram 2012). Auch der umgekehrte Fall kann auftreten. Daher müssen beide Bereiche in jede Richtung einzeln evaluiert werden.

Es kann auch vorkommen, dass beide Komponenten, also Schulterblatt und Schultergelenk, steif sind (z. B. bei einer Frozen Shoulder); ebenso, dass beide hypermobil sind, wie es häufig bei Schwimmern vorkommt.

Bewegungs- und Bewegungskontrolldysfunktionen müssen dementsprechend einerseits individuell und andererseits in Relation zueinander analysiert werden. Somit gibt es viele zu beachtende Teilaspekte.

Alle nachfolgenden Tests können auch als Übungen angewandt werden. Oft ist es möglich, dem Patienten bereits am Ende der ersten Therapiesitzung 1 oder 2 Tests

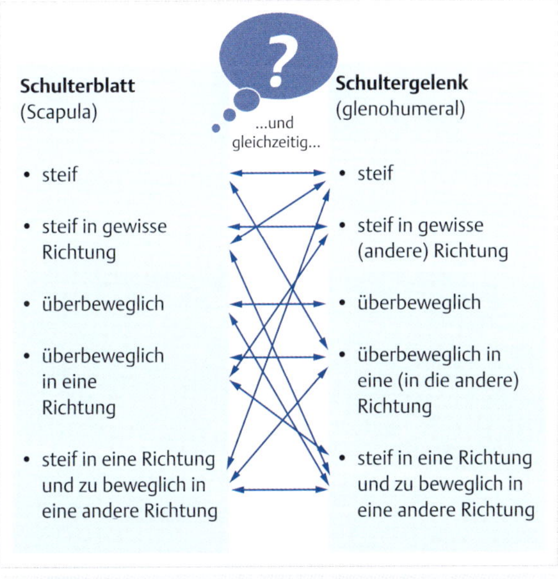

?

...und gleichzeitig...

Schulterblatt (Scapula)

- steif
- steif in gewisse Richtung
- überbeweglich
- überbeweglich in eine Richtung
- steif in eine Richtung und zu beweglich in eine andere Richtung

Schultergelenk (glenohumeral)

- steif
- steif in gewisse (andere) Richtung
- überbeweglich
- überbeweglich in eine (in die andere) Richtung
- steif in eine Richtung und zu beweglich in eine andere Richtung

Abb. 4.1 Untersuchung von Schulterblatt und Schultergelenk: Beweglichkeit und Bewegungseinschränkungen bedingen sich gegenseitig.

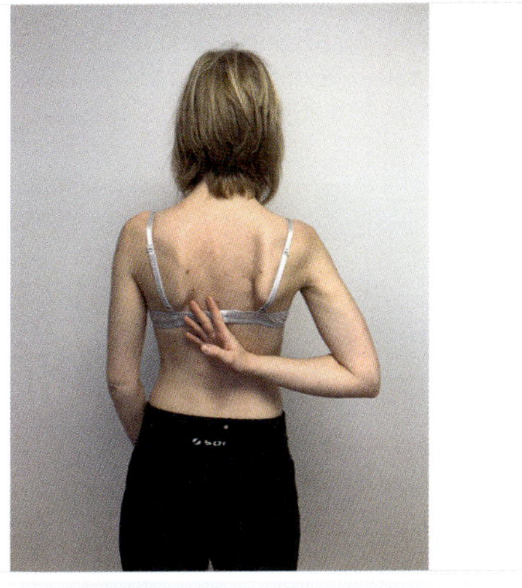

Abb. 4.2 Relative Beweglichkeit des Schulterblatts bei einer glenohumealen Innenrotation. Da das Schulterblatt beweglicher ist als das Glenohumeralgelenk, gibt es nach und löst sich vom Brustkorb.

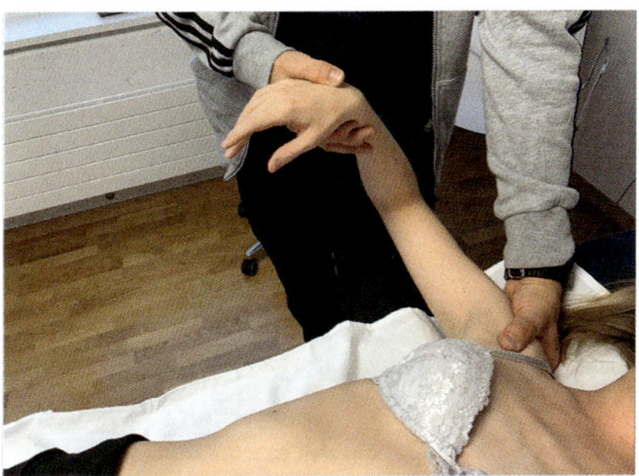

Abb. 4.3 Innenrotationseinschränkung des Schultergelenks.

als Übungen mitzugeben. Diese können entweder die Neutralposition des Schulterblatts korrigieren, einzelne Muskeln kräftigen oder die Bewegungskontrolle verbessern.

Merke

Testbewegungen können auch als Übungen angewendet werden.

4.3 Bewegungskontrolle des Schulterblatts und dessen Relation zur Schmerzprovokation

Die Befundung der Skapulabewegung ist nur in Bezug auf glenohumerale Flexion und Abduktion zuverlässig (▶ Abb. 4.4) (▶ Abb. 4.5) (Kibler u. Sciascia 2010). Bei diesen Bewegungen beobachtet der Tester, ob das Schulterblatt am Brustkorb bleibt oder sich abhebt (▶ Abb. 4.6) sowie, ob die Rotation des Schulterblattes normal ist (sich also bei diesen Bewegungen der Angulus inferior nach lateral bewegt ▶ Abb. 4.5). Die Tests können ein bisschen anspruchsvoller gemacht werden, indem man dem Patienten kleine Gewichte in die Hand gibt: für Frauen sind meist 1 kg und für Männer 2 kg passend (Lewis 2016) (▶ Abb. 4.7). ▶ Abb. 4.8 zeigt einen Patienten, bei dem das Schulterblatt abhebt, während er die Bewegung mit Zusatzgewicht ausführt.

Falls die Elevation Schmerzen provoziert und der Verdacht besteht, dass dafür die Position oder Beweglichkeit der Skapula verantwortlich ist, kann dies mit dem Scapula-Retraction-Test uns dem Scapula-Assistance-Test geprüft werden.

Beim Scapula-Retraction-Test (SRT) vergleicht der Therapeut die aktive Elevation des Armes im Glenohumeralgelenk ohne Korrektur mit einer Elevation, bei der er das Schulterblatt passiv in Retraktion bringt (Kibler et al.

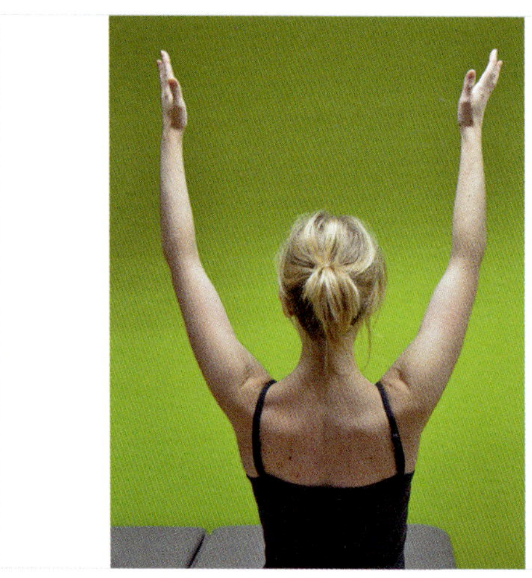

Abb. 4.4 Beurteilung der Schulterblattbewegung während der Flexion.

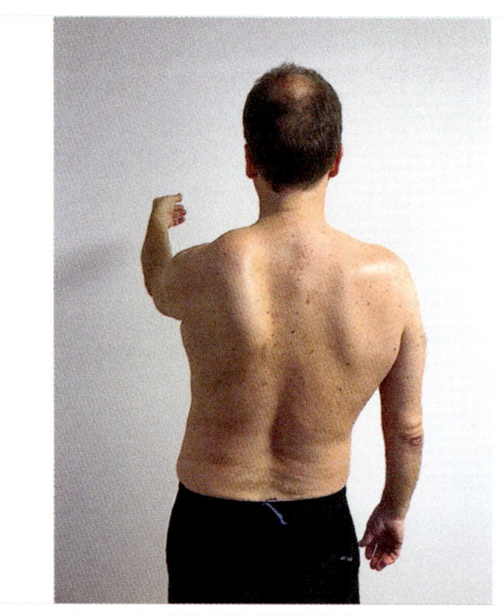

Abb. 4.6 Tilting des Schulterblatts während der Elevation.

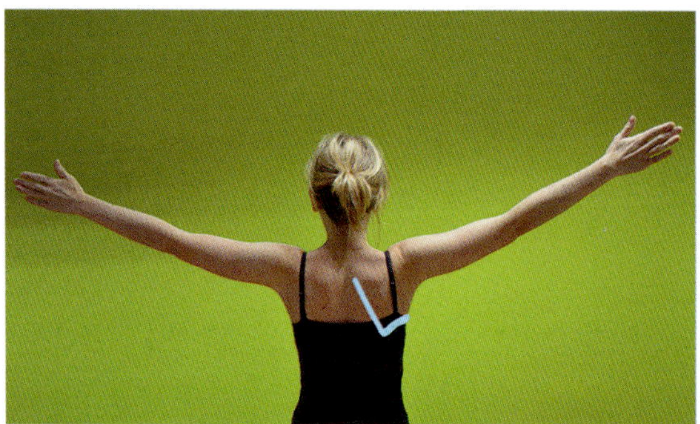

Abb. 4.5 Beurteilung der Schulterblattbewegung während der Abduktion. Normalerweise bewegt sich die untere Ecke des Schulterblatts nach außen.

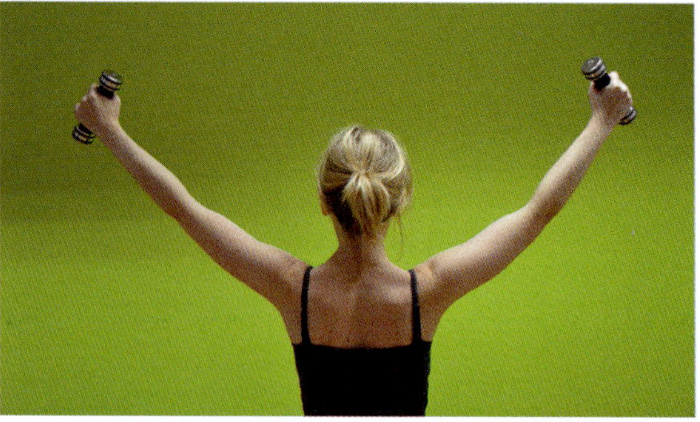

Abb. 4.7 Einsatz von Gewichten. Man kann die Kontrolle des Schulterblatts mit Zusatzgewichten erschweren. Auf diese Weise werden Defizite bei der Kontrolle der Skapula offensichtlicher.

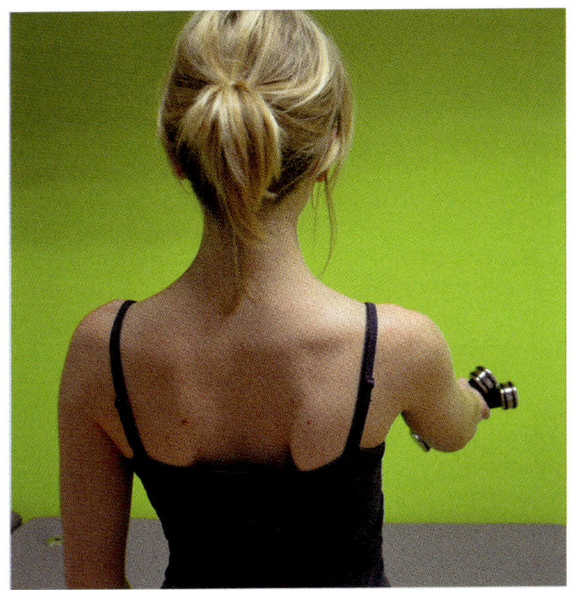

Abb. 4.8 Ist die Skapula nicht ausreichend stabil, hebt sie ab, wenn man Zusatzgewichte anwendet.

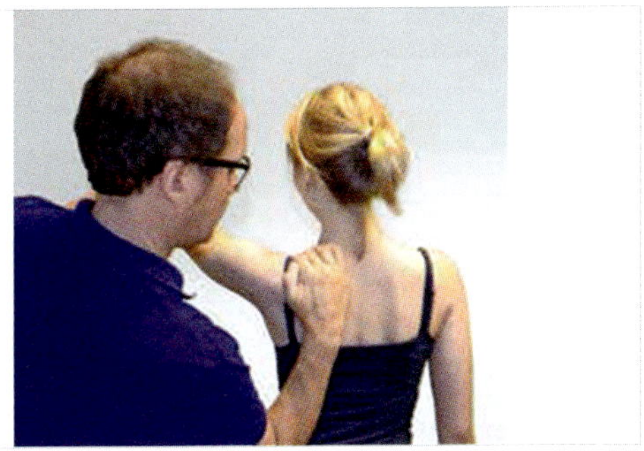

Abb. 4.9 Beim Scapula-Retraction-Test bringt der Therapeut bei Arm-Elevation die Skapula passiv in Retraktion und prüft, ob sich damit die Symptome verändern.

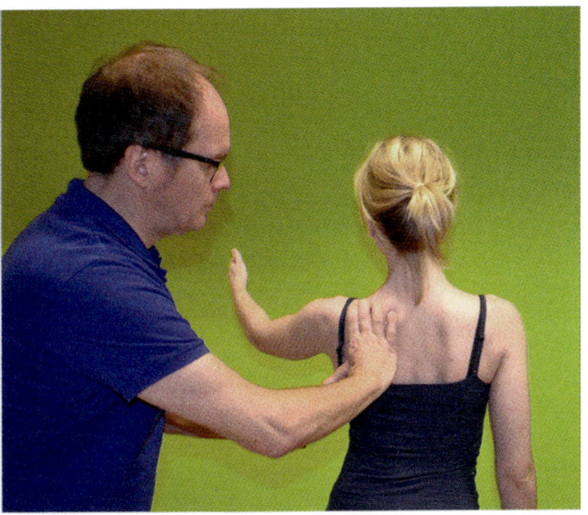

Abb. 4.10 Beim Scapula-Assistance-Test rotiert der Therapeut die Skapula während der Elevation in Außenrotation und prüft, ob sich die Symptome dadurch verändern.

2006). Dabei wird geprüft ▸ Abb. 4.9, ob die Korrektur der Skapula in Retraktion während der Elevation des Armes die Schmerzen bei dieser Bewegung verringert. Der Test ist positiv, wenn die Schmerzen sich mit der manuellen Veränderung der Skapula reduzieren. Grund dafür ist dann wahrscheinlich, dass sich mit der Kippung der Skapula der subakromiale Raum vergrößert. Man hat festgestellt, dass die Prognose des Patienten gut ist, wenn mit diesem Test seine Symptome reduziert werden können. (Chester et al. 2016).

Eine weitere Möglichkeit, den Einfluss der Skapulaposition auf die schmerzhafte Elevation im Schultergelenk zu prüfen, ist der Scapula-Assistance-Test (SAT) (Rabin et al. 2006). Hier unterstützt der Tester die Elevationsbewegung mit einer assistiven Außenrotationsbewegung des Schulterblatts (▸ Abb. 4.10). Auch dabei gilt: Der Test ist positiv, wenn die manuelle Korrektur der Skapula die Schmerzen verringert. Ist das der Fall, ist die Prognose für die Rehabilitation in der Regel ebenfalls positiv.

Merke

Falls mit einer manuellen Positionsänderung der Skapula die Symptome des Patienten geändert werden können, ist die Prognose für die Heilung der Schulter gut.

4.3.1 Die Neutralposition der Skapula und Testen der stabilisierende Muskeln

▸ Tests für die Beurteilung des Schulterblatts in Neutralposition. Die Position des Schulterblatts kann mittels Sichtbefund und Palpation untersucht werden. Die Position der Skapula alleine sagt allerdings noch nichts aus. Viel wichtiger ist es, zu prüfen, ob der Patient eine möglicherweise vorliegende Fehlstellung aktiv korrigieren kann. Zudem müssen die aktiven Bewegungen der Schulter beurteilt werden.

Die Neutralposition der Skapula wird folgendermaßen beschrieben:

- Das Schulterblatt liegt am Brustkorb an (▸ Abb. 4.11a).
- Der Angulus inferior steht etwas weiter nach lateral als der Angulus superior (▸ Abb. 4.11b).
- Das Akromion steht weiter kranial als der Angulus superior (▸ Abb. 4.11c).

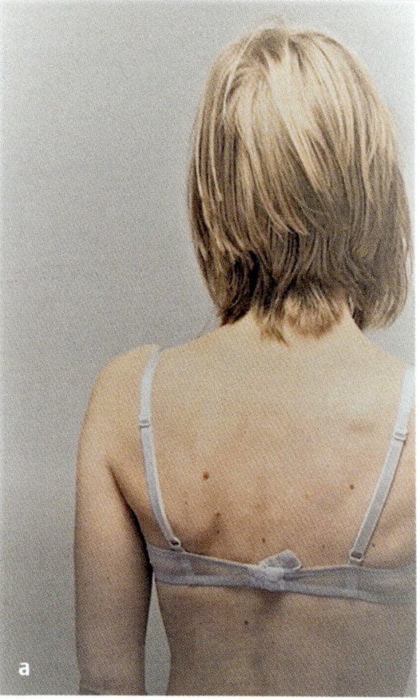

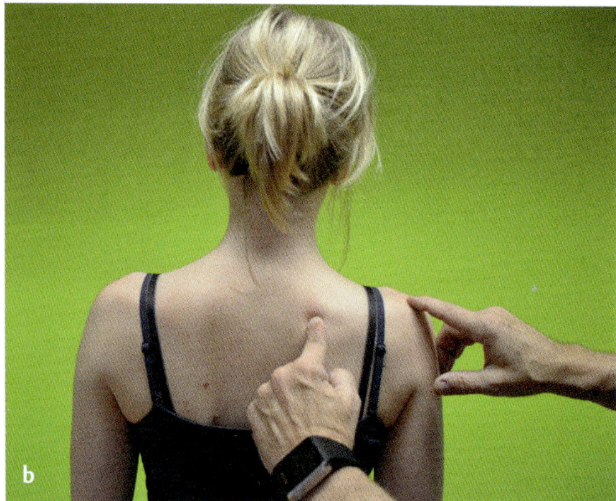

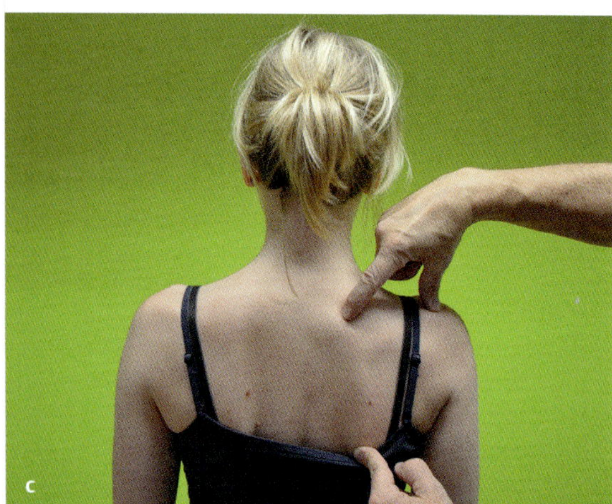

Abb. 4.11 Neutralposition des Schulterblatts.
a Schulterblatt sollte eng am Brustkorb liegen (hier rechts).
b Acromion sollte höher liegen als Angulus superior.
c Angulus inferior sollte etwas weiter lateral stehen als angulus superior.

Falls es in der Neutralposition Auffälligkeiten gibt (was sehr häufig vorkommt), kann der Patient sofort Korrekturübungen bekommen: Der Therapeut unterstützt den Patienten manuell, die korrekte Skapulaposition einzunehmen, welche dieser dann beibehalten bzw. mehrmals am Tag einnehmen soll. Taping ist ein bewährtes Mittel, den Patienten dabei zu unterstützen (▶ Abb. 4.11b, c).

Ebenfalls häufig treten Überaktivitäten im M. levator scapulae und und dem M. rhomboideus auf. Die oberen und unteren Teile des M. trapezius sind dagegen oft schwach und können schlecht aktiviert werden. Das Gleiche gilt für den M. serratus anterior. Diesen Muskel wahrzunehmen, stellt viele Patienten vor Probleme. Hier sind sehr gute fachliche Instruktionen durch den Therapeuten gefordert (▶ Tab. 4.1).

Merke

Es lohnt sich, die neutrale Stellung der Schulterblätter mehrmals pro Tag einzunehmen. Taping kann dabei sehr nützlich sein.

Die wichtigsten Muskeln, die das Schulterblatt kontrollieren und stabilisieren, sind die Mm. trapezius pars descendens und ascendens sowie der M. serratus anterior.

Um sie zu prüfen, sind folgende Tests geeignet:

▶ **M. trapezius descendens:**

- Der Patient zieht die Schulter in Richtung seiner Ohren; beurteilt wird das Ausmaß der Bewegung (▶ Abb. 4.12a).
- Danach wird die Bewegung wiederholt, während der Patient seine Arme voll eleviert und außenrotiert hat. (▶ Abb. 4.12b).
- Das Ausmaß der Schulterelevation sollte mit hängenden und elevierten Armen gleich sein.
- Falls der Patient die Schultern mit elevierten Armen weniger weit hochziehen kann, liegt wahrscheinich eine aktive Insuffizienz des M. trapezius descendens vor: Der Muskel kann sich am Ende des Bewegungsausmaßes nicht mehr ausreichend verkürzen (Kibler u. Sciascia 2010).

Tab. 4.1 Typische Befunde von verschiedenen Muskeln im Bereich der Schulterblätter.

typischerweise schwache, insuffiziente Muskeln im Bereich des Schulterblatts	typischerweise überaktive, angespannte Muskeln im Bereich des Schulterblatts
• Serratus anterior • Trapezius descendens • Trapezius ascendens	• Levator scapulae • Rhomboideus • Pectoralis minor • Pectoralis major • Latissimus dorsi

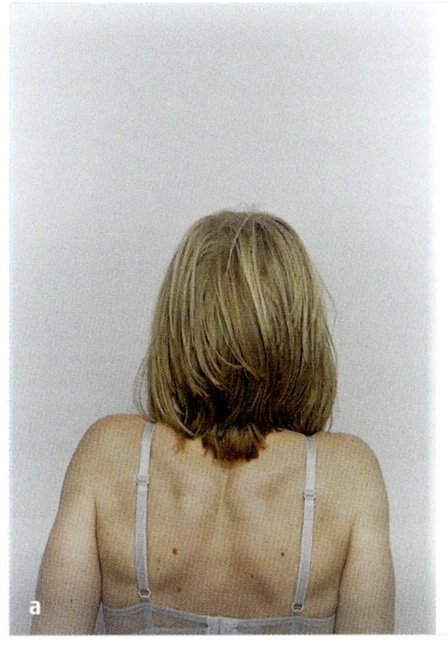

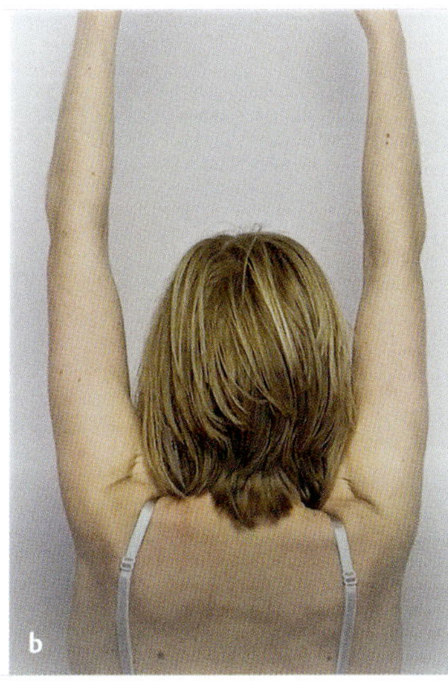

Abb. 4.12 M. trapezius descendens-Test.
a Zuerst zieht der Patient die Schultern so weit wie möglich in Richtung Ohren, während die Arme hängen. Der Therapeut beurteilt das Bewegungsausmaß.
b Im nächsten Schritt zieht der Patient die Schultern in Richtung Ohren, während die Arme maximal eleviert sind. Das Bewegungsausmaß sollte das gleiche sein wie mit hängenden Schultern. Falls dies nicht der Fall ist, gilt der Muskel als aktiv insuffizient.

► **M. trapezius pars ascendens**

- Der M. trapezius pars ascendens wird in Bauchlage getestet.
- Die Handflächen zeigen zur Decke, die Hände sind leicht unter dem Becken „eingeklemmt". Die Schulter dürfen nicht über das Horizontallevel kommen.
- Nun zieht der Patient seine Schulterblätter nach dorsal und leicht kaudal. Gelingt das nicht, kann der Therapeut die Schulterblätter zunächst passiv in die richtige Position bringen, wo sie der Patient halten soll. Die Arme hängen „passiv" an den Schulterblättern; dementsprechend bewegen sich die Ellenbogen nicht über die Horizontale (► Abb. 4.13a).
- Im nächsten Schritt führt der Patient die Bewegung ohne Unterstützung durch (► Abb. 4.13b).
- Zur Steigerung kann die Bewegung gegen Widerstand durchgeführt werden (► Abb. 4.13c). Diese Variante ist wichtig für Personen, die bei der Arbeit die Hände oben halten müssen (Bauarbeiter, Maler, Fensterputzer usw.) sowie für bestimmte Sportler (Wurf- und Schlagsportarten, Volleyball, Schwimmer usw.) (Sahrmann 2010). ► Abb. 4.13d und ► Abb. 4.13e zeigen das Testen der Muskeln in den schwierigeren Anfangspositionen (gegen den Widerstand).

► **M. serratus anterior.** Es gibt mehrere Varianten, den M. serratus anterior zu testen:

1. Im Stand: Der Patient eleviert seinen Arm gegen den Widerstand des Therapeuten. Dieser kontrolliert, ob dabei der Angulus inferior am Brustkorb anliegt und zudem die Skapula respektive der Angulus inferior nach außen rotiert (► Abb. 4.14).
2. Im Vierfüßlerstand: Hier gibt das Schulterblatt häufig bereits in der Ausgangsstellung nach (Skapula alata) oder dann, wenn der Patient die kontralaterale Hand vom Untergrund abhebt (► Abb. 4.15a, ► Abb. 4.15b, ► Abb. 4.15c). Ist das Schulterblatt dagegen gut kontrolliert, liegt es permanent am Brustkorb an.
3. In Rückenlage: Die Hände sind hinter dem Nacken verschränkt, die Ellenbogen zeigen nach außen. Nun korrigiert der Patient die Skapula in Richtung dorsal und kaudal und versucht dann, die Ellenbogen seitwärts zu schieben, also weg vom Körper. In dieser Position kann der M. serratus anterior auch palpiert werden (► Abb. 4.16).

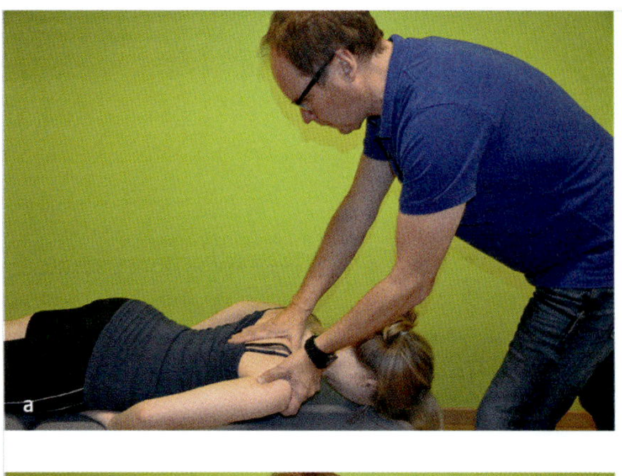

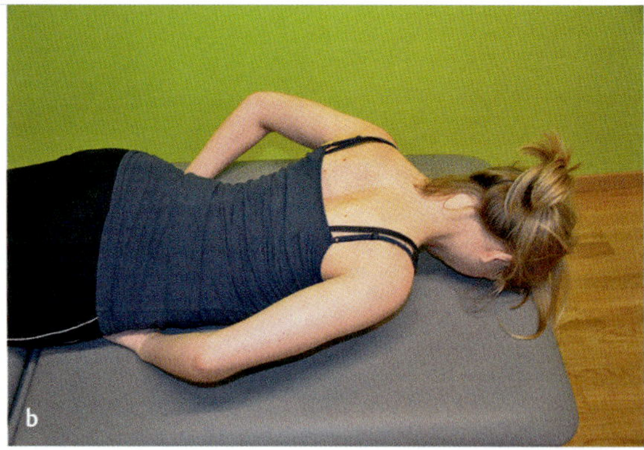

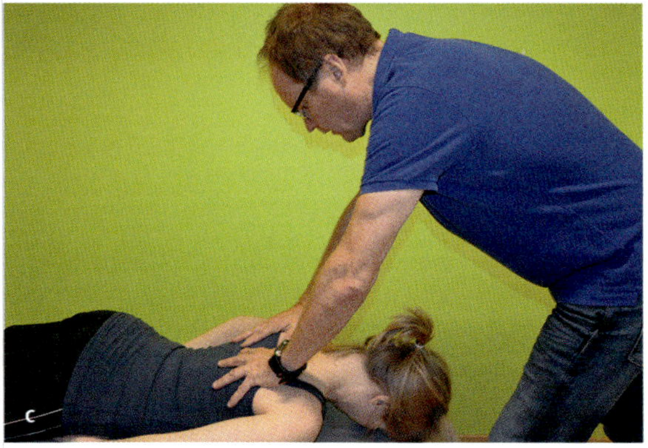

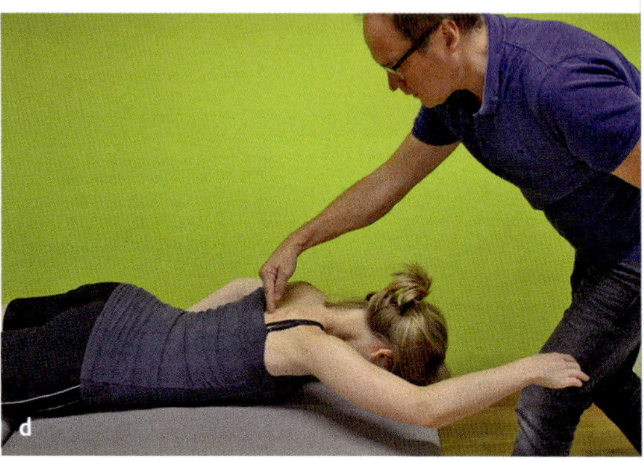

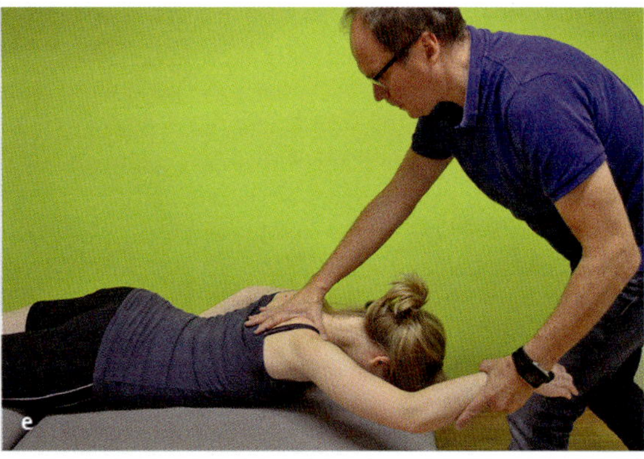

Abb. 4.13 Test für den M. trapezius ascendens. Das Schulterblatt muss in Depression bleiben. Es darf nicht tilten. Der untere Teil des M. trapezius ascendens muss so palpiert werden, dass die Spannung deutlich zu spüren ist. Der M. rhomboideus und der M. levator scapulae müssen locker bleiben (was in den Phasen d und e nicht ganz gelingt).

a Mit Hilfe
b ohne Hilfe
c gegen Widerstand
d mit eleviertem Arm
e Schwierigste Variante: Testen mit Widerstand an Skapula und am Arm

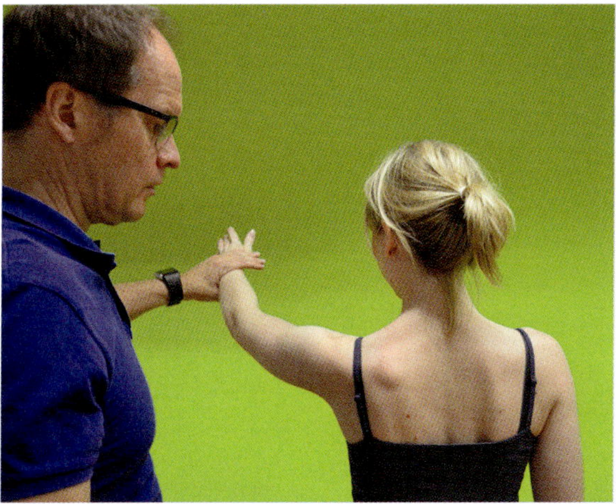

Abb. 4.14 Test 1 für den M. serratus anterior. Auch wenn der Therapeut am Oberarm Widerstand gegen die Elevation gibt, muss das Schulterblatt am Brustkorb anliegen.

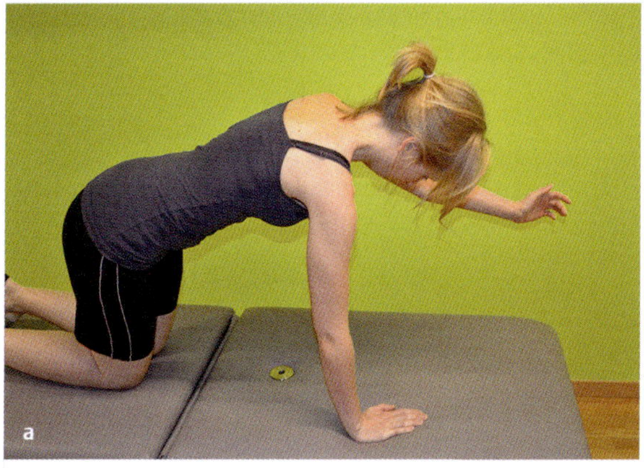

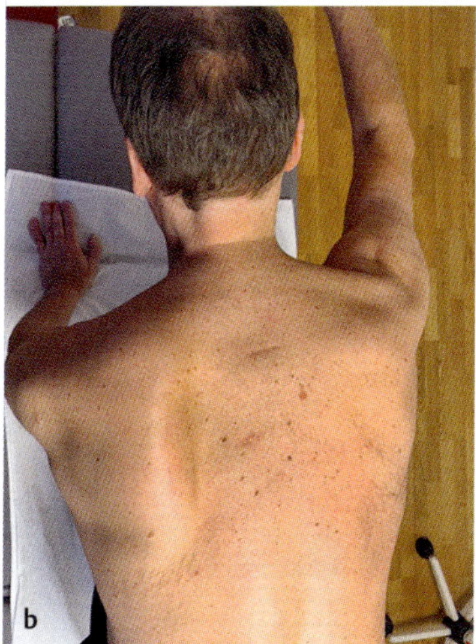

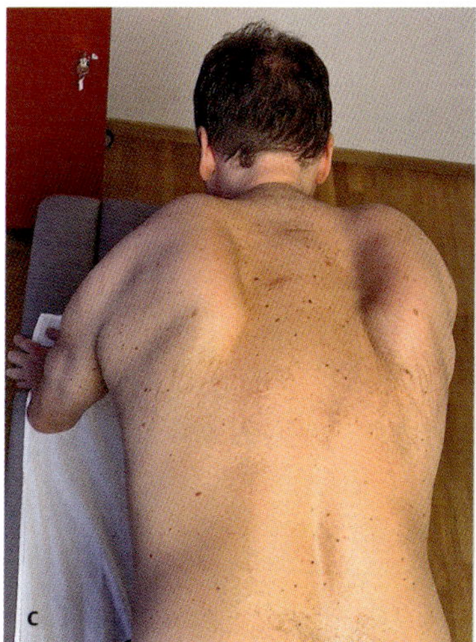

Abb. 4.15 Test 2 für den M. serratus anterior.

a Im Vierfüßlerstand wird am stützenden Arm beobachtet, ob sich die Skapula vom Thorax löst (Skapula alata).

b Skapula alata einseitig

c Skapula alata beidseitig

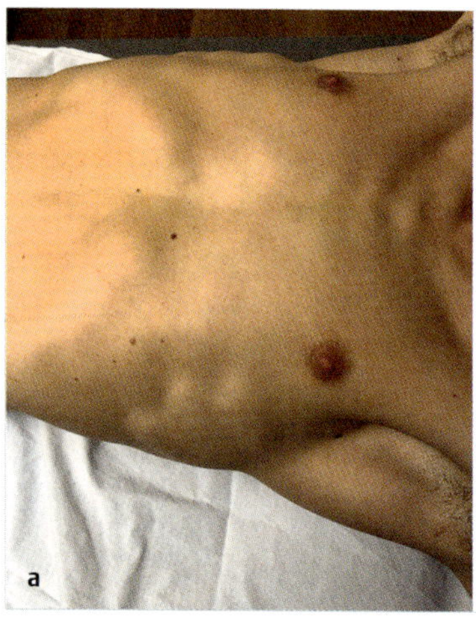

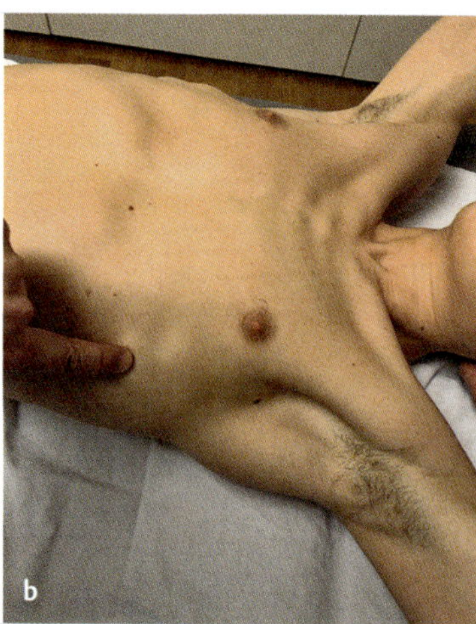

Abb. 4.16 Test 3 für den M. serratus anterior. Eine weitere Möglichkeit, den M. serratus anterior zu testen bzw. zu trainieren. Dabei korrigiert der Patient die Skapula zunächst nach dorsal-kaudal und schiebt dann die Ellenbogen zur Seite, weg vom Körper. Falls der Muskel einwandfrei funktioniert, kann er dabei auch palpiert werden.

4.3.2 Bewegungsdysfunktion des Schulterblatts: Steifigkeit

Bewegungsdysfunktionen, deren Ursache nicht im Glenohumeralgelenk liegt, können mit den folgenden sogenannten Stenvers-Tests untersucht werden (Baertschi et al. 2013).

- Test 1: In der vollen Elevation wird die Außenrotation des Schulterblatts getestet: Ist die Crista margo lateralis (also der in dieser Position am meisten lateral liegende Punkt der Skapula) in gleicher Linie mit der Achselhaarlinie? Oder steht der Angulus inferior zu sehr dorsal (▸ Abb. 4.17)? Der Test ist auffällig, wenn der Abstand der Crista margo medialis zur Achselhaarlinie mehr beträgt als die Breite eines Fingers.
- Test 2: Palpation der Klavikula: Während der Arm-Elevation wird getestet, ob sich die Klavikula bis ca. 50° Flexion zunächst nach oben bewegt und dann in der weiteren Bewegung unter den Fingern verschwindet (▸ Abb. 4.18). Der Test ist auffällig, wenn die Klavikula die den Palpationsfinger ab 60° weiter nach oben drückt.
- Test 3: Palpation zwischen C 7 und Th 1: Am Ende der Elevation rotiert das Segment in die ipsilaterale Rotation. Der Test ist auffällig, wenn diese Rotation nicht stattfindet (▸ Abb. 4.19).

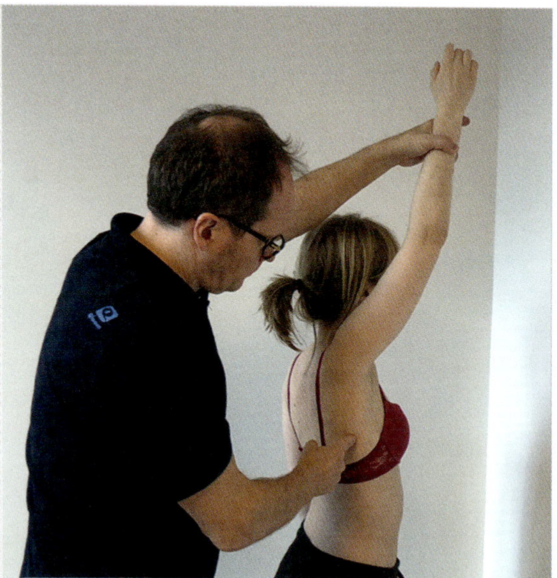

Abb. 4.17 Stenvers-Test 1. Ist die Crista margo lateralis in gleicher Linie mit der Achselhaarlinie?

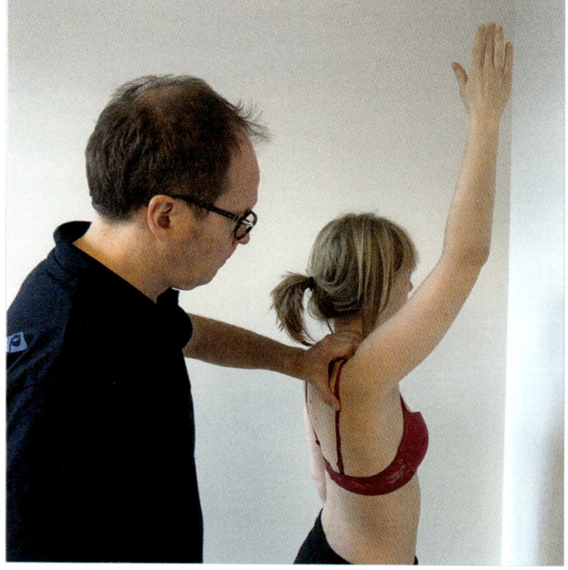

Abb. 4.18 Stenvers-Test 2. Normalerweise bewegt sich die Clavikula bei Elevation nach kranial und verschwindet dann bei ca. 50° Elevation weg von den Palpations-Fingern nach kaudal.

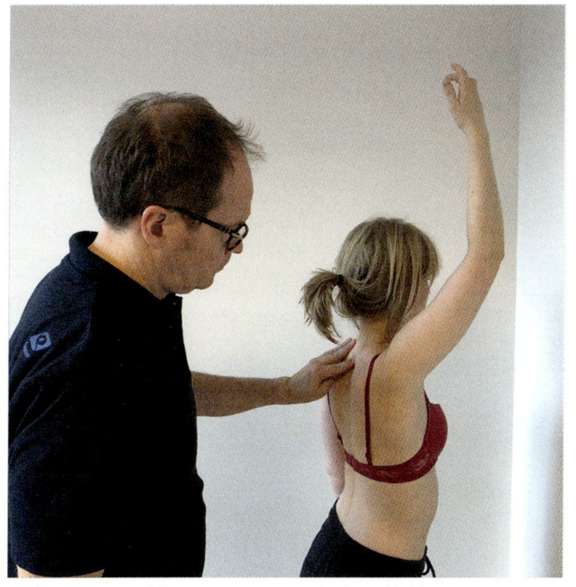

Abb. 4.19 Stenvers-Test 3. Normalerweise rotiert das Segment C 7/T 1 am Ende der Elevation ipsilateral.

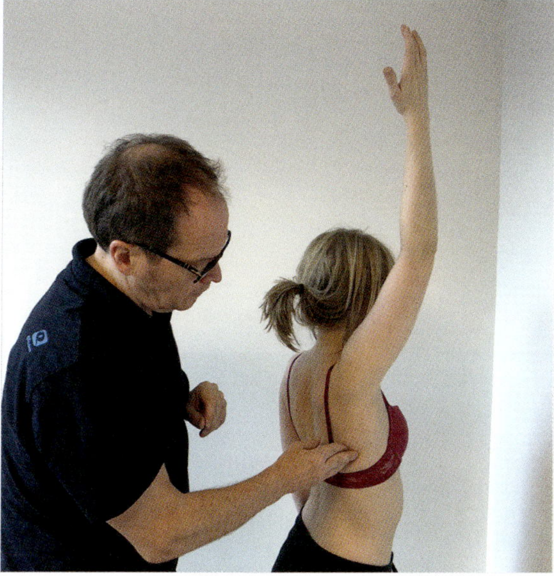

Abb. 4.20 Stenvers-Test 4. Normalerweise bewegt sich der Angulus inferior am Ende der Elevation in eine „Schlussrotation" nach kaudal und ventral.

- Test 4: Am Ende der Elevation bewegt sich der Angulus inferior der Skapula nach kaudal und ventral (quasi in eine „Schlussrotation"). Der Test ist auffällig, wenn diese Bewegung nicht stattfindet. (▶ Abb. 4.20).

4.4 Untersuchung der Beweglichkeit und der Bewegungskontrolle des Schultergelenks

An die Untersuchung der Skapula bei der Armhebung schließt sich die Untersuchung des Glenohumeralgelenks bei dieser Bewegung an:

Zunächst kann der Therapeut prüfen, ob sich die Symptome in der elevierten Position ändern, wenn die Position des Humeruskopfes im Verhältnis zur Skapula manuell (durch den Therapeuten) verändert wird (Lewis et al. 2016) (▶ Abb. 4.21). Es ist zudem wichtig, den jeweiligen Anteil von Schulterblatt und Schultergelenk bei der Bewegung im Blick zu haben. Falls sich das Schulterblatt bei der Hand-auf-Rücken-Bewegung vom Brustkorb abhebt, kann der Therapeut das Schulterblatt manuell stabilisieren und anschließend die Innenrotationsbewegung des Schultergelenks erneut testen. Verringert sich dadurch das Bewegungsausmaß, ist die Innenrotationsfähigkeit des Glenohumeralgelenks eingeschränkt (▶ Abb. 4.22).

Die Innenrotationsbewegung lässt sich alternativ auch in Rückenlage testen. Mit diesem Test können viele Aspekte eruiert werden (Comerford u. Mottram 2012):

- Ist die Innenrotation groß genug, ohne dass das Schulterblatt sich bewegt? Der optimale Wert ist 70° glenohumerale Innenrotation, ohne dass das Schulterblatt nachgibt.

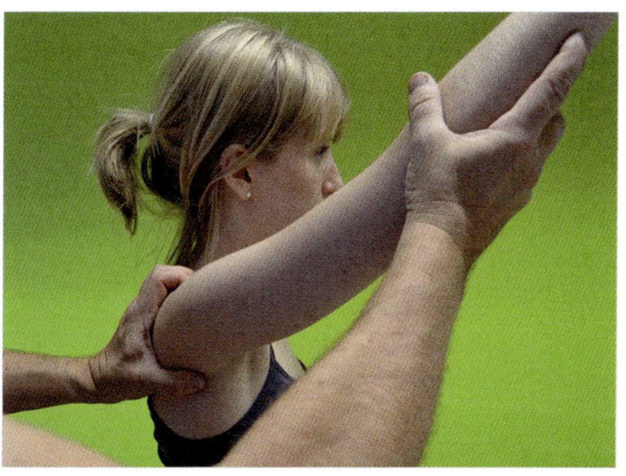

Abb. 4.21 Einfluss der Humeruskopfposition auf die Symptome. Am Ende der Elevation verändert der Therapeut manuell die Position des Humeruskopfes und prüft, ob sich dadurch die Symptome ändern.

- Lässt die Kontrolle des Schulterblatts nach? Falls ja, ist das Problem die Skapulakontrolle.
- Verschiebt sich der Humeruskopf im Verhältnis zum Glenoid nach vorne? Falls ja, könnte eine glenohumerale Instabilität vorliegen.

Mit diesem Test können somit mehrere Faktoren gleichzeitig geprüft werden:

- Bewegungsausmaß der glenohumeralen Innenrotation,
- Kontrolle der Skapula,
- Stabilität des Glenohumeralgelenks nach anterior.

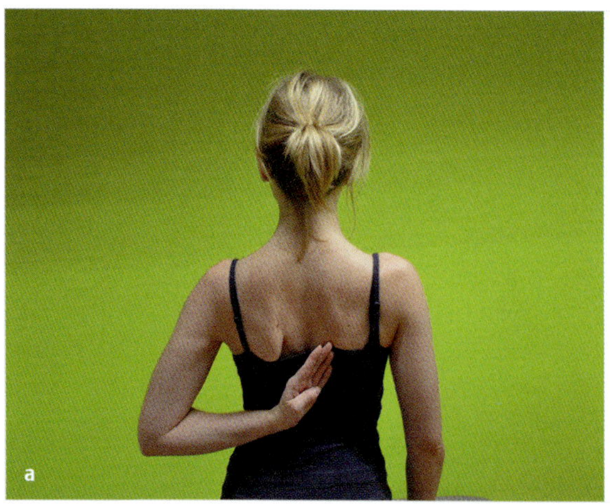

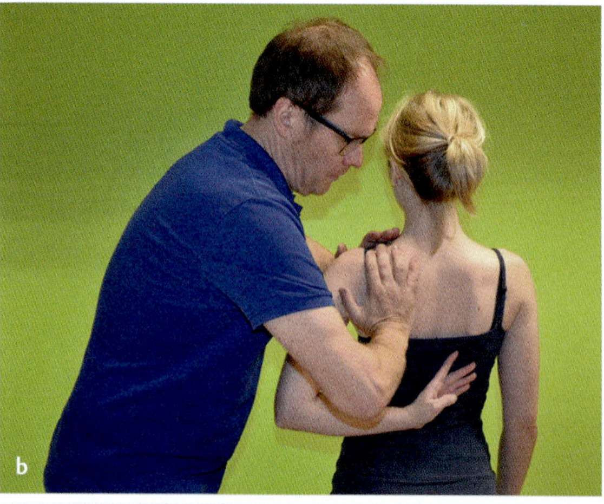

Abb. 4.22 Test der Innenrotationsbewegung des Schultergelenks. Ist die Innenrotation des Schultergelenks eingeschränkt, wenn das Schulterblatt passiv stabilisiert wird?

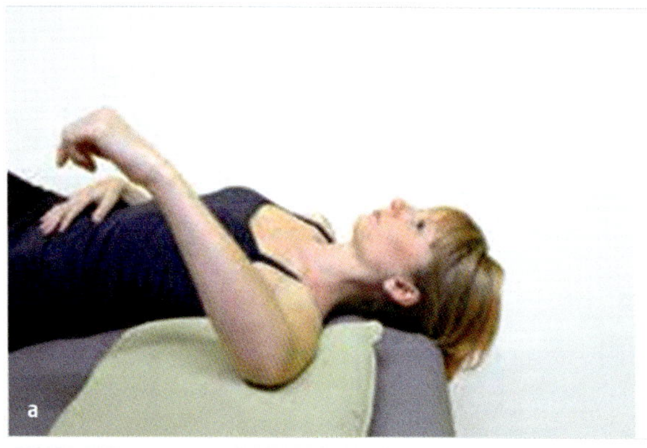

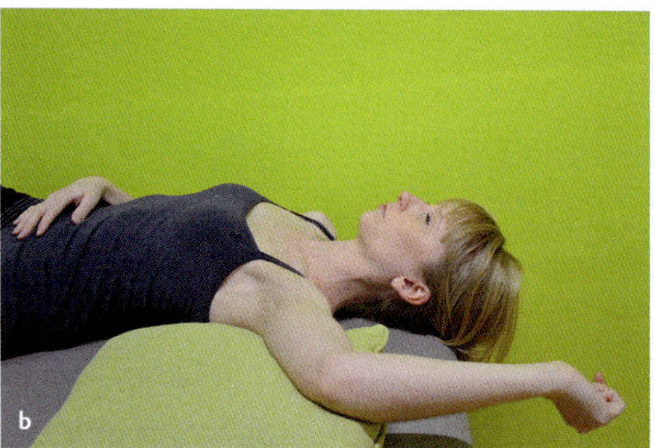

Abb. 4.23 Rotationstests des Schultergelenks.
a Innenrotationstest
b Außenrotationstest

Die Außenrotation kann ebenfalls in Rückenlage untersucht werden (▶ Abb. 4.23): Normalerweise sollten in 90° glenohumeraler Abduktion mindestens 90° Außenrotation möglich sein, eher sogar 110°. Ein häufig auftretendes Phänomen ist die Verschiebung der Rotationsachse: Die Innenrotation ist eingeschränkt (z. B. 50°), die Außenrotation dagegen vergrößert (z. B. 120°). Bei Wurfsportlern kann solch eine Verschiebung am Wurfarm normal sein – vorausgesetzt, der Unterschied zur anderen Hand beträgt nicht mehr als 20°. In diesem Fall ist die Verschiebung des Gesamtrotationsausmaßes in Richtung Außenrotation antrainiert, also eine „physiologische“ Anpassung an die Sportart.

Sportler, die auf der Wurfarmseite beispielsweise ein Bewegungsausmaß in Innenrotation von 50° und eines in Außenrotation von 130° haben, auf der „Nicht-Wurfarm-Seite“ dagegen eine Innenrotation von 70° und eine Außenrotation von 110°, gelten dementsprechend als „normal“ (Cools et al. 2008a, Cools et al. 2008b).

4.4.1 Impingement-Tests

Impingement-Tests für das Schultergelenk gibt es sehr viele; 5 davon sind ziemlich gut standardisiert:

- Neer (▸ Abb. 4.24a)
- Kennedy-Hawkins (▸ Abb. 4.24b)
- Jobe (Empty Can) (▸ Abb. 4.25)
- Isometrische Außenrotation (▸ Abb. 4.26)
- Painful Arc (▸ Abb. 4.27)

Diese Tests sind Provokationstests. Der Untersucher prüft somit, ob dabei der bekannte Schmerz des Patienten ausgelöst wird.

Sind von den 5 Impingement-Tests 3 positiv, ist davon auszugehen, dass es sich um ein Impingement handelt (Cools et al. 2008a). Allerdings erklärt das nicht, warum man Schmerzen hat, sondern nur, dass das Problem wahrscheinlich im subakromialen Raum liegt.

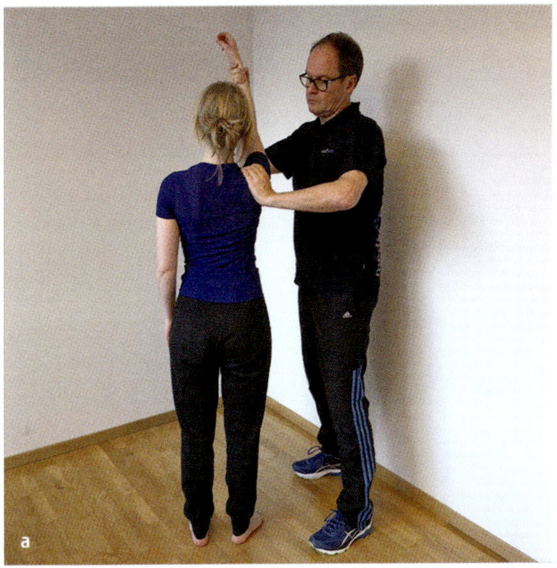

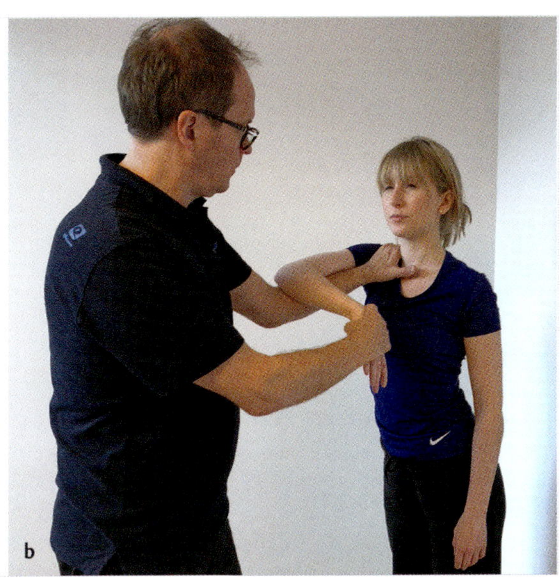

Abb. 4.24 Impingement-Tests.

a Impingement-Test nach Neer: Das Schulterblatt wird stabilisiert, das Schultergelenk passiv in die maximale Elevation gebracht. Entstehen dabei Symptome, gilt der Test als positiv.

b Impingement-Test nach Kennedy-Hawkins. Maximale Innenrotationsbewegung aus 90° Schultergelenkflexion. Entstehen dabei Symptome, gilt der Test als positiv.

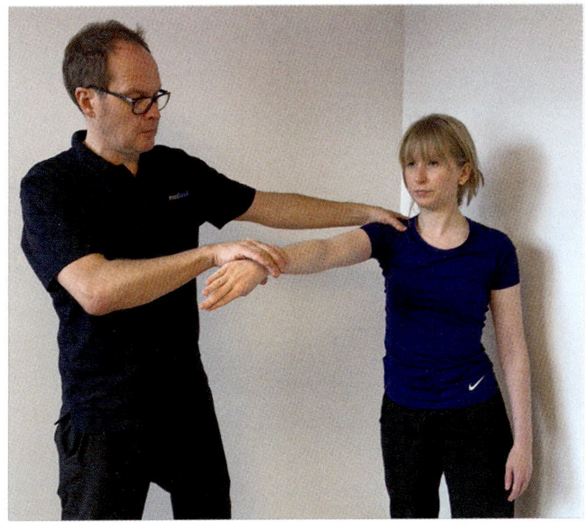

Abb. 4.25 Impingement-Test nach Jobe („Empty Can"). Widerstand gegen die Elevation aus maximaler Innenrotationsposition im Glenohumeralgelenk. Entstehen dabei Symptome, gilt der Test als positiv.

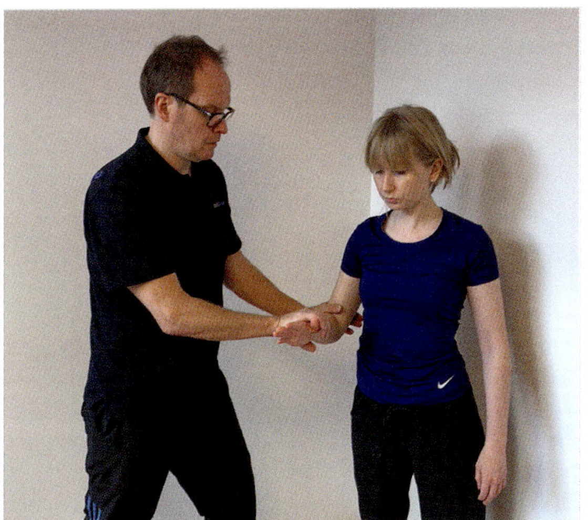

Abb. 4.26 Impingement-Test „isometrische Außenrotation". Isometrische Anspannung in glenohumerale Außenrotation. Werden dabei Symptome provoziert, gilt der Test als positiv.

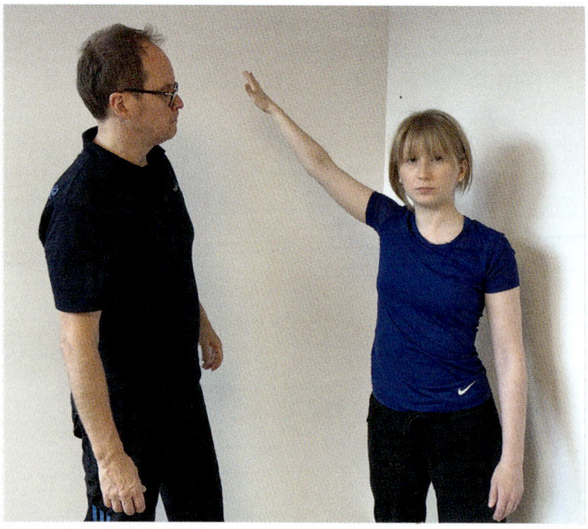

Abb. 4.27 Impingement-Test „Painful Arc". Aktive Abduktion. Der Test ist positiv, wenn der bekannte Schmerz zwischen ca. 60–120° provoziert wird.

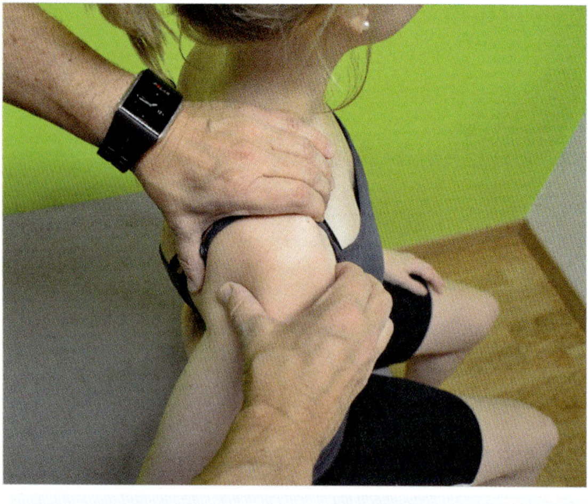

Abb. 4.28 Palpation der Sehne des M. supraspinatus. Der Zeigefinger der rechten Hand des Testers palpiert mit Unterstützung des Mittelfingers.

Liegt der Verdacht nahe, dass der Patient einen Riss in der Rotatorenmanschette hat, werden der Arm-drop- und der Lift-off-Tests eingesetzt:

Beim Arm-drop-Test muss der Patient seinen Arm in der vom Therapeuten eingestellten Position stabilisieren, nachdem der Therapeut den Arm losgelassen hat. Beim Lift-off-Test soll der Patient seine Hand zunächst hinter den Rücken nehmen und dann vom Rücken abheben. Gelingen diese Aufträge nicht, spricht das für einen Defekt der Rotatorenmanschette (Miller et al. 2008).

Merke

Impingement-Tests provozieren den Schmerz, falls es im subakromialen Zustand Irritationen gibt. Aber sie sagen nicht viel darüber aus, welche Struktur das Problem auslöst.

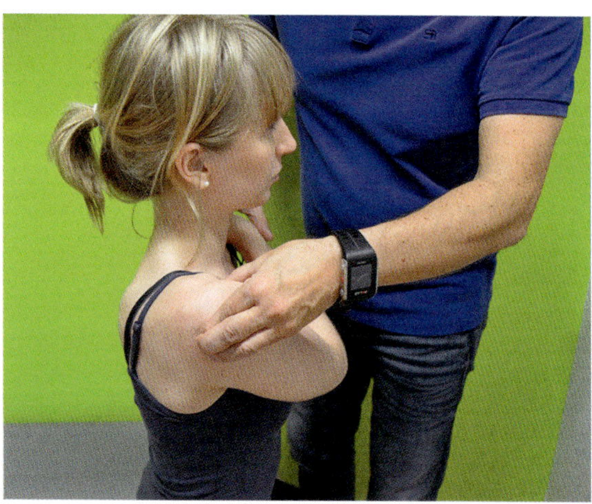

Abb. 4.29 Palpation des Ansatzes der Mm. infraspinatus und teres major. Der Zeigefinger der rechten Hand des Testers palpiert mit Unterstützung des Mittelfingers. Es lohnt sich, den Befund mit der Gegenseite zu vergleichen.

4.4.2 Isometrische Tests und Palpationstests

Isometrische Tests werden in Richtung glenohumerale Abduktion, Außen- und Innenrotation durchgeführt sowie in Richtung Ellenbogenflexion. Widerstandstests provozieren entweder Schmerzen, was auf eine irritierte Sehne hinweisen kann, oder decken Kraftlosigkeit auf, was möglicherweise ein Indiz für einen Defekt der Sehne bzw. eine Ruptur ist. Die Sehnenansätze sollen ebenfalls palpiert werden (▸ Abb. 4.28, ▸ Abb. 4.29, ▸ Abb. 4.30, ▸ Abb. 4.31).

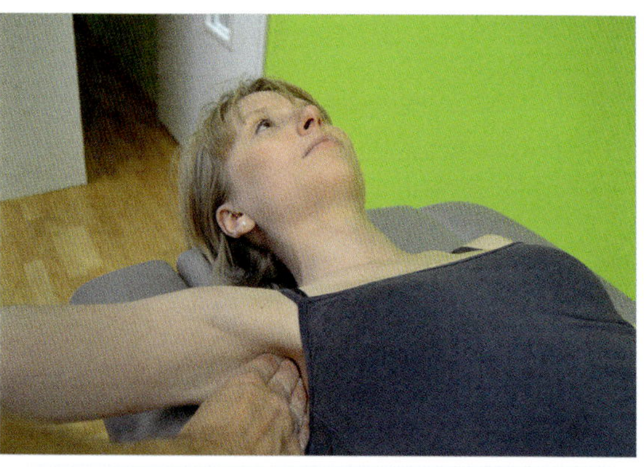

Abb. 4.30 Palpation des M. subscapularis. Dieser Muskel ist oft empfindlich. Es lohnt sich, vorsichtig zu sein und den Befund mit der asymptomatischen Seite zu vergleichen, um sicher zu gehen, dass keine falsch positiven Resultate vorliegen.

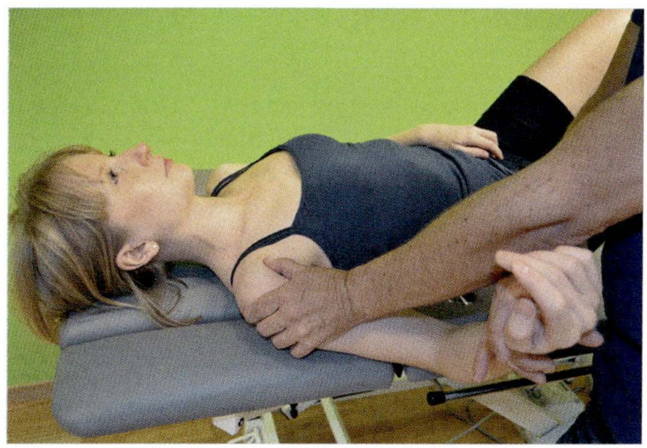

Abb. 4.31 Palpation der langen Bizepssehne. Der Tester sucht zunächst den Sulcus bicipitalis und rotiert dann den Arm, um die Sehne aufzufinden. Nun prüft er, ob durch die Palpation Symptome provoziert werden.

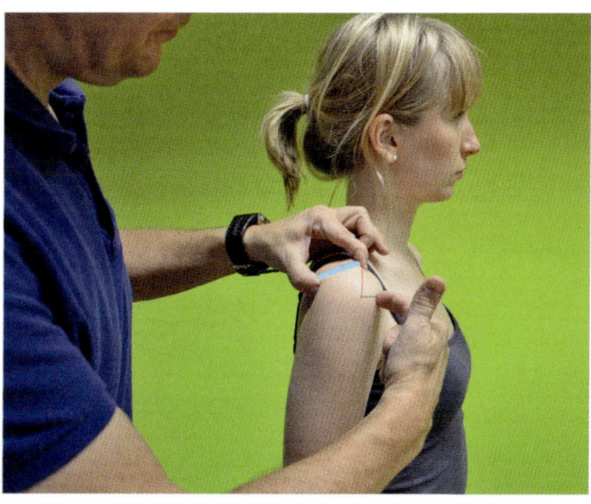

Abb. 4.32 Stellung des Humeruskopfes in anteriore Richtung. Als Normalposition gilt, wenn der Humeruskopf die Gesamtlänge des Akromions um nicht mehr als ein Drittel der Aktromionlänge nach anterior überragt.

Die Position des Humeruskopfes kann zudem mittels Palpation untersucht werden: Als Normalposition gilt, wenn der Humeruskopf die Gesamtlänge des Akromions um nicht mehr als ein Drittel der Akromionlänge nach anterior überragt (▸ Abb. 4.32, ▸ Abb. 4.33) (Comerford u. Mottram 2012).

Die kraniale Position des Humerus wird zwischen Akromion und Humerus palpiert (▸ Abb. 4.33). Falls dazwischen keine Stufe spürbar ist, bedeutet dies, dass der Humerus kranialisiert steht. In diesem Kontext lohnt es sich dann, zu kontrollieren, ob die Abduktion endgradig eingeschränkt ist, weil der Humeruskopf möglicherweise nicht ausreichend unter das Akromion gleiten kann.

Im Gegensatz dazu kann der Humeruskopf auch kaudalisiert sein, was in der gleichen Ausgangsstellung mit dem Sulkus-Test ▸ Abb. 4.34 überprüft wird. Eine manuelle Traktion in Längsachse des Humerus vergrößert den Raum über dem Humeruskopf zusätzlich. Falls der Humeruskopf dadurch deutlich, also einen halben Zentimeter oder mehr, nach unten „fällt“, spricht das für eine kaudale Instabilität.

Wichtig anzumerken ist: Auch wenn sich „Instabilität“ zunächst schlimm anhört, muss sie nichts bedeuten. Denn falls die Bewegungskontrolle in Ordnung ist, verursacht auch eine Instabilität nicht unbedingt Symptome. Instabilitäten in kaudale oder anteriore Richtung sind sehr häufig. Falls bei einem Patienten eine vorliegt, muss die muskuläre Kontrolle des Schulterblatts sowie des Schultergelenks bestmöglich sein. Zudem sollte in der Therapie das Wort „Instabilität“ nach Möglichkeit vermieden werden, da es ein sehr starkes Nocebo ist (siehe Kap. 4.4.3).

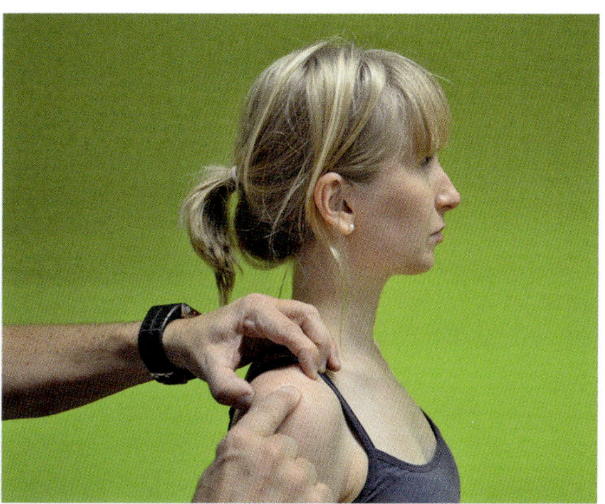

Abb. 4.33 Palpation der Position des Humeruskopfes. Ist zwischen Humerus und Akromion eine deutliche Schwelle zu erkennen? Falls nicht, steht der Humeruskopf zu weit kranial.

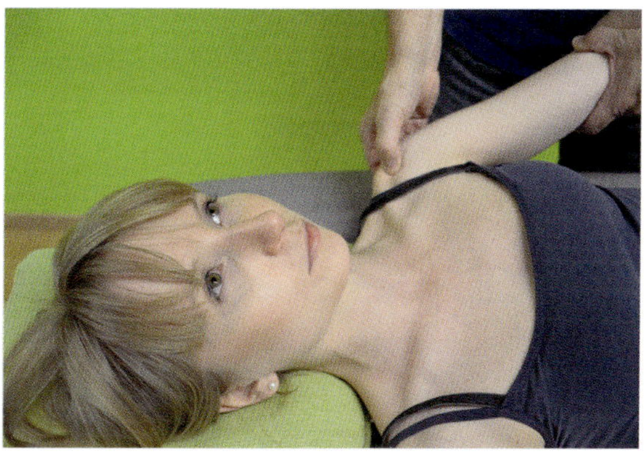

Abb. 4.34 Sulcus-Test. Bewegt sich der Humeruskopf durch eine Traktion in Längsrichtung *zu* leicht in die kaudale Richtung, kann dies ein Zeichen von Hypermobilität oder sogar Instabilität sein.

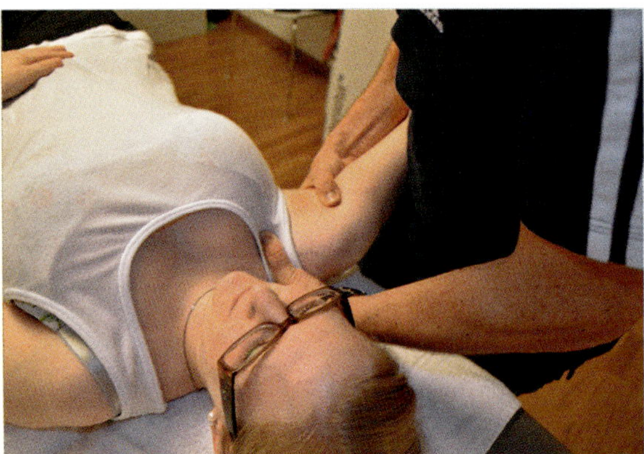

Abb. 4.35 Anterior-Drawer-Test. Der Test ist positiv, wenn sich der Humeruskopf bei fixiertem Schulterblatt deutlich nach vorne bewegt (> 1 cm).

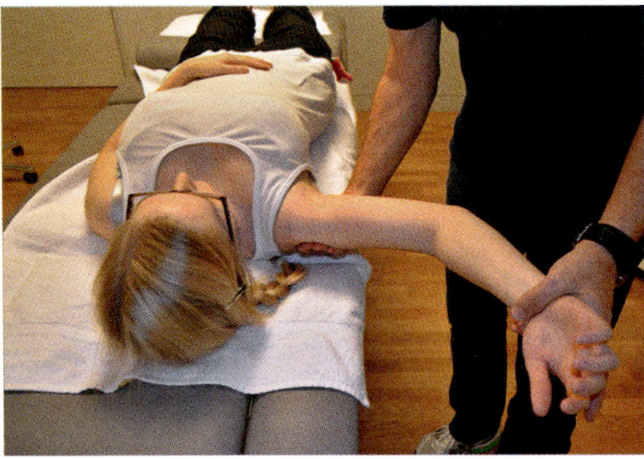

Abb. 4.36 Apprehension-Test. Der Test ist positiv, wenn sich der Patient erschreckt und eine Schutzspannung aufbaut, da er das Gefühl bekommt, seine Schulter könne luxieren.

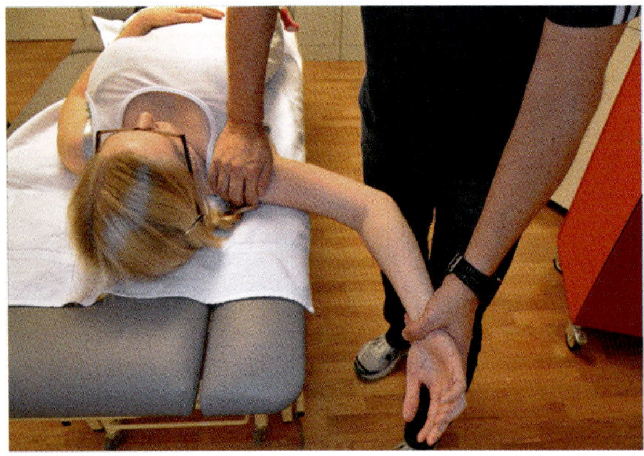

Abb. 4.37 Relocation-Test („umgekehrter" Apprehension-Test). Wenn der Untersucher den Humeruskopf von anterior manuell nach dorsal (in die „richtige" Position) schiebt und die Schmerzen dadurch gelindert werden, ist der Test positiv.

4.4.3 Stabilitätstests

Die Stabilität des Schultergelenks kann vor allem in anteriore, posteriore und kaudale Richtung getestet werden. Die Genauigkeit dieses Tests ist allerdings nicht sehr hoch (Gismervik et al. 2017; Biederwolf 2013): Selbst wenn der Test, beispielsweise aufgrund eines hohen Muskeltonus, negativ ist, kann eine Instabilität im Gelenk vorliegen. Umgekehrt kann der Test auch dann positiv sein, wenn die „entlarvte" Instabilität dem Patienten keine Beschwerden bereitet.

Die Diagnose „Instabilität" dem Patienten gegenüber zu erwähnen, birgt das Risiko, dessen Beschwerden zu verschlimmern. Denn dieses Wort ist mit dermaßen vielen negativen Assoziationen verbunden, dass es schnell zum Nocebo werden kann. Ein solcher Effekt wurde in mehreren Untersuchungen bestätigt (Benedetti et al. 2003; Benedetti et al. 2007; Colloca u. Benedetti 2007). Dementsprechend ist es ratsam, stattdessen Worte wie „sehr gut beweglich" etc. zu verwenden.

▸ Tests zum Prüfen der anterioren Stabilität

- Anterior Drawer Test (▸ Abb. 4.35). Der Test ist positiv, wenn sich der Humeruskopf bei fixiertem Schulterblatt deutlich nach vorne bewegt (> 1 cm).
- Apprehension Test (▸ Abb. 4.36). In maximaler Abduktions-Außenrotationsposition schiebt der Therapeut den Humeruskopf mit seiner Hand schnell und für den Patienten unerwartet in einer kleinen Bewegung von dorsal nach anterior. Der Test ist positiv, wenn sich der Patient erschreckt und eine Schutzspannung aufbaut, da er das Gefühl bekommt, seine Schulter könne luxieren.
- Relocation-Test (▸ Abb. 4.37): Dies ist quasi der umgekehrte Apprehension Test. Der Untersucher führt den Arm in eine Abduktions-Außenrotationsposition. Bei einer anterioren Instabilität kann diese Position Schmerzen provozieren. Wenn nun der Untersucher den Humeruskopf von anterior manuell nach dorsal (in die „richtige" Position) schiebt und die Schmerzen dadurch gelindert werden, ist der Test positiv.

Merke

Die Aussagekraft der Instabilitätstests ist schwach. Es ist also nicht möglich, ausschließlich auf Basis dieser Tests eine Diagnose zu erstellen. Viele Menschen haben eine Instabilität, aber keine Symptome; andere dagegen haben eine symptomatische Instabilität, aber die Muskelspannung beim Test verhindert, dass der entsprechende Test auffällig ist.

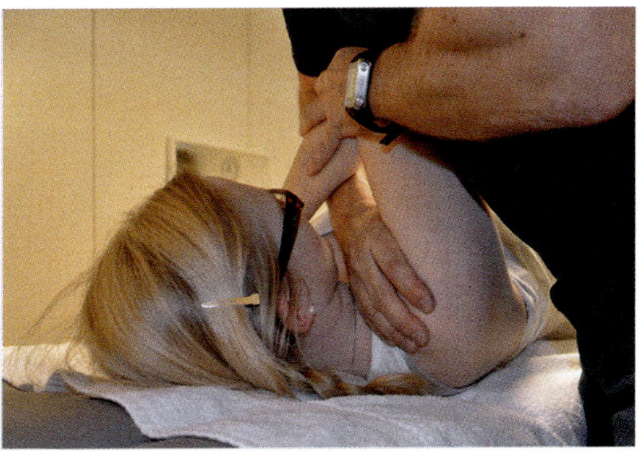

Abb. 4.38 Test auf posteriore Instabilität. Der Test ist positiv, falls der Humeruskopf sich deutlich bewegt oder in die posterior/laterale Richtung „springt".

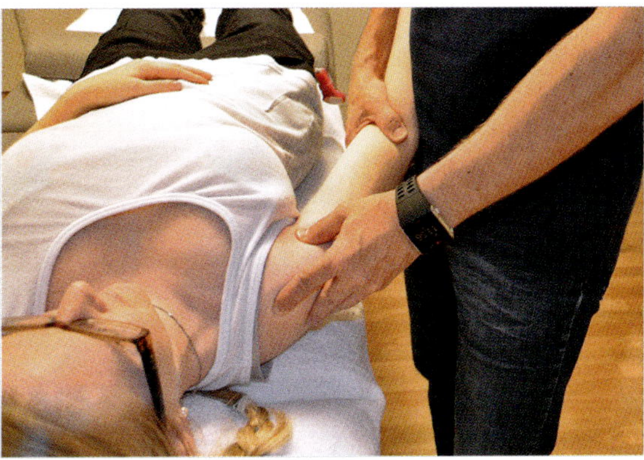

Abb. 4.39 Sulcus-Sign-Test zur Überprüfung auf eine kaudale Instabilität.

▶ Test auf posteriore Instabilität

- Der Arm wird in horizontale Abduktion und Innenrotation gebracht.
- In dieser Position wird der Humeruskopf nach lateral geschoben (▶ Abb. 4.38).
- Der Test ist positiv, falls der Humeruskopf sich deutlich bewegt oder in die posterior/laterale Richtung „springt".
- Posteriore Instabilitäten kommen ca. 6- bis 9-mal seltener vor als anteriore.

▶ Test auf kaudale Instabilität

- Dieser Test ist ähnelt dem Sulcus-Sign-Test, der im Rahmen der Palpation beschrieben wurde (▶ Abb. 4.39).
- Der Oberarm wird dabei in kaudale Richtung gezogen; der Tester palpiert den Abstand vom Humerus zum Akromion unter dem Akromion am Sulcus bicipitalis.
- „Springt" der Humeruskopf in kaudale Richtung und entsteht dabei eine deutliche Delle zwischen Humeruskopf und Akromion, ist der Test positiv.

Merke

Eine strukturelle Instabilität muss keine Probleme verursachen. Eine gute Muskel- und Bewegungskontrolle kann die Schulter funktionell stabilisieren.

4.5 Behandlung von Schulter- und Schultergelenkproblemen mittels Mobilisation

Es liegt wohl an den Vorlieben des Therapeuten, ob er die Schulter zuerst passiv behandelt, damit der Patient eine normale Beweglichkeit erreicht, oder er die Therapie mit aktiven Übungen beginnt. Meiner Meinung nach ist es sinnvoll, die Therapie mit Mobilisation zu beginnen, dem Patienten aber direkt auch einfache Kontroll- und Kraftübungen für zu Hause mitzugeben. Als simple Regel gilt: Beginne mit dem, was am meisten auffällt.

4.5.1 Mobilisation der Schulterblätter

Falls das Schulterblatt steif ist und Mobilisation erforderlich, eignet sich dafür am besten die Seitenlage. ▶ Abb. 4.40 zeigt eine typische Mobilisation für ein steifes Schulterblatt. Meist sind dabei auch die schulterblattstabilisierenden Muskeln verspannt. (M. trapezius pars descendens und ascendens sowie M. serratus anterior). Es lohnt sich, das Schulterblatt aktiv und assistiv in jede Richtung zu mobilisieren.

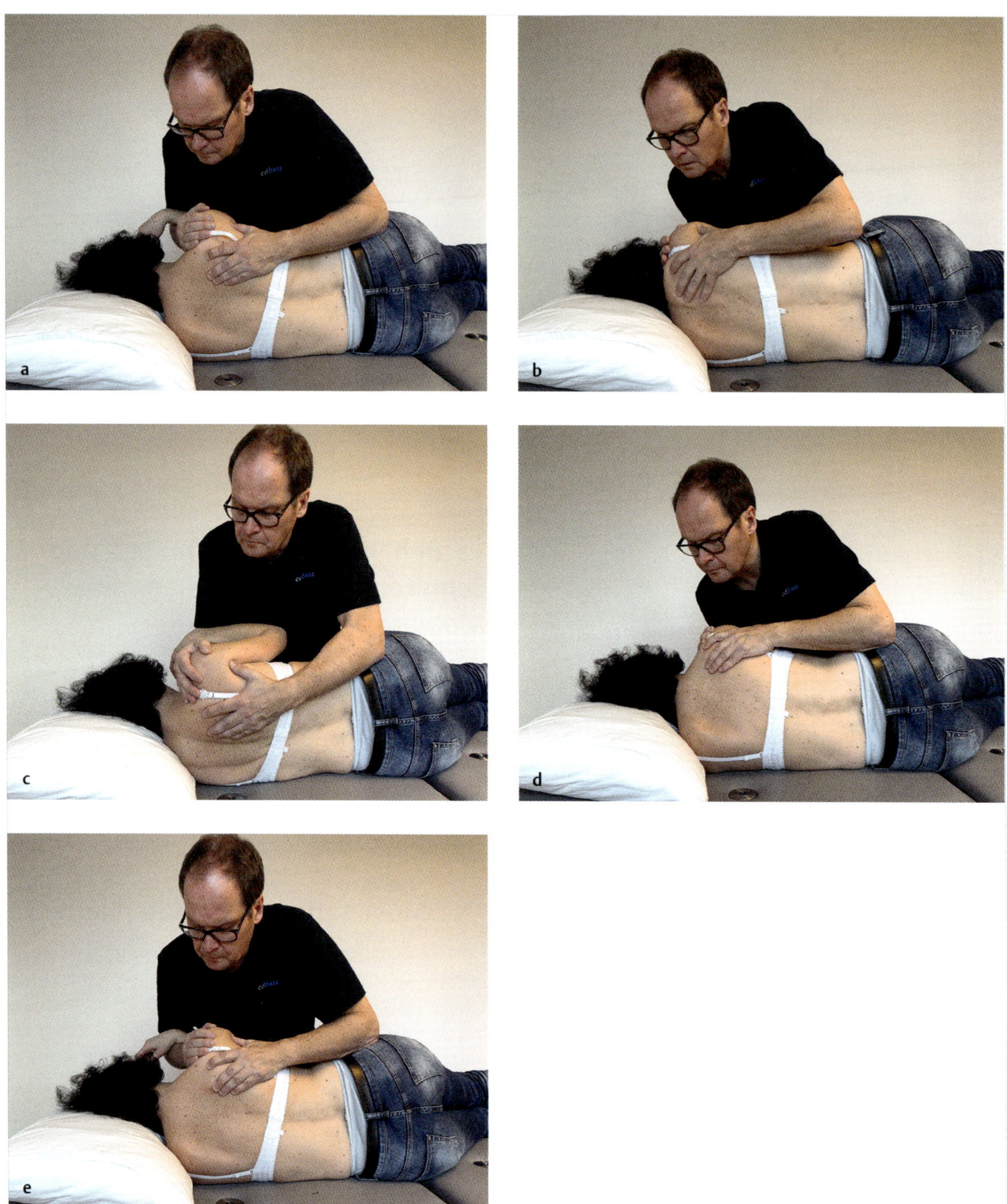

Abb. 4.40 Mobilisation der Skapula. Es lohnt sich, auch aktiv-assistiv vorzugehen.

4.5.2 Mobilisation des Schultergelenks

Ein Schultergelenk kann in jede Richtung steif sein. Die Steifigkeit in Richtung Innenrotation ist wahrscheinlich die am häufigsten vorkommende.

▶ Mobilisation der Innenrotation

- Locking Position (▶ Abb. 4.41). Für diese Mobilisation nach Maitland wird der Humerus in Innenrotation und Retraktion eingestellt und dann in die maximale Abduktion gebracht. Dort mobilisiert der Therapeut den Oberarm mittels eines „drehenden" Griffs in Richtung Innenrotation. Diese Bewegung ist klein und findet am Ende des Bewegungsradius statt.
- Mobilisation des Humeruskopfes in anterior-posteriore (AP) Richtung: Die Hand des Patienten liegt auf dem Rücken, sodass das Glenohumeralgelenk in Innenrotation eingestellt ist (▶ Abb. 4.42). In dieser Position mobilisiert der Therapeut den Humeruskopf nach dorsal. Falls die Schulter gereizt ist und am Ende der Bewegung große Schmerzen auftreten, kann das Gleiche auch durchgeführt werden, ohne dass die Hand auf dem Rücken liegt (▶ Abb. 4.43).
- Alternativ kann der Patient auch auf der Seite liegen. Dabei fixiert der Therapeut das Schulterblatt während der Mobilisation von hinten. (▶ Abb. 4.44).
- Oft sind die dorsale Gelenkkapsel und die Ansätze der Außenrotatoren sehr verspannt. Diese können mit Querfriktionen (Deep Frictions) (▶ Abb. 4.45) behandelt werden. Im M. infraspinatus findet man zudem häufig Triggerpunkte
- (▶ Abb. 4.46) zeigt eine Selbstmobilisation bei eingeschränkter Innenrotation („Sleeper Strech").

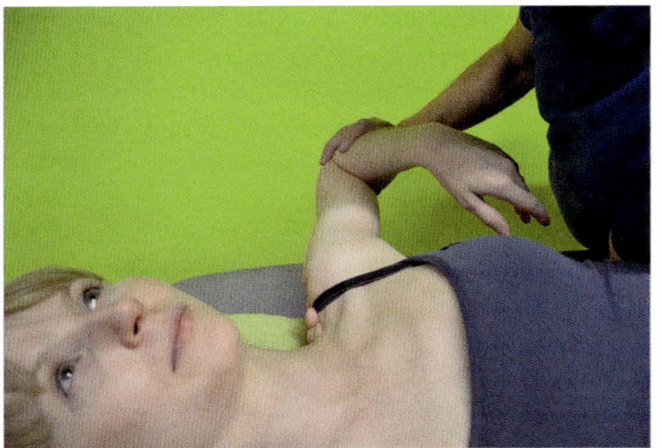

Abb. 4.41 Locking-Position-Mobilisation nach Maitland. Diese Mobilisation eignet sich vor allem für die Behandlung von Innenrotationseinschränkungen.

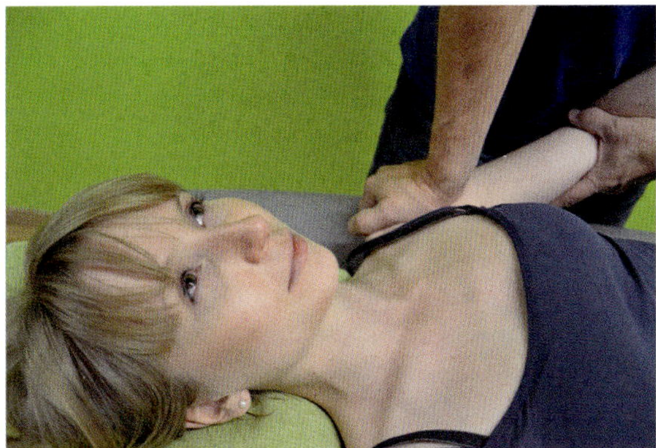

Abb. 4.42 AP-Mobilisation des Humeruskopfes.

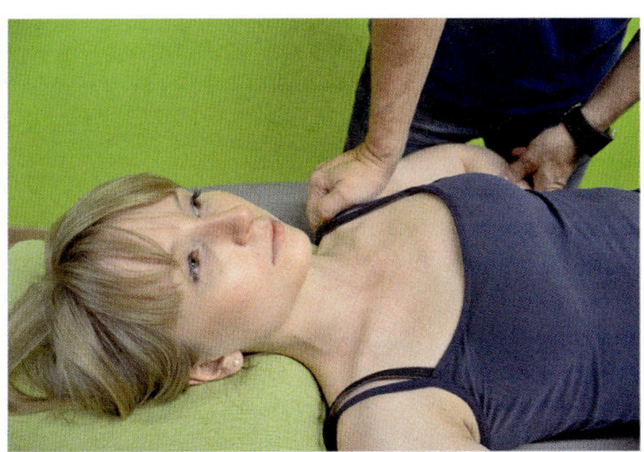

Abb. 4.43 AP-Mobilisation mit der Patienten-Hand hinter dem Rücken. Diese Mobilisation ist recht „aggressiv", weshalb sie mit Vorsicht angewendet werden sollte.

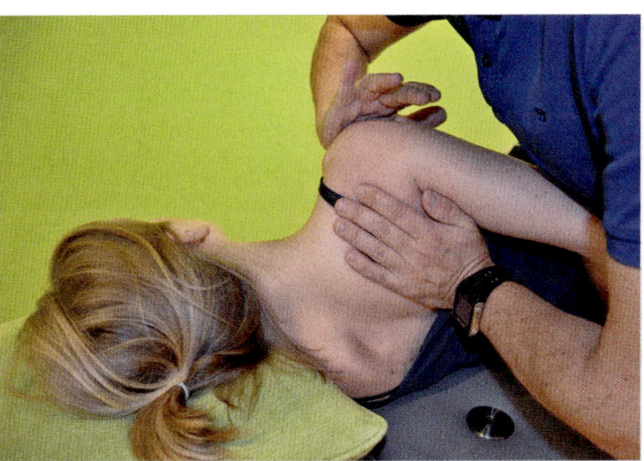

Abb. 4.44 AP-Mobilisation des Humeruskopfes in Seitenlage. Diese Mobilisation ist besonders geeignet, wenn der Patient seine Hand nicht auf den Rücken legen kann.

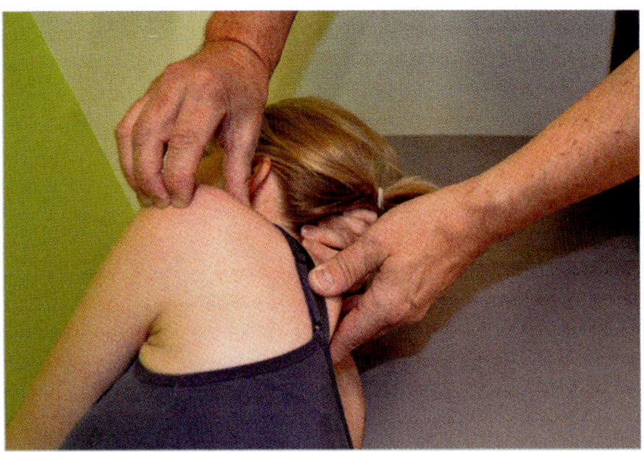

Abb. 4.45 Querfriktionen der Ansätze der Außenrotatoren. Diese Intervention ist erforderlich, wenn es um „Posterior Tightness“ des Glenohumeralgelens geht.

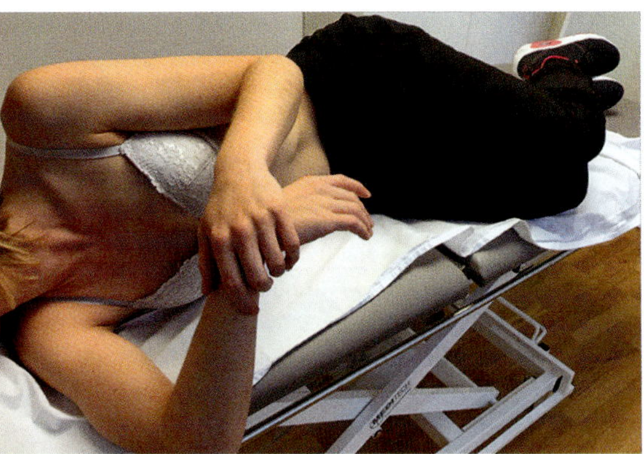

Abb. 4.47 Sleeper Strech als Automobilisation bei Innenrotationseinschränkung im Glenohumeralgelenk.

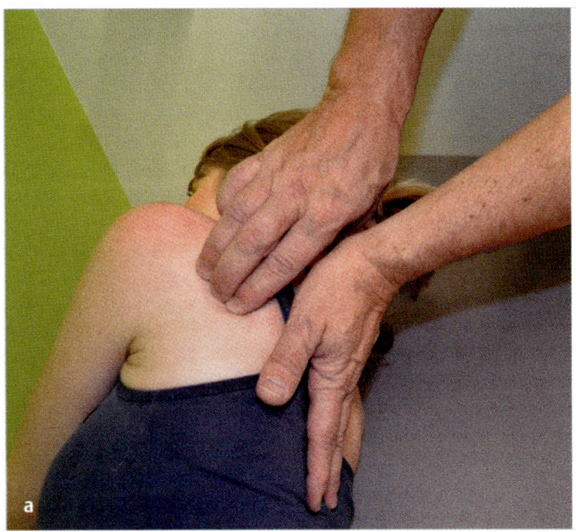

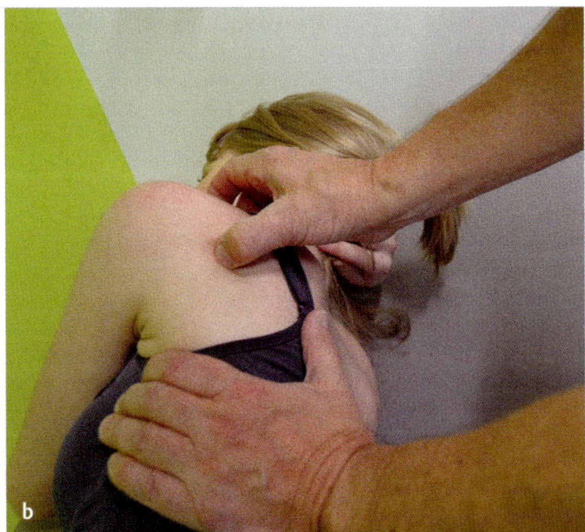

Abb. 4.46 Behandlung von Triggerpunkten im M. infraspinatus. Triggerpunkte in diesem Bereich sind ein typischer Befund bei Schulterproblemen.

► **Mobilisation der Elevation**

- Quadrant-Mobilisation nach Maitland (Maitland et al. 2006): Sie ist geeignet, wenn die Einschränkung am Ende der Elevationsbewegung und die Schulter relativ reizfrei ist (► Abb. 4.48). Das Schulterblatt wird dabei unter dem Rücken fixiert, damit die Bewegung nur im Glenohumeralgelenk stattfindet. Das Schultergelenk wird so in die glenohumerale Abduktionsposition gebracht, dass der Oberarm etwa in Richtung des gegenüberliegenden Hüftgelenks zeigt. In dieser Position versucht der Therapeut nun mit angulierenden Bewegungen, das Bewegungsausmaß zu verbessern. Die Quadrant-Mobilisation ist nicht geeignet, wenn die Schulter sehr schmerzhaft oder irritierbar ist.
- PA-Mobilisation in Bauchlage (► Abb. 4.49). Diese Behandlung ist geeignet, wenn die Einschränkung am Ende der Bewegung ist.
- Traktion: Sie kann helfen, ein gereiztes Gelenk zu beruhigen. (► Abb. 4.50).

Merke

Passive Mobilisation alleine ist nicht sehr wirkungsvoll. Kombiniert man sie jedoch mit Übungen, erreicht man oft schnellere Ergebnisse.

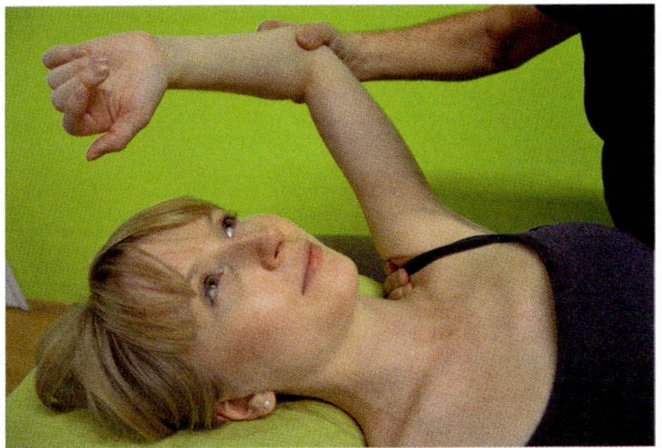

Abb. 4.48 Quadrant-Mobilisation nach Maitland. Die Quadrant-Mobilisation ist eine sehr alte Methode, kann aber bei einer endgradig eingeschränkten Elevation helfen und eignet sich auch für Frozen-Shoulder-Fälle.

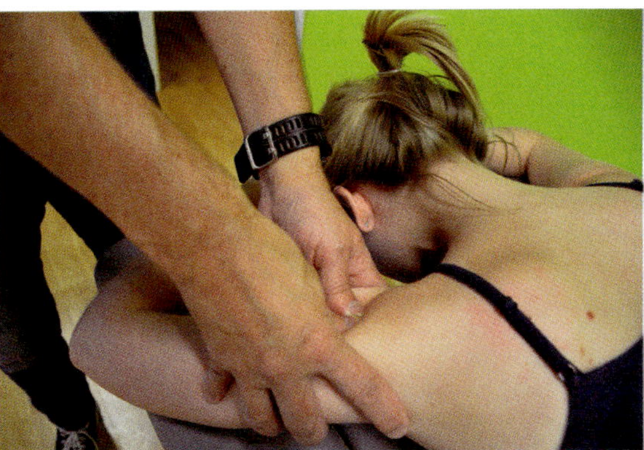

Abb. 4.49 PA-Mobilisation in Bauchlage. Diese Technik eignet sich gut für endgradige Mobilisation reizfreier Schultern.

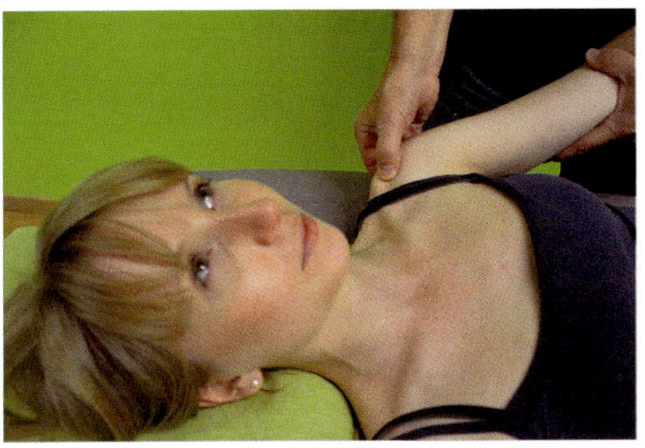

Abb. 4.50 Traktion. Traktion kann auf gereizte Schultern eine beruhigende Wirkung haben.

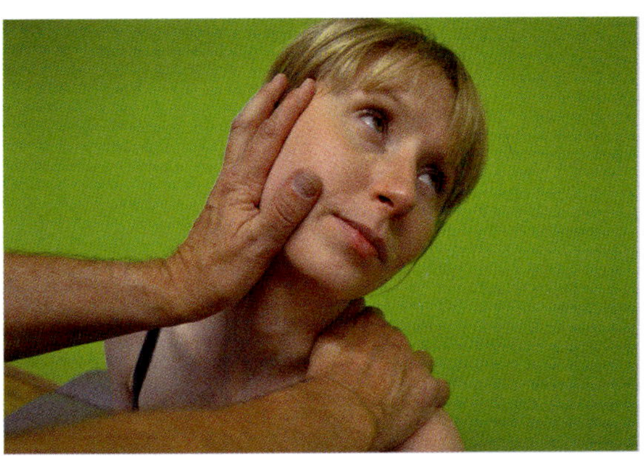

Abb. 4.51 Spurling-Test. Dieser Test eignet sich, um eine Nervenwurzelproblematik an der Halswirbelsäule auszuschließen.

4.5.3 Die Rolle von Halswirbelsäule und Brustwirbelsäule bei Schulterschmerzen

Hals- als auch Brustwirbelsäule sowie die Rippen können ihren Anteil an Schulterprobleme haben. Daher lohnt es sich, diese Bereiche mit Provokationstests zu prüfen und, falls es Befunde gibt, mit den gleichen Handgriffen und manuellen Mobilisationen zu behandeln. Die Tests sind positiv, falls sich dadurch die Symptome an der Schulter des Patienten provozieren lassen. Allerdings fördert die Untersuchung von HWS und BWS/Rippen oftmals auch „nur" Steifigkeiten und lokale Schmerzen zutage. Dies rechtfertigt i. d. R. dennoch eine Probebehandlung – also manuelle Mobilisationen der auffälligen Stellen mit anschließenden Re-Tests, um zu prüfen, ob sich die Befunde an der Schulter (Schmerz oder Beweglichkeit) durch die Mobilisation verändert haben.

▸ Abb. 4.51 zeigt den sogenannten Spurling-Test, der gut geeignet ist, um eine Nervenwurzelirritation auszuschließen. Dabei rotiert der Patient seinen Kopf, der Therapeut führt diesen dann so weit wie möglich weiter in Richtung Extension/gleichseitiger Lateralfelxion. Falls der Test negativ ist, also keine ausstrahlende Symptomatik provoziert wird, hat der Patient mit großer Wahrscheinlichkeit keine Nervenwurzelirritation.

Merke

Nacken und Brustwirbelsäule/Rippen können Auslöser oder unterhaltender Faktor von Schulterschmerzen sein. Ob diese Bereiche am Schulterproblem des Patienten beteiligt sind, lässt sich am besten durch eine Probebehandlung herausfinden.

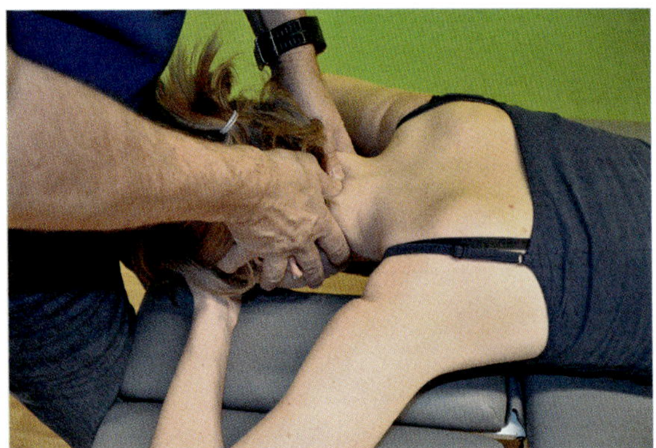

Abb. 4.52 **PA-Mobilisation der Halswirbelsäule.**

▶ Abb. 4.52 zeigt eine unilaterale posterior-anteriore (PA) Mobilisation/Provokation der Halswirbelsäule (hier auf dem Niveau C 2). Bei Schulterbeschwerden lohnt es sich, diese Untersuchung bzw. Mobilisation bei den Segmenten C 2–C 7 durchzuführen.

Das gleiche gilt für die umgekehrte Bewegungsrichtung (AP; ▶ Abb. 4.53). Die AP-Mobilisation der HWS ist ein guter Test und gleichzeitig eine gute Mobilisation; sie muss aber sehr sorgfältig durchgeführt werden (Maitland et al. 2006): Der Daumen wird möglichst flächig hinter dem M. sternocleidomastoideus auf die Vorderseite des jeweiligen Processus transversus der HWS gelegt. Mit dem Daumen der anderen Hand unterstützt man den Griff. Die Bewegung ist vor allem eine Hebe- und Druckbewegung. Der Druck sollte nicht zu stark sein, da ansonsten die Gefahr besteht, dass dadurch ein Schmerz provoziert

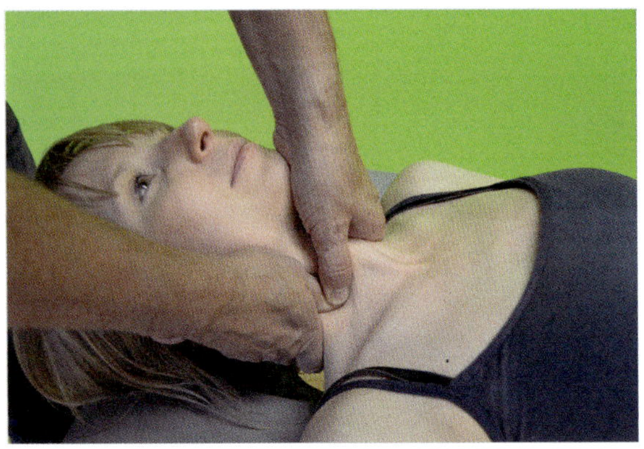

Abb. 4.53 **AP-Mobilisation der Halswirbelsäule.** Bei Schulterproblemen finden sich dabei überraschend häufig Befunde. Daher ist es sinnvoll, diese Untersuchung und ggf. Mobilisation bei Patienten mit Schulterproblemen durchzuführen.

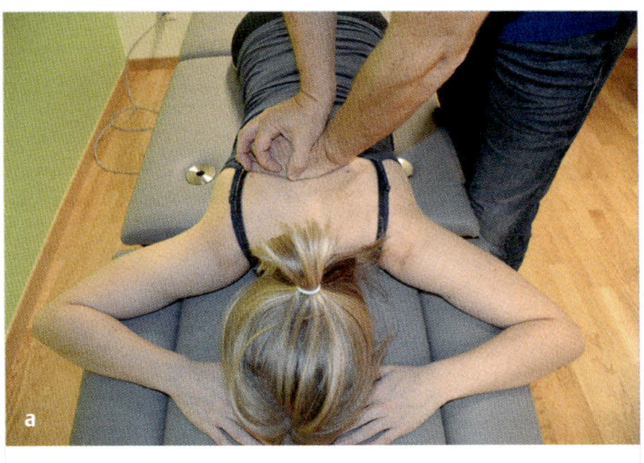

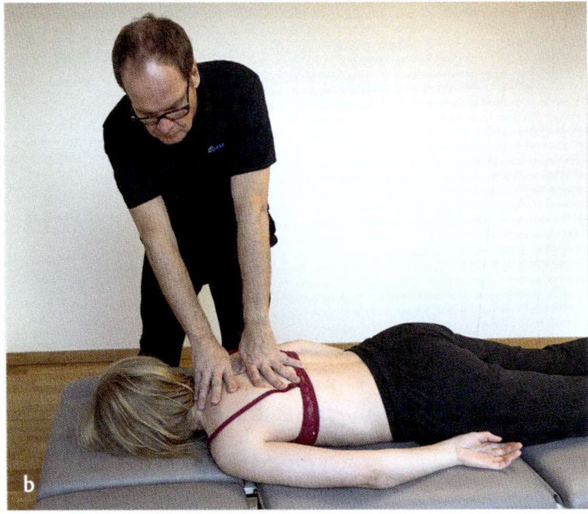

Abb. 4.55 **PA-Mobilisation der Brustwirbelsäule.**
a zentral
b unilateral

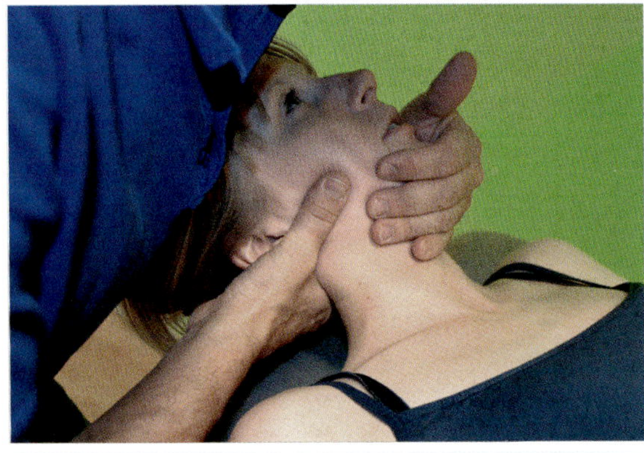

Abb. 4.54 **Physiologische Mobilisation der Halswirbelsäule (Rotation und/oder Lateralflexion).**

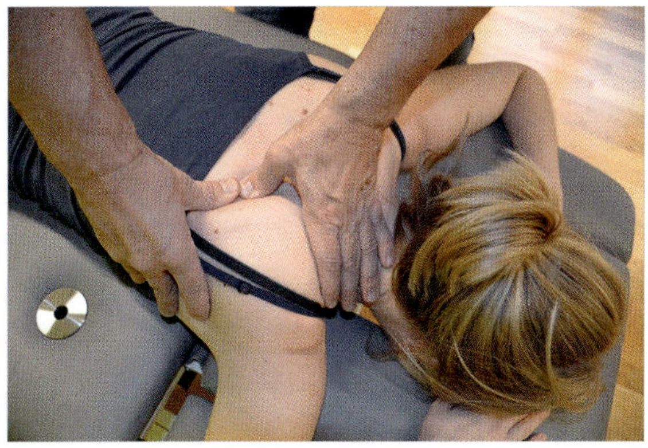

Abb. 4.56 PA-Mobilisation der Rippen.

wird, obwohl die Segmente in Ordnung sind (falsch-positives Ergebnis). PA- und AP-Mobilisation sind akzessorisch, also nicht physiologisch; d. h. der Patient selbst kann diese Bewegungen nicht ausführen. Als Mobilisation in eine physiologische Bewegungsrichtung können segmentale Rotations- oder Lateralflexionsmobilisationen verwendet werden (▶ Abb. 4.54). Hier zeigen sich häufig Befunde. Ob diese direkt mit den Symptomen der Schulter zu tun haben, klärt sich normalerweise mit der Probebehandlung auf.

An der Brustwirbelsäule werden PA- und unilaterale Richtungsgriffe als Mobilisation und Provokation angewendet (▶ Abb. 4.55) (Maitland et al. 2006). In ▶ Abb. 4.56 ist der gleiche Griff für die Rippen (hier: Rippen 4/5) zu sehen.

4.6 Übungen für Schultergürtel und Schultergelenk

4.6.1 Bewegungskontrolle sowie Übungen für einzelne Muskeln

Es gibt mehrere Möglichkeiten, Schulter und Schultergelenk zu trainieren. Wie man beginnt, hängt grundsätzlich davon ab, wie gereizt und schmerzempfindlich die Schulter ist. Ist das Gewebe irritierbar, beginnt man mit schmerzfreien Übungen bzw. mit der Aktivierung spezifischer Muskeln ohne Bewegung (M. serratus, M. trapezius pars ascendens und descendens; ▶ Abb. 4.12, ▶ Abb. 4.13, ▶ Abb. 4.14, ▶ Abb. 4.15, ▶ Tab. 4.2). Oder auch mit Übungen, um beispielsweise den Humeruskopf zu kaudalisieren (▶ Abb. 4.57, ▶ Abb. 4.58, ▶ Abb. 4.59, ▶ Abb. 4.60).

Tab. 4.2 Irritierbarkeit des Gewebes.

Irritierbarkeit des Gewebes ist hoch, falls	Bei hoher Irritierbarkeit zu beachten ist, dass
• kleine Bewegung große Schmerzen verursachen. • wenig Bewegung Schmerzen verursacht, die lange anhalten. • Schmerzen schon bei täglichen Beschäftigungen entstehen.	• es sich um eine zentrale Sensitisation handeln kann. • die mit psychologischen Faktoren wie Ängsten, Mystifikation oder Katastrophisierung zusammenhängen kann.
In diesem Fall	**In diesem Fall**
• muss die Behandlung vorsichtig proportioniert werden.	• darf die Behandlung nicht zu passiv sein. • steht die Beratung des Kunden im Vordergrund.

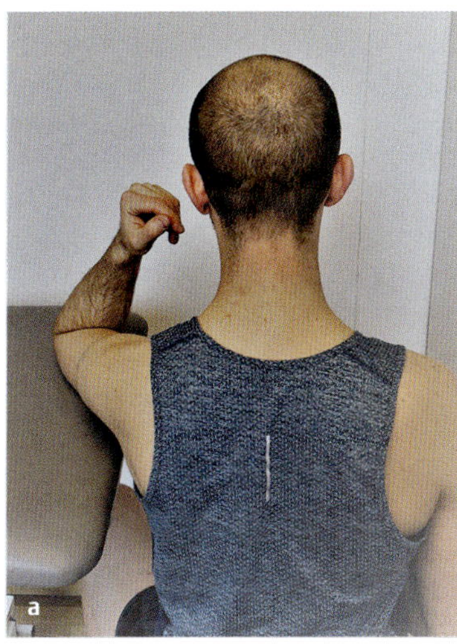

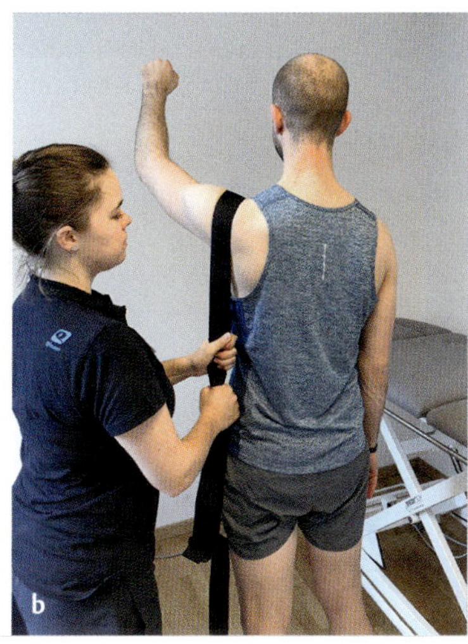

Abb. 4.57 Aktive Kaudalisation des Humeruskopfes.

a Der Ellenbogen ist aufgestützt und locker. Der Patient drückt die Schulter und damit den Humeruskopf aktiv nach unten.

b Derselbe Ablauf, nur mithilfe eines Mobilisationsgurtes

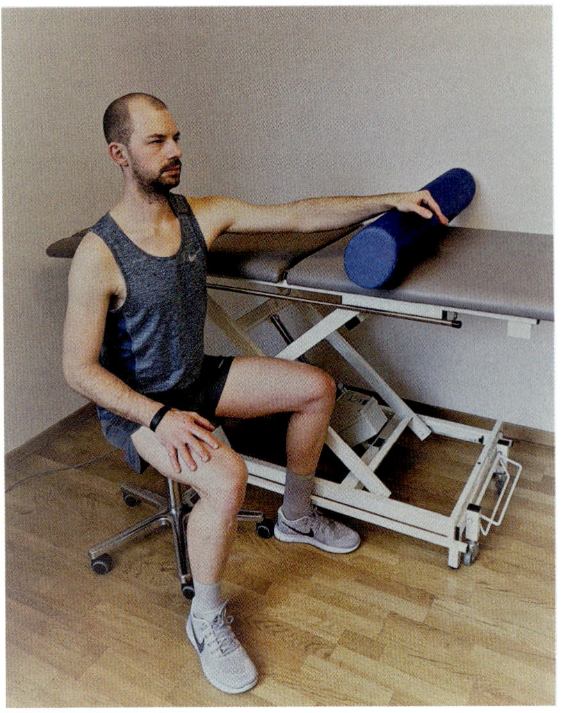

Abb. 4.58 Leichte, assistive Elevationsbewegung im Sitzen. Diese Bewegung sorgt für eine aktive Kaudalisierung des Humeruskopfes.

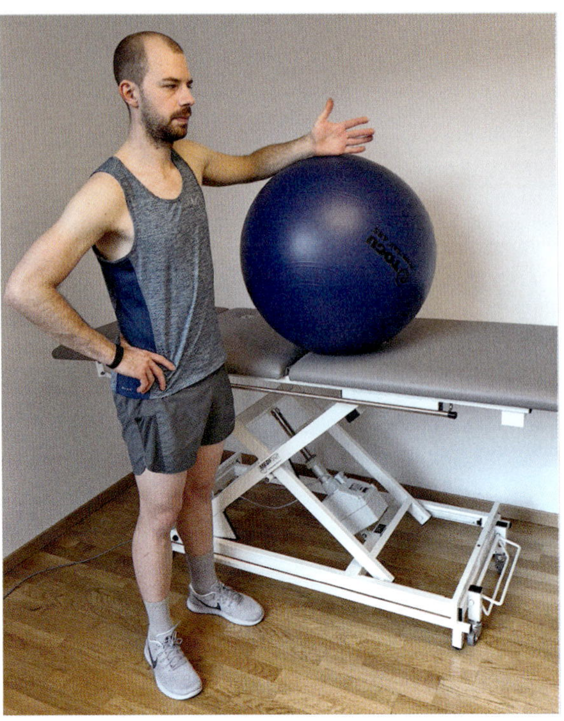

Abb. 4.59 Assistive Elevationsübung im Stand mit Pezziball.

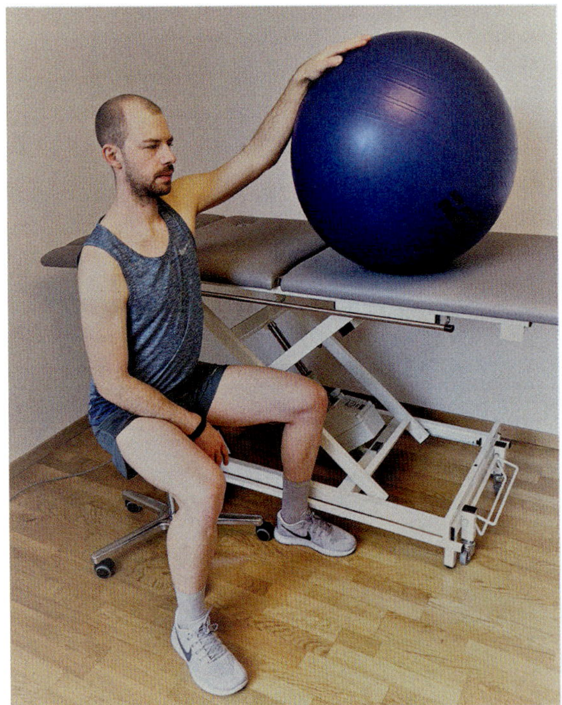

Abb. 4.60 Elevationsübung im Sitz mit Pezziball als Steigerung der entsprechenden Übung im Stand.

Merke

Die aktive Kaudalisation des Humeruskopfes ist eine sehr gute und wichtige Übung.

Als nächstes folgt die Kräftigung einzelner Muskeln, z. B. des M. serratus, der Mm. trapezius ascendens und descendens sowie des M. subscapularis. Mit Gummibändern (▶ Abb. 4.61a) ist es relativ einfach, die Muskeln der Rotatorenmanschette zu trainieren (▶ Abb. 4.61b, ▶ Abb. 4.61c, ▶ Abb. 4.61d). Nutzt man diese Bänder nicht nur als Widerstand gegen isolierte Bewegungen, sondern auch für komplexere Bewegungen wie die Elevation im Schultergelenk, (▶ Abb. 4.61) kann damit die Kontrolle der Schulterblätter und des gesamten Schultergelenks verbessert werden. Diese Übung sieht zwar leicht aus, ist aber dennoch recht anspruchsvoll. Beim selbst üben soll der Patient darauf achten, dass sich das Schulterblatt nicht vom Thorax abhebt (Scapula alata); zudem muss die Rotationsachse des Humeruskopfes stimmen.

Fallen während der Untersuchung oder der ersten Übungen Defizite in der Bewegungskontrolle auf, sollten diese auch bereits in dieser frühen Phase korrigiert werden – vorausgesetzt, es liegen nicht gleichzeitig deutliche Bewegungseinschränkungen vor. Dies gilt vor allem bei Defiziten in der Skapulakontrolle.

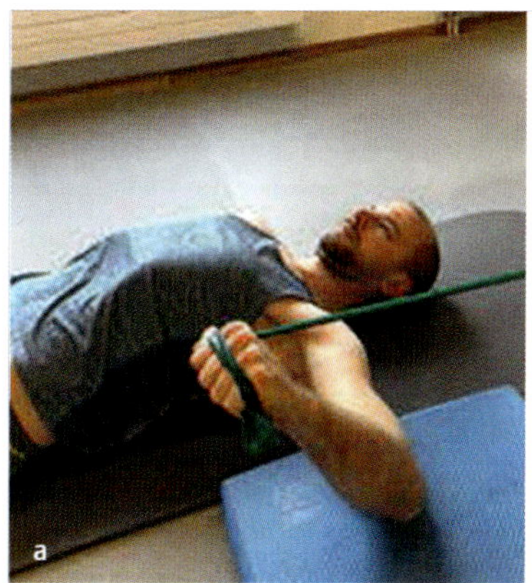

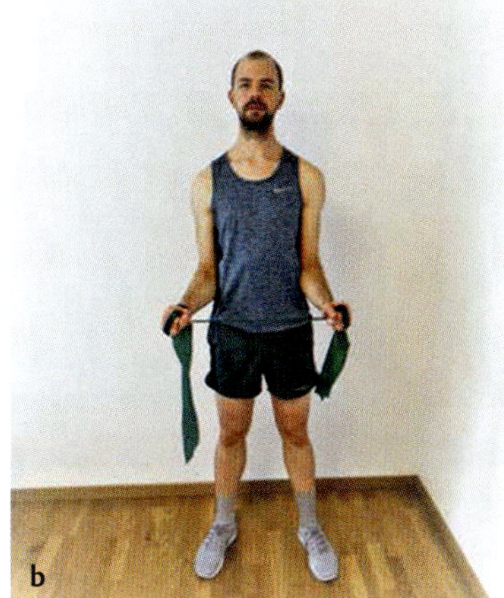

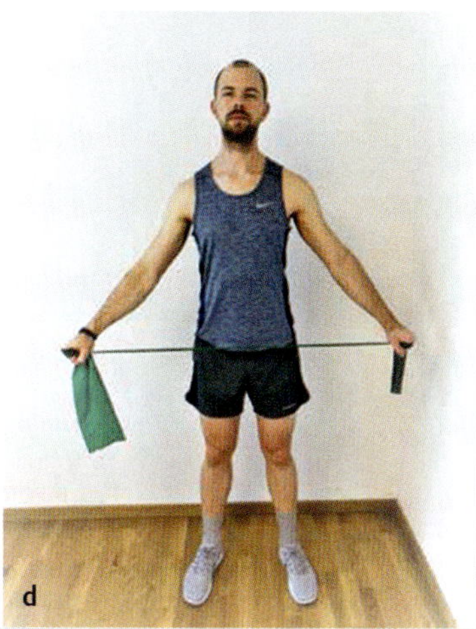

Abb. 4.61 Übungen mit Gummibändern. Elastische Widerstandsbänder eignen sich sowohl für die isolierte Kräftigung einzelner Muskeln als auch für komplexere Bewegungen (z. B. Elevation).
a Innenrotation
b Außenrotation
c Elevation
d Abduktion

> **Merke**
>
> Es lohnt sich, in einer möglichst frühen Therapiephase mit aktiven Übungen zu beginnen.

Die in ▶ Abb. 4.62 gezeigten Übungen sind sehr effektiv, um die Skapulastabilisatoren zu aktivieren (Cools et al. 2007b).

Sobald der Patient die Übungen zu Hause gut umsetzt, kann er das Training in einem Fitnessstudio weiterführen und die gleichen Übungen beispielsweise mit Zuggeräten (▶ Abb. 4.63) oder Hanteln durchführen. Dadurch können die Widerstände sukzessive erhöht werden (▶ Abb. 4.64). Im nächsten Schritt können die Patienten dann an Fitnessgeräten trainieren (▶ Abb. 4.65). Bei all diesen Übungen ist elementar, dass die Bewegungskontrolle weiterhin nicht verloren geht. Das erfordert sowohl vom Patienten als auch vom Therapeuten genaue Kontrolle und Selbstdisziplin. Kann der Patient die Bewegungen nicht sauber kontrollieren, muss er den Widerstand reduzieren bzw. vorübergehend noch auf die entsprechende Übung verzichten.

> **Merke**
>
> Die ausgewählten Übungen stehen in keinem Zusammenhang mit der Pathologie, sondern ausschließlich mit den klinischen Befunden des Patienten.

Wie bereits gesagt spielt die Diagnose des Patienten bei der Auswahl der Übungen keine Rolle (Luomajoki 2013a; Luomajoki 2013b; Luomajoki 2014; Luomajoki 2016). Es ist schlicht egal, ob das medizinische Problem eine Instabilität, eine Ruptur, ein Impingement, eine Tendinopathie oder eine Dysfunktion durch Fehlstellung ist. Behandlung und Übungen werden primär auf Basis der klinischen Befunde ausgewählt – beginnend bei denjenigen, die am auffälligsten sind. Typischerweise sind das die Kontrolle des Schulterblatts (Fehlstellung und Schwäche der stabilisierenden Muskeln) sowie die Abweichungen der Rotationsachse des Humerus. Weitere häufig auftretende Befunde sind u. a. die eingeschränkte glenohumerale Innenrotation bei gleichzeitig vergrößerter Außenrotationsbeweglichkeit sowie die sogenannte „Posterior Tightness" (McClure et al. 2007), also eine Steifigkeit der dorsalen Strukturen des Glenohumeralsgelenks.

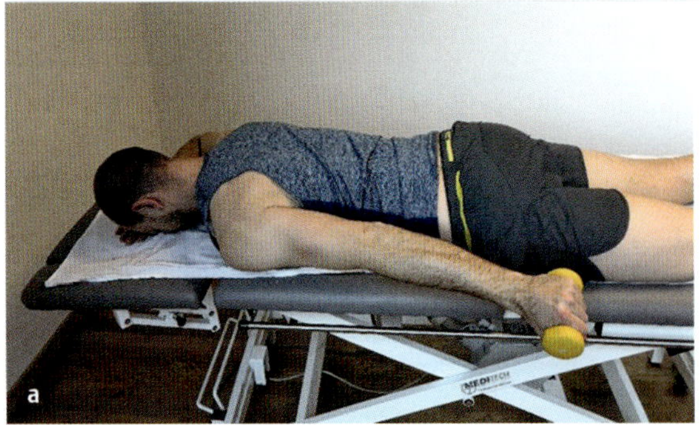
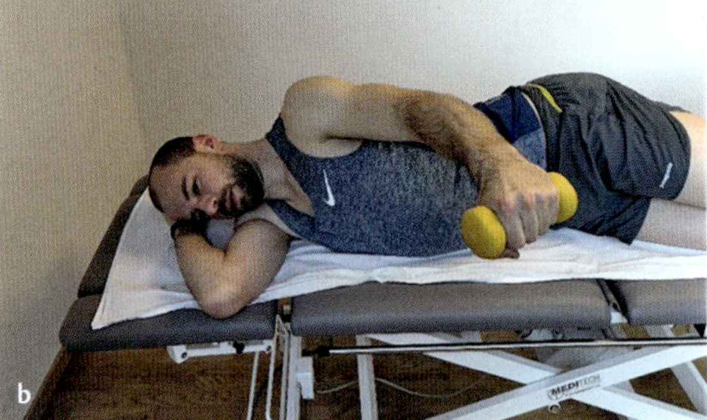
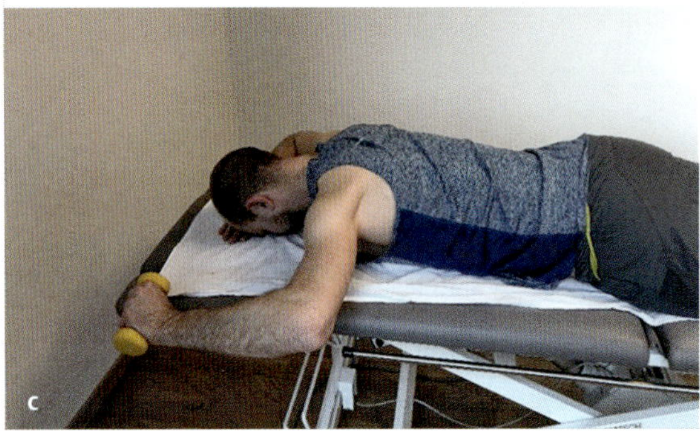
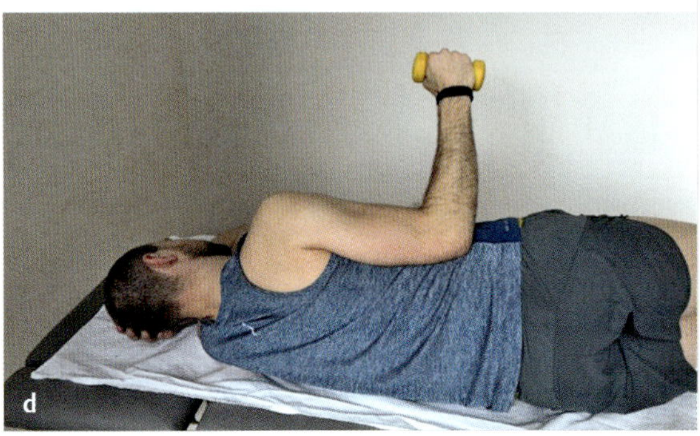

Abb. 4.62 Stabilisationsübungen für die Skapula. Diese Übungen wurden mittels EMG-Messungen als sehr effektiv befunden.
a Arm-Extension
b Elevation in Seitenlage (Arm parallel zum Boden bewegen)
c Außenrotation aus 90° Abduktion
d Außenrotation in Seitenlage

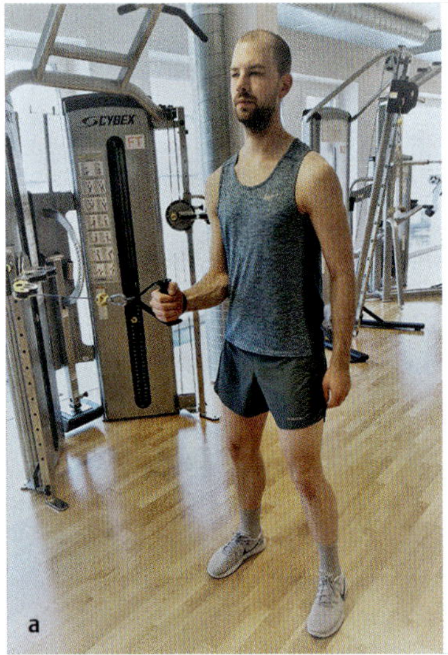

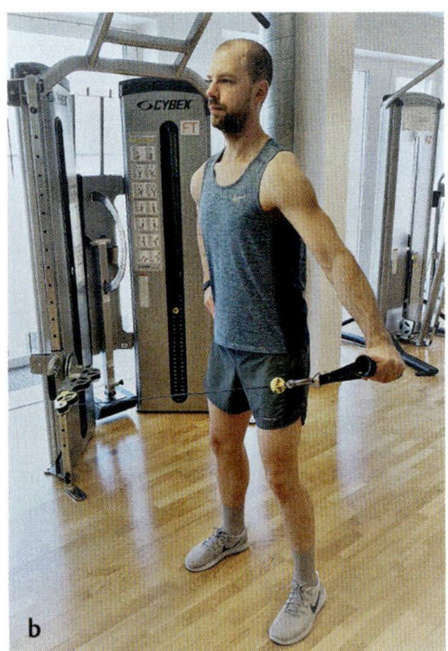

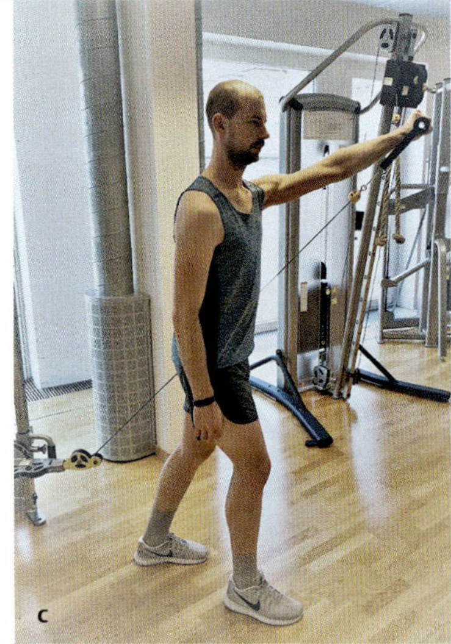

Abb. 4.63 Übungen mit Zuggeräten. Mittels der Geräte in Fitnessstudios kann der Patient mit höheren Widerständen trainieren.

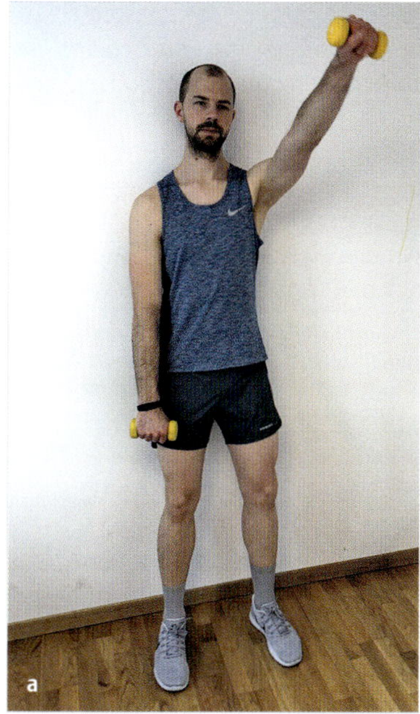

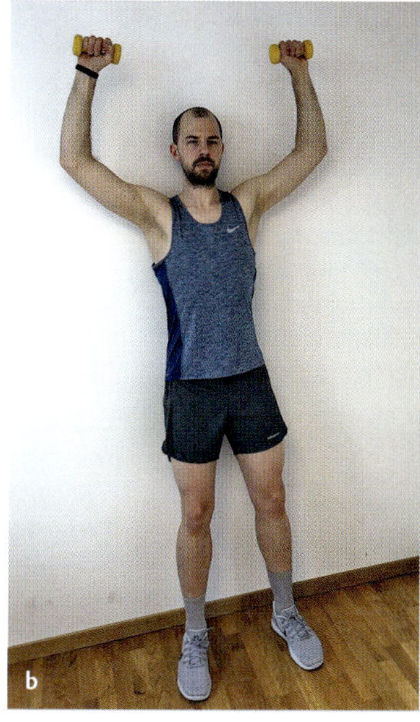

Abb. 4.64 Kräftigende, kontrollierte Übungen mit niedrigen Gewichten.
a unilaterale Elevation
b bilaterale Elevation-Außenrotation

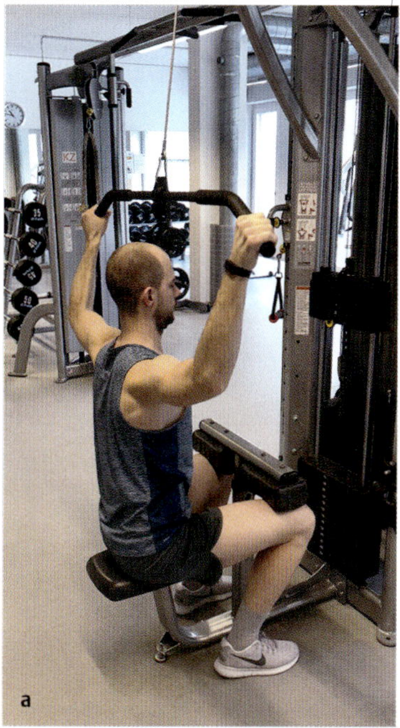

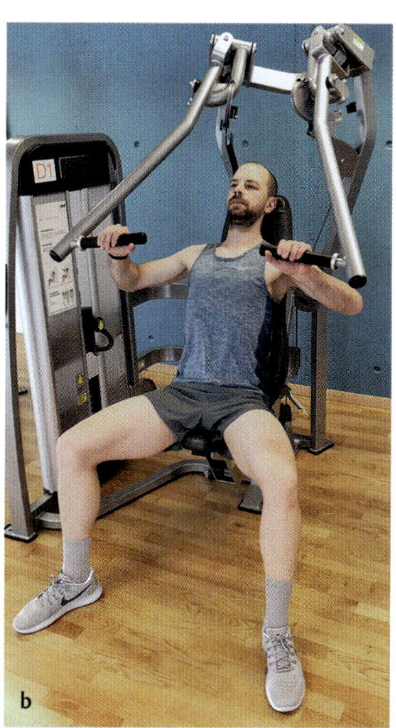

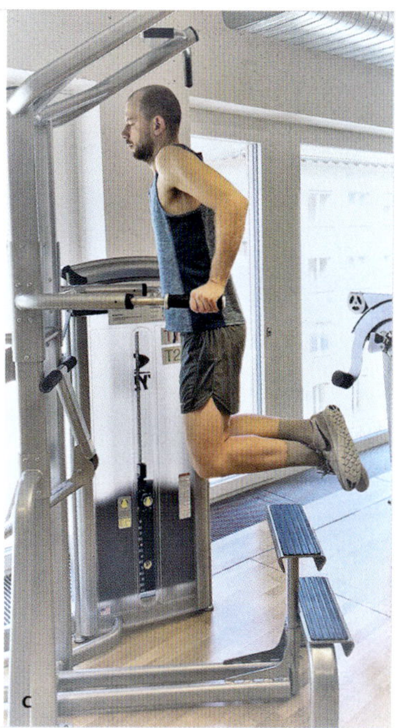

Abb. 4.65 Beispiele von Übungen im Fitnessstudio. Studios bieten eine sehr große Auswahl an Übungsmöglichkeiten. Voraussetzung ist, dass der Patient das Können und das Verständnis hat, Schulterblatt und Schultergelenk dabei zu kontrollieren. Das ist nicht einfach. Vermutlich beginnen viele Patienten zu früh mit dieser Art von Übungen.

4.6.2 Globale Stabilität

Nachdem die Bewegungskontrolle in Ordnung ist, sich die Beweglichkeit der Schulter in jede Richtung normalisiert hat und das Gelenk zudem nicht mehr irritierbar ist, kann mit globalen Stabilisationsübungen begonnen werden. Dies gilt in erster Linie für sehr aktive Patienten, also Sportler oder Patienten mit einem physisch anspruchsvollen Arbeitsplatz. Liegt jedoch auch eine glenohumerale Instabilität vor, muss der Patient die entsprechenden Basis-Übungen weiterhin durchführen – selbst, wenn die Kontrolle in Ordnung und die Schulter symptomfrei ist. Die anderen Patienten, also der größte Teil, braucht nicht mal diese Übungen. Patienten, die bei der Arbeit viel sitzen müssen, deren Hobbys sportlich nicht anspruchsvoll sind und deren Schulter keine Probleme mehr bereitet, haben zudem oft keine Motivation, die anspruchsvolleren Übungen weiterzumachen.

Die globale Stabilität kann mit verschiedensten Übungen verbessert werden – vorausgesetzt, die Schulter hat eine ausreichend gute Bewegungskontrolle. Zudem muss der Patient selbst verstehen, was für ihn wichtig ist und die Ausführung der Übungen selbst kontrollieren können. Hohe Gewichte eignen sich eher nicht, denn je größer der Widerstand ist, desto schwieriger wird es, die Schulter zu kontrollieren. Im Folgenden einige Ideen:

- Planking in verschiedenen Formen (► Abb. 4.66)
- Push-ups (► Abb. 4.67)
- Armstreckung aus Bauchlage. Diese Übung ist eher schwierig, da das Schulterblatt dabei permanent am Thorax anliegen und während der Bewegung nach außen rotieren muss. (► Abb. 4.68).
- Gewichtheben in verschiedene Richtungen (z. B. ► Abb. 4.69).
- Adduktion, während der der ganze Körper rotatorisch stabilisiert werden muss (► Abb. 4.70).
- Rudern (► Abb. 4.71).

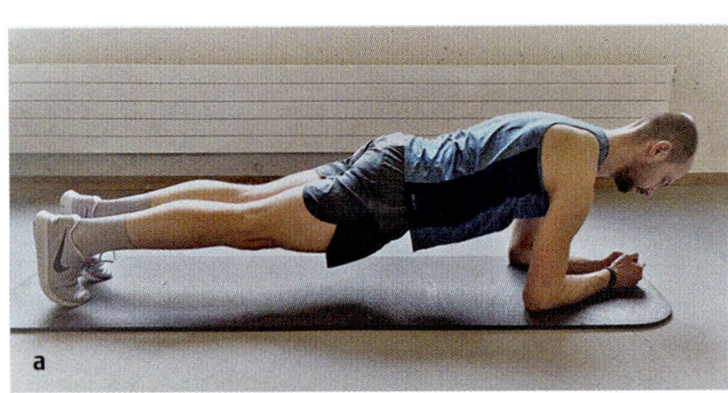

a

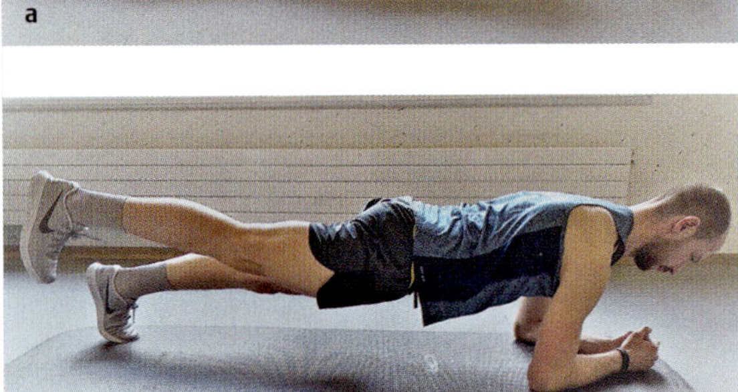

b

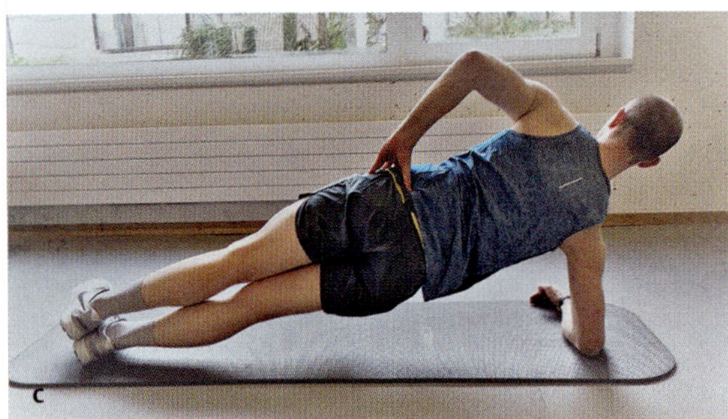

c

Abb. 4.66 Planking. Diese Übung eignet sich sehr gut für Patienten mit Nacken-, Lendenwirbelsäulen- und Schulterproblemen. Allerding ist es anspruchsvoll, sie kontrolliert durchzuführen: Das Schulterblatt darf nicht abkippen und sich auch nicht in Elevation oder Innenrotation bewegen.

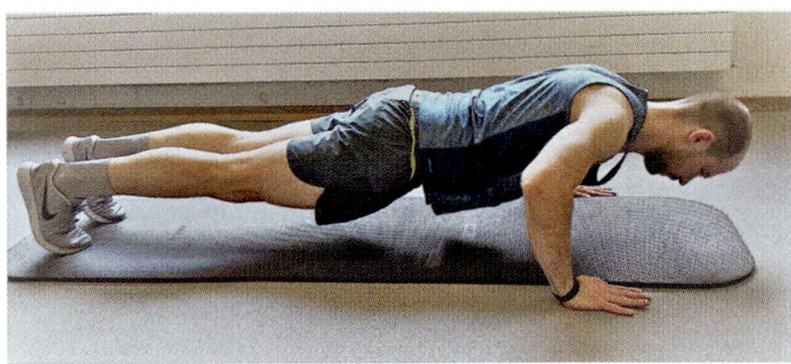

Abb. 4.67 Push-ups. Push-ups kontrolliert durchzuführen ist noch schwieriger als Planking. Viele Menschen können eventuell sogar mehrere Push-ups machen, aber oftmals keinen einzigen, ohne dass sich das Schulterblatt vom Brustkorb löst.

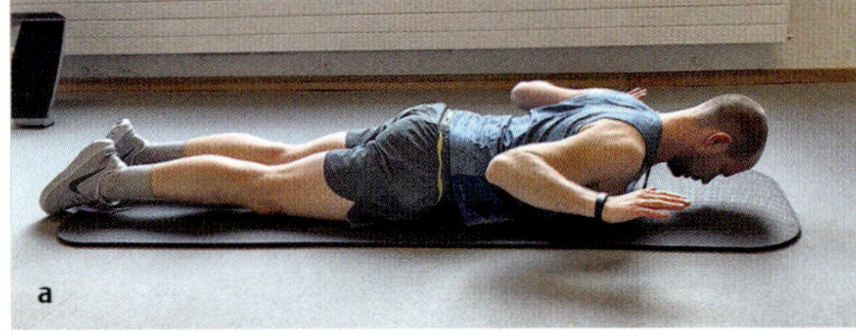

a

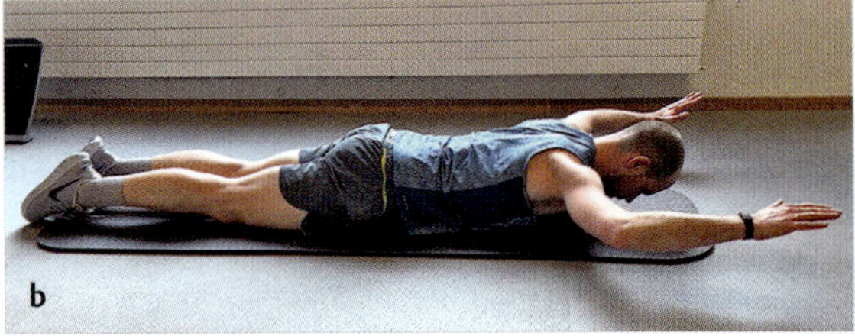

b

Abb. 4.68 Streckung der oberen Extremitäten in Bauchlage. Bei dieser anspruchsvollen Übung sollten sich die Schulterblätter nicht in Richtung Elevation bewegen. Auch die Lendenwirbelsäule muss stabil bleiben. Sportler, welche in der Lage sein sollten, die Übung korrekt durchzuführen, sind beispielsweise Schwimmer.

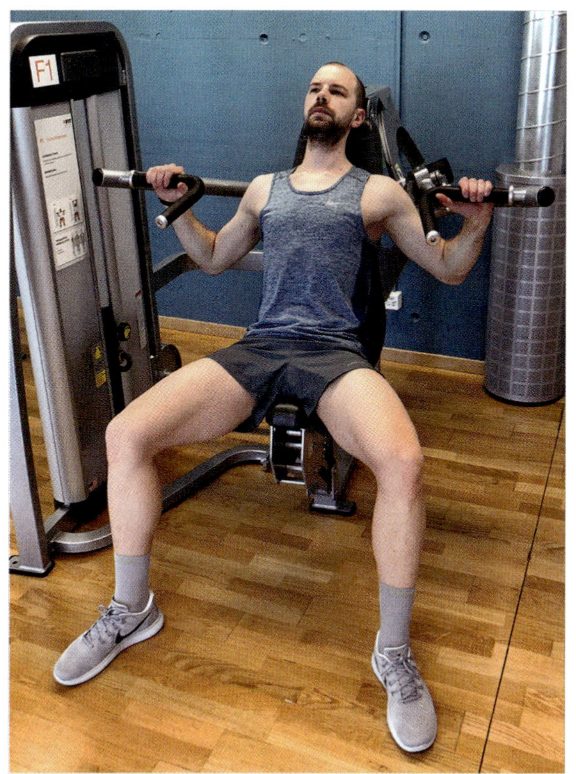

Abb. 4.69 Übungsvarianten für den Oberkörper. Diverse Fitnessübungen eignen sich für ein Schultertraining während der Rehabilitation – vorausgesetzt, die Kontrolle des Gelenks ist gewährleistet.

4.6.3 Prüfung von Länge sowie Dehnung der Skapulamuskulatur

Die Mm. rhomboidei sind oft überaktiv und verspannt und verhindern damit die Außenrotation des Schulterblatts. Im Gegensatz zur weitläufigen Meinung ist der Rhomboideus ein Synergist zum M. levator scapulae und damit ein Innenrotator des Schulterblatts. Beide inhibieren vor allem die Funktion des M. serratus anterior, also die Außenrotation der Skapula sowie deren Fixation am Thorax. Rhomboideus und Levator scapulae sind bei Schulter- und Nackenproblempatienten typischerweise angespannt und/oder überaktiv. ▶ Abb. 4.72 und ▶ Abb. 4.73 zeigen effektive aktive Dehnübungen für diese Muskeln.

Merke

Die Mm. rhomboidei sind oft überaktiv. Sie funktionieren synergistisch mit dem M. levator scapula und sind damit Innenrotatoren des Schulterblatts.

▶ Abb. 4.74 zeigt die aktive Dehnung des M. trapezius, pars descendens. Aktive Dehnung bedeutet, dass der Muskel zuerst in die Dehnposition gebracht und anschließend aktiv die Gegenbewegung ausgeführt wird, in diesem Fall die Depression und Retraktion des Schulterblatts (Comerford u. Mottram 2001).

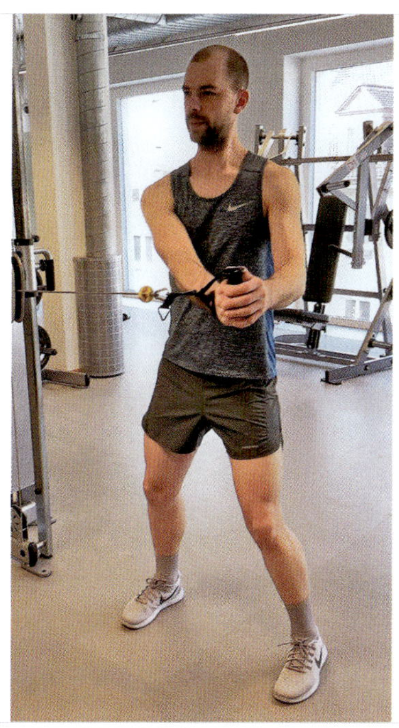

Abb. 4.70 Rotationskontrolle der Hüfte und des gesamten Körpers. Es lohnt sich, auch die myofaszialen Ketten mit den Übungen für die Schulter zu verknüpfen.

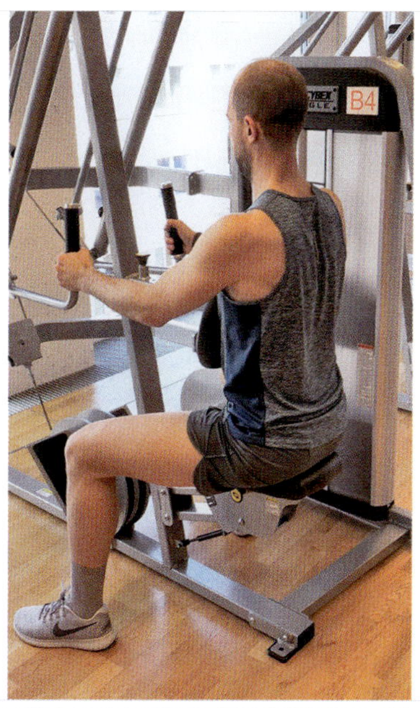

Abb. 4.71 Rudern. Diese Übung dient der kontrollierten Kräftigung des gesamten Schulterbereichs.

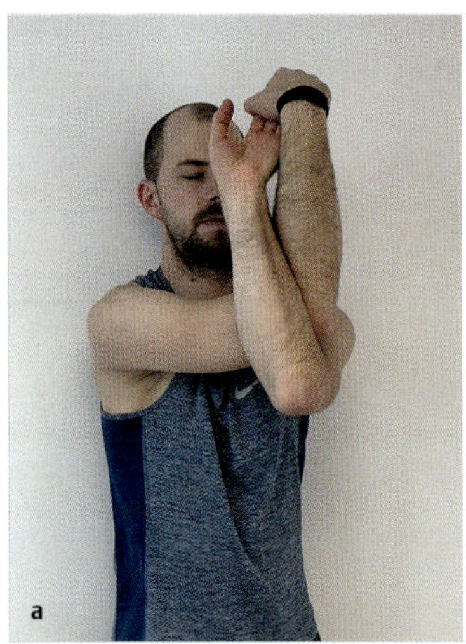

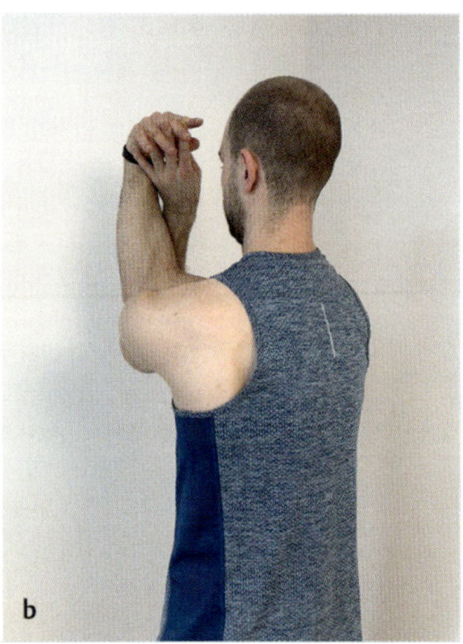

Abb. 4.72 Aktive Dehnung des M. rhomboideus. Zuerst wird die Skapula weg von der Wirbelsäule geschoben, dann zusätzlich in eine aktive Depression (ziemlich schwierig).

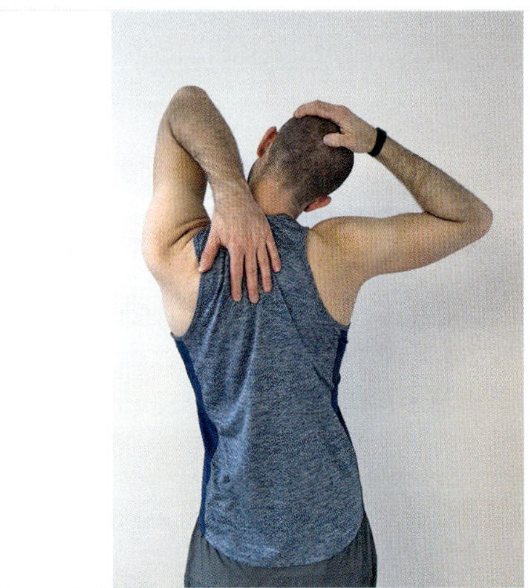

Abb. 4.73 Aktive Dehnung des M. levator scapulae. Nachdem das Schulterblatt aktiv in Depression gebracht wurde, wird der Nacken in Flexion und Lateralflexion gebracht (schwierig).

4.6.4 Schulterübungen für Sportler

Die Schulterrehabilitation eines Athleten durchläuft all diese verschiedenen Phasen. Danach können Sie zu sportlicheren bzw. sportartspezifischeren Übungen übergehen. Sportler aus Wurf- und Schlagsportarten üben zunächst das langsame Werfen (wie in Zeitlupe) mit kleinen Bällen, danach mit Zuggeräten, etwas höherer Geschwindigkeit und größeren Bällen. Für Schwimmer ist es wichtig, eine sehr gute Schulterblattkontrolle und Beweglichkeit des Glenohumeralgelenks zu erreichen. Ein Turner muss dagegen eine sehr gute Stabilität sowie ein hohes Kraftniveau im Schultergürtel erreichen, damit er beispielsweise einen Handstand ausführen kann.

Für Vertreter aller Sportarten gilt bei Schulterproblemen grundsätzlich, das Training nicht zu sehr auf die Schulter fokussieren, sondern auch Oberkörper und Extremitäten darin zu verknüpfen. Besondere Berücksichtigung brauchen die myofaszialen Ketten, da bis zu 50 % der Kraft für Wurf- und Schlagbewegungen aus Oberkörper/Rumpf sowie, beispielsweise bei Standwürfen, aus den unteren Extremitäten kommen.

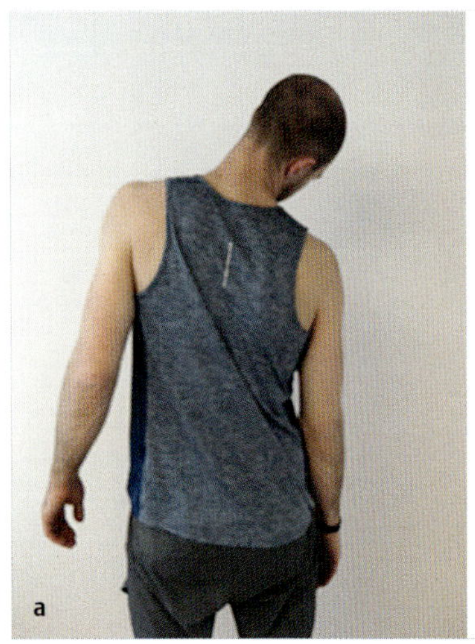

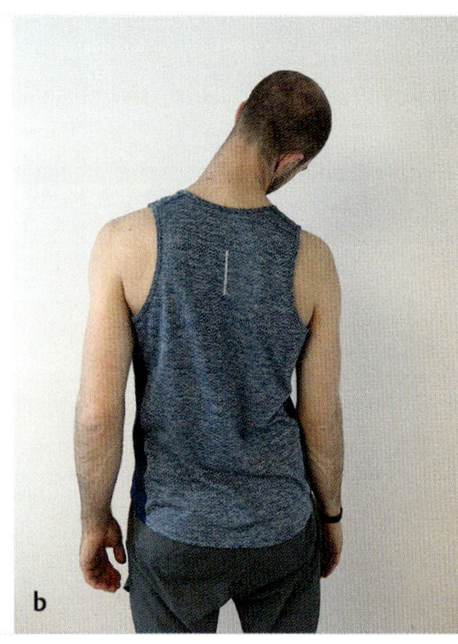

Abb. 4.74 Aktive Dehnung des M. trapezius, pars descendens (links).
- **a** Dehnposition
- **b** Aktive Depression und Retraktion des Schulterblatts

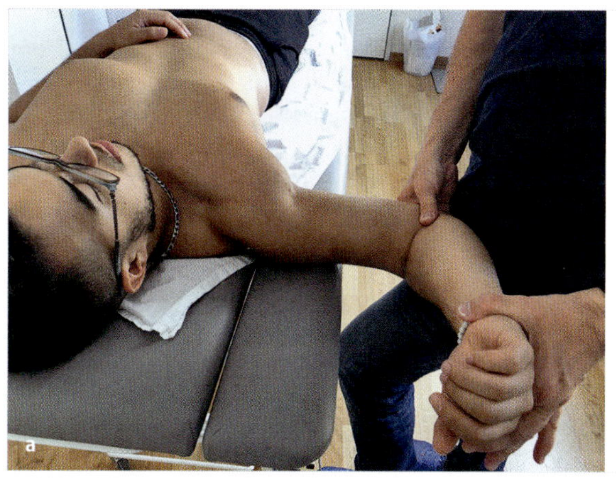

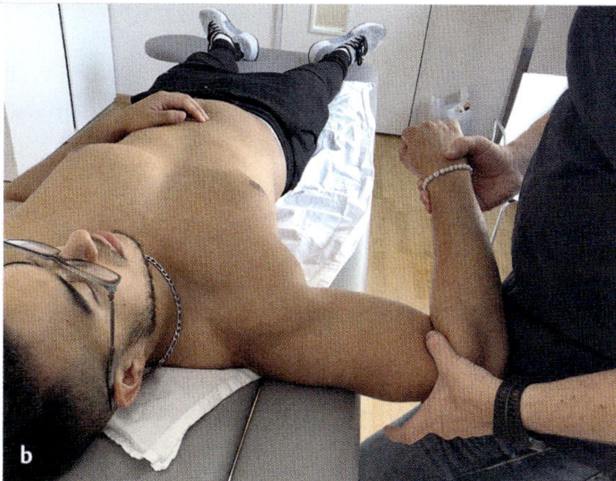

Abb. 4.75 Alexanders glenohumerale Außenrotation ist etwas eingeschränkt, die Innenrotation unauffällig.

Sich eingehend mit der Reha von Sportlern mit Schulterproblemen zu befassen, übersteigt leider den Rahmen dieses Buches.

4.7 Fragebögen

Die Auswirkungen von Schulterschmerzen auf Alltagsaktivitäten werden mit dem DASH-Fragebogen (Disabilities of the Arm, Shoulder and Hand) ermittelt, der online auch auf Deutsch zur Verfügung steht. Ein weiterer ist der SPADI (Shoulder Pain and Disability Index). Zusätzlich wird auch der Constant Murley Score verwendet, in dem nach Schmerzen, Behinderung, Bewegungseinschränkung und alltäglichen Aktivitäten gefragt wird.

4.8 Fallbeispiele

4.8.1 Alexander, 32 Jahre, Friseur, Instabilität des Schultergelenks

Alexander ist ein 32-jähriger Friseur und Geschäftsführer eines Friseursalons einer größeren Kette. Er hat 14 Angestellte, von denen 3 Auszubildende sind, die er anleiten und unterrichten muss. Alexander liebt seine Arbeit und ist eine sehr gute und beliebte Führungskraft.

Alexander hat eine posteriore Instabilität – die rechte Schulter ist bereits 2-mal luxiert: das erste Mal vor 5 Jahren bei einem Skiunfall, das zweite Mal vor 6 Wochen in einem Fitnessstudio, in dem er Bankdrücken mit zu schweren Gewichten trainiert hat. Beim ersten Mal musste die Schulter von einem Arzt reponiert werden, beim zweiten Mal „sprang“ sie von alleine zurück.

Alexander kommt zur Physiotherapie und hofft, Übungen zu bekommen, welche die Schulter stabilisieren. Er geht sehr gerne ins Fitnessstudio, was man an seiner muskulösen Statur erkennt.

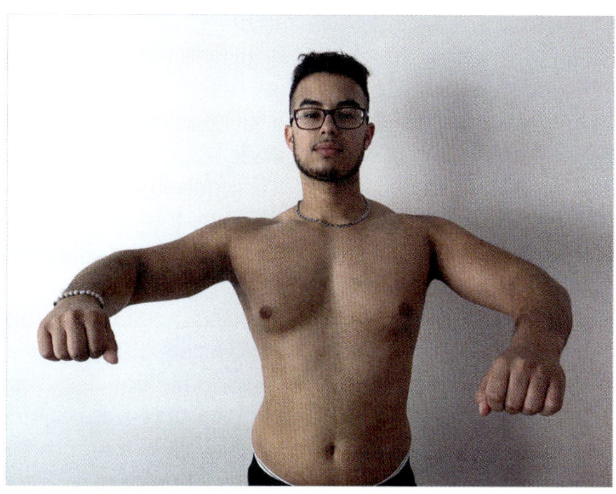

Abb. 4.76 Alexanders Arbeitsposition.

In der physischen Untersuchung zeigt sich früh, dass die Schulter sehr beweglich und locker ist. Alexander kann sogar selbst aktiv die Schulter nach hinten subluxieren. Dementsprechend zeigt sich das Glenohumeralgelenk vor allem nach posterior lax, aber auch nach kaudal. Die Außenrotation im betroffenen Schultergelenk ist mit 100° leicht reduziert (▶ Abb. 4.75a), die Innenrotation ist nicht eingeschränkt (▶ Abb. 4.75b). Das Schulterblatt bewegt sich in jede Richtung gut und eigentlich zu viel. Das Problem ist, dass Alexander hauptsächlich in einer Stellung arbeiten muss, in der die Schultergelenke 90° abduziert und innenrotiert sind. (▶ Abb. 4.76). Diese ist für ihn sehr anstrengend und verursacht mit der Zeit Schmerzen. Er sagt, es fühle sich an, als haben die Muskeln keine Kraft, die Schuler zu tragen.

Alexander war früher bereits in physiotherapeutischer Behandlung, in der allerdings fast nur die Weichteile behandelt wurden. Arzt und Therapeut waren der Meinung, er solle einfach mit der Schulter vorsichtig sein – ein merkwürdiger Ratschlag, da Alexander ja 2- bis 3-mal pro Woche ins Fitnessstudio geht …

Die Therapie beginnt mit einer realistischen Instruktion des Patienten: Ich kläre ihn auf, dass das Problem sehr komplex ist, da die Schuler bereits 2-mal luxiert ist, aber auch, dass man mit Physiotherapie grundsätzlich sehr gute Erfolge erzielen kann, aber es natürlich keine Garantie gibt. Andererseits sind die Ergebnisse nach einer Operation auch nicht besser: Bei etwa der Hälfte der Operierten kommt es anschließend zu einer Reluxation. Zudem ist die Zeit nach der OP mühsam; es dauert mindestens ein halbes Jahr, bis erste Erfolge sichtbar sind. Außerdem ist man nach der OP mindestens 8 Wochen arbeitsunfähig. Das gefällt Alexander nicht. Für ihn bedeutet seine Arbeit alles, daher kann und will er nicht so lange davon fernbleiben. Ein positiver Faktor ist Alexanders Motivation – er will alles tun, damit seine Schulter sich stabilisiert.

Das Training beginnen wir mit der Aktivierung der lokalen Muskeln der Rotatorenmanschette (▸ Abb. 4.77). in Rückenlage und im Sitzen. Dabei ziehe ich seinen Oberarm mit wenig Kraft in kaudale Richtung und Alexander muss gegen diese Bewegung Widerstand leisten. Dabei soll er darauf achten, dass die Spannung nicht von den großen Schultermuskeln, etwa dem M. levator scapulae, übnernommen wird, sondern nur lokal um das Glenohumeralgelenk herum stattfindet. Das ist eine sehr schwierige koordinative Bewegung, Alexander kann sie aber nach einigen Wiederholungen sehr gut ausführen.

Alexander macht mit Kontrolltraining des Schulterblatts und der Aktivierung der Stabilisatoren des Schulterblatts weiter (▸ Abb. 4.12, ▸ Abb. 4.13, ▸ Abb. 4.14, ▸ Abb. 4.15). Damit hat er gut zu tun. Da Alexander gern ins Fitnessstudio geht, darf er dort alle Übungen für die unteren Extremitäten sowie für Bauch- und Rückenmuskeln absolvieren. Auch Fahrrad, Laufmatte, Stepper und Crosstrainer sind erlaubt. In Bezug auf die Schulter werden weiterhin nur isometrische Übungen mit Gummibändern sowie Rotationsübungen mit Zuggeräten (▸ Abb. 4.61, ▸ Abb. 4.63) durchgeführt.

Mit den Gummibändern gehen wir dann nach und nach zu den schwierigeren Übungen über (▸ Abb. 4.61, ▸ Abb. 4.63) und nehmen allmählich noch kleinere Gewichte dazu (▸ Abb. 4.64). Bis dahin sind 6 Wochen vergangen – die Progression geht also sehr vorsichtig und langsam voran. Alexander muss sich an alles langsam gewöhnen und die Schulter vollumfänglich in allen Übungen kontrollieren. Positiv ist, dass alles gut läuft: Die Schulter ist nicht gereizt und bei den Übungen treten keine Schmerzen auf. Alexander hat aber immer noch Schwierigkeiten mit der Schulter während seiner Arbeit.

Nach und nach können wir mit Fitnessgeräten üben (z. B. ▸ Abb. 4.70, ▸ Abb. 4.71), und auch eine globalere Stabilisation kann jetzt begonnen werden (▸ Abb. 4.66, ▸ Abb. 4.67, ▸ Abb. 4.68). Ab jetzt kann Alexander auch seine Schulterübungen selbstständig im Fitnessstudio trainieren. Zur Physiotherapie kommt er ca. 1-mal in 3 Wochen.

Die Therapie dauerte ca. 9 Monate. Am Ende konnte Alexander die Schulter zusehends stärker belasten. Seit der letzten Einheit habe ich ihn nicht mehr gesehen.

Merke

Die konservative Behandlung der Instabilität verlangt eine lange Übungsperiode, die sogar mehrere Monate dauern kann.

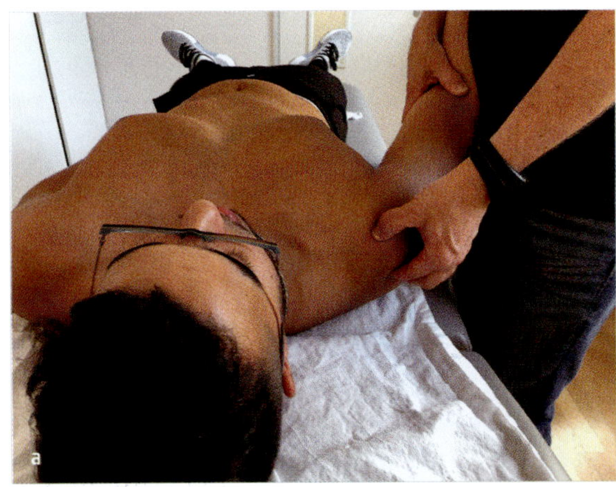

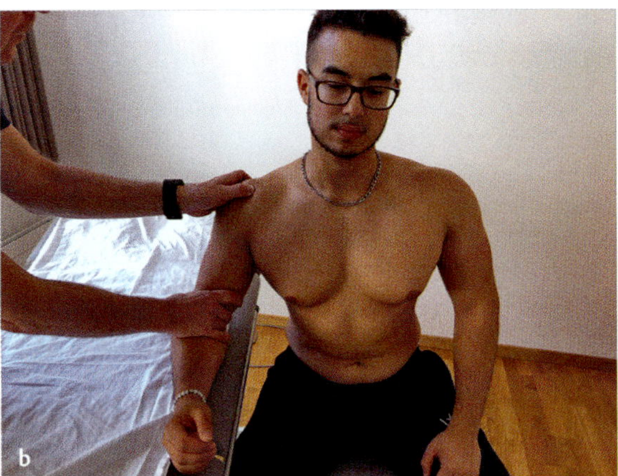

Abb. 4.77 Differenzierte Aktivierung der Muskeln der Rotatorenmanschette.

Reflektion über Alexanders Fall

Eine Instabilität der Schulter konservativ zu behandeln, ist schwierig. Für die Wirksamkeit einer Operation gibt es allerdings ebenfalls keine Garantie. Um gute Ergebnisse zu erzielen, bedarf es eines sehr motivierten Patienten. Er muss verstehen, wie genau man die Übungen durchführen muss. Zum Glück ist die Angst vor einer Operation ein sehr guter Motivator. Ich kann natürlich nicht versprechen, dass Alexanders Schulter dauerhaft durchhalten wird. Vielleicht ist sein Beruf für seine Schulterproblematik ungünstig, das habe ich daher schon am Anfang mit ihm thematisiert. Er liebt seinen Beruf und seine Position in dem Salon. Ich habe Alexander aber auch gesagt, dass er ja noch jung ist und später vielleicht auch die Möglichkeit haben wir, Aufgaben zu übernehmen, bei denen seine Schulter nicht derart belastet wird. Wir werden sehen.

4.8.2 Anna, 77 Jahre alt, Riss der Rotatorenmanschette und Impingement

Anna ist eine 77-jährige, lebhafte Seniorin. Sie hat einen Mann, 4 Kinder und 7 Enkel. Vor 3 Wochen rutschte sie im Schnee aus und fiel auf ihre Schulter. In der ersten Physiotherapie-Sitzung hat sie noch immer erhebliche Schmerzen in der Schulter und kann den Arm lediglich ca. 30° elevieren. Auf der betroffenen Seite schlafen geht aktuell nicht, zudem ist sie durch ihre Schulter im Alltag stark eingeschränkt. Im SPADI-Fragebogen erhält sie 50 % – ihr erlebtes Leiden ist also groß. Bei einer Ultraschalluntersuchung, die ein Arzt zuvor durchgeführt hatte, kam heraus, dass die Rotatorenmanschette einen etwa 3 cm langen Riss aufweist. Der Arzt war der Meinung, man solle auf jeden Fall versuchen, die Schulter dennoch zuerst physiotherapeutisch zu behandeln, da eine Operation sehr aufwendig wäre und zudem die Rehabilitation viel Zeit in Anspruch nehmen würde. Anna macht sich Sorgen: „Ob die Hand überhaupt wieder ganz in Ordnung kommt?“

Ich beruhige Anna mit der Bemerkung, dass solche Risse heilen können: Der Riss vernarbt und die Kraft kehrt zurück. Mit etwas Zeit und unterstützt durch Therapie kann oft eine sehr gute Beweglichkeit und Funktionsfähigkeit erreicht werden. Sie ist zwar etwas skeptisch, sieht aber ein, dass ihr ja sowieso nichts anderes übrigbleibt, als es zu versuchen.

In Annas Fall braucht es nicht viel Clinical Reasoning und untersuchen müssen wir sie auch nicht. Ihr Fall ist klar. Es braucht lediglich passende Übungen in dem für Silva passenden Maß, damit die Schulter nach und nach wieder beweglich wird. Würde allerdings nicht zeitnah etwas unternommen werden – also die Schulter nicht bewegt werden – bestünde die Gefahr, dass die Schulter mit der Zeit steif wird.

In der ersten Woche starten wir mit den klassischen Gummibandübungen (▶ Abb. 4.78). Zusätzlich zeige ich Anna eine Übung, bei der sie den betroffenen Arm mithilfe der anderen Hand heben kann (▶ Abb. 4.79). Sie soll jeden Tag trainieren, falls möglich gerne auch mehrmals, sofern es schmerzfrei möglich ist. In der zweiten Woche kommt die „Übung der an der Wand laufenden Finger“ hinzu (▶ Abb. 4.80). Hier ist das Ziel, den Arm assistiert, aber weiterhin schmerzfrei nach oben zu bringen. Mit dieser Übung wächst die Zuversicht, dass der Arm sich wieder bessern wird. Zusätzlich mobilisiere ich die Schulter passiv und assistiv und löse Spannungen am Nacken und in der Brustwirbelsäule. In der dritten Woche werden aktive, assistierte Mobilisationen des Schulterblatts in das Programm aufgenommen (▶ Abb. 4.81).

Merke

Auch wenn die Rotatorenmanschette einen Riss erlitten hat, kann mit Training oft die volle Funktionalität zurückerlangt werden.

Die folgenden Übungen sind besonders gut bei einem Rotatorenmanschettenriss geeignet (Lewis 2016):

- Elevation unter Aktivierung der Außenrotatoren: Zuerst wird ein Gummiband gespannt, um die Muskeln der Rotatorenmanschette zu aktivieren. Unter dieser Spannung hebt der Patient die Arme. Erstaunlicherweise können viele Patienten mit dieser Vorspannung ihre Arme weiter anheben als ohne (▶ Abb. 4.82).

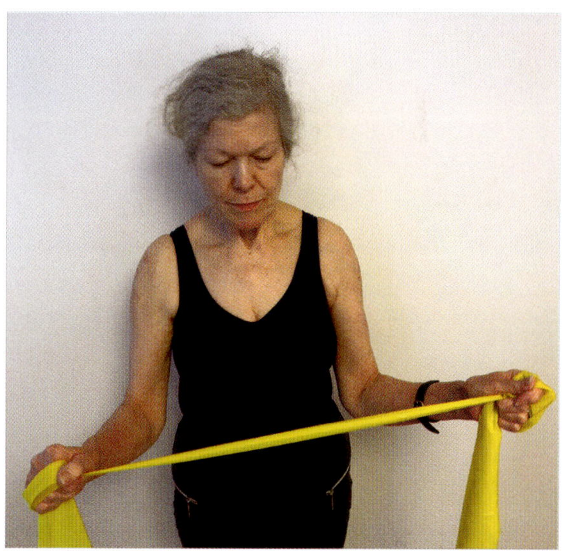

Abb. 4.78 Klassische Gummibandübung für die Schulter-Außenrotatoren.

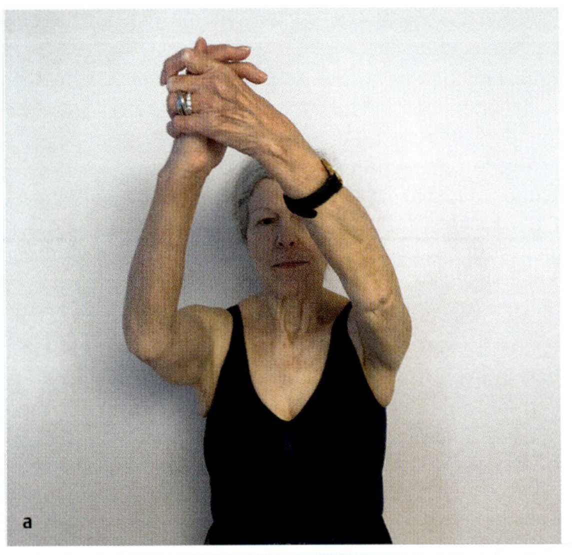

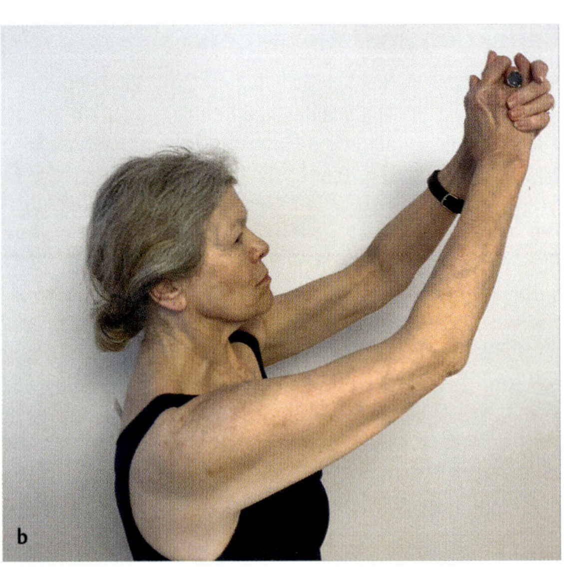

Abb. 4.79 Schulter-Elevation mithilfe der gesunden Hand.

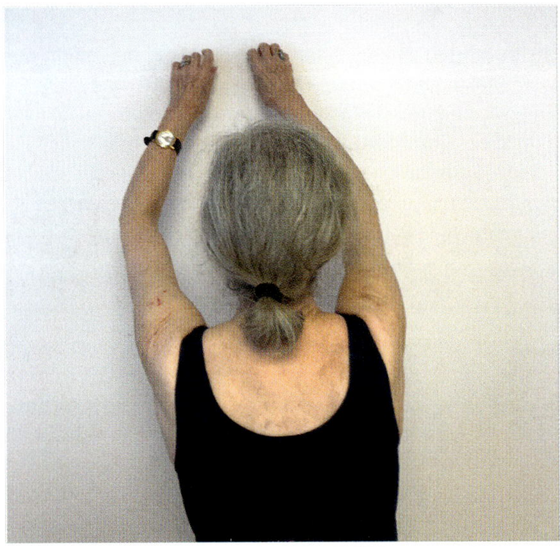

Abb. 4.80 „Übung der an der Wand laufenden Finger“ zur assistiven Mobilisation der Elevation.

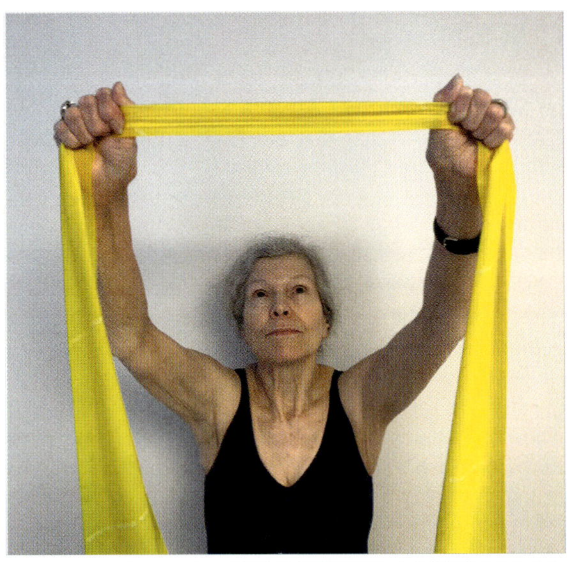

Abb. 4.82 Elevation mit gleichzeitiger Aktivierung der Rotatorenmanschette durch Gummibänder.

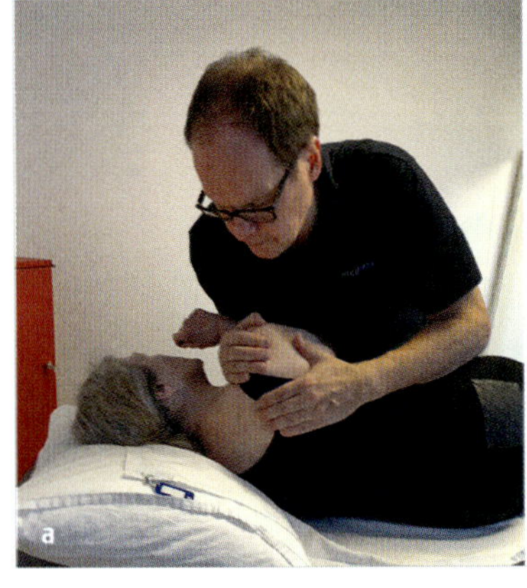

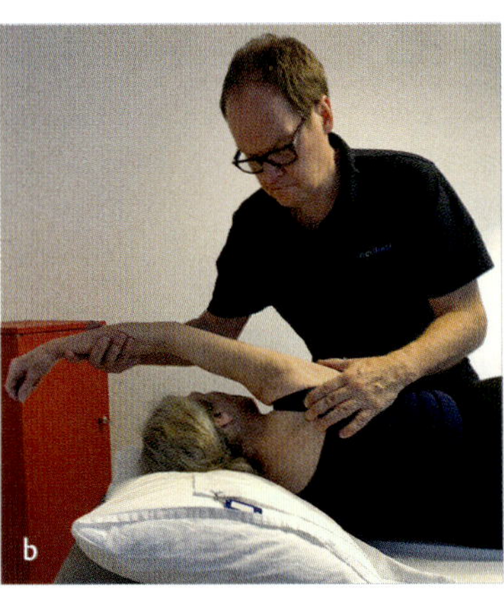

Abb. 4.81 Assistiv-aktive Mobilisation des Schulterblatts.

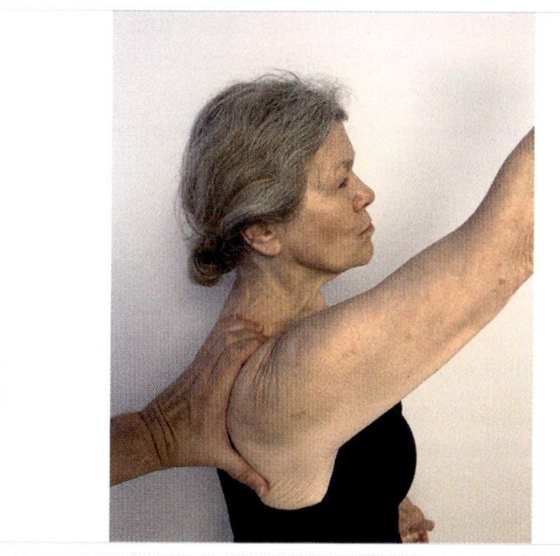

Abb. 4.83 Elevation unterstützt von der Scapula aus.

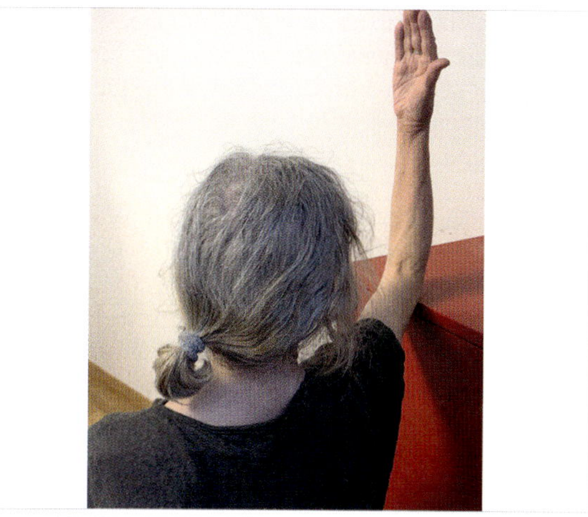

Abb. 4.84 Aktive Depression des Humeruskopfes.

- Eine weitere Methode, um das Bewegungsausmaß in Flexion zu erweitern, ist, den Humeruskopf während der Bewegung in kaudale Richtung zu mobilisieren (▸ Abb. 4.83).
- Der Oberkörper wird in einen Winkel von 90° gehoben, der Ellenbogen stützt auf eine Unterlage. Jetzt muss der Patient aktiv das Schultergelenk bzw. das Schulterblatt nach unten drücken. Dies verursacht in dem Schultergelenk eine kaudale Bewegung. Nachdem dies funktioniert, kann der Patient in der nächsten Phase den Ellenbogen von der Unterlage hochheben, ohne dass die Schulter hochgeht (▸ Abb. 4.84).
- Von hier aus kann man die Übung in gleicher Weise auf einem Ball weiterführen (▸ Abb. 4.59, ▸ Abb. 4.60).

Reflektion über Annas Fall

Anna erholte sich von dem Riss der Rotatorenmanschette sehr gut. Bereits nach 3–4 Therapiesitzungen erreichte sie bei der Arm-Elevation 130°, nach 4 Wochen hatte ihre Schulter die volle Beweglichkeit zurückerlangt. In dieser Phase waren überraschende Bewegungen und vor allem der Rückweg aus der Elevation etwas beschwerlich. Aber Anna selbst war sehr zufrieden. Sie stellte fest, dass sie in ihren alltäglichen Beschäftigungen zusehends mehr leisten konnte, am Ende war fast alles wieder „normal“. Auch der Arzt, der ihr die Überweisung gab, war überrascht: „Wie kann der Arm sich so gut bewegen, obwohl die Sehnen gerissen sind?“ Na, wir wissen ja aus epidemiologischen Studien, dass zwar z. B. über die Hälfte der 60-jährigen Männer Risse in ihrer Rotatorenmanschette, aber nicht alle davon Symptome oder Probleme mit ihrer Schulter haben (Milgrom et al. 1995). Schon wieder können wir also festhalten, dass Gewebebefunde nicht viel über die Probleme des Patienten aussagen – zumal es sein kann, dass die Ruptur bereits vor dem Sturz bestand.

4.8.3 Laura, 45 Jahre alt, sitzende Tätigkeit und ergonomische Probleme – verspannte Schulter

Laura ist eine 45-jährige Büroangestellte. Sie sitzt praktisch den ganzen Tag vor dem Computer. Die Schultern sind verspannt, die Diagnose des Arztes lautet „Nackenverspannung“.

Lauras Schulter und Nacken sind eigentlich immer verspannt. Besonders bei der Arbeit hat sie dort Probleme, am Wochenende und im Urlaub geht es besser. Dann bewegt sich Laura auch mehr. Sie hat keine Hobbys – außer, mit ihrem Hund spazieren zu gehen.

Sie geht ab und zu zur Massage, die ihrer Meinung nach die beste Therapie ist und die auch immer eine Weile hilft. Einmal war sie bei einem Physiotherapeuten, dort wurde sie jedoch ebenfalls hauptsächlich massiert, da ihr die Übungen nicht halfen. Auf Nachfrage klangen die Übungen wie „Stockturnen“.

In der physischen Untersuchung sind die Schulterbewegungen normal und schmerzfrei. Die Nackenrotation ist beidseits ca. 20 % eingeschränkt – also nicht deutlich. Beim Palpieren kann ich eine starke Überaktivität des M. rhomboideus und des M. levator scapula erkennen. Die Schultern stehen in Depression, hängen also etwas runter (das Akromion steht tiefer als der Angulus superior). Bei der Arm-Elevation kommt es auf beiden Seiten zum Tilt der Skapula, also einem Weggklappen des Angulus inferior vom Thorax. Sowohl der Levator Scapulae als auch der M. rhomboideus sind verkürzt, der Serratus anterior und der aufsteigende und absteigende Teil des M. trapezius sind zudem abgeschwächt. Ein solches Ungleichgewicht der Schulter- und Schulterblattmuskulatur findet man häufig, vor allem bei Menschen, die eine sitzende Tätigkeit haben.

Der Behandlungsplan ist eigentlich klar: Wir müssen vor allem die schwachen Muskeln kräftigen sowie die Beweglichkeit des Schulterblatts aktiv in jede Richtung verbessern. Zudem braucht Laura gute Übungen für zu Hause.

Die Patientin hat große Mühe, Position und Bewegungen ihrer Schulterblätter wahrzunehmen. Wir beginnen daher mit aktiv-assistierten Bewegungen in Seitenlage (▶ Abb. 4.40).

In einer sitzenden Position helfe ich ihr danach manuell, die Schulterblätter in die korrekte Neutralposition zu bringen, welche Laura dann stabilisieren muss (▶ Abb. 4.85). Dies ist für sie schwierig. Damit sie eine permanente Rückmeldung über ihre Skapulaposition hat, klebe ich ihr am Ende der Sitzung ein Kinesiotape auf die Schulter, das sie 1–2 Tage tragen kann (▶ Abb. 4.86).

Damit, die Position der Schulterblätter und das Rekrutierungsmuster der Muskeln zu verändern, haben viele Patienten Schwierigkeiten. Erfahrungsgemäß ist es oft hilfreich, mit aktiv-assistierten Bewegungen zu beginnen (▶ Abb. 4.87) und später mit Training für die Schulterstabilisatoren weiterzumachen – also für den Serratus anterior sowie die für die auf- und absteigenden Anteile des des Trapezius (▶ Abb. 4.13a, ▶ Abb. 4.13, ▶ Abb. 4.15). Laura gebe ich später zudem aktive Dehnübungen für den M. levator scapulae und den M. rhomboideus mit (▶ Abb. 4.72, ▶ Abb. 4.73, ▶ Abb. 4.74).

Allmählich lassen ihre Symptome nach und Laura beginnt zu merken, dass die Verbesserung mit dem Training zusammenhängt. Dies motiviert sie; zudem ist sie wahnsinnig erleichtert, dass sie selbst aktiv etwas gegen ihr Problem unternehmen kann. Außerdem kann sie die Trai-

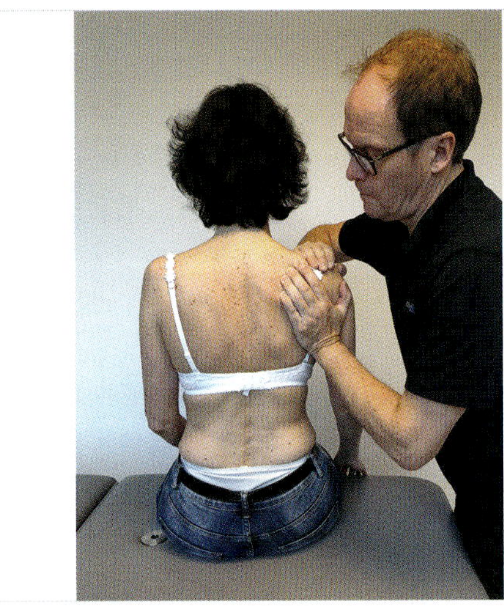

Abb. 4.85 Manuelle Unterstützung der neutralen Position des Schulterblatts.

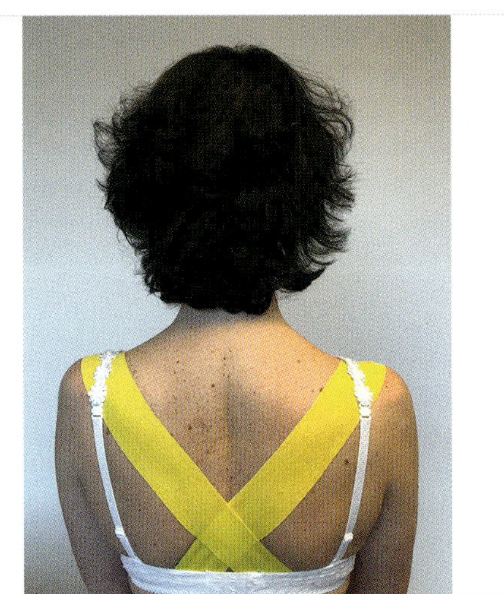

Abb. 4.86 Kinesiologisches Taping der Schulterblätter zur Haltungskorrektur.

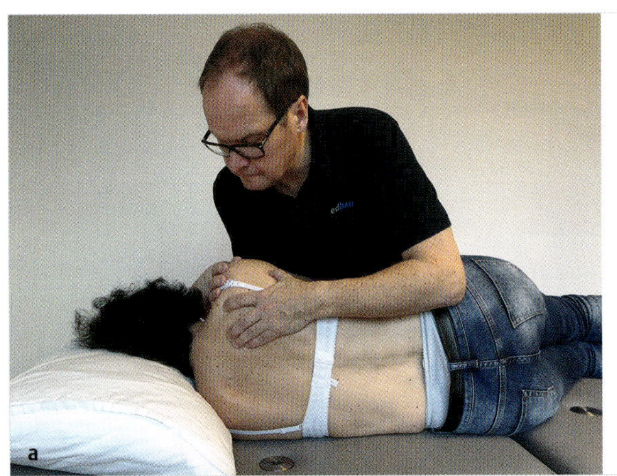

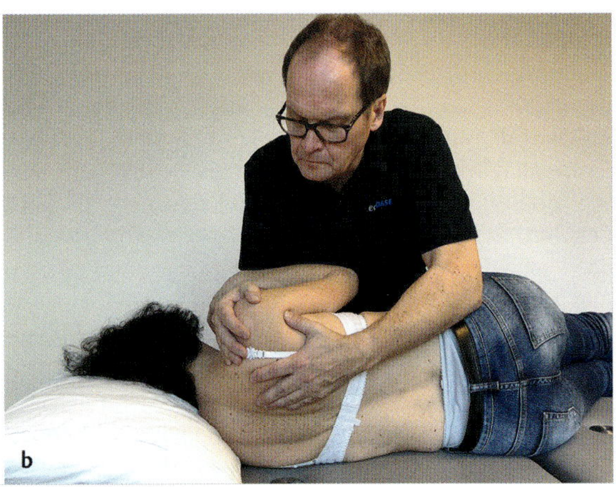

Abb. 4.87 Aktive-assistive Mobilisationen der Schulterblätter. Das Ziel ist, die Wahrnehmung von Schulterblattbewegung und Muskelaktivität zu verbessern.

nings in aller Ruhe zu Hause absolvieren und muss nicht extra dafür in ein Fitnessstudio gehen.

Reflektion über Lauras Fall

Lauras Fall ist sehr typisch: Auch wenn die Befunde offensichtlich sind, sind sie nicht einfach zu behandeln. Oft haben Patienten wie Laura unglaublich große Schwierigkeiten, die richtigen Muskeln anzusteuern und die richtige Position des Schulterblatts zu finden. Sehr oft hört man, dass die bisherige Behandlung völlig passiv gestaltet wurde und etwa aus Massage, Behandlung von Triggerpunkten und Manipulation bestand. All das mag akut ein wenig helfen, aber die Situation verändert sich dadurch nicht grundlegend, da die Muskeln weiterhin schwach und überaktiv bleiben. Daher brauchen Patienten gute Übungen und genaue Instruktionen, damit sie diese regelmäßig durchführen können. Viele Patienten geben irgendwann auf, weil ihnen nicht verständlich erklärt wurde, dass es dauert, bis die Übungen einen Effekt zeigen. Oder sie vergessen ihr Training, sobald sich die Situation etwas verbessert. Die Themen an dieser Stelle sind Selbstmanagement (Self Efficacy) und Motivation. Das beste Ergebnis erreichen wir, wenn der Patient merkt, dass er selbst seine Probleme in den Griff bekommen kann.

Merke

Schulterprobleme sind sehr weit verbreitet. Die Ursache liegt häufig in den Muskeln des Schulterblatts: Der M. levator scapulae und der M. rhomboideus sind überaktiv, der M. serratus anterior sowie die unteren und oberen Teile des M. trapezius sind schwach. Das wichtigste in der Theapie sind dementsprechend aktive Übungen.

4.8.4 Johanna, 53 Jahre alt, Frozen Shoulder, Impingement oder Angstvermeidungs-Verhalten?

Johanna ist eine 53-jährige Sozialarbeiterin. Sie hatte ca. ein Jahr vor unserem Treffen einen Skiunfall, bei dem sie direkt auf die Schulter gefallen ist – sich also eine Kontussion des Glenohumeralgelenks zugezogen hat. Damals wurden von der Schulter Röntgenbilder gemacht und eine Fraktur ausgeschlossen, ebenso eine Luxation, da der Arm bei dem Unfall am Oberkörper anlag Die Schulter schmerzte mehrere Wochen lang. Der Arzt empfahl, zu warten und geduldig zu sein.

Johannas Arbeit ist psychisch sehr anstrengend, aber nicht physisch. Sie unterstützt sozial isolierte Jugendliche. Sport macht sie keinen, ihre Hobbys sind eher kulturell.

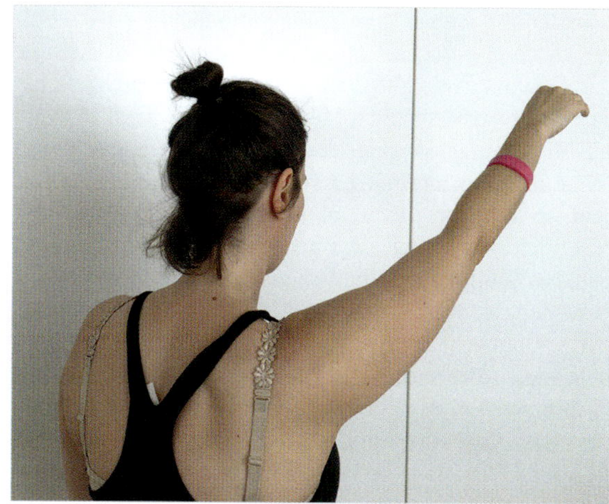

Abb. 4.88 Die Schulterbeweglichkeit von Johanna war deutlich eingeschränkt.

Die Schmerzen ließen mit der Zeit nach; vor kurzem bemerkte Johanna jedoch unter anderem beim Haare trocknen, dass die Schulter steif ist und sie den Arm nicht über Horizontalniveau heben kann. Sie ging daraufhin zum Arzt, der nun eine Frozen Shoulder diagnostizierte.

Die physische Untersuchung bestätigt die Vorgeschichte: Johanna kann ihren Arm nur bis ca. 90° elevieren. Passiv geht es lediglich ein bisschen weiter, dann stoppt die Bewegung – allerdings schmerzfrei, (▶ Abb. 4.88). Die Steifigkeit fühlt sich eher an wie ein Muskelkrampf, weniger wie ein harter, „gelenkiger" Stopp. Von den von mir durchgeführten Impingement-Tests ist lediglich der Empty-Can-Test positiv (▶ Abb. 4.24, ▶ Abb. 4.25, ▶ Abb. 4.26, ▶ Abb. 4.27). Bei den isometrischen Tests zeigen sich alle Bewegungsrichtungen überraschend schwach. Ein Schmerz tritt auch hier nicht auf – weder bei den Anspannungstests selbst, noch bei der Palpation der Sehnen. ▶ Abb. 4.28, ▶ Abb. 4.29, ▶ Abb. 4.30, ▶ Abb. 4.31).

Mein Eindruck nach der Untersuchung ist, dass wir es eher nicht mit einem Impingement zu tun haben und auch nicht mit einer Frozen Shoulder, da diese normalerweise passiv eher noch steifer und das Ende der Bewegung noch fester wäre.

Auf dem SPADI-Fragebogen erreicht Johanna 64 Punkte (Maximum: 130). Somit schränkt die Schulter Johannas Alltag um rund 50 % ein, was sehr hoch ist. Johanna wundert sich zunächst, gibt dann aber zu, dass sie offenbar aufgehört hat, die obere Extremität normal zu benutzen.

Zur Probebehandlung mobilisiere ich Johannas Schulter mittels Traktion und Gleitmobilisationen. Zudem massiere ich den M infraspinatus ein wenig, da dieser sich sehr fest anfühlt. (▶ Abb. 4.45, ▶ Abb. 4.46). Im Retest hat sich die aktive Beweglichkeit ein wenig verbessert. Also vielleicht doch eine Frozen Shoulder?

In der nächsten Sitzung ist die Beweglichkeit der Schulter gleich wie vor der ersten Behandlung. Die Therapie hat Johanna zwar gutgetan, aber die Beweglichkeit hat sich nicht verbessert. Ich frage sie, wieviel sie ihre Hand im Alltag nutzt. Sie sagt, dass sie vermeidet, ihren Arm mehr als unbedingt nötig zu bewegen, weil er so steif ist und sie nicht recht weiß, ob sie ihn bewegen sollte oder nicht. Ich schlage vor, dass wir einen aktiveren Gang legen. Die Schulter ist sicherlich nicht kaputt, also wird die Bewegung nicht schaden. Ich gebe Johanna sehr leichte, aktive Übungen: mit den Fingern an der Wand hochkrabbeln, den Arm mithilfe des anderen Armes hochheben (▶ Abb. 4.79, ▶ Abb. 4.80) sowie Gummibandübungen, um die Abduktion und Außenrotation zu kräftigen (▶ Abb. 4.78). Als sie eine Woche später wiederkommt, hat sich die Beweglichkeit erheblich verbessert: Die aktive Elevation beträgt nun 130°. Also liegt keine Frozen Shoulder vor, denn diese würde sich nicht so schnell verbessern.

Wir machen mit der Therapie so weiter: Ich mobilisiere ihre Schulter in jede Richtung und motiviere, ihren Arm so viel wie möglich zu bewegen. Ich gebe ihr außerdem etwas schwerere Gummibandübungen mit (▶ Abb. 4.61). Nach 5 Behandlungsterminen ist die aktive Beweglichkeit der Schulter fast wieder normal: Johanna kann die obere Extremität ca. 170° heben. Die Hand-auf-Rücken-Bewegung ist noch eingeschränkt. Die Therapie geht mit der Mobilisation dieser Bewegung weiter (▶ Abb. 4.40, ▶ Abb. 4.44). Nach 9 Therapiesitzungen in einem Zeitraum von 6 Wochen ist die Beweglichkeit der Schulter normal und sie stört die alltäglichen Beschäftigungen nicht mehr. Das Ergebnis des SPADI-Fragebogens liegt beinahe bei null. Johanna merkt die Einschränkung der Schulter nur in schwierigen Positionen, beispielsweise beim Rückenwaschen (Hand nach hinten).

Reflektion über Johannas Fall

Typischerweise trifft man Angstvermeidungsverhalten bei Rückenpatienten an. Es kann jedoch auch bei anderen Gelenken vorkommen, bei der Schulter sogar sehr häufig. Es ist immer die gleiche Geschichte: Im Hintergrund gibt es eine Verletzung, z. B. durch einen Unfall und die Schulter tut weh oder ist steif. Deswegen beginnt der Patient zu denken (entweder aktiv oder unbewusst), dass es besser ist, wenn er den Arm gar nicht bewegt. Manche Patienten kommen sogar mit der Frage in die Therapie, ob sie ihre Hand bewegen sollen.

In Johannas Fall ging es darum, dass sie gewisse Bewegungen vermieden hat. Sie merkte, dass wenn sie aktive Übungen durchführt, die Situation nicht schlimmer sondern im Gegenteil besser wird besser. In diesen Fällen ist also wirklich Bewegung die Medizin. Die Übungen müssen nicht mal sehr spezifisch sein; wichtig ist, den Arm zu bewegen und die Muskeln zu aktivieren. Dieses Vorgehen wird auch in neueren Veröffentlichungen vertreten (Steuri et al. 2017; Lewis 2009a; Lewis 2009b; Lewis 2016; Littlewood 2012; Littlewood u. May 2007).

Merke

Angstvermeidungsverhalten ist bei Rückenpatienten bekannt. Diese Verhalten kommt aber auch bei Patienten vor, die Probleme mit den Extremitäten haben.

4.9 Zusammenfassung und Fragen

Viele Therapeuten empfinden es als eine Herausforderung, den Schulter- und Schultergelenkbereich zu untersuchen. Und sicher ist es manchmal auch so. Warum? Diese Frage kann wissenschaftlich oder klinisch betrachtet werden.

Die wissenschaftliche Betrachtungsweise geht davon aus, dass die Untersuchung des Schulterblatts insgesamt nicht zuverlässig ist, sondern nur bei Flexions- und Abduktionsbewegungen. Entsteht also bei einem Patienten bei einer dieser beiden Bewegungen ein Tilt des Schulterblatts, würde das wahrscheinlich der größte Teil der Therapeuten auf gleiche Weise feststellen. Bei anderen Bewegungen ist diese Zuverlässigkeit dagegen nicht gegeben. Für die Position des Schulterblatts gibt es zwar Normen, aber nur bei sehr wenigen Menschen stehen die Schulterblätter auch wirklich „normal". Untersucht man gesunde Menschen ohne Schulterschmerzen, stellt man fest, dass diese genauso häufig „Fehlpositionen" haben wie Patientenmit Schulterschmerzen. Somit können von der Position alleine keine Rückschlüsse gezogen werden, auch nicht von Befunden in einzelnen Muskeln. Es ist beispielsweise ziemlich schwierig, jemanden zu finden, dessen M. levator scapulae nicht verspannt und empfindlich ist. Die Frage ist aber immer: Spielt das Gefundene eine Rolle?

Die Position des Schulterblatts spielt eine Rolle – wenn beispielsweise in der Elevationsbewegung Schmerzen auftreten, die nachlassen, wenn der Therapeut die Skapula während der Bewegung assisitv unterstützt bzw. sie in Neutralposition hält (Skapula-Assistance-Test sowie Scapula-Retraction-Test). In einer schwedischen Studie erzielten Patienten mit Schulter-Impingement sehr gute Therapie-Ergebnisse, wenn sie beim Training besondere Aufmerksamkeit auf die Muskeln der Schulterblätter und deren Funktion legten. In einer Untersuchung aus England wurde festgestellt, dass von allen physischen Tests nur die Positionsveränderung der Skapula ein positiver Indikator bei der Schmerzlinderung war: Konnten in einer akuten Phase mittels passiver Korrektur der Schulterblattposition die Symptome gelindert werden, war die Prognose des Patienten besser, als wenn die veränderte Skapulaposition darauf keinen Einfluss hatte. Andere prognostische Faktoren waren psychosoziale wie Selbstmanagement, Motivation, Arbeitsfähigkeit usw. – also ähnlich dem, wie wir es von Rückenschmerzen kennen.

Merke

Fast alle Menschen haben „Fehlpositionen" der Schulterblätter. Diese sind jedoch nur dann relevant, wenn Symptome vorliegen, die man mittels einer passiven Korrektur des Schulterblatts reduzieren kann.

Klinisch empfiehlt es sich, so vorzugehen, wie es die Studien zeigen: Verändern sich Schmerzen und/oder Bewegungsausmaß des Patienten mittels einer Positionsveränderung von Skapula und/oder Humeruskopf, sind die dort gefundenen „Fehlpositionen" relevant und stehen damit zunächst im Fokus der Therapie.

Alternativ oder ergänzend empfiehlt es sich bei allen Patienten mit Schulterproblemen, auch den Nacken, die Brustwirbelsäule und die Rippen zu untersuchen. Dort gibt es oft Befunde, über die – etwa durch Provokationstests – Symptome ausgelöst werden können, die bis in die Schulter ausstrahlen. Wenn das der Schmerz ist, der den Patienten stört, ist die Lösung des Problems häufig nicht mehr weit entfernt.

Ich erinnere mich an den Fall einer älteren Patientin, deren Schulter operiert worden war, weil der subakromiale Raum „zu eng" war (Akromioplastik). Nach der OP hatte sie noch immer die gleichen Schmerzen wie zuvor. Als ich ihre Brustwirbelsäule untersuchte, konnte ich dort genau „ihre" Schmerzen provozieren. Nachdem ich die auffälligen Bereiche in der BWS 3- oder 4-mal behandelt hatte, waren die Schmerzen weg. Als ich sie bat, selbst die Situation zu reflektieren, sagte sie, dass es genauso war, wie der Arzt gesagt hatte: „Wenn die Muskelverspannungen behandelt worden sind, ist alles in Ordnung." Ich habe darauf nichts erwidert.

Bei Schulterproblemen braucht es, ebenso wie beispielsweise beim Nacken, häufig auch passive Mobilisationen und Weichteilbehandlung – vor allem bei Innenrotationsdefiziten. Zu diesen kann es kommen, wenn Gelenk und Gelenkkapsel zu viel Spannung haben („Posterior Tightness") oder die dorsalen Muskeln (M. infraspinatus und M. teres minor) verspannt und schmerzempfindlich sind. Meist ist es eine Kombination aus beidem.

Ein häufig anzutreffendes Problem in diesem Bereich sind aktive Triggerpunkte. In einer Studie wurde aufgezeigt, dass wenn man die Triggerpunkte des M. infraspinatus behandelt, sich die Funktion der Muskeln, die sich um das Schultergelenk herum befinden, verändert.

4.9.1 Best of Basics

Die folgenden Tests bzw. Übungen sollte jeder Therapeut im Repertoire haben, wenn er mit Schulter- und Schultergelenkproblemen zu tun hat. Sie können auch in der betrieblichen Gesundheitsvorsorge angewandt werden, besonders bei Menschen, die leichte körperliche Arbeit verrichten, beispielsweise Putzkräfte, oder auch bei Sportlern wie Läufer, Golfspieler und andere, die in ihrer Sportart keine Gegner haben oder überraschende Bewegungen ausführen müssen.

► **Abduktion.** (► Abb. 4.89)

- Der Patient hebt seine Arme über die Seite nach oben.
- Es wird beobachtet, ob das Schulterblatt dabei auf der Brustwirbelsäule anliegt oder es zur Skapula alata bzw. zum Tilt kommt.
- Das normale Bewegungsausmaß liegt bei ca. 180°.
- Falls der Patient sein Schulterblatt nicht stabilisieren kann, unterstützt es der Therapeut passiv (► Abb. 4.90c) und prüft, ob dies Einfluss auf Bewegungsausmaß und/oder Symptome hat.

► **Flexion**

- Der Patient hebt seine Arme in Flexion (► Abb. 4.90a).
- Es wird beobachtet, ob das Schulterblatt dabei auf der Brustwirbelsäule anliegt oder es zur Skapula alata bzw. zum Tilt kommt.
- Das normale Bewegungsausmaß liegt bei ca. 180°.
- Falls das Schulterblatt nicht stabilisiert werden kann, unterstützt es der Therapeut passiv (► Abb. 4.90c). und prüft, ob dies Einfluss auf Bewegungsausmaß und/oder Symptome hat.

► **Flexion gegen Widerstand**

- Der Therapeut gibt einen Widerstand am Handgelenk in 90° glenohumeraler Flexion. Es wird beobachtet, ob das Schulterblatt dabei am Thorax anliegt oder ob es stattdessen zur Skapula alata oder zum Tilt kommt bzw. die Schultern hochgezogen werden (► Abb. 4.90b).
- Danach lässt sich die Kraftproduktion des Oberkörpers testen, indem das Schulterblatt gegen den Brustkorb komprimiert wird (► Abb. 4.90d).

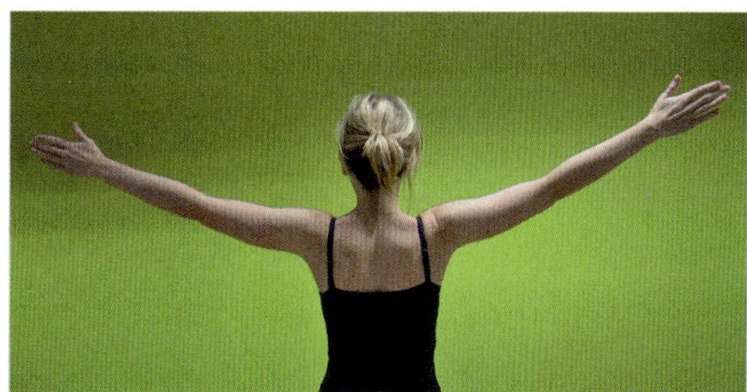

Abb. 4.89 Aktive Abduktion. Dabei sollte es weder zur Skapula alata noch zum Tilt der Skapula kommen.

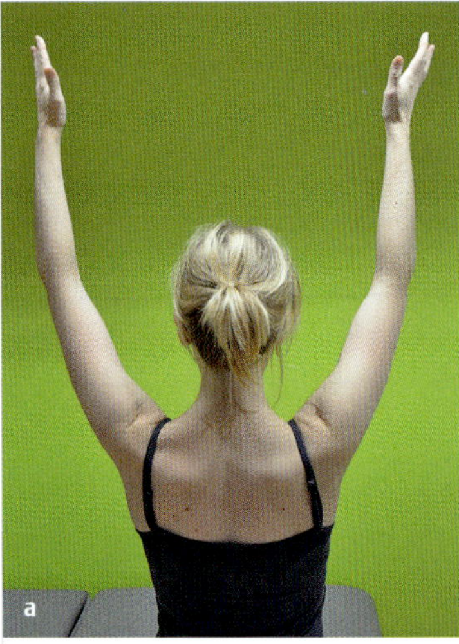
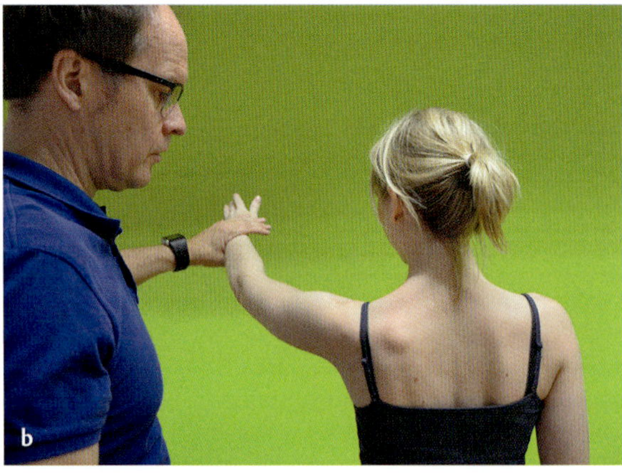
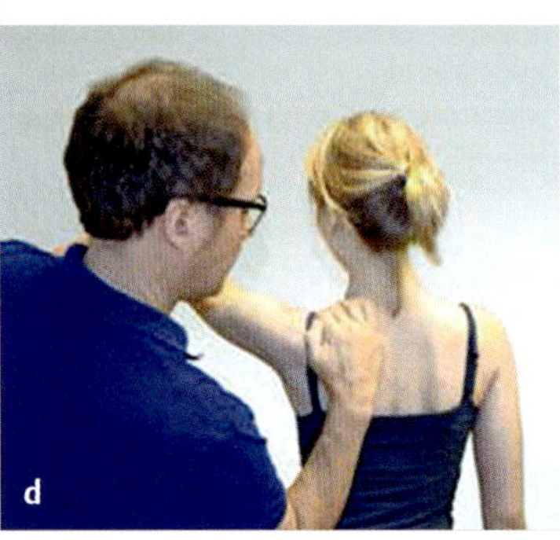
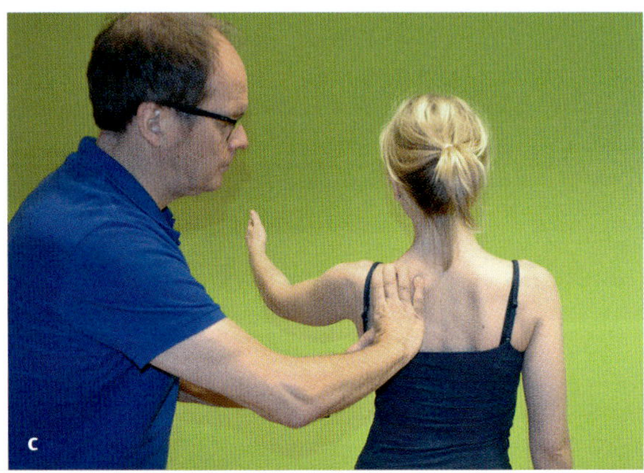

Abb. 4.90 Flexion. Die Schulterblätter sollten kontrolliert am Thorax anliegen.
a Flexion
b Flexion gegen Widerstand
c Flexion mit passiver Unterstützung der Scapula
d Flexion gegen Widerstand bei gleichzeitiger Fixation der Scapula am Thorax

► **Hand auf Rücken.** (► Abb. 4.91)

- Der Patient legt seine Hand von unten auf seinen Rücken (► Abb. 4.91a).
- Das Bewegungsausmaß ist normal, wenn die Fingerspitzen in etwa bis zur Mitte der Schulterblätter reichen.
- Der Therapeut kontrolliert, ob die Skapula am Thorax fixiert bleibt
- Falls das Schulterblatt nicht stabil ist, führt der Patient die Bewegung erneut durch, während der Therapeut das Schulterblatt auf dem Brustkorb fixiert (► Abb. 4.91b).

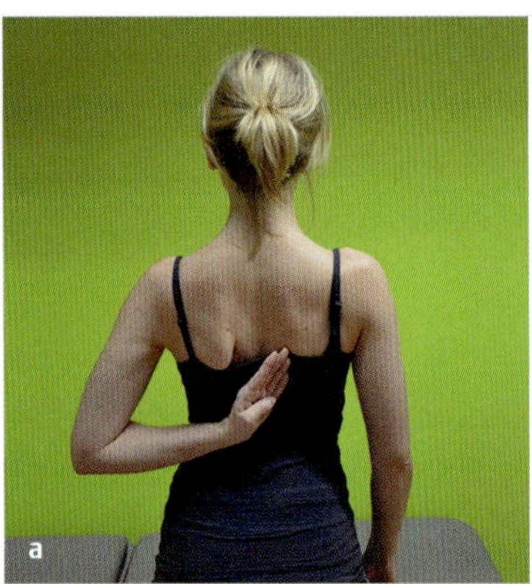
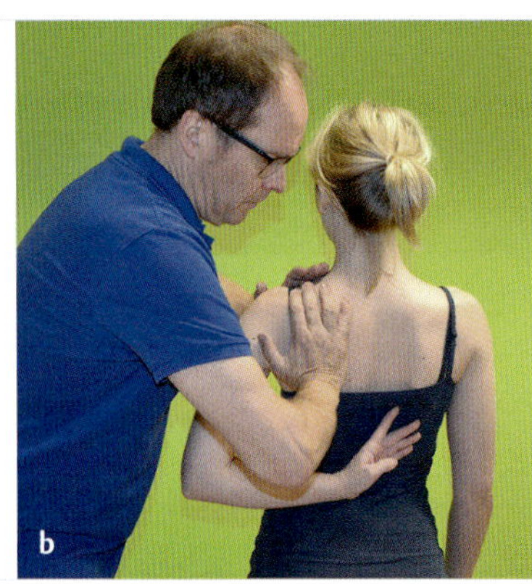

Abb. 4.91 Hand auf Rücken.
a Normalerweise reichen die Fingerspitzen bis etwa zur Mitte der Schulterblätter.
b Gegebenenfalls fixiert der Therapeut die Skapula manuell.

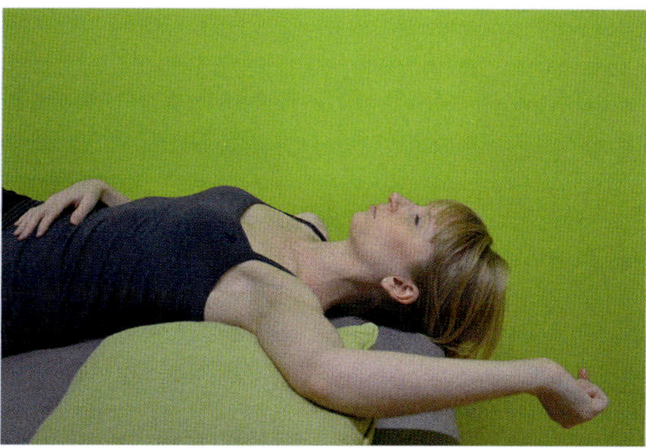

Abb. 4.92 Außenrotation des Schultergelenks aus Rückenlage.

► **Innenrotation des Schultergelenks aus Rückenlage.**
- Der Patient liegt in Rückenlage und positioniert den Arm in 90° Abduktion im Schultergelenk.
- Jetzt dreht er den Arm bei gleichbleibender Abduktionsposition in Richtung Innenrotation; das Bewegungsausmaß sollte ca. 70° betragen.
- Der Humeruskopf sollte dabei stabil bleiben und nicht z. B. nach anterior „subluxieren".
- Das Schulterblatt darf nicht in Richtung Elevation oder Protraktion abweichen.

► **Außenrotation des Schultergelenks aus Rückenlage.** (► Abb. 4.92)
- Der Patient positioniert seine Schulter in 90° Abduktion.
- Die Aus dieser Position dreht er den Arm in Außenrotation; das Bewegungsausmaß sollte mindestens 100° betragen.
- Humeruskopf und Schulterblatt sollten dabei stabil bleiben.

4.9.2 Best of Advanced

Diese Tests und Übungen sollten alle beherrschen, die körperlich schwer arbeiten, z. B. Maler, Maurer und Fensterputzer, sowie Wurf- und Schlagsportler, aber auch Schwimmer und Turner. Wichtig anzumerken ist, dass dieser Personenkreis auch den Advanced Level für Rücken und Nacken beherrschen sollte.

► **Schulter-Elevationstest.** (► Abb. 4.93)
- Zuerst zieht der Patient seine Schultern mit hängenden Armen aktiv in Richtung Ohren (► Abb. 4.93a).
- Anschließend hebt er beide Arme in Richtung Decke (ca. 180° Flexion) (► Abb. 4.93b) und zieht aus dieser Position die Schultern erneut in Richtung Ohren (► Abb. 4.93c).
- Physiologischer Weise sollte sich das Bewegungsausmaß der Schultern in beiden Positionen nicht unterscheiden.
- Wiederholung in Bauchlage (► Abb. 4.93d).

► **Schultergelenkflexion mit Gummiband.** (► Abb. 4.94)
- Der Patient befestigt ein Gummiband unter dem Fuß der gegenüberliegenden Seite des zu testenden Armes.
- Die Beine stehen dabei in leichter Schrittstellung.
- Die oberen Extremitäten werden gerade hochgehoben in ca. 180° Flexion.
- Der Patient führt ca. 10–15 langsame Wiederholungen durch.
- Als Progression können statt dem Gummiband Hanteln verwendet werden.

► **Simulation der Wurfbewegung mit Gummiband.** (► Abb. 4.95)
- Der Patient führt eine „Wurfbewegung" aus.
- Das Schulterblatt bleibt dabei stabil, die Rotationsbewegung findet ausschließlich im Glenohumeralgelenk statt (kein ventrales Gleiten, keine Elevation der Schulterblätter).
- Zur Progression können später kleine und größere Bälle eingesetzt werden.

► **Push-ups.** (► Abb. 4.96)
- Der Patient beginnt in der Liegestützposition. Ggf. muss er hier zunächst üben, die Schulterblätter zu stabilisieren.
- Sobald die Skapulakontrolle sichergestellt ist, führt der Patient den eigentlichen Push-up durch. Auch hier muss er darauf achten, dass die Skapulakontrolle nicht verloren geht.
- Einstiegsziel sind 10 Wiederholungen; später kann die Wiederholungszahl erhöht werden.

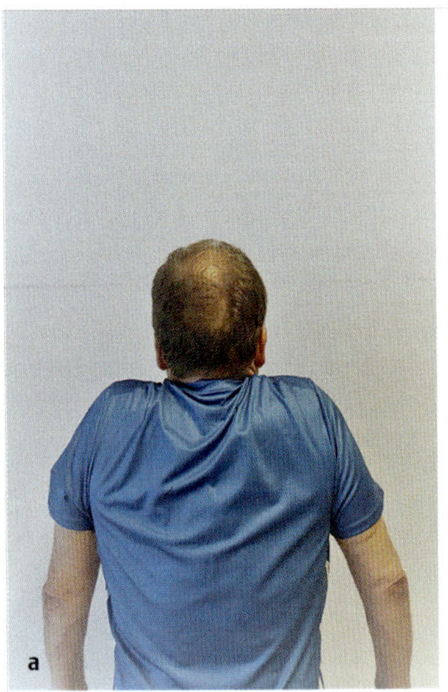

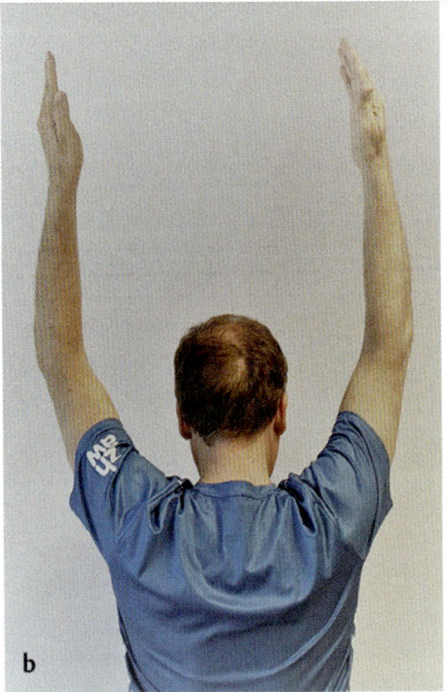

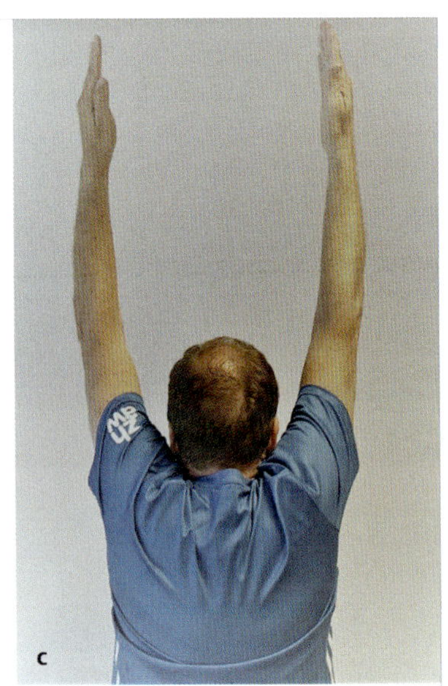

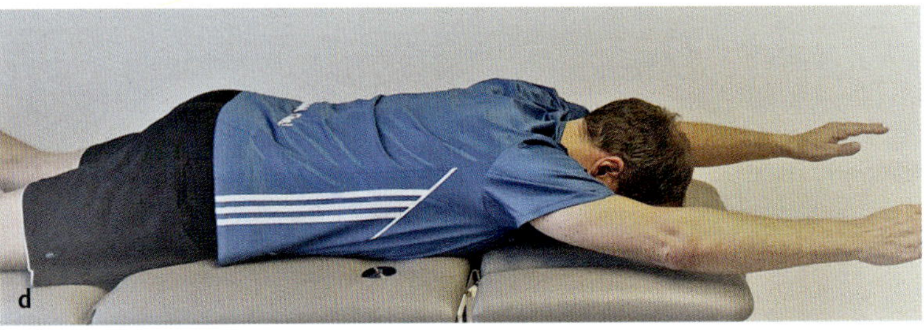

Abb. 4.93 Schulter-Elevationstest.

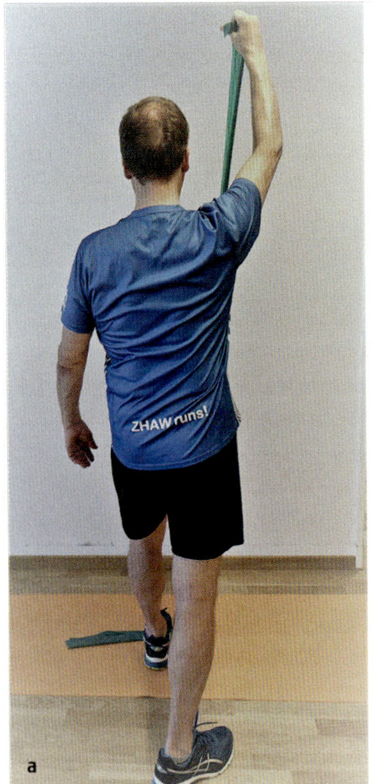

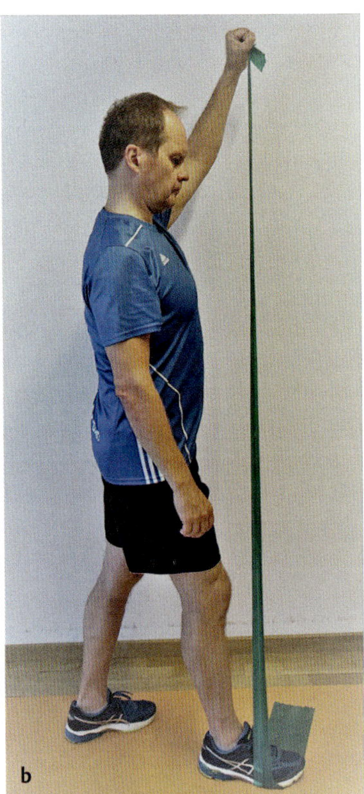

Abb. 4.94 Schultergelenkflexion mit Gummiband.

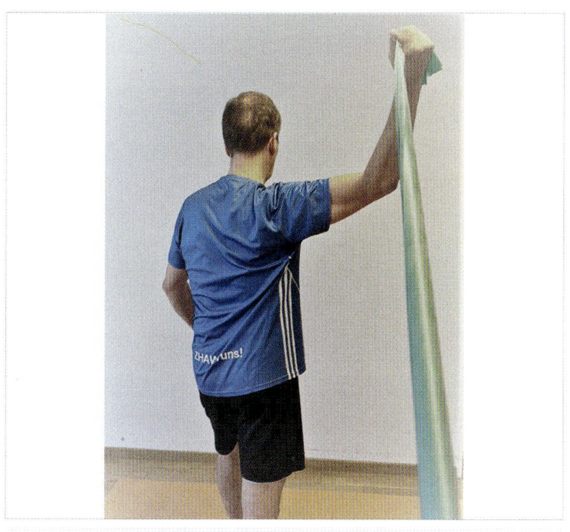

Abb. 4.95 Simulation der Wurfbewegung mit Gummiband.

► **Planking.** (► Abb. 4.97)

- Der Patient beginnt im Unterarmstütz. Ggf. muss er hier zunächst üben, die Schulterblätter zu stabilisieren.
- Im nächsten Schritt hebt er abwechselnd die Beine an, wobei die Schulterblätter stabil bleiben müssen

► **Arme heben mit vorgeneigtem Oberkörper.** (► Abb. 4.98)

- Der Patient neigt den Oberkörper nach vorne und achtet darauf, dass die Schulterblattkontrolle erhalten bleibt.
- Nun streckt er die oberen Extremitäten nach vorne, ohne dass die Kontrolle der Schulterblätter verloren geht.

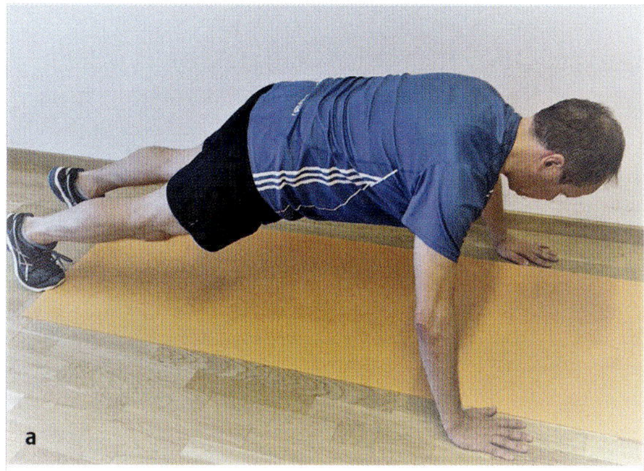

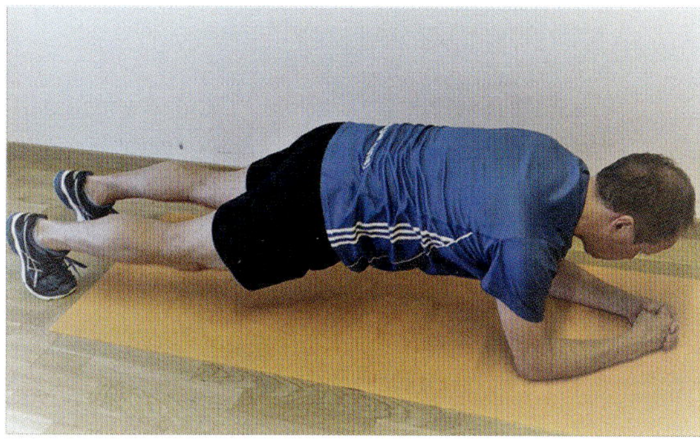

Abb. 4.97 Planking.

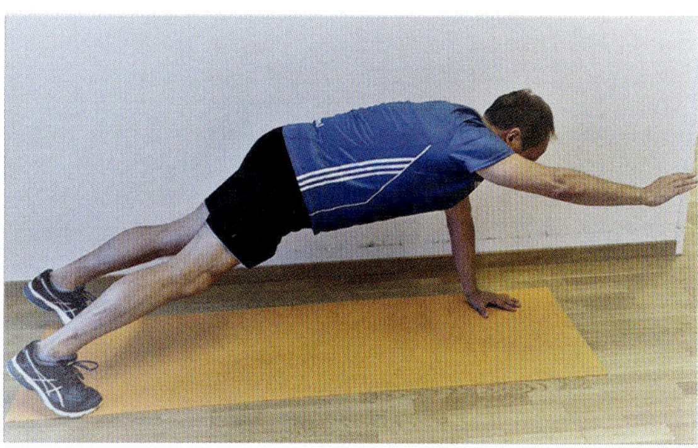

Abb. 4.96 Push-ups.

Abb. 4.98 Arme heben mit vorgeneigtem Oberkörper.

Wiederholungsfragen

1. **Welche Evidenz hat der Physiotherapeut bei der Behandlung von Schulterpatienten? Nennen Sie mindestens 2 Diagnosen, in denen Physiotherapie genauso effizient wie eine Operation ist. Nennen Sie von beiden je eine Untersuchung; das Land, in welchem diese durchgeführt wurde und wie viele Patienten ca. daran teilgenommen haben.**
   Die Evidenz für die Wirksamkeit der Physiotherapie ist besonders gut bei der Behandlung von Impingement-Problemen sowie beim Riss der Rotatorenmanschette. Zu diesen Themen wurden z. B. 3 RCTs veröffentlicht, die in Skandinavien durchgeführt wurden. An der Untersuchung haben über 100 Patienten teilgenommen.
2. **Nennen Sie mindestens 3 zuverlässige Kontrolltests für den Bereich des Schulterblatts.**
   Scapula-Assistance-Test (SAT), Scapula-Retraction-Test (SRT) sowie aktive Flexions- und Abduktionsbewegungen.
3. **Welche Muskeln sind bei Problemen der Schulterblattkontrolle typischerweise schwach? Nennen Sie 3.**
   M. serratus anterior, M. trapezius pars descendens sowie pars ascendens.
4. **Mit welchem Test können Sie die Funktion des M. serratus anterior testen? Nennen Sie mindestens 2.**
   Test im Vierfüßlerstand, Elevation-Protraktion mit Widerstand, Palpation auf dem Rücken liegend.
5. **Welches sind typische Befunde beim Innenrotationstest des Schultergelenks?**
   Zu wenig Bewegungsradius (sollte 70° sein), Humeruskopf schiebt sich nach vorne, ganzes Schulterblatt geht in Protraktion.
6. **Nennen Sie 5 Impingement-Tests.**
   Empty Can, Hawkins-Kennedy, Test von Neer, isometrische Außenrotation, Schmerzbogen.
7. **Mit welchen Tests können Sie prüfen, ob ein Schulterproblem mit einer Dysfunktion des Nackens zusammenhängt?**
   Aktive Bewegungen des Nackens oder passiv mit Provokationstests, die in folgende Richtungen gehen: PA-, unilateral-PA oder AP.
8. **Wie würden Sie eine hohe Irritierbarkeit von Gewebe definieren?**
   Eine kleine Bewegung schmerzt oder eine kleine Bewegung verursacht Schmerzen, die lange anhalten.
9. **Nennen Sie 3 Übungen für die globalen Stabilisatoren des Schulterbereichs.**
   Planking, Seitenplanking, Push Ups.
10. **Mit welchen Fragebögen würden Sie das tägliche Leiden eines Schulterpatienten messen? Nennen Sie mindestens 2.**
    DASH und SPADI.

4.10 Literatur

Baertschi E, Swanenburg J, Brunner F et al. Interrater reliability of clinical tests to evaluate scapulothoracic motion. BMC musculoskeletal disorders. 2013; 14: 315

Beard DJ, Rees JL, Cook JA et al. Arthroscopic subacromial decompression for subacromial shoulder pain (CSAW): a multicentre, pragmatic, parallel group, placebo-controlled, threegroup, randomised surgical trial. Lancet. 2018; 391(10118): 329–38

Benedetti F, Lanotte M, Lopiano L et al. When words are painful: unraveling the mechanisms of the nocebo effect. Neuroscience. 2007; 147(2): 260–71

Benedetti F, Pollo A, Lopiano L et al. Conscious expectation and unconscious conditioning in analgesic, motor, and hormonal placebo/nocebo responses. The Journal of neuroscience: the official journal of the Society for Neuroscience. 2003; 23(10): 4315–23

Biederwolf NE. A proposed evidence-based shoulder special testing examination algorithm: clinical utility based on a systematic review of the literature. Int J Sports Phys Ther. 2013; 8(4): 427–40

Brinjikji W, Luetmer PH, Comstock B et al. Systematic Literature Review of Imaging Features of Spinal Degeneration in Asymptomatic Populations. AJNR American journal of neuroradiology. 2014

Brox JI, Staff PH, Ljunggren AE et al. Arthroscopic surgery compared with supervised exercises in patients with rotator cuff disease (stage II impingement syndrome). Bmj. 1993; 307(6909): 899–903

Bury J, West M, Chamorro-Moriana G et al. Effectiveness of scapula-focused approaches in patients with rotator cuff related shoulder pain: A systematic review and meta-analysis. Manual therapy. 2016; 25: 35–42

Chester R, Jerosch-Herold C, Lewis J et al. Psychological factors are associated with the outcome of physiotherapy for people with shoulder pain: a multicentre longitudinal cohort study. British journal of sports medicine. 2016

Colloca L, Benedetti F. Nocebo hyperalgesia: how anxiety is turned into pain. Current opinion in anaesthesiology. 2007; 20(5): 435–9

Comerford M, Mottram S. Kinetic Control: The Management of Uncontrolled Movement: Elsevier; 2012

Comerford MJ, Mottram SL. Functional stability re-training: principles and strategies for managing mechanical dysfunction. Manual therapy. 2001; 6 (1): 3–14

Cools AM, Cambier D, Witvrouw EE. Screening the athlete's shoulder for impingement symptoms: a clinical reasoning algorithm for early detection of shoulder pathology. British journal of sports medicine. 2008a; 42(8): 628–35

Cools AM, Declercq G, Cagnie B et al. Internal impingement in the tennis player: rehabilitation guidelines. British journal of sports medicine. 2008b; 42(3): 165–71

Cools AM, Declercq GA, Cambier DC et al. Trapezius activity and intramuscular balance during isokinetic exercise in overhead athletes with impingement symptoms. Scandinavian journal of medicine & science in sports. 2007a; 17(1): 25–33

Cools AM, Dewitte V, Lanszweert F et al. Rehabilitation of scapular muscle balance: which exercises to prescribe? The American journal of sports medicine. 2007b; 35(10): 1744–51

Cools AM, Witvrouw EE, Declercq GA et al. Scapular muscle recruitment patterns: trapezius muscle latency with and without impingement symptoms. The American journal of sports medicine. 2003; 31(4): 542–9

Dorrestijn O, Stevens M, Winters JC et al. Conservative or surgical treatment for subacromial impingement syndrome? A systematic review. Journal of shoulder and elbow surgery/American Shoulder and Elbow Surgeons [et al]. 2009; 18(4): 652–60

Englund M, Guermazi A, Gale D et al. Incidental meniscal findings on knee MRI in middle-aged and elderly persons. The New England journal of medicine. 2008; 359(11): 1108–15

Girish G, Lobo LG, Jacobson JA et al. Ultrasound of the shoulder: asymptomatic findings in men. AJR American journal of roentgenology. 2011; 197 (4): W713–9

Gismervik SO, Drogset JO, Granviken F et al. Physical examination tests of the shoulder: a systematic review and meta-analysis of diagnostic test performance. BMC musculoskeletal disorders. 2017; 18(1): 41

Haahr JP, Ostergaard S, Dalsgaard J et al. Exercises versus arthroscopic decompression in patients with subacromial impingement: a randomised, controlled study in 90 cases with a one year follow up. Annals of the rheumatic diseases. 2005; 64(5): 760–4

Holmgren T, Bjornsson Hallgren H, Oberg B et al. Effect of specific exercise strategy on need for surgery in patients with subacromial impingement syndrome: randomised controlled study. Bmj. 2012; 344: e787

Ketola S, Lehtinen J, Arnala I et al. Does arthroscopic acromioplasty provide any additional value in the treatment of shoulder impingement syndrome?: a two-year randomised controlled trial. The Journal of bone and joint surgery British volume. 2009; 91(10): 1326–34

Ketola S, Lehtinen J, Elo P et al. No difference in longterm development of rotator cuff rupture and muscle volumes in impingement patients with or without decompression. Acta orthopaedica. 2016; 87(4): 351–5

Kibler WB, Sciascia A, Dome D. Evaluation of apparent and absolute supraspinatus strength in patients with shoulder injury using the scapular retraction test. The American journal of sports medicine. 2006; 34(10): 1643–7

Kibler WB, Sciascia A. Current concepts: scapular dyskinesis. British journal of sports medicine. 2010; 44(5): 300–5

Kirkley A, Birmingham TB, Litchfield RB et al. A randomized trial of arthroscopic surgery for osteoarthritis of the knee. The New England journal of medicine. 2008; 359(11): 1097–107

Kromer TO, de Bie RA, Bastiaenen CH. Effectiveness of physiotherapy and costs in patients with clinical signs of shoulder impingement syndrome: One year follow-up of a randomized controlled trial. Journal of rehabilitation medicine. 2014

Kromer TO, de Bie RA, Bastiaenen CH. Physiotherapy in patients with clinical signs of shoulder impingement syndrome: a randomized controlled trial. Journal of rehabilitation medicine. 2013; 45(5): 488–97

Kukkonen J, Joukainen A, Lehtinen J et al. Treatment of Nontraumatic Rotator Cuff Tears: A Randomized Controlled Trial with Two Years of Clinical and Imaging Follow-up. The Journal of bone and joint surgery American volume. 2015; 97(21): 1729–37

Lambers Heerspink FO, van Raay JJ, Koorevaar RC et al. Comparing surgical repair with conservative treatment for degenerative rotator cuff tears: a randomized controlled trial. Journal of shoulder and elbow surgery/ American Shoulder and Elbow Surgeons [et al]. 2015; 24(8): 1274–81

Leroux T, Wasserstein D, Veillette C et al. Epidemiology of primary anterior shoulder dislocation requiring closed reduction in Ontario, Canada. The American journal of sports medicine. 2014; 42(2): 442–50

Lewis J. Rotator cuff related shoulder pain: Assessment, management and uncertainties. Manual therapy. 2016; 23: 57–68

Lewis JS, McCreesh K, Barratt E, Hegedus EJ, Sim J. Inter-rater reliability of the Shoulder Symptom Modification Procedure in people with shoulder pain. BMJ open sport & exercise medicine. 2016; 2(1): e000 181

Lewis JS. Rotator cuff tendinopathy. Britishjournal of sports medicine. 2009a; 43(4): 236–41

Lewis JS. Rotator cuff tendinopathy/subacromial impingement syndrome: is it time for a new method of assessment? British journal of sports medicine. 2009b; 43(4): 259–64

Littlewood C, Cools AMJ. Scapular dyskinesis and shoulder pain: the devil is in the detail. British journal of sports medicine. 2018; 52(2): 72–3

Littlewood C, May S. A contractile dysfunction of the shoulder. Manual therapy. 2007; 12(1): 80–3

Littlewood C. Contractile dysfunction of the shoulder (rotator cuff tendinopathy): an overview. The Journal of manual & manipulative therapy. 2012; 20(4): 209–13

Littlewood C. Scapular-focused treatmentmin patients with shoulder impingement syndrome: a randomised clinical trial. Clin Rheumatol. 2013; 32(3): 417

Ludewig PM, Braman JP. Shoulder impingement: biomechanical considerations in rehabilitation. Manual therapy. 2011; 16(1): 33–9

Ludewig PM, Cook TM. Translations of the humerus in persons with shoulder impingement symptoms. The Journal of orthopaedic and sports physical therapy. 2002; 32(6): 248–59.

Ludewig PM, Phadke V, Braman JP et al. Motion of the shoulder complex during multiplanar humeral elevation. The Journal of bone and joint surgery American volume. 2009; 91(2): 378–89

Luomajoki H. Advanced physiotherapy treatment options by shoulder problems. Orthopaedics – today and future; Basel, Switzerland: University of Basel, Department of Orthopaedics; 2014

Luomajoki H. Günstige Therapie statt teure Operation. Landbot. 2013a

Luomajoki H. Schulterbeschwerden: Physiotherapie mit überlegenem Kosten-Nutzen-Verhältnis. Physiofacts. 2013b

Luomajoki H. Update: Schulterimpingment, funktionelle Befund und Therapie. Med & Move 2016(1)

Maitland G, Hengeveld E, Banks K et al. Maitland Manipulation der Wirbelsäule: Springer Medizin Verlag; 2006

McClure PW, Balaicuis J, Heiland D et al. A randomized controlled comparison of stretching procedures for posterior shoulder tightness. The Journal of orthopaedic and sports physical therapy. 2007; 37(3): 108–14

McClure PW, Michener LA, Karduna AR. Shoulder function and 3-dimensional scapular kinematics in people with and without shoulder impingement syndrome. Physical therapy. 2006; 86(8): 1075–90

McClure PW, Michener LA. Staged Approach for Rehabilitation Classification: Shoulder Disorders (STAR-Shoulder). Physical therapy. 2015; 95(5): 791–800

Milgrom C, Schaffler M, Gilbert S et al. Rotator-cuff changes in a symptomatic adults. The effect of age, hand dominance and gender. The Journal of bone and joint surgery British volume. 1995; 77(2): 296–8

Miller CA, Forrester GA, Lewis JS. The validity of the lag signs in diagnosing full-thickness tears of the rotator cuff: a preliminary investigation. Archives of physical medicine and rehabilitation. 2008; 89(6): 1162–8

Moosmayer S, Lund G, Seljom US et al. Tendon repair compared with physiotherapy in the treatment of rotator cuff tears: a randomized controlled study in 103 cases with a five-year follow-up. The Journal of bone and joint surgery American volume. 2014; 96(18): 1504–14

Moseley B. Arthroscopic surgery did not provide additional benefit to physical and medical therapy for osteoarthritis of the knee. The Journal of bone and joint surgery American volume. 2009; 91(5): 1281

Moseley JB, O'Malley K, Petersen NJ et al. A controlled trial of arthroscopic surgery for osteoarthritis of the knee. The New England journal of medicine. 2002; 347(2): 81–8

Osteras H, Torstensen TA, Osteras B. High-dosage medical exercise therapy in patients with long-term subacromial shoulder pain: a randomized controlled trial. Physiotherapy research international: the journal for researchers and clinicians in physical therapy. 2010; 15(4): 232–42

Osteras H, Torstensen TA. The dose-response effect of medical exercise therapy on impairment in patients with unilateral longstanding subacromial pain. The open orthopaedics journal. 2010; 4: 1–6

Rabin A, Irrgang JJ, Fitzgerald GK et al. The intertester reliability of the Scapular Assistance Test. The Journal of orthopaedic and sports physical therapy. 2006; 36(9): 653–60

Ryosa A, Laimi K, Aarimaa V et al. Surgery or conservative treatment for rotator cuff tear: a meta-analysis. Disability and rehabilitation. 2016: 1–7

Sahrmann S. Movement System Impairment Syndromes of the Extremities, Cervical and Thoracic Spines: Mosby; 2010

Schroder CP, Skare O, Reikeras O et al. Sham surgery versus labral repair or biceps tenodesis for type II SLAP lesions of the shoulder: a three-armed randomised clinical trial. British journal of sports medicine. 2017

Sihvonen R, Paavola M, Malmivaara A et al. Arthroscopic partial meniscectomy versus sham surgery for a degenerative meniscal tear. The New England journal of medicine. 2013; 369(26): 2515–24

Steuri R, Sattelmayer M, Elsig S et al. Effectiveness of conservative interventions including exercise, manual therapy and medical management in adults with shoulder impingement: a systematic review and meta-analysis of RCTs. British journal of sports medicine. 2017; 51(18): 1340–7

Vincent K, Leboeuf-Yde C, Gagey O. Are degenerative rotator cuff disorders a cause of shoulder pain? Comparison of prevalence of degenerative rotator cuff disease to prevalence of nontraumatic shoulder pain through three systematic and critical reviews. Journal of shoulder and elbow surgery/American Shoulder and Elbow Surgeons [et al]. 2017; 26(5): 766–73

5 Dysfunktionen der Bewegung und Bewegungskontrolle der unteren Extremitäten

Hannu Luomajoki

5.1 Es gibt ausgezeichnete Forschungsergebnisse für die Wirksamkeit von Physiotherapie bei der Rehabilitation der unteren Extremitäten

Bei der Therapie der unteren Extremitäten gibt es ausgezeichnete Belege für die Wirksamkeit von Physiotherapie, etwa bei Achillessehnen- und Kreuzbandrissen sowie Knieverletzungen. Es scheint, als dass es sich zum größten Teil lohnt, bei Problemen der unteren Extremitäten zu warten und Physiotherapie einzusetzen – vor allem aktive Übungen –, bevor man z. B. über operative Behandlungen nachzudenken beginnt.

Schon vor 10 Jahren wurde in Studien festgestellt, dass die Bänder des Sprunggelenks nicht operiert werden müssen, selbst wenn sie gerissen sind. Denn mit konservativer Behandlung und Physiotherapie kann man genauso gute Ergebnisse erzielen (Kerkhoffs et al. 2012; Struijs u. Kerkhoffs 2010; Skou u. Roos 2017). Zwar erreicht man mittels Operation eine bessere anatomische Stabilität, aber diese scheint nicht mit einer besseren Funktion des Sprunggelenks im Alltag zu korrelieren. Diese Resultate ähneln den Ergebnissen der operativen Behandlungen von Schulter und Knie (Streich et al. 2011; van Yperen et al. 2018; Meunier et al. 2007; Chalmers et al. 2015; Leroux et al. 2014). Obendrein dauert die Rehabilitation nach einer solchen Operation länger als der konservative Weg und es gibt zudem mehr Komplikationen, etwa Steifigkeit des Sprunggelenks und Infektionen.

Früher dachte man auch, dass Achillessehnenrisse auf jeden Fall operiert werden müssten. Vor kurzem wurde eine systematische Studie veröffentlicht, in der 8 RCTs mit Ergebnissen von über 700 Patienten gesammelt wurden. Darin konnte man sehen, dass es zwar 10 % weniger Rerupturen nach den operativen Behandlungen gibt, sich die Ergebnisse in allen anderen Befunden (z. B. Return to Sport, Beweglichkeit oder Funktionalität) jedoch nicht unterschieden – egal, welche Behandlungsmethode gewählt worden war (Deng et al. 2017).

Auch hinsichtlich der Therapie von Gonarthrose wurden schon mehrere Studien bezüglich arthroskopischer Behandlung durchgeführt. Bereits Anfang der 2000er-Jahre stellte eine große Placebo-Studie fest, dass Placebo-Operationen genauso effizient wie „richtige" Operationen sind (Moseley et al. 2002). Kürzlich wurde eine systematische Arbeit veröffentlicht, in der 9 RCTs mit über 1200 Patienten erfasst wurden. Diese Arbeit fand heraus, dass Arthroskopie die Schmerzen der Patienten etwas effizienter lindert als eine konservative Behandlung (Thorlund et al. 2015). Dieser Unterschied war jedoch so klein (2,5 mm auf einer Skala von 0–100 mm), dass er klinisch keine Bedeutung hat. Außerdem hatten die operierten Patienten beträchtlich mehr Komplikationen, etwa Thrombosen, Infektionen sowie Entzündungen der Narben. Spätestens nach diese Studie müsste man sich eigentlich von der Arthroskopie verabschieden (Lohmander et al. 2016). Auch das besonders geschätzte British Medical Journal (Siemieniuk et al. 2017) empfahl im Jahre 2017, bei der Behandlung von „Verschleiß" des Knies auf Arthroskopie zu verzichten. Diese Empfehlung ist vor allem deshalb von Bedeutung, als dass man annahm, dass auch zukünftige Forschungen diese Resultate sehr wahrscheinlich nicht ändern würden (das heißt: Das Ergebnis ist so eindeutig, dass es keine weitere Forschung dazu braucht!). Es kommt sehr selten vor, dass ein Journal dieser Klasse so eine starke Empfehlung gegen eine Maßnahme gibt. Die Kniearthroskopie ist eine der häufigsten Operationen; in den USA beispielsweise werden jährlich 500 000 solcher Operationen durchgeführt (Katz et al. 2013). In einer großen Veröffentlichung im Jahre 2014 (Juhl et al. 2014) wird in hohem Maße physiotherapeutisches Training als erstrangige Behandlungsmethode für Kniearthrose empfohlen. Ein anderes bedeutendes Journal, das New England Journal of Medicine, schätzt, dass sich im Hinblick auf diese Untersuchungen die klinische Vorgehensweise bei der Behandlung von Kniearthrose ändern muss: Primäre Behandlungsmethode ist die Physiotherapie (Adler 2014) und erst, wenn die betroffenen Patienten mindestens 4 Wochen lang 3-mal pro Woche vergeblich geübt haben, sollten eine Operation in Erwägung gezogen werden (Juhl et al. 2014).

Bei der Therapie von Kreuzbandrissen ist die Physiotherapie als Behandlungsmethode heutzutage die Nummer Eins. Mehrere Untersuchungen haben bewiesen, dass mit Physiotherapie genauso gute Ergebnisse im Hinblick auf die Funktionalität erzielt werden können wie mit Operationen (Frobell et al. 2010). Auch das renommierte Swiss Medical Board empfiehlt bei dieser Diagnose an erster Stelle Physiotherapie (Kanton Zürich 2009). Die Angst davor, dass das Knie instabil bleibt und mit der Zeit mehr Abnutzungserscheinungen auftreten als ohne Operationen, ist unbegründet (Streich et al. 2011; Meunier et al. 2007). Andererseits hat sich noch keiner getraut, sich gegen Operationen zu stellen, wenn es um Spitzensportler geht (Kanton Zürich 2009). Aber sogar in dieser Gruppe kann über einen Zeitraum von 20 Jahren kein Unterschied zwischen den Operierten und den konservativ Behandelten ausgemacht werden (van Yperen et al. 2018).

Merke

Bei der Behandlung von Kreuzbandrissen ist Physiotherapie genauso effizient wie eine Operation.

Im Hinblick auf Sprunggelenksverletzungen sind die Empfehlungen heutzutage ähnlich wie bei der Arthroskopie: Man sollte schlicht nicht primär operieren (Katz et al. 2013). Eine kürzlich veröffentlichte finnische Studie erzielte mit Placebo-Operationen sogar genauso gute Ergebnisse wie mit „richtigen" Operationen (Sihvonen et al. 2013).

Über den positiven Effekt von Knie- und Hüftendoprothesen gibt es dagegen ausgezeichnete Resultate: Bei über 65-jährigen Patienten, bei denen die konservative Behandlung nicht genügend geholfen hat, ist die Prothese eine effizientere Behandlungsmethode als Physiotherapie (Skou et al. 2015). Doch auch bei Knie- und Hüftarthrose schneiden konservative Ansätze nicht schlecht ab: Eine große dänische Kohortenstudie, die sogenannte GLA:D-Untersuchung („Good Life with Osteoarthritis in Denmark"), erzielte gute Ergebnisse. Innerhalb dieser Studie trainierten 10 000 Patienten während eines Jahres Kraft, Gleichgewicht und Beweglichkeit der unteren Extremitäten.

Wenden wir uns den Gewebebefunden zu. Gleich wie bei Rücken und Schulter sagen diese auch bei den unteren Extremitäten nicht viel darüber aus, wie groß die Probleme des Patienten sind. (Brinjikji et al. 2014; Girish et al. 2011; Vincent et al. 2017). Meniskusbefunde beispielsweise findet man bei symptomlosen älteren Personen und Kniepatienten ähnlich häufig (Englund et al. 2008). Das Gleiche gilt für Auffälligkeiten bei MRT-Aufnahmen von Gesunden im Vergleich zu denen von Kniepatienten (Guermazi et al. 2012).

Merke

Gewebebefunde korrelieren nur schwach mit Symptomen: Gesunde zeigen in MRT-Aufnahmen sehr ähnliche Befunde wie Patienten.

Nun stellt sich die Frage: Was sollen wir untersuchen, wenn die Gewebebefunde nicht mit den Problemen der Patienten korrelieren? Und: Wenn mit operativen Behandlungen keine besseren Ergebnisse als mit Physiotherapie erzielt werden, was sollte dann der Inhalt der Physiotherapie sein? In diesem Kapitel geht es um die verschiedenen, funktionellen Tests für die unteren Extremitäten: Auf welche Weise sollten Gelenk-, Muskel- und neurodynamische Probleme untersucht werden? Welche Übungen können an Patienten weitergegeben werden, die an funktionellen Problemen der unteren Extremitäten leiden?

5.2 Tests für Bewegungskontrolle der unteren Extremitäten

Die Untersuchung der unteren Extremitäten beginnt mit aktiven, funktionellen Tests. Das Wichtigste ist, zuerst zu schauen, wie der Patient die Achse seiner unteren Extremitäten sowie die aktiven Bewegungen kontrollieren kann.

Das Testen der Bewegungskontrolle der unteren Extremitäten kann grob in 3 unterschiedliche Teile gegliedert werden: Schnelltests, standardisierte Tests und sportliche Tests. Schnelltests können verwendet werden, wenn man keine größeren Befunde erwartet – etwa dann, wenn das Hauptproblem am Rücken liegt oder irgendwo anders, aber nicht primär bei den unteren Extremitäten. Die physische Untersuchung der unteren Extremitäten kann mit Schnelltests begonnen werden, damit man rasch einen guten Überblick bekommt, ob es bei der Kontrolle der unteren Extremitäten klare, deutlich sichtbare Probleme gibt oder sie weitestgehend in Ordnung ist.

Standardisierte Tests werden angewendet, wenn man die Kontrolle der kompletten unteren Extremitäten prüft. Diese Tests wurden in Untersuchungen als zuverlässig eingestuft (Kaukinen et al. 2017; Lenzlinger-Asprion et al. 2017).

Sportlichere Tests wie Sprünge werden dann angewendet, wenn der Anspruch des Patienten hoch ist – also sportliche Ziele im Vordergrund stehen. Arbeitet der Patient aber im Büro und hat keine höheren Ansprüche an die Kontrolle der unteren Extremitäten, müssen diese Tests nicht durchgeführt werden.

Merke

Die aktive Kontrollfähigkeit der unteren Extremitäten sowie die Beinachsen haben auch bei der Funktionsprüfung der anderen Körperabschnitte einen hohen Stellenwert.

5.2.1 Schelltests zur Prüfung der Kontrolle der unteren Extremitäten

Zu den Schnelltests gehören der Einbeinstand (▸ Abb. 5.1), der Mini-Squat (▸ Abb. 5.2) sowie der Mini-Squat im Einbeinstand (▸ Abb. 5.3) (Comerford u. Mottram 2012).

Hier werden folgende Aspekte überprüft:

- Bleibt das Becken in der Horizontalachse und hinsichtlich der Rotationsbewegung gerade?
- Bleibt das Becken in der Vertikalachse (Abduktion-Adduktion im Hüftgelenk) gerade sowie in Bezug auf die Rotationsbewegung?
- Bleibt das Knie in der Transversalachse stabil (kein Abweichen in Richtung Varus oder Valgus sowie keine übermäßige Rotation im Hüftgelenk)?
- Bleiben die Füße stabil (ohne Varus-, Valgus-, Pronations-, Supinations- sowie Eversionsbewegung)?

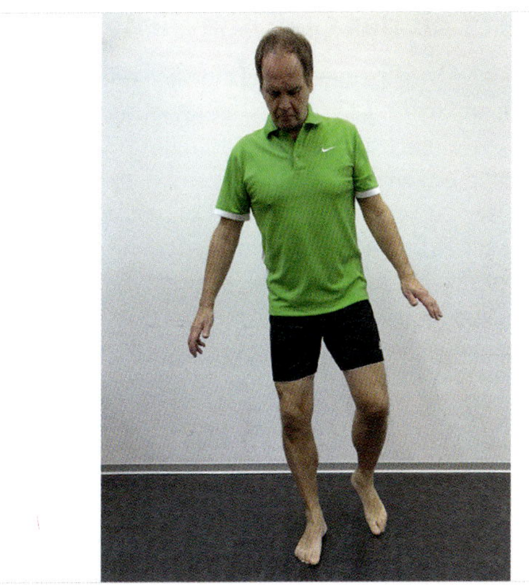

Abb. 5.1 Einbeinstand.

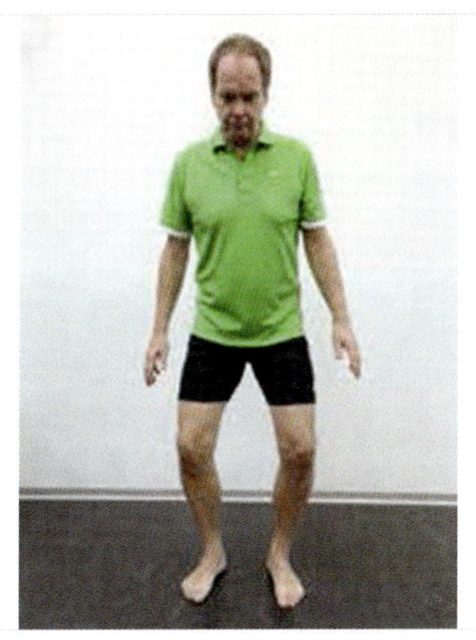

Abb. 5.2 Mini-Squat.

Man kann den Patienten auch fragen: „Sehen Sie die ersten zwei Zehen, wenn Sie an der Innenseite Ihres Kniegelenks vorbeischauen?“ Falls nicht, steht das Knie wahrscheinlich in Valgus-Position. Sieht er mehr als die ersten beiden Zehen, steht es in Varus-Position. Sieht der Patient die Zehen vor dem Kniegelenk („too many toes“), ist wahrscheinlich die Dorsalflexion des Sprunggelenks eingeschränkt oder die Achillessehne/Wadenmuskulatur zu steif.

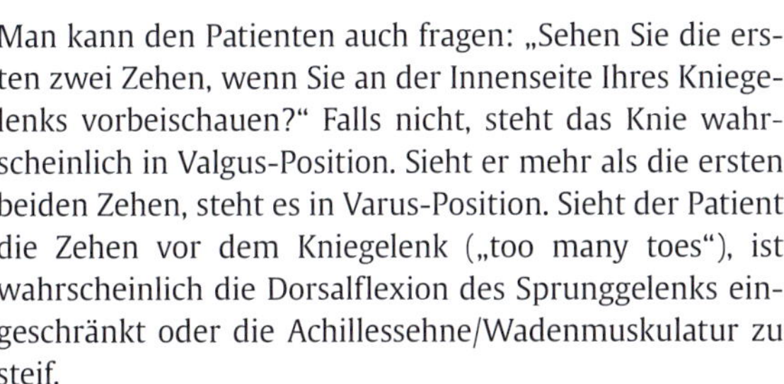

Merke

Kann der Patient in einer kleinen Beugestellung des Kniegelenks seine beiden ersten Zehen auf der medialen Seite des Knies sehen, ist die Beinachse wahrscheinlich korrekt.

5.2.2 Standardisierte Tests für die Kontrolle der unteren Extremitäten

Wir haben 2 standardisierte Testbatterien für die Kontrolle der unteren Extremitäten veröffentlicht (Kaukinen et al. 2017; Lenzlinger-Asprion et al. 2017). Die eine untersucht Patienten mit Kniearthrose, die andere Patienten mit Hüftarthrose. Die Tests eignen sich für alle Patienten, die Probleme mit den unteren Extremitäten haben und sind einfach durchzuführen. Im Anschluss werden anspruchsvollere und quantifizierbare Tests vorgestellt.

Die folgende Box („Kriterien für alle Tests der unteren Extremitäten“) zeigt Kriterien für die richtige Ausführung aller Tests.

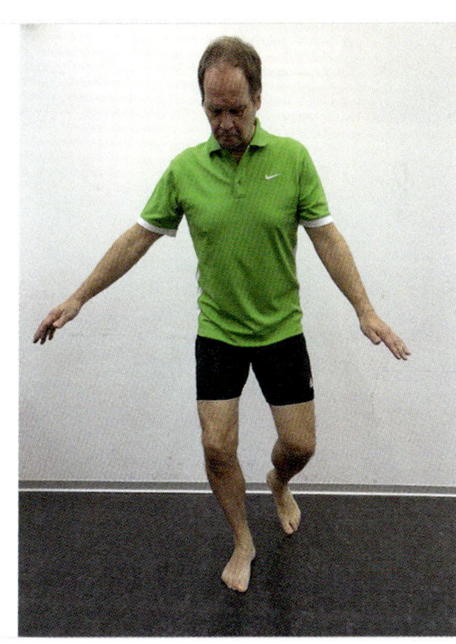

Abb. 5.3 Mini-Squat im Einbeinstand.

Kriterien für alle Tests der unteren Extremitäten

- Das Becken muss horizontal und hinsichtlich Rotationen gerade bleiben.
- Im Hüftgelenk keine Innenrotation oder Adduktion.
- Beinachse geht durch die Mitte des Hüftgelenk, Mitte der Kniescheibe und zwischen dem 2. und 3. Metatarsalknochen.
- Fuß und Fußgewölbe bleiben gerade (ohne Inversion, Eversion oder Supination/Pronation).

- Einbeinstand (▶ Abb. 5.1)
- Mini-Squats (▶ Abb. 5.2)
- Mini-Squats im Einbeinstand (▶ Abb. 5.3)
- Squats (▶ Abb. 5.4). Der Therapeut kontrolliert die Bewegung von vorne und von der Seite: Der Rücken des Patienten muss in Neutralposition bleiben, die Bewegung kommt vor allem aus der Hüfte
- Treppensteigen aufwärts (▶ Abb. 5.5)
- Treppensteigen abwärts (1 Stufe) (▶ Abb. 5.6).
- ▶ Abb. 5.7 zeigt einige typische Probleme bei der Kontrolle

5.2.3 Tests für das Gleichgewicht

Um das Gleichgewicht zu testen, eignet sich der BESS-Test (Balance Error Scoring System) (Bell et al. 2011). Jeder Teiltest muss zunächst mit geöffneten und danach mit geschlossenen Augen durchgeführt werden. In jeder Position sollte der 20 Sekunden bleiben können. Alle 3 Tests werden zuerst auf dem Boden und danach auf einer weichen Gummimatte absolviert. Die Bewertung erfolgt auf einer Skala von 0–2: 2 Punkte für die korrekte, 1–2 Punkte Abzug bei fehlerhafter Ausführung.

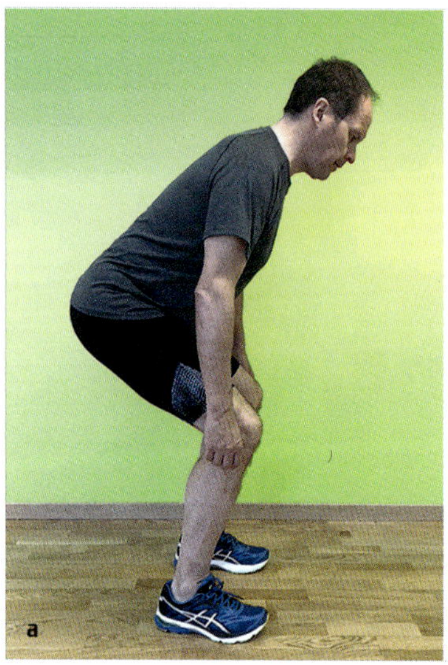

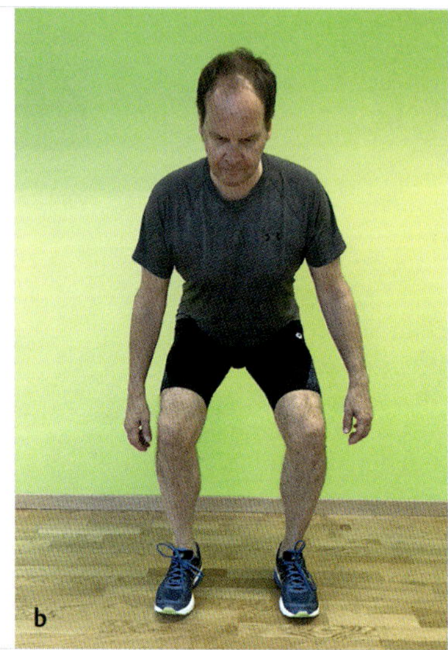

Abb. 5.4 Squat (ganze Kniebeuge).
a Hüfte und Knie werden ca. 90° flektiert, der Patient behält die Lordose in der LWS bei.
b Die Beine weichen weder in Valgus noch in Varus ab.

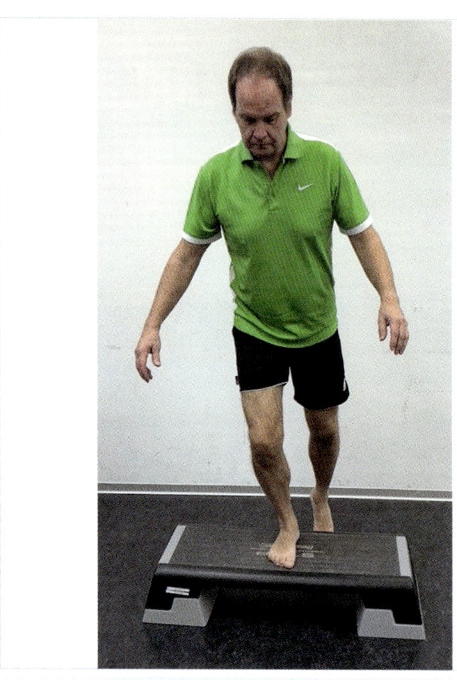

Abb. 5.5 Treppensteigen aufwärts.

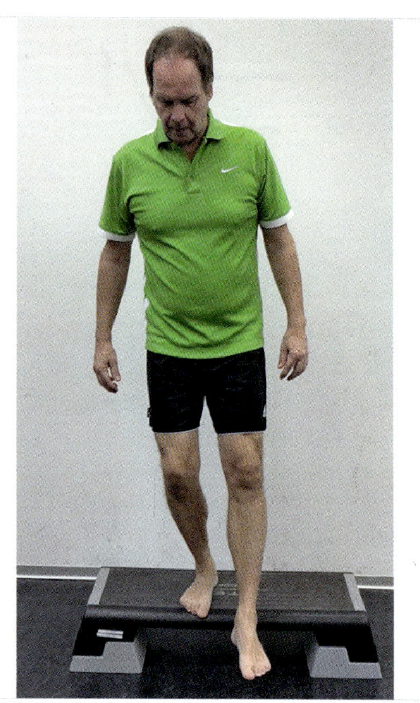

Abb. 5.6 Treppensteigen abwärts.

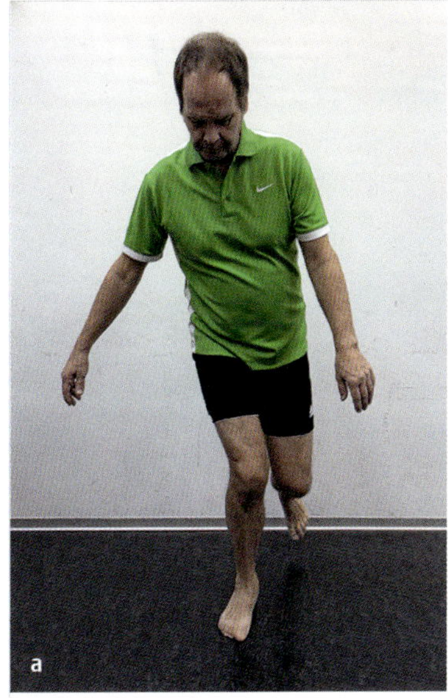
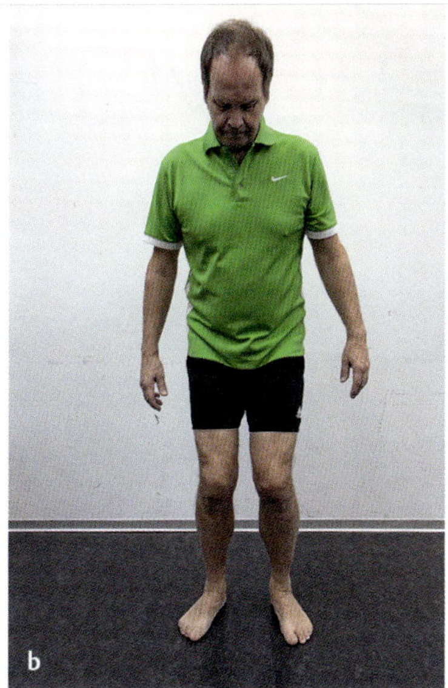
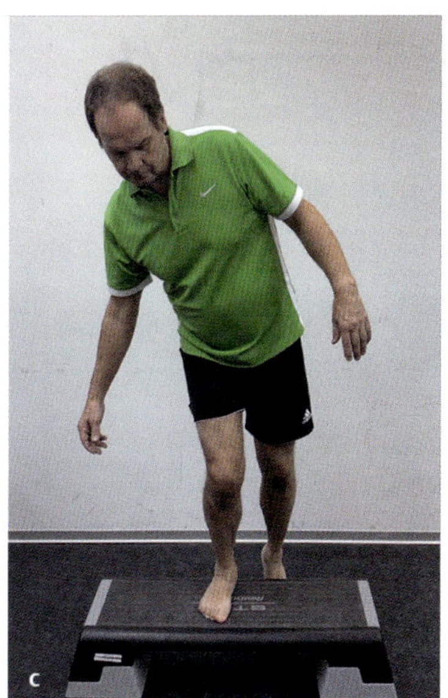
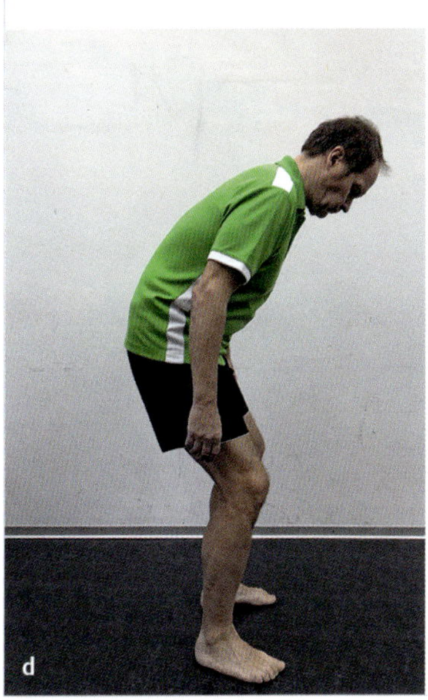
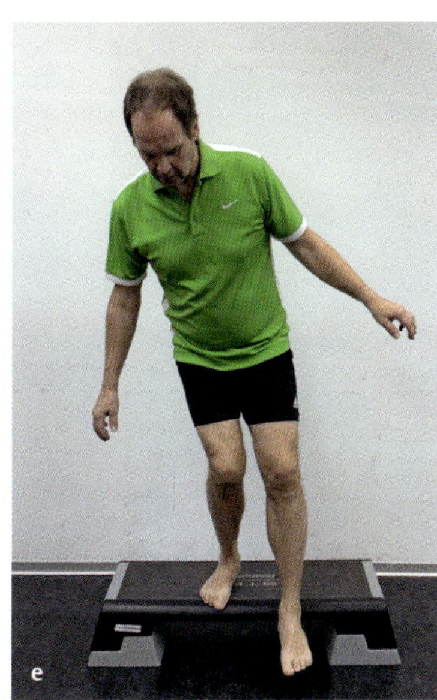

Abb. 5.7 Typische Fehler bei den Tests der unteren Extremitäten.
a Knie valgisiert
b Kniegelenke zeigen nicht über Fußspitzen
c Ausweichbewegung des Oberkörpers
d Flexion der Wirbelsäule bei Kniebeugen
e Ausweichbewegung des Oberkörpers plus Valgisierung des Kniegelenks

Häufige Fehler sind:

- Die Position kann nicht gehalten werden.
- Der Test kann nicht mit geschlossenen Augen durchgeführt werden.
- Die oberen Extremitäten bleiben nicht ruhig, die Hände bleiben nicht an der Hüfte.
- Die Position muss verändert oder korrigiert werden.
- Die Füße bleiben nicht stabil.

► **BESS-Tests**

- Stehen auf 2 Füßen, Füße geschlossen (► Abb. 5.8a, ► Abb. 5.8b)
- Einbeinstand (► Abb. 5.8c, ► Abb. 5.8d)
- Tandemstand (► Abb. 5.8e, ► Abb. 5.8f)

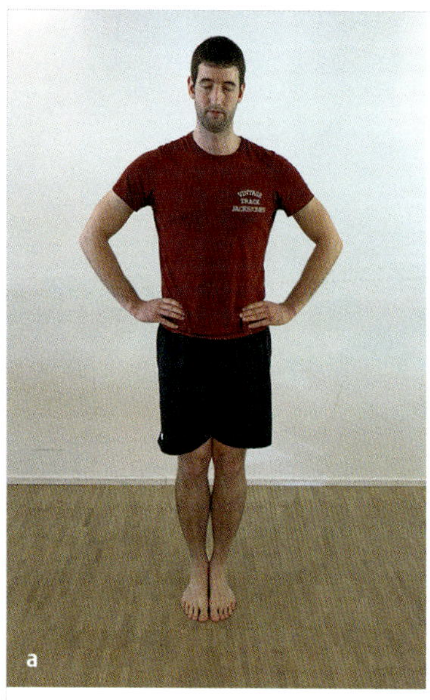
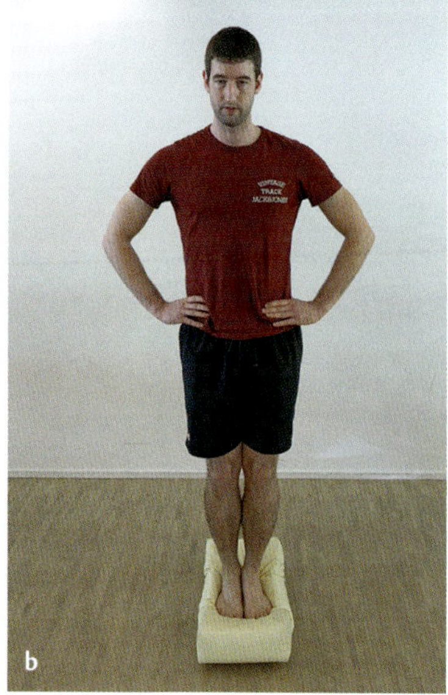
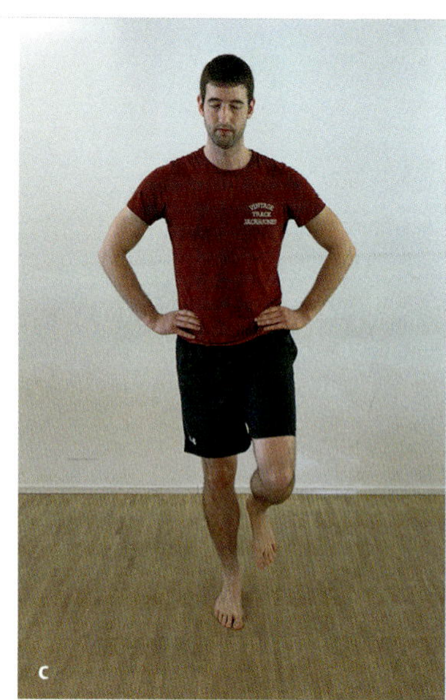
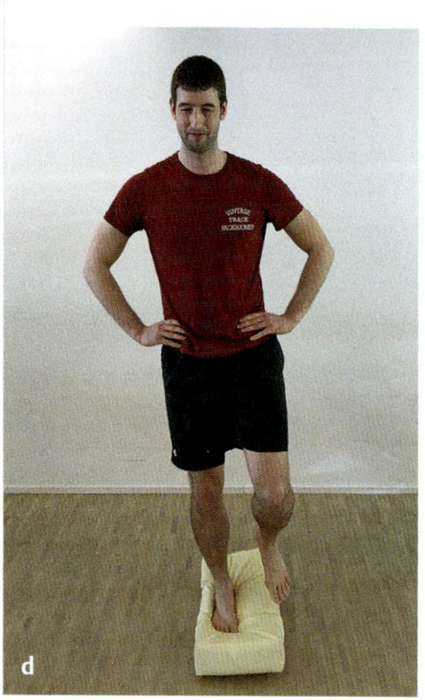
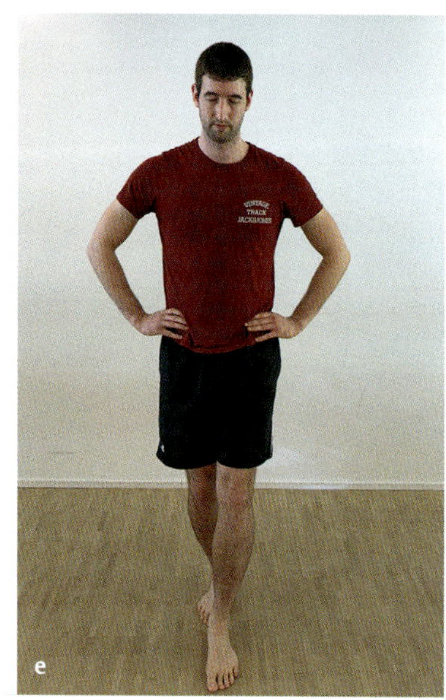
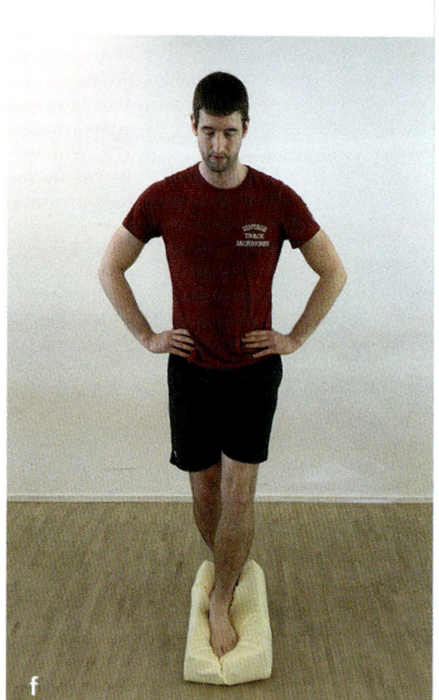

Abb. 5.8 BESS-Test. Die Positionen werden immer erst mit offenen und dann mit geschlossenen Augen durchgeführt.
a Stehen mit geschlossenen Beinen
b auf weicher Unterlage
c Einbeinstand
d Einbeinstand auf weicher Unterlage
e Tandemstand
f Tandemstand auf weicher Unterlage

► **Y-Balance-Test.** Der Y-Balance-Test ist ein sehr gut untersuchter, validierter und quantifizierter Test: Auf dem Boden wird mit einem Tape ein „Y" geklebt. Die beiden Schenkel des „Y" stehen in einen Winkel von 90° zueinander. Der eine Fuß der Testperson steht in der Mitte des Buchstabens. Den Fuß des anderen Beins schiebt die Testperson so weit wie möglich in alle 3 Richtungen (► Abb. 5.9). Die Entfernung vom Zentrum wird in cm gemessen. Nun berechnet der Tester den Durchschnitt der erreichten Weite aller 3 Richtungen und vergleicht sie mit der Länge der unteren Extremitäten des Patienten (gemessen vom Malleolus bis zum Trochanter). Bei Profifußballern sollte die Seitendifferenz bei der Wiederaufnahme des Sports (Return to Sport) höchstens 10 % betragen (Gribble et al. 2012).

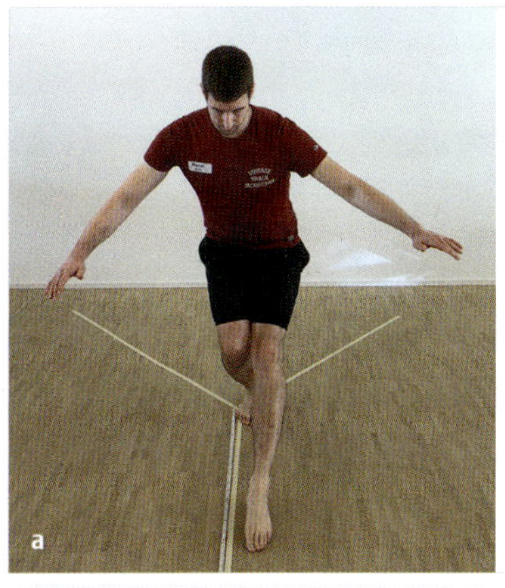
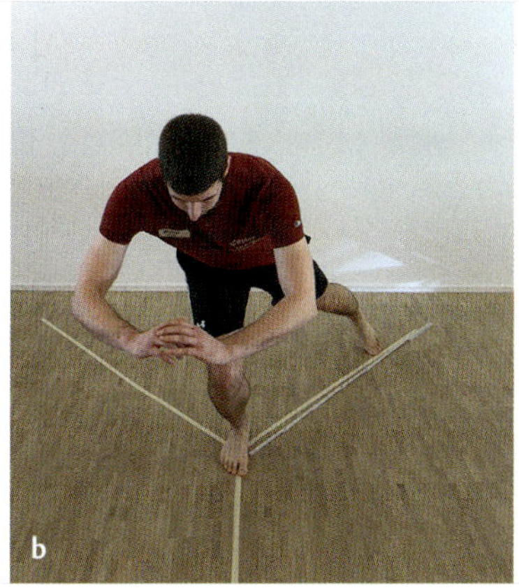
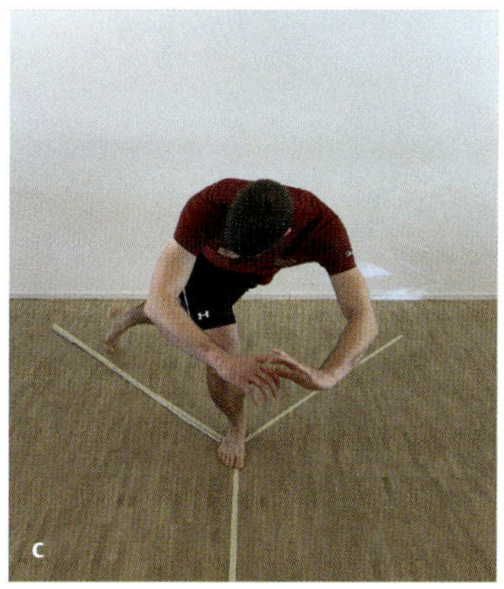

Abb. 5.9 Y-Balance-Test.

► **STAR-Excursion-Balance-Test** („SEBT"). Der SEBT („Stern"-Test) ist hinsichtlich der Ausführung ähnlich wie der Y-Balance-Test. Die Figur auf dem Boden ist jedoch sternförmig, es gibt „Strahlen" in jede Richtung (► Abb. 5.10) (Keller et al. 2016). Die Testergebnisse beider (Stand-)Beine werden miteinander verglichen.

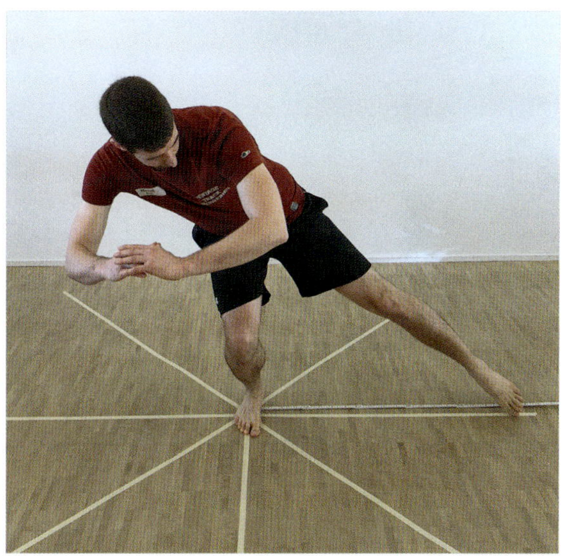

Abb. 5.10 STAR-Excursion-Balance-Test.

► **Andere Testmöglichkeiten**

- Ein seitlicher Schritt nach unten von einem Step, („Step down seitlich") (► Abb. 5.11a richtig und ► Abb. 5.11b falsch) (Rabin u. Kozol 2010).
- Trittsquats („Lunges") (► Abb. 5.12).

Beide Tests sind qualitative Tests. Das heißt es wird vor allem die Kontrolle der Beinachsen evaluiert.

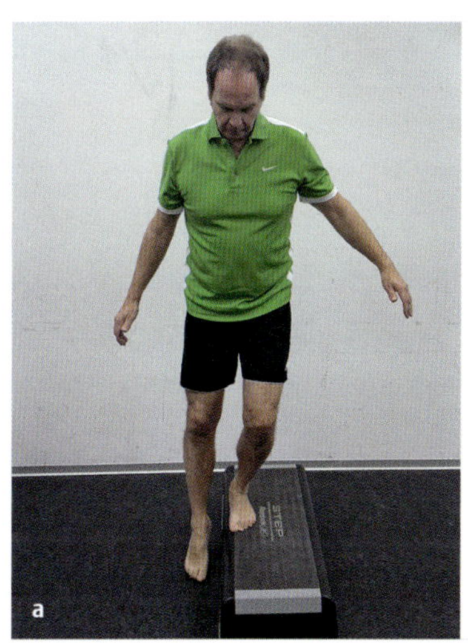
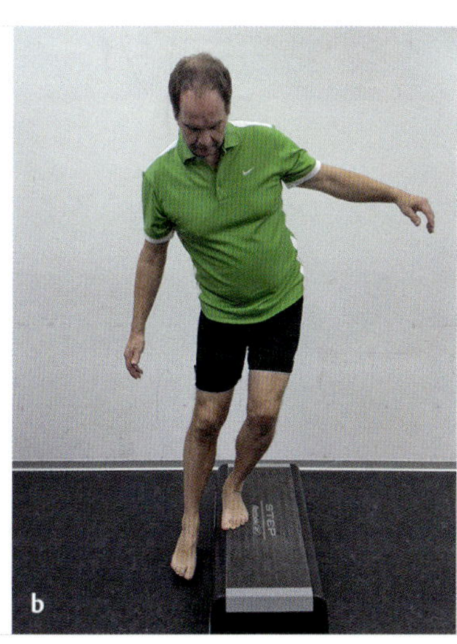

Abb. 5.11 Step-Down-Test seitlich.
a Richtig
b Falsch

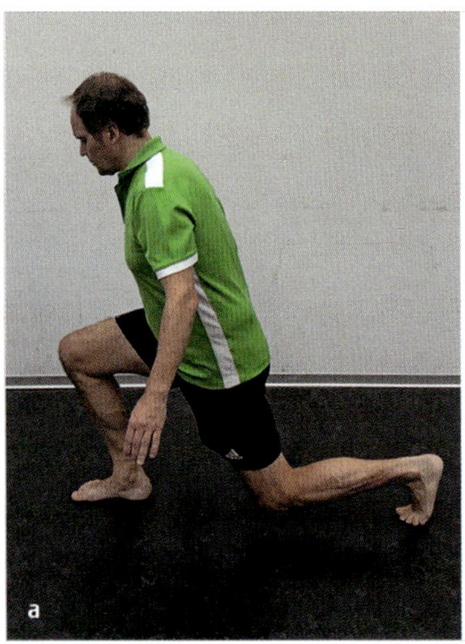

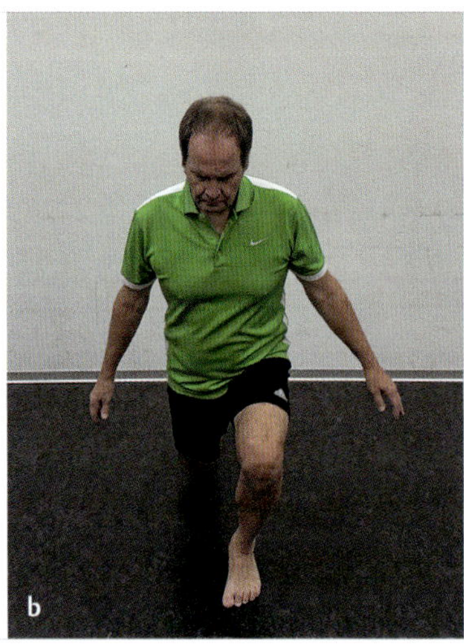

Abb. 5.12 Lunge.

5.2.4 Tests für Sportler

Bei Sportlern werden – zusätzlich zu den oben vorgestellten Tests – sogenannte „Sprungtests" angewendet. Zu diesen gehören der LESS (Landing Error Scoring System) (Padua et al. 2015) sowie Sprünge mit einem Bein nach vorne, nach hinten und zur Seite. Bei diesen Tests wird ebenfalls die Qualität der Leistung beurteilt: Kann der Patient die Achsen der unteren Extremitäten sowie Hüfte und Becken kontrollieren? Als quantitative Test können z. B. Single-Leg-Hop-Tests verwendet werden, mit denen die Weite entweder von einem oder von mehreren Sprüngen gemessen wird. Als Vergleich wird die Leistung der gesunden Seite genommen. Der Unterschied zwischen beiden Seiten sollte nicht mehr als 10 % betragen.

► **LESS-Test**

- Der Patient springt von einem 30 cm hohen Stuhl, landet auf beiden Füßen und springt danach unverzüglich (Plyometrie) senkrecht nach oben (► Abb. 5.13).
- Fehler sind das Nachgeben der Achse der unteren Extremitäten, unverhältnismäßige Flexion der Hüfte (zu viel oder zu wenig) sowie unsymmetrische Bewegungen, die das Gleichgewicht des Oberkörpers unterstützen.

Es lohnt sich, den Test zu filmen und die Aufnahme auch in Zeitlupe anzusehen (Begalle et al. 2015).

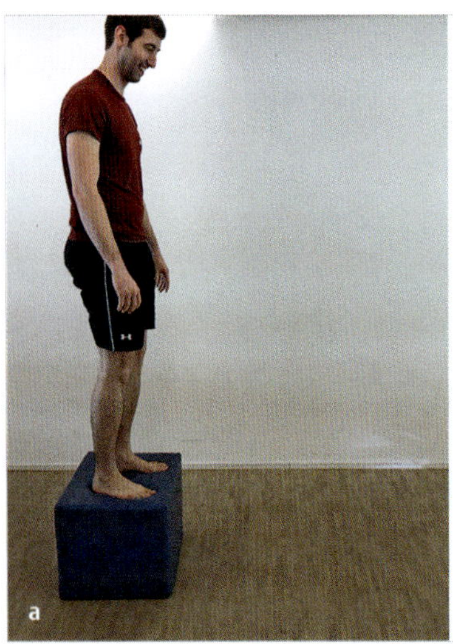

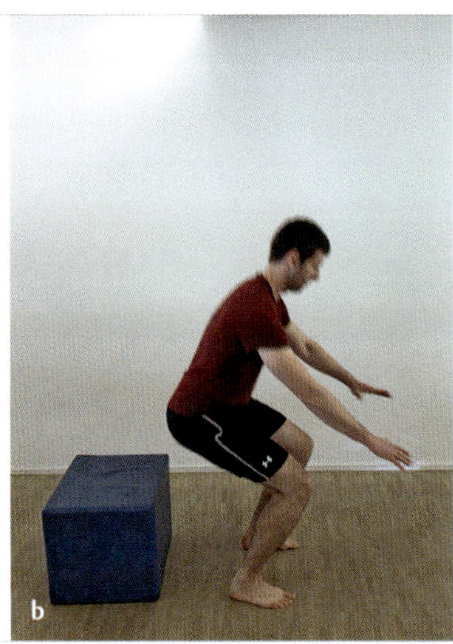

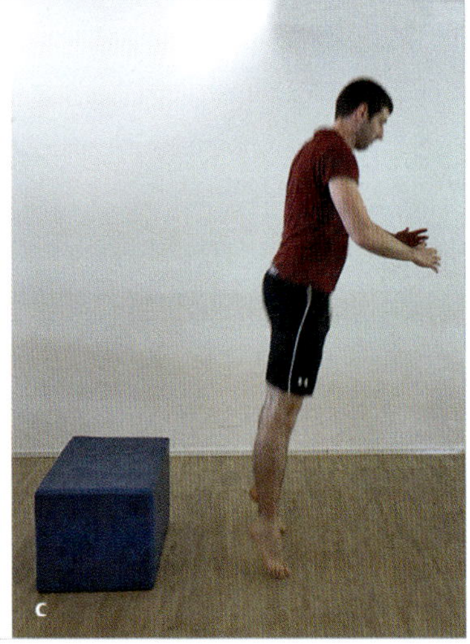

Abb. 5.13 LESS-Test. Beurteilt werden Beinachsen und Oberkörperhaltung. Es lohnt sich, den Test zu filmen und ihn danach in Zeitlupe anzusehen, damit mögliche Fehler deutlich werden.

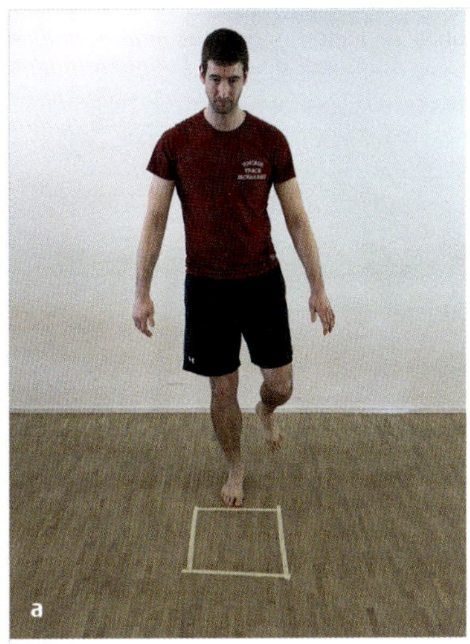

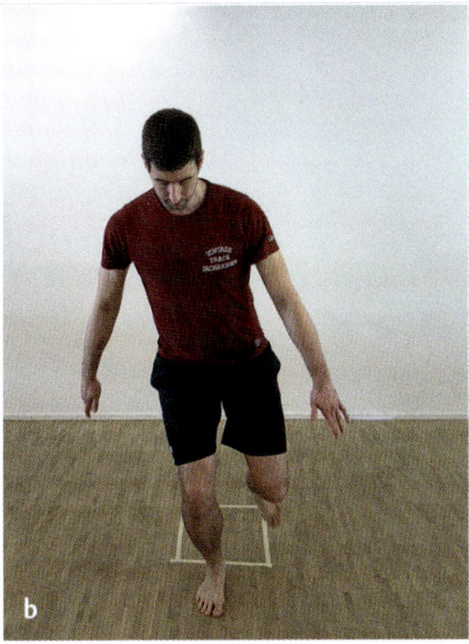

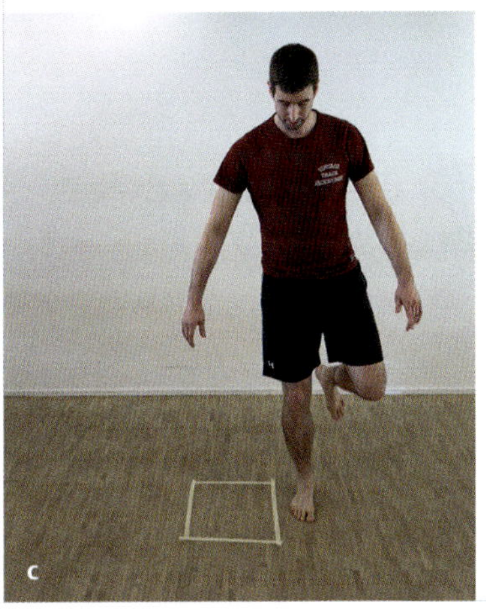

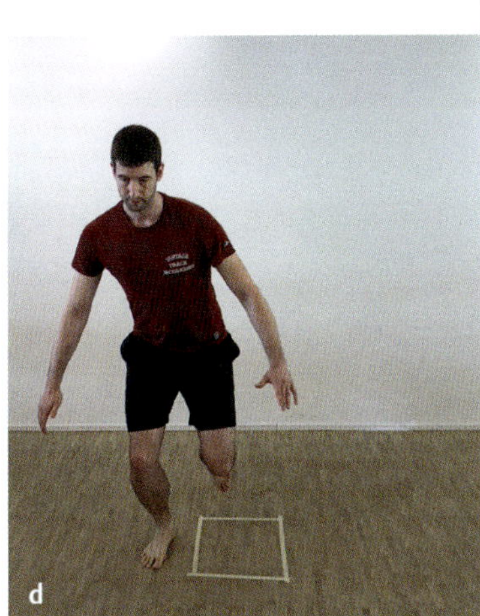

Abb. 5.14 Single-Leg-Hop-Tests. Die Achse der unteren Extremitäten, Korrekturbewegungen, Gleichgewicht und Symmetrie werden evaluiert. Videoaufnahmen verbessern die Evaluation.

► **Sprünge mit einem Bein**

- Sprünge mit einem Bein (Single Leg Hop) können nach vorne, nach hinten und zur Seite gemacht werden (► Abb. 5.14) (Keller et al. 2016).
- Die Sprungweitebeträgt ca. 30 cm.
- Beurteilt werden qualitative Kriterien (Gleichgewicht, Achse der unteren Extremitäten und Korrekturbewegungen).

5.3 Übungen zur Verbesserung der Kontrolle der unteren Extremitäten

Wie und wo man die Fehler der unteren Extremitäten korrigieren will, ist ein Stück weit Geschmackssache. Als Faustregel gilt, dort zu beginnen, wo die Fehler am deutlichsten sind – „keep it simple". Falls der Fuß in der falschen Position ist, beginnen wir dort. Sehr häufig kommt es vor, dass die Rotationsposition trainiert werden muss. Wenn das Knie im Valgus oder das Hüftgelenk in Innenrotation steht, beginnen wir mit beid- oder einbeinigen Mini-Squats. Manchmal kann es auch sein, dass eine offensichtliche Abduktorenschwäche der Hüfte zu sehen ist. Dann ist es vernünftig, die Suffizienz des M. gluteus medius zu testen und dem Patienten gegebenenfalls kräftigende Übungen mitzugeben. Hin und wieder muss die Kontrolle des Rumpfes in Angriff genommen werden; Fehler in der Rotationsposition der Beine fallen meistens frühzeitig auf (siehe Tests und Übungen in Kap. 2.1).

Merke

Bei der Korrektur der Achse der unteren Extremitäten beginnen wir dort, wo die Fehler am meisten auffallen.

5.3.1 Die Achse des Fußgewölbes sowie die Verschraubung des Fußes

Zur Verschraubung des Fußes wird Vorfuß nach innen gedreht, ohne dass sich die Ferse im Raum bewegt und oder sich die Zehen aktivieren. Dies ist eine wichtige, aber für viele Patienten schwierige Übung (► Abb. 5.15). Die Akti-

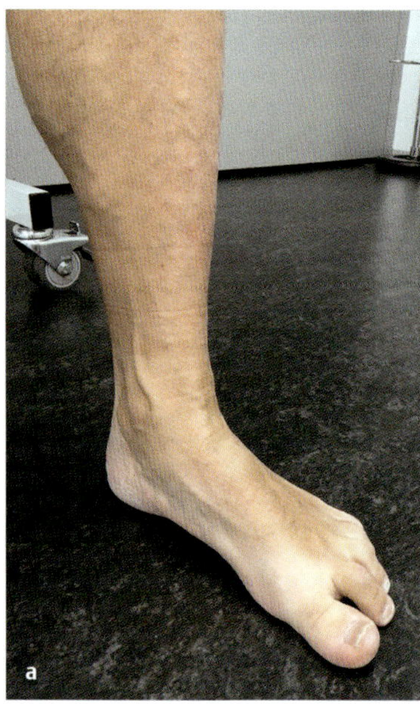

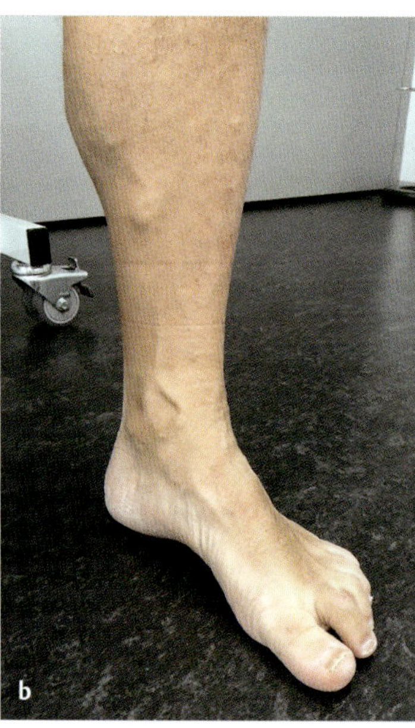

Abb. 5.15 Fußschraube. In der korrekten Bewegung hebt sich das Längsgewölbe des Fußes in die Luft, ohne dass die Zehen sich bewegen. Auch die Fersenposition bleibt gleich. Für viele Patienten ist die Bewegung schwierig.

vierung der Muskeln, in diesem Fall des M. tibialis posterior, kann man auf verschiedene Weise beginnen, beispielsweise mit einer Pronationsübung (▶ Abb. 5.16). Über den Bereich der Sohlen bestehen unterschiedliche Ansichten, aber es lohnt sich, aktiv zumindest das Fußgewölbe aufzubauen und die Muskeln, die dieses aufrechterhalten, zu kräftigen (z. B. M. tibialis anterior und posterior, die kurzen Zehenflexoren sowie den M. peroneus. Gute Übungen für die Korrektur der Fußachse finden sich in dem Buch von Pihlman und Luomala (Pihlman u. Luomala 2016) und in dem Buch von Sandström und Ahonen (Sandström u. Ahonen 2011).

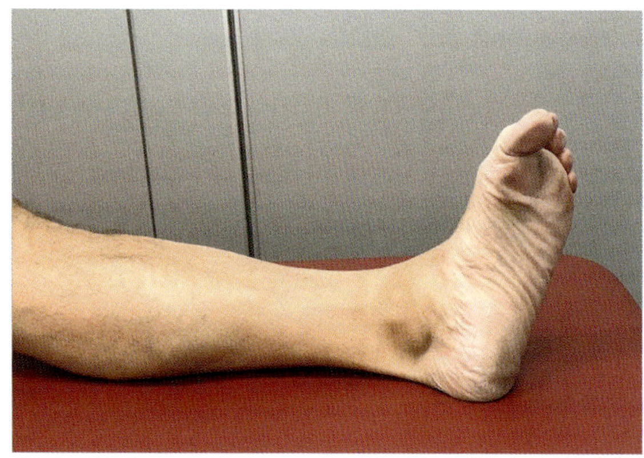

Abb. 5.16 Übung für den M. tibialis posterior zur Verbesserung der Fußpronation.

5.3.2 Übungen für die gesamte Achse der unteren Extremitäten

Der Einbeinstand ist die zentrale Position, um die gesamte Kontrolle der unteren Extremitäten zu trainieren. Er kann jederzeit in Alltagssituationen geübt werden, z. B. beim Zähneputzen, beim Stehen im Konzert oder beim Stehen in einer Warteschlange. Der Patient muss die richtige und die falsche Durchführung voneinander unterscheiden können. In ▶ Abb. 5.17a, ▶ Abb. 5.17b, ▶ Abb. 5.17c, ▶ Abb. 5.17d, ▶ Abb. 5.17e und ▶ Abb. 5.17f sehen Sie verschiedene Möglichkeiten, etwa das Stellen auf die Zehenspitzen mit zusammengedrückten Fersen oder den „Balletttänzer“ (▶ Abb. 5.17e, ▶ Abb. 5.17f). Bei der „Fersenschaukel“, einer guten und einfachen Koordinationsübung für den Fuß, bleibt die Ferse auf der Stelle, während das Knie zusammen mit dem Fuß gebeugt und gestreckt wird (▶ Abb. 5.17h, ▶ Abb. 5.17i).

5.4 Tests und Übungen für einzelne Muskeln

Häufig haben Patienten auch Kraftdefizite in einzelnen Muskeln, wobei der Muskel aktiv oder passiv insuffizient sein kann. Daher lohnt es sich, die wichtigsten Muskeln nacheinander zu untersuchen. Die jeweiligen Testbewegungen können später ggf. auch als Übungen verwendet werden.

Das Training kann folgendermaßen aufgebaut werden: Isometrisch die maximale Spannung, halten (z. B. 10 × 10 Sekunden) (Comerford u. Mottram 2001a; Comerford u. Mottram 2001b; Comerford u. Mottram 2012) oder möglichst viele dynamische Wiederholungen durchführen – z. B. mehr als 25 bzw. sogar bis zu 100. (▶ Tab. 5.1).

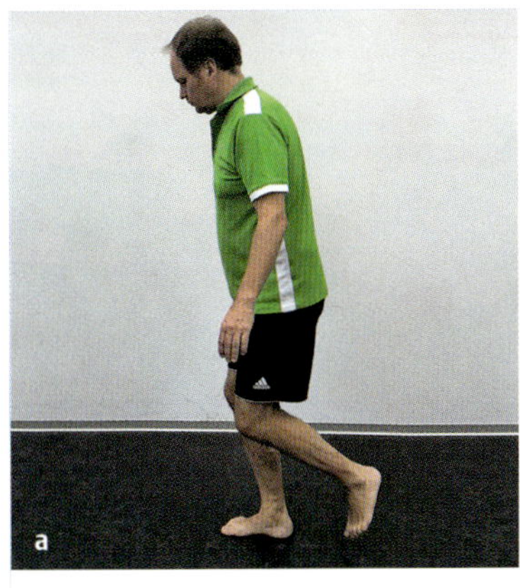
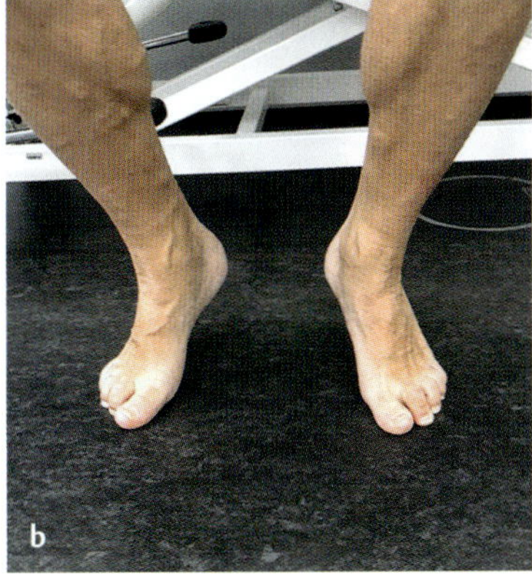
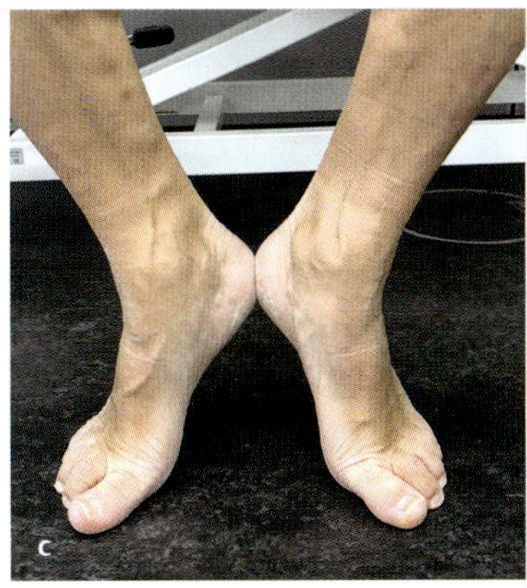
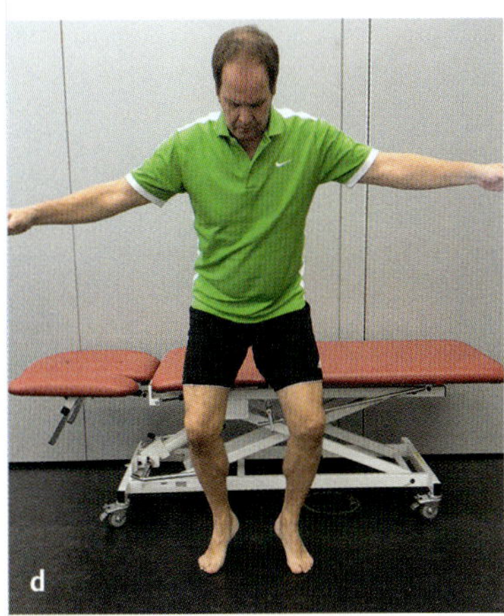
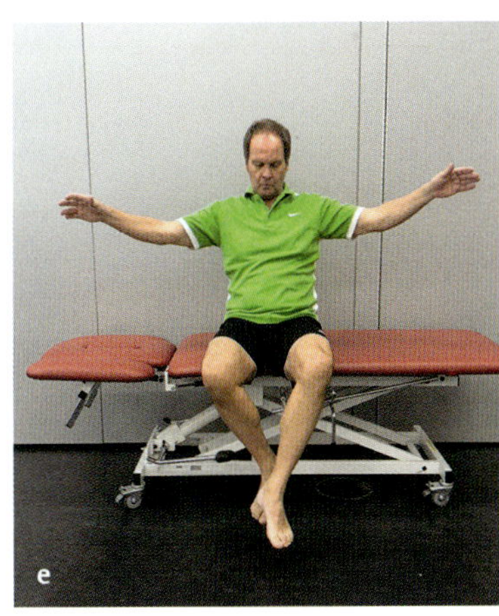
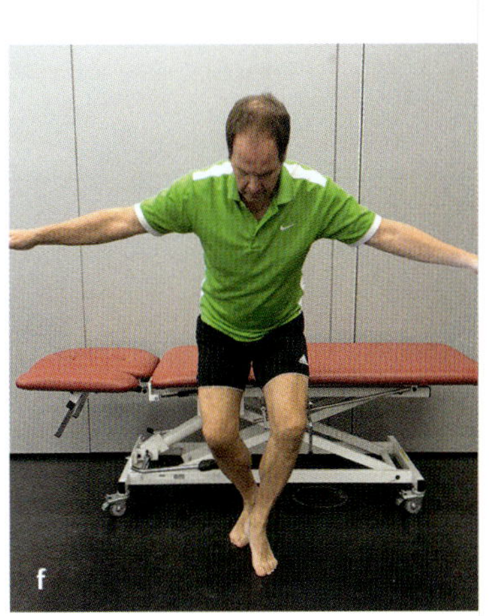
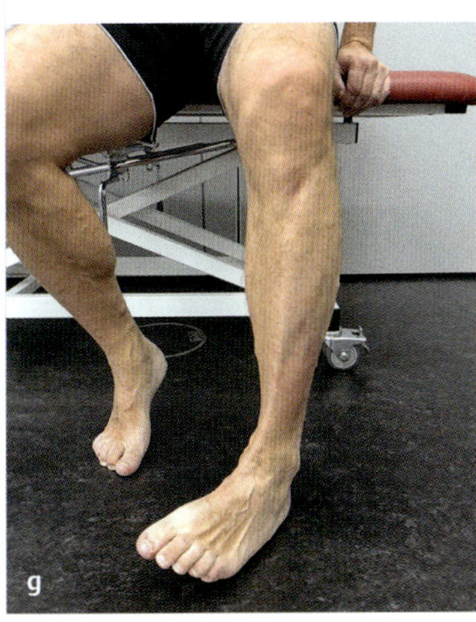
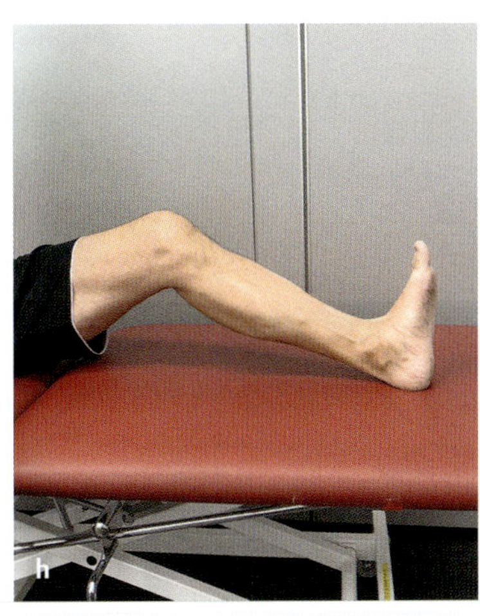
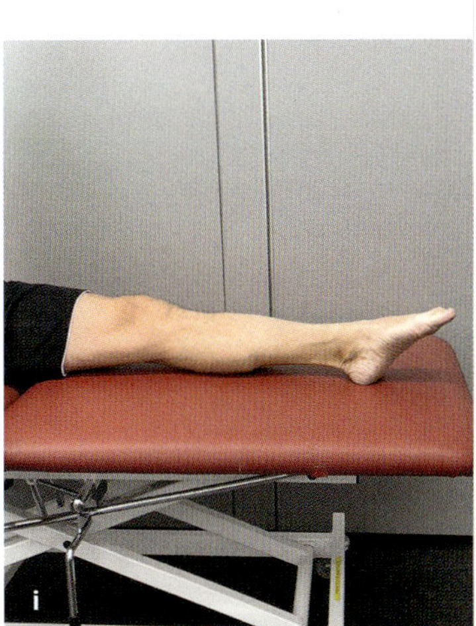

Abb. 5.17 Korrekturübungen für die Beinachse.
a Korrektur des Fußgewölbes im Einbeinstand
b In einer hohen Sitzposition auf Zehen zu stehen, aktiviert diejenigen Muskeln, welche das Fußgewölbe unterstützen.
c Hochkommen mit zusammengedrückten Fersen
d Ballettänzer: Hochkommen und auf Vorfuß stehen
e Hochkommen auf Vorfuß in einer sagitalen Linie
f Hochkommen auf Vorfuß in einer transversalen Linie
g Innenrotation des Knies und Pronation des Fußes
h Fersenschaukel: Knie und Fuß beugen, Ferse bleibt am Boden
i Fersenschaukel: Knie und Fuß strecken, Ferse bleibt am Boden

Tab. 5.1 Unterschiede zwischen aktiver und passiver Insuffizienz.

aktive Insuffizienz	passive Insuffizienz
• Muskel kann nicht am Ende der Bewegung anspannen, d. h. in der Position, in die er passiv gleitet • oder produzierte Kraft am Ende der Bewegung ist sehr schwach • Behandlung ist Training gerade in dieser Position • Training bedeutet, dass man diese Position lange hält • Training hat einen Einfluss auf Koordination: Muskelfaser lernen, die Aktin- und Myosinfilamente optimal in Beziehung zu einander abzugleiten.	• Gelenk erreicht passiv seine Gelenkendstellung nicht, d. h. der Bewegungsradius ist eingeschränkt • Ursache kann entweder die Hypomobilität des Gelenks sein, dann ist auch die translatorische Bewegung am Ende eingeschränkt • oder die Ursache kann in den Weichteilen liegen (die translatorische Bewegung des Gelenks ist noch möglich) • als Behandlung passive Mobilisation • oder die Dehnung des Weichteilgewebes (kann auch Faszien sein)

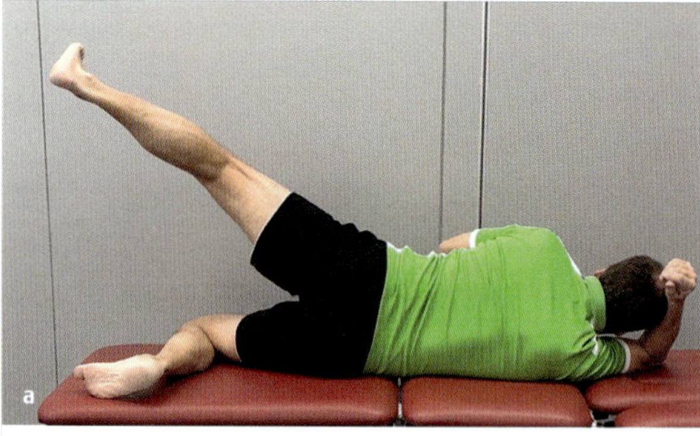

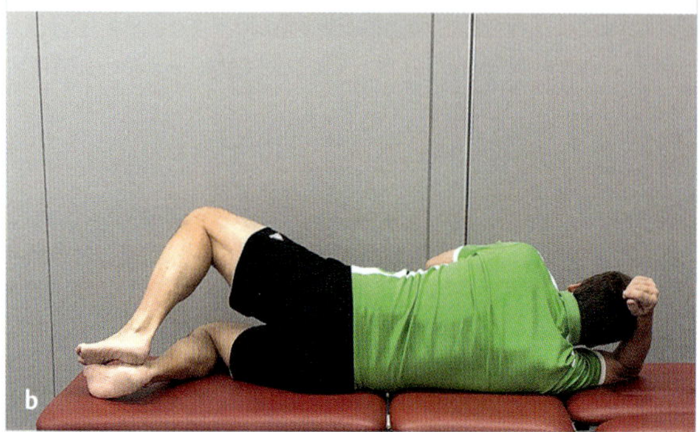

Abb. 5.18 M. gluteus medius. Test und Übung.

Die wichtigsten Muskeln, die getestet (und ggf. trainiert) werden sollten, sind:

▸ **M. gluteus medius.** (▸ Abb. 5.18)

- Kann der Patient die Abduktionsposition aktiv halten, in die er passiv (durch den Therapeuten) gebracht wurde? Falls nicht, handelt es sich um aktive Insuffizienz.
- Gibt das Bein sofort nach, wenn der Tester in der Testposition etwas Widerstand an der Ferse gibt, oder kann die Testperson die ursprüngliche Position halten?
- Dieser Test ist sehr oft positiv.

▸ **M. gluteus maximus.** (▸ Abb. 5.19)

- Kann der Patient die Hüfte aktiv in die horizontale Position heben oder die Position halten, in die die Hüfte durch den Therapeuten gehoben wird?
- Falls die Bewegung passiv nicht das Horizontallevel erreichen kann, handelt es sich um eine passive Insuffizienz (Extensionseinschränkung des Hüftgelenks oder Überreizung der ventralen Muskeln).
- Falls das passive Bewegungsausmaß vollständig erreicht wird, aber die Testperson die Position nicht aktiv behalten kann, handelt es sich um eine aktive Insuffizienz.
- Diese Befunde kommen häufig vor.

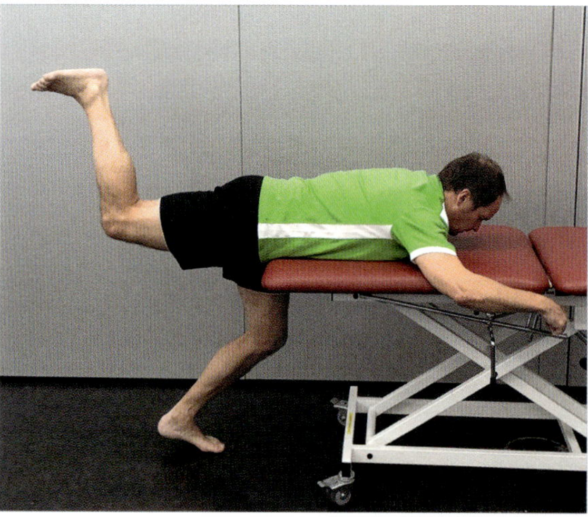

Abb. 5.19 M. gluteus maximus. Test und Übung.

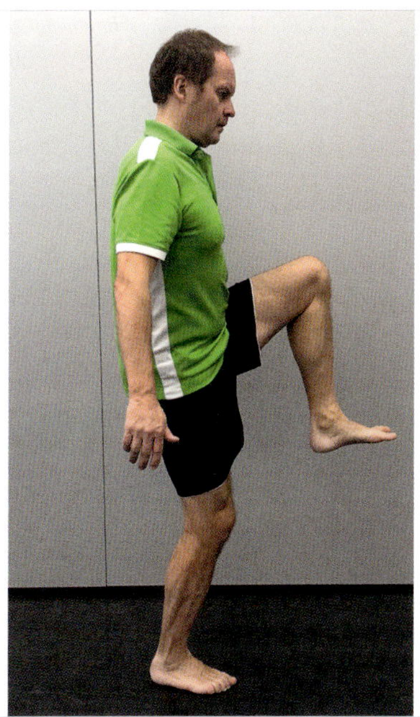

Abb. 5.20 M. iliopsoas. Test auf bzw. Übung bei aktiver Suffizienz.

- ▶ **M. iliopsoas.** (▶ Abb. 5.20)
- Kann die Testperson das Bein aktiv in ca. 120° Hüftgelenkflexion heben?
- Kann die Testperson das Bein in ca. 120° Hüftflexion halten, wenn es passiv in diese Position gebracht wurde?
- Kann der Patient das Bein auch in dieser Position halten, wenn der Tester am Knie einen leichten Widerstand setzt?
- Der Iliopsoas macht nicht, wie oft geglaubt wird, immer nur dann Probleme, wenn er (über-)aktiv und gereizt ist. Er macht auch überraschend oft Probleme, wenn er zu schwach ist.

Merke

Ein weitverbreiteter Glaube ist, dass der M. iliopsas immer „verkürzt" ist; doch oftmals ist er einfach zu schwach.

- ▶ **M. quadriceps.** (▶ Abb. 5.21)
- In der aktiven Extension des Knies sollte der Patient das Knie mindestens 5° überstrecken können. Beim Quad-Lag-Test (▶ Abb. 5.21b) legt der Therapeut die Fäuste unter Knie und Ferse. Die Testperson drückt das Knie nach unten und hebt gleichzeitig die Ferse von der Faust ab. Der Test ist positiv, wenn es der Patient nicht schafft, die Ferse von der Faust abzuheben. In diesem Fall gilt der Quadrizeps als aktiv insuffizient.

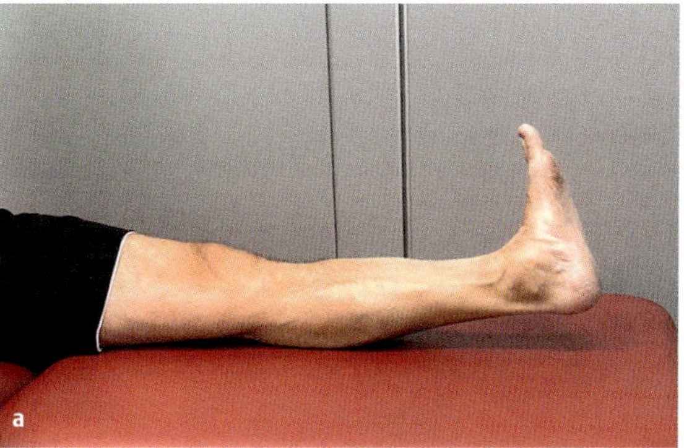

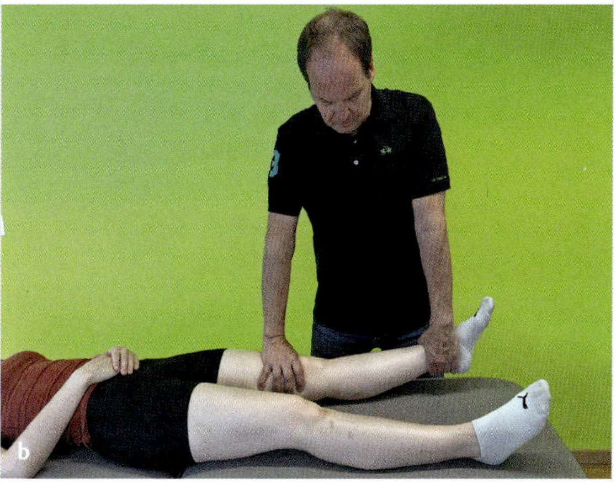

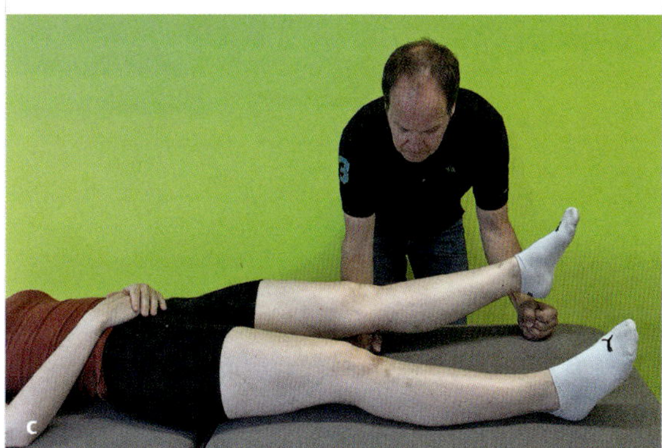

Abb. 5.21 M. quadriceps. Test und Übung.

- Falls die Streckung auch passiv nicht möglich ist (▶ Abb. 5.21a), handelt es sich um eine passive Insuffizienz. In diesem Fall muss das Kniegelenk passiv in Extension mobilisiert werden.

▸ **M. tibialis posterior.** (▸ Abb. 5.22a)
- Test: Maximale aktive Inversion-Supination

▸ **Mm. Peronei.** (▸ Abb. 5.22b)
- Test: Maximale Eversion

▸ **M. soleus.** (▸ Abb. 5.23)
- Test: Maximale Plantarflexion

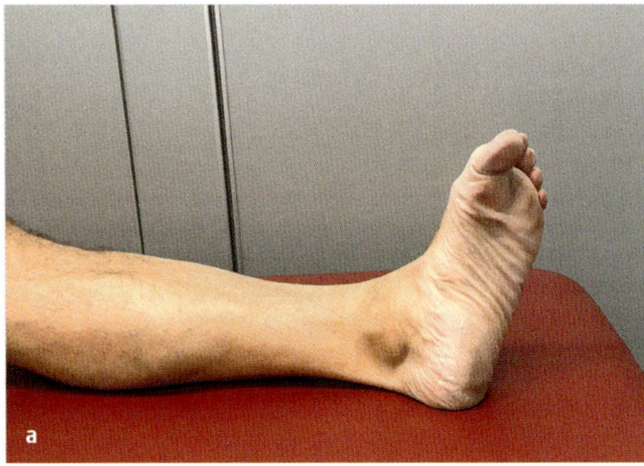

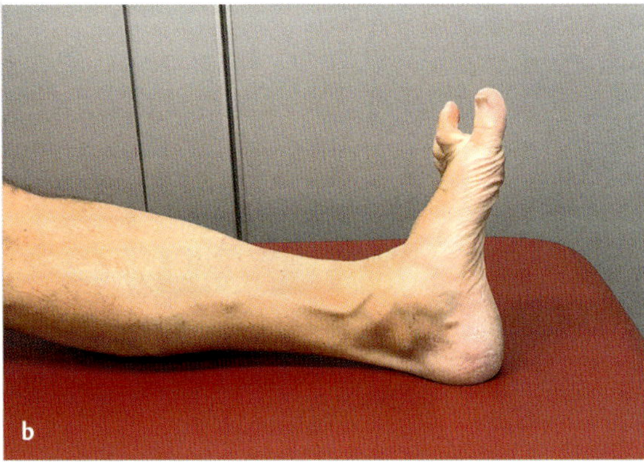

Abb. 5.22 Weitere Muskeln. Tests und Übungen.
a M. tibialis posterior
b Mm. peronei

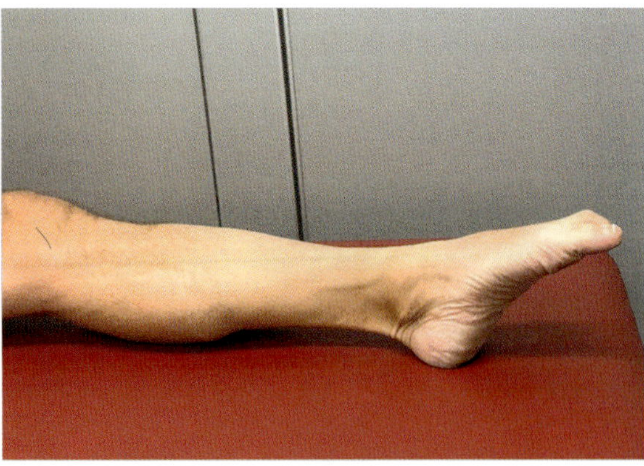

Abb. 5.23 Test für den M. soleus.

5.4.1 Krafttraining für die Muskeln der unteren Extremitäten

Wenn die Kontrolle und das Training der einzelnen Muskeln gut funktioniert, kann mit Krafttraining der gesamten unteren Extremitäten begonnen werden. Hierfür gibt es eine große Anzahl verschiedener Krafttrainingsübungen – mit Zusatzgewichten oder ohne. In ▸ Abb. 5.24 zeigen wir einige Ideen.

In der großen dänischen GLA:D-Untersuchung (Good Life with Osteoarthritis in Denmark) trainierten ca. 10 000 Patienten mit Hüft- und Kniearthrose die Kraft der unteren Extremitäten mit Fitnessgeräten (Quadriceps, Gesäßmuskeln, Fahrrad, Beinpresse). Das Training wurde unter Anleitung eines Physiotherapeuten 2-mal in der Woche durchgeführt (Skou u. Roos 2017). Nach einem Jahr waren die Ergebnisse sehr gut: Die Schmerzen nahmen ab und die Funktionalität wurde besser. Außerdem nahmen die Probanden 20–30 % weniger schmerzstillende Medikamente. Es scheint also, dass das regelmäßige Krafttraining der unteren Extremitäten sehr effizient zur Behandlung von Knie- und Hüftarthrose ist.

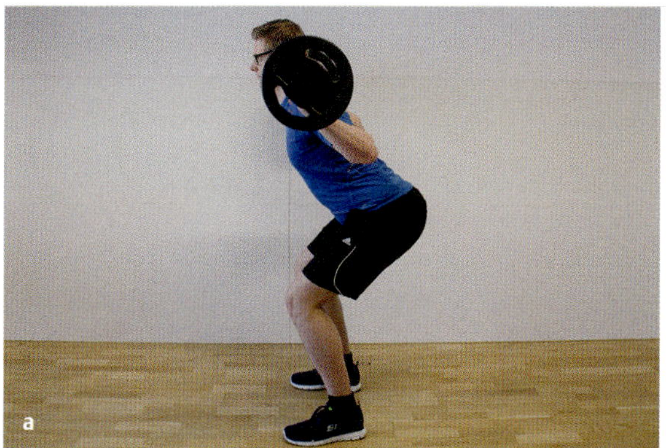

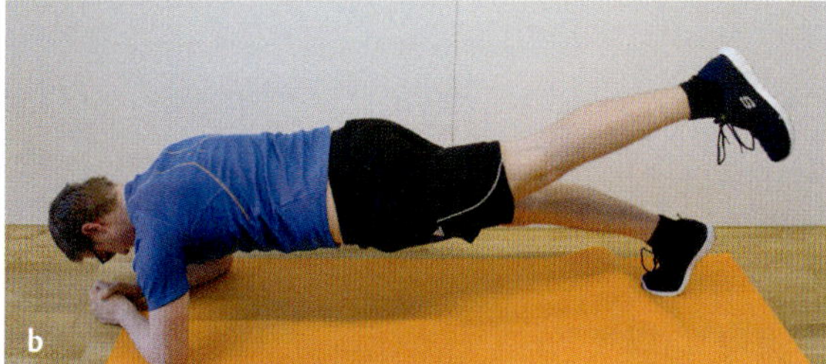

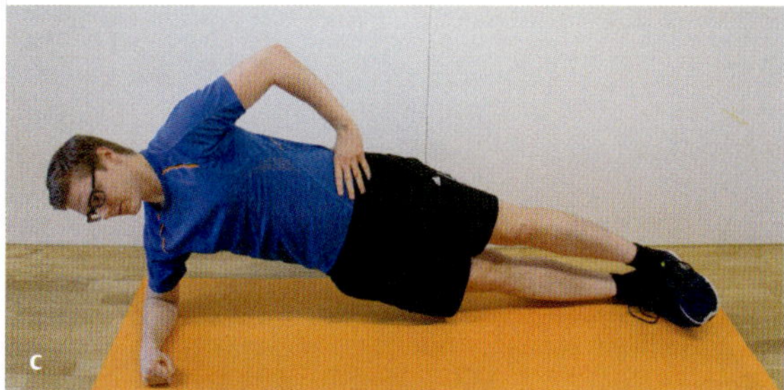

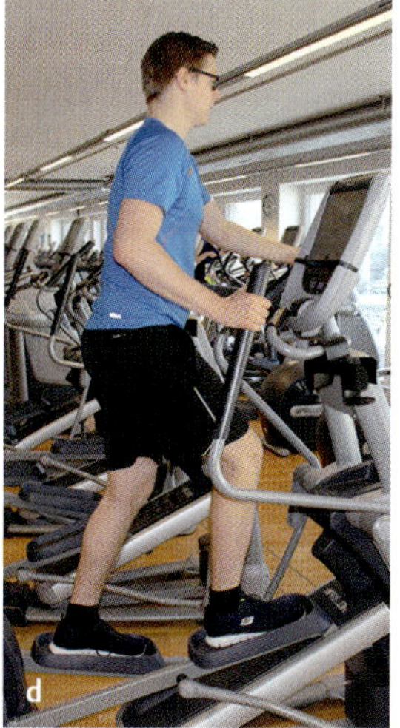

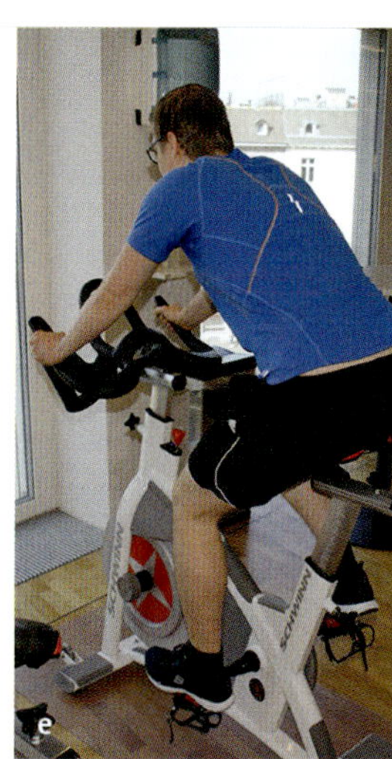

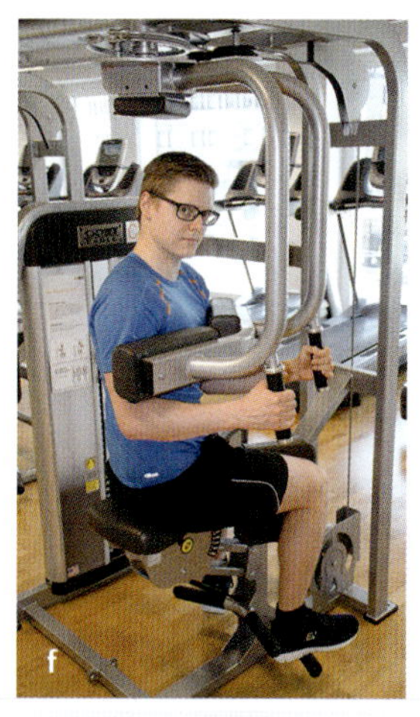

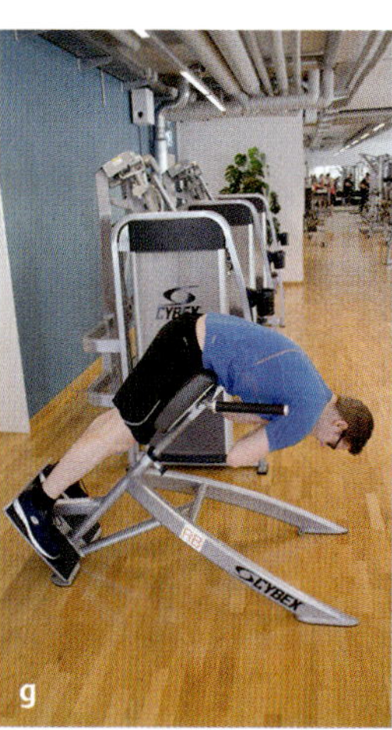

Abb. 5.24 Krafttraining für untere Extremitäten und Rumpf. Um die untere Extremität und den Rumpf zu kräftigen gibt es unzählige Möglichkeiten. Sinnvoll ist es, die Übungen zu variieren.

5.4.2 Längentest der Muskeln und Dehnübungen

Auch die Längen der einzelnen Muskeln werden gemessen. Der klassische Test ist der Thomas-Test, mit dem man die Dehnbarkeit von Rectus femoris, Tractus iliotibialis und Iliopsoas testen kann (▸ Abb. 5.25). In ▸ Abb. 5.26 sehen wir typisch positive Befunde. Die Länge der Achillessehne bzw. das Bewegungsausmaß der Dorsalflexion des Fußes kann gemessen werden, indem man die Zehen in Richtung Wand bewegt. Gemessen wird dabei, wie weit der Proband seinen Fuß von der Wand entfernen kann, ohne dass sich bei der Bewegung die Ferse vom Boden abhebt. (z.B. 7–10 cm sind Normalbefund) (▸ Abb. 5.27)?

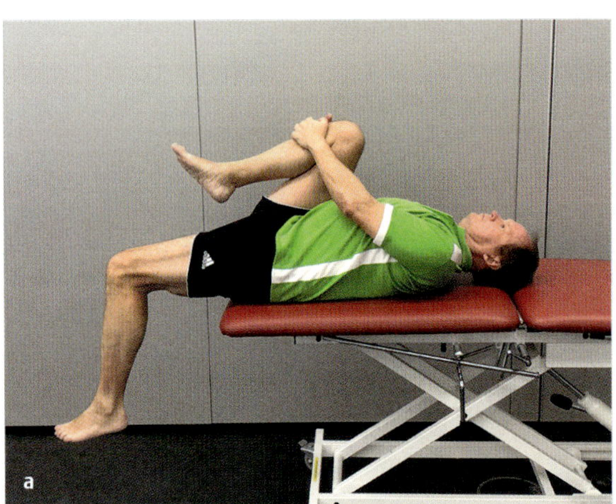

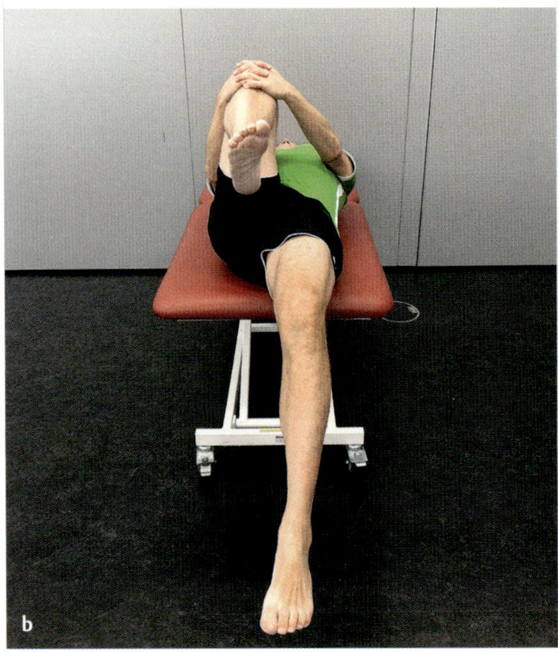

Abb. 5.25 Thomas-Test.

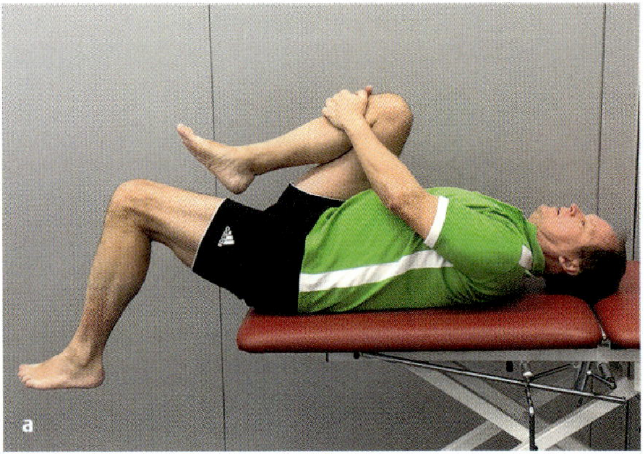

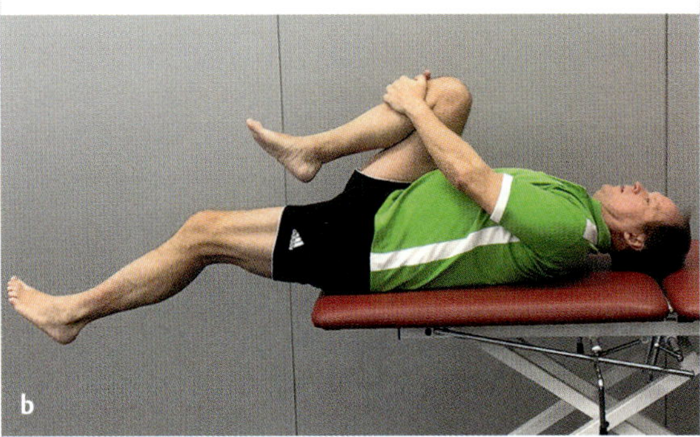

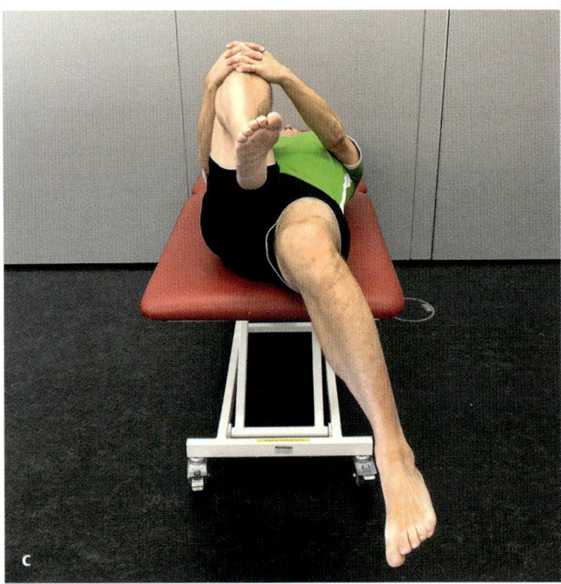

Abb. 5.26 Typische positive Befunde beim Thomas-Test.
a Verkürzter M. iliopsoas
b Verkürzter M. rectus femoris
c Verkürzter Tractus iliotibialis

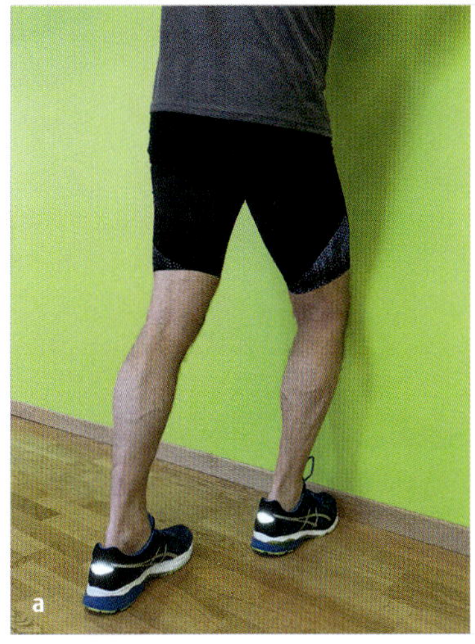

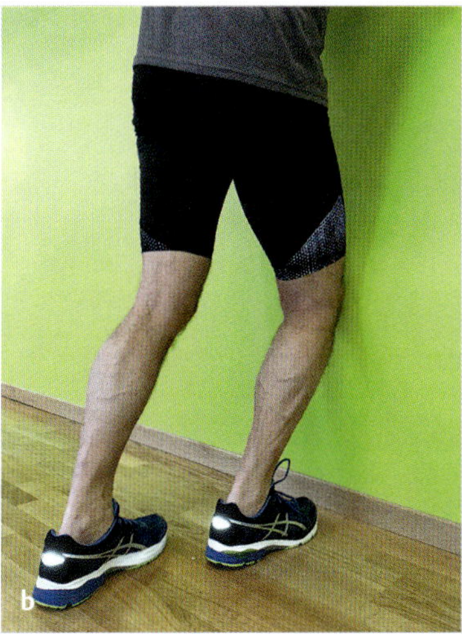

Abb. 5.27 Test für Achillessehne bzw. die Dorsalflexion des Fußes. Gemessen wird, wie weit die Fußspitze von der Wand weg stehen kann, dass das Knie die Wand bei stehender Ferse noch berührt.

5.5 Neurodynamische Tests der unteren Extremitäten

Von den einzelnen Fußnerven können der N. peroneus (▶ Abb. 5.28), der N. suralis (▶ Abb. 5.29a) sowie der N. tibialis (▶ Abb. 5.29b) getestet werden. Die Logik der Tests ist folgende: Der Fuß wird in die Provokationsstellung für den jeweiligen Nerv gebracht, danach hebt der Patient das Bein in der Hüfte an und hält gleichzeitig das Knie gerade (SLR). Falls die Hüftbewegung Schmerzen im Fuß provoziert, ist der Test mit dem betreffenden Nerv positiv (Box „Bewegungskomponenten neurodynamischer Tests für die verschiedenen Nerven des Fußes").

Bewegungskomponenten neurodynamischer Tests für die verschiedenen Nerven des Fußes

- Test N. peroneus: Plantarflexion des Fußes und Supination
- Test N. suralis: Dorsalflexion des Fußes und Inversion
- Test N. tibialis: Dorsalflexion des Fußes und Eversion

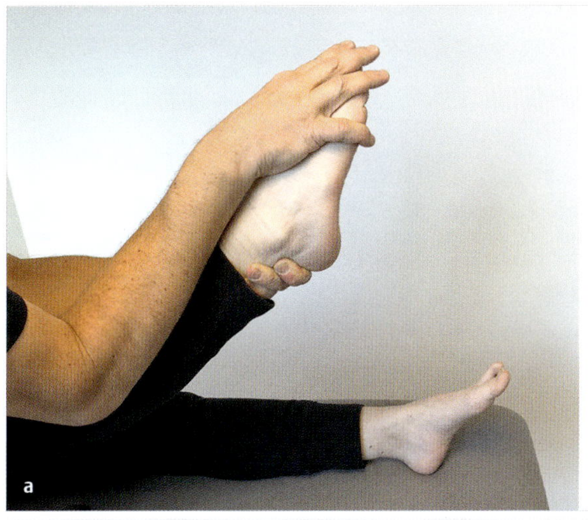

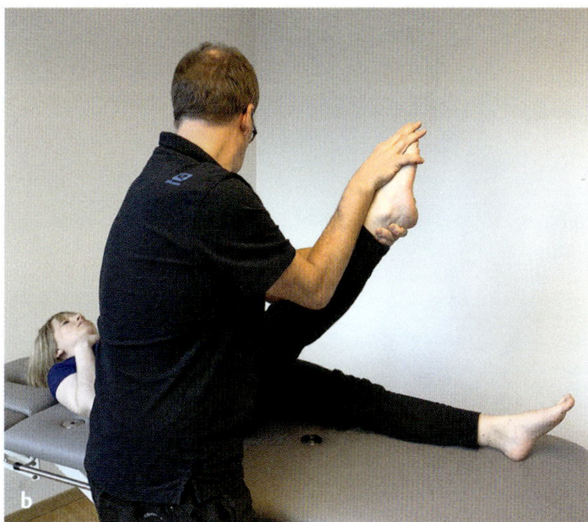

Abb. 5.28 Neurodynamischer Test für N. peroneus. Einstellung des Fußes in Plantarflexion und Pronation, anschließen Anheben des gestreckten Beines.

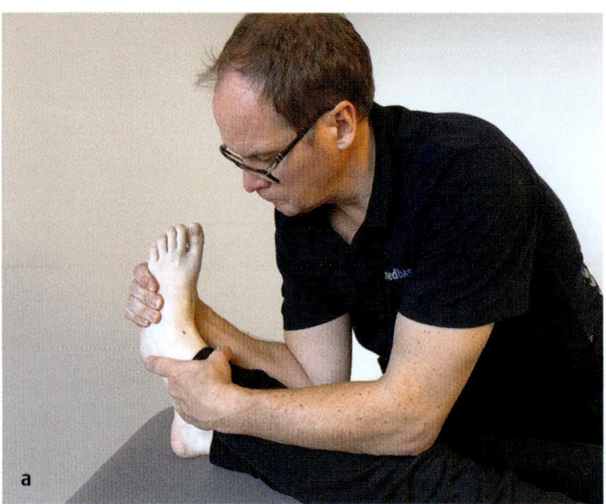

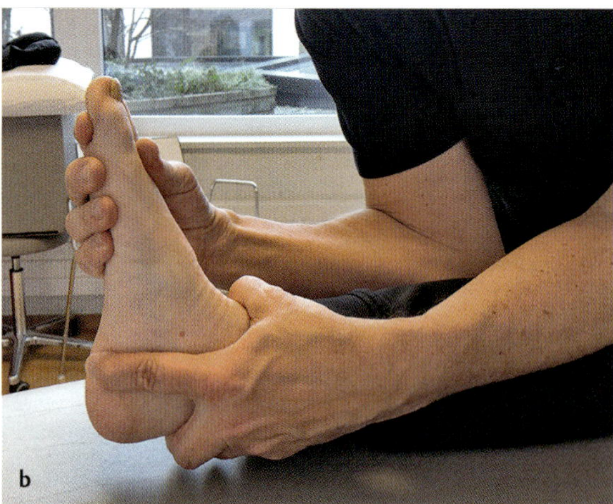

Abb. 5.29 Neurodynamischer Test für N. suralis und N. tibialis. Einstellung des Fußes in Supination, anschließend Heben des gestreckten Beines.

► **Tests für Plexus lumbalis**

- N. femoralis (► Abb. 5.30): Das Knie ist 90° flektiert. In dieser Position wird das Bein im Hüftgelenk extendiert.
- N. obturatorius (► Abb. 5.31). Das Knie ist 90° flektiert. Anschließend wird das Bein in der Hüfte extendiert und abduziert.
- N. femoralis cutaneus lateralis (► Abb. 5.32). Die gleiche Bewegung wie beim N. obturatorius, das Bein wird jedoch in der Hüfte adduziert.
- N. saphenus (► Abb. 5.33). Das Knie ist gestreckt, das Bein wird im Hüftgelenk in Extension, Außenrotation und Abduktion bewegt.
- N. ilioinguinalis (► Abb. 5.34). Extension des Beins im Hüftgelenk, Lateralflexion der Lendenwirbelsäule zur Gegenseite (, Rotation gegensinnig sowie Extension Hüftgelenk.
- N. iliohypogasctricus (► Abb. 5.35). Die gleiche Bewegung wie beim N. ilioinguinalis. Es ist schwierig zu unterscheiden, welcher der beiden Nerven provoziert wird.
- N. genitofemoralis (► Abb. 5.36). Extension des Beins im Hüftgelenk, Extension und Lateralflexion der Lendenwirbelsäule zur Gegenseite.

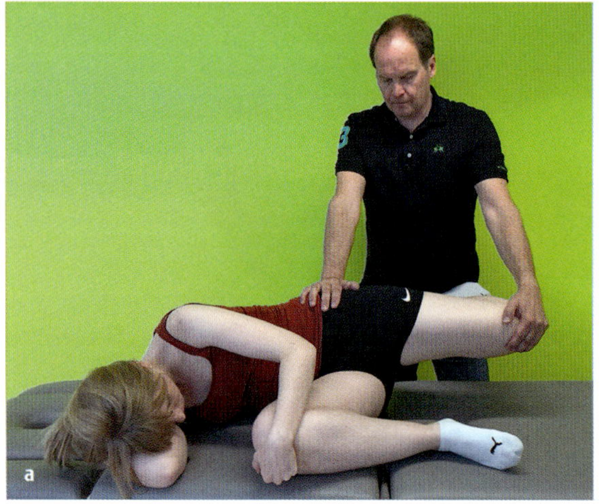

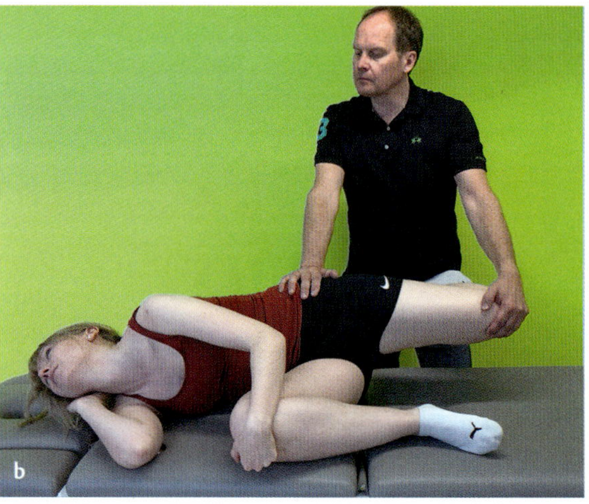

Abb. 5.30 Neurodynamischer Test für N. femoralis.
a Neurodynamischer Test für N. femoralis
b Die Gewebedifferenzierung erfolgt mit der Bewegung des Kopfes oder Nackens: Falls die Nackenbewegung die Reaktion ändert (z. B. das Dehngefühl im Oberschenkel oder in der Leiste verstärkt oder verringert), spricht dies für eine neurodynamische Antwort.

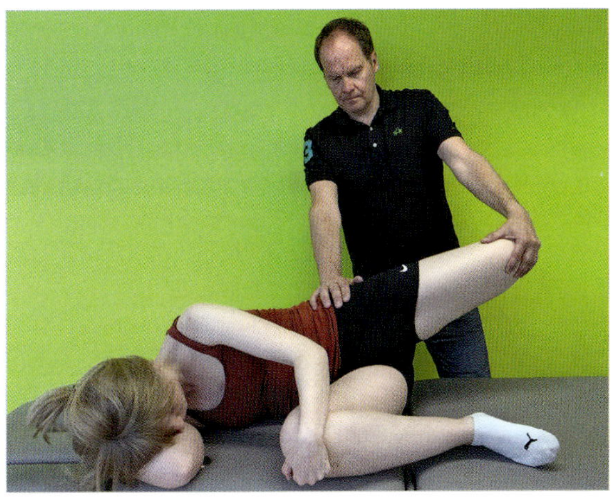

Abb. 5.31 Neurodynamischer Test für N. obturatorius. Abduktion des Hüftgelenks in Extension.

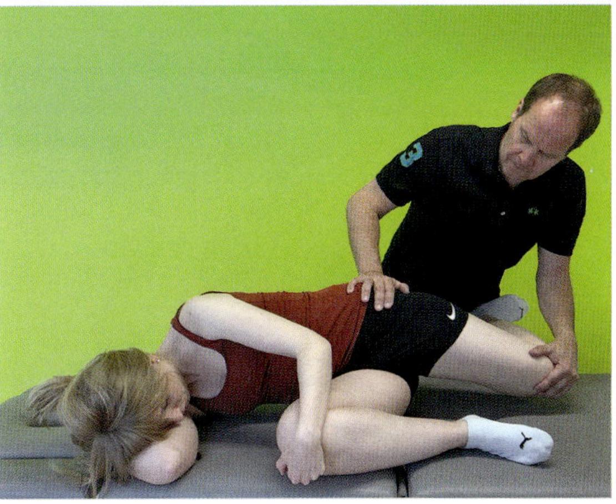

Abb. 5.32 Neurodynamischer Test für den N. femoralis cutaneus lateralis. Adduktion der Hüfte in Extension.

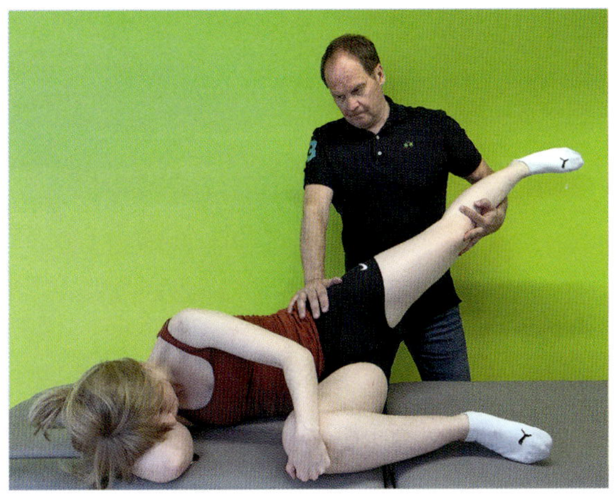

Abb. 5.33 Neurodynamischer Test für den N. saphenus. Extension des Knies, Extension, Außenrotation und Abduktion der Hüfte.

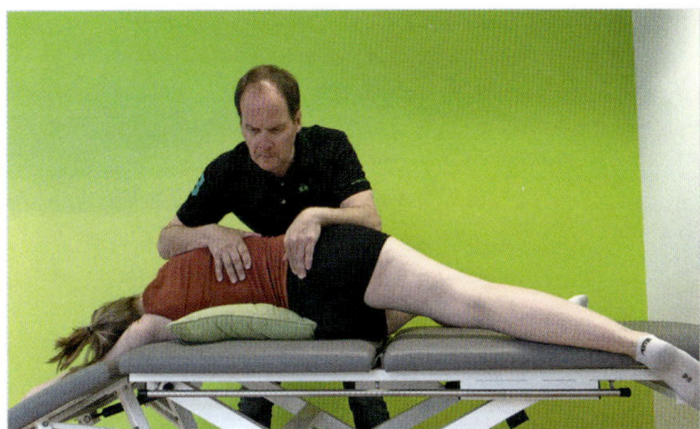

Abb. 5.34 Neurodynamischer Test für den N. iliohypogastricus. Extension der Hüfte, Lateralflexion und leichte Rotation der Lendenwirbelsäule.

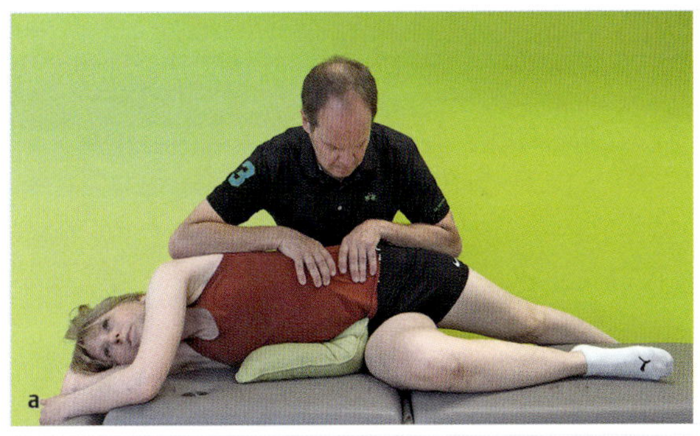

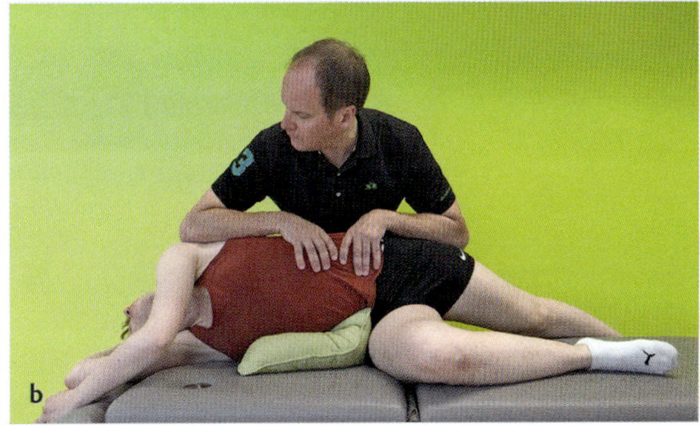

Abb. 5.35 Neurodynamischer Test für den N. ilioinguinalis. Vergleichbar mit dem Test des N. iliohypogastricus.

a Lateralflexion der Lendenwirbelsäule und Rotation

b Die Gewebedifferenzierung erfolgt mit Flexions-Extensionsbewegung des Nackens.

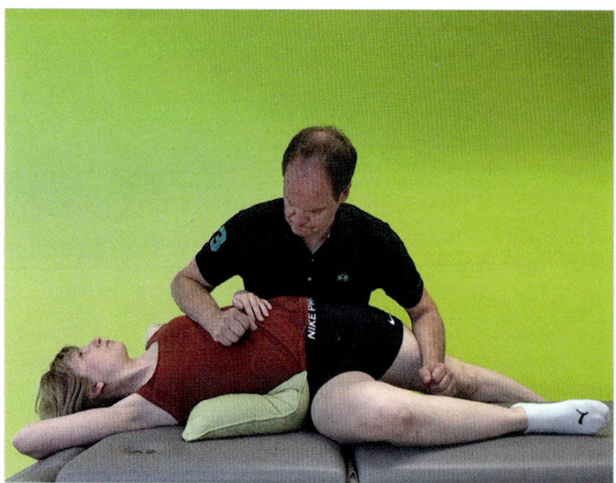

Abb. 5.36 Neurodynamischer Test für N. genitofemoralis. Extension der Hüfte sowie Extension der Lendenwirbelsäule ohne Rotation.

5.6 Tests und Mobilisationen

5.6.1 Tests für die Hüfte

Es lohnt sich, die nachfolgend aufgelisteten Bewegungen passiv zu untersuchen. Das Hauptaugenmerk sollte darauf gerichtet sein, ob die Bewegung die Schmerzen provoziert oder ob es im Ausmaß der Bewegung Seitenunterschiede gibt.

- Flexion (▸ Abb. 5.37; mindestens 120°)
- Extension (▸ Abb. 5.38; mindestens 10°)
- Außenrotation (▸ Abb. 5.39; mindestens 40°)
- Innenrotation (▸ Abb. 5.40; mindestens 30°)
- Abduktion (▸ Abb. 5.41; mindestens 20°)
- Flexion-Abduktion-Innenrotation (FADDIR-Test, (▸ Abb. 5.42). Dieser Test eignet sich gut für ein generelles Screening des Hüftgelenks (Reiman et al. 2013; Reiman et al. 2015a; Reiman et al. 2015b). Falls die Bewegung ohne Schmerzen gelingt und die Beweglichkeit gut ist, ist die Wahrscheinlichkeit gering, dass das Hüftgelenk symptomatisch ist.

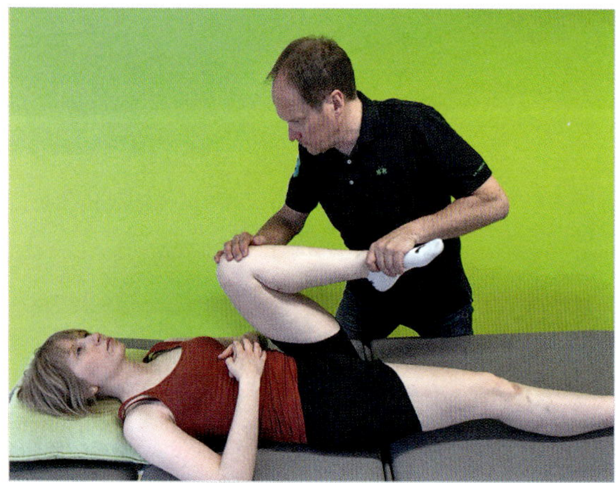

Abb. 5.37 Passiver Flexionstest der Hüfte. Mindestens 120° sind normalerweise möglich.

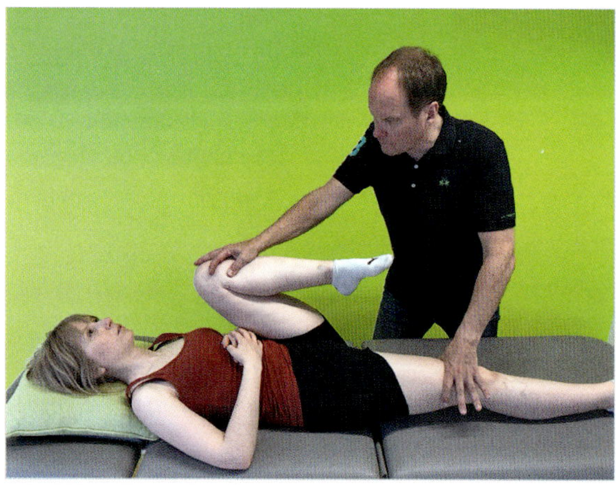

Abb. 5.38 Passiver Test für die Extension der Hüfte. In dem Bild wird die rechte Seite getestet. Liegt der der Oberschenkel in der horizontalen Position, wenn die andere Seite maximal flektiert wird?

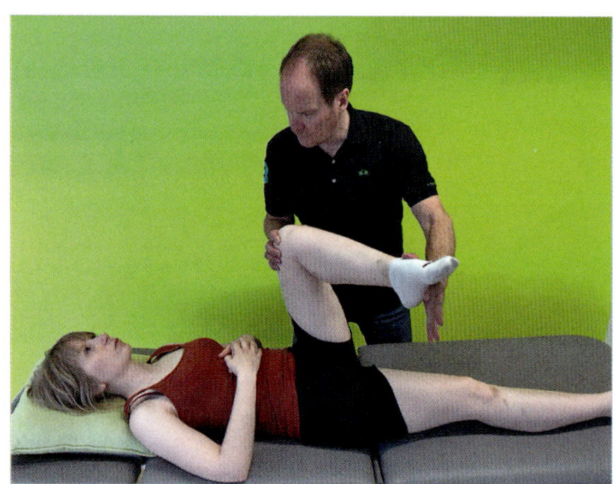

Abb. 5.39 Passiver Außenrotationstest der Hüfte in 90° Flexion der Hüfte. Circa 40–50° sind normal.

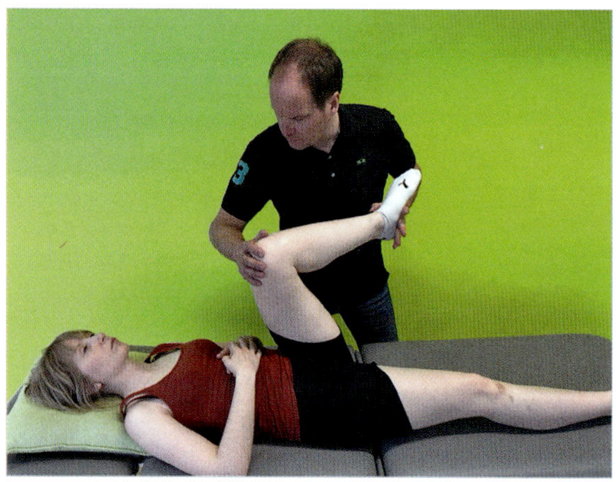

Abb. 5.40 Passiver Innenrotationstest der Hüfte in 90° Flexion. Circa 30° sind normal.

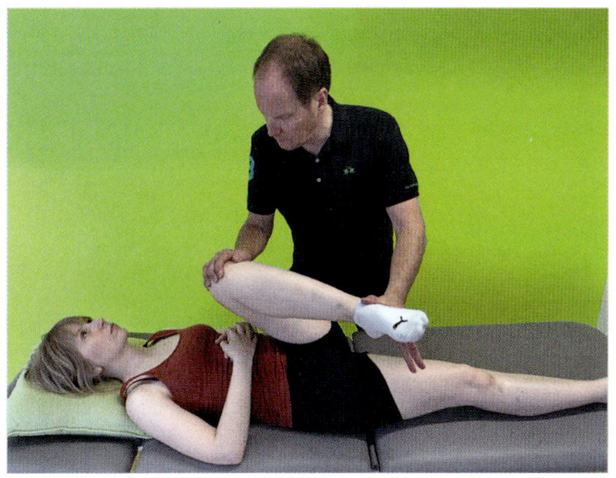

Abb. 5.41 Passiver Flexion-Adduktionstest der Hüfte plus Hüftgelenk-Außenrotation. Sogenannter „Quadranttest" nach Maitland.

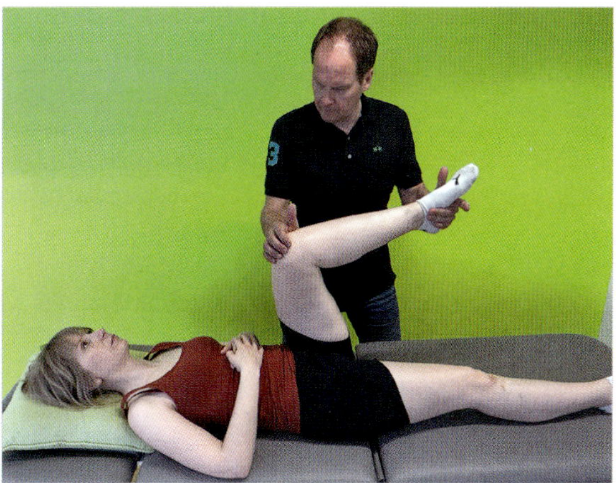

Abb. 5.42 Passiver Flexion-Adduktions-Innenrotations-Test (FADDIR) der Hüfte. Falls der Test negativ ist (keine Schmerzen und volle Beweglichkeit), ist das Hüftgelenk wahrscheinlich symptomfrei.

Merke

Der FADDIR-Test ist ein guter Test für ein schnelles Screening des Hüftgelenks. Der isometrische Außenrotationstest prüft die Sehnenansätze der Hüftgelenk-Außenrotatoren.

Die Außenrotatoren der Hüfte lassen sich gut testen, indem man den Patienten aus der Flexions-Innenrotationsposition des Hüftgelenks isometrisch in Richtung Außenrotation anspannen lässt – beispielsweise, wenn der Patient Schmerzen an den Ansätzen der Außenrotatoren am Trochanter hat. (▶ Abb. 5.43) (Reiman et al. 2013; Reiman et al. 2015b; Reiman u. Thorborg 2014). Treten bei diesem Test keine Schmerzen auf, sind die Sehnenansätze aller Voraussicht nach in Ordnung („Rule-out-Regel").

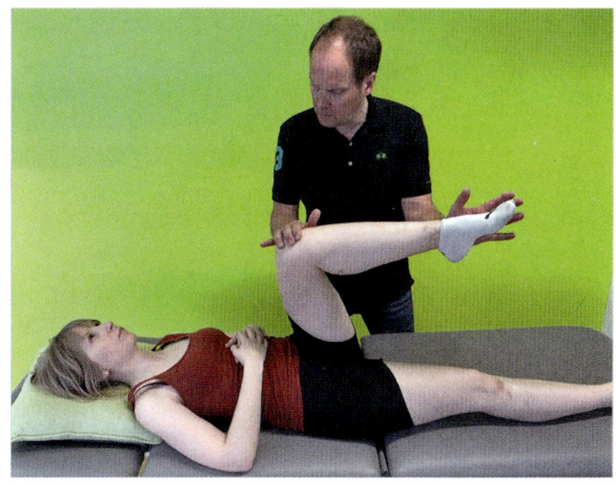

Abb. 5.43 Isometrischer Abduktion-Außenrotations-Test. Falls dieser keine Schmerzen verursacht, sind die Ansätze der Sehnen am Trochanter major wahrscheinlich in Ordnung (keine Tendinitis).

5.6.2 Manuelle Mobilisation der Hüfte und Dehnübungen

Besonders bei älteren Patienten werden die Hüftgelenke im Zuge der Degeneration steifer. Sie können jedoch besonders in der Anfangsphase der Arthrose mit sehr guten Resultaten passiv mobilisiert werden. Geeignete Mittel sind z. B. Traktion in die Transversalrichtung (▶ Abb. 5.44a) oder nach kaudal (▶ Abb. 5.44b).

Es lohnt sich, besonders die folgenden Strukturen zu dehnen:

- M. rectus femoris (▶ Abb. 5.45)
- Hamstrings (▶ Abb. 5.46)
- Abduktoren/Außenrotatoren (▶ Abb. 5.47)
- Tractus iliotibialis (▶ Abb. 5.48)

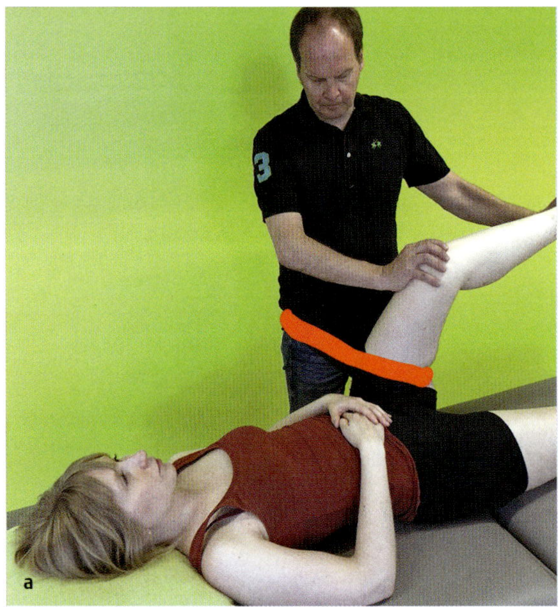

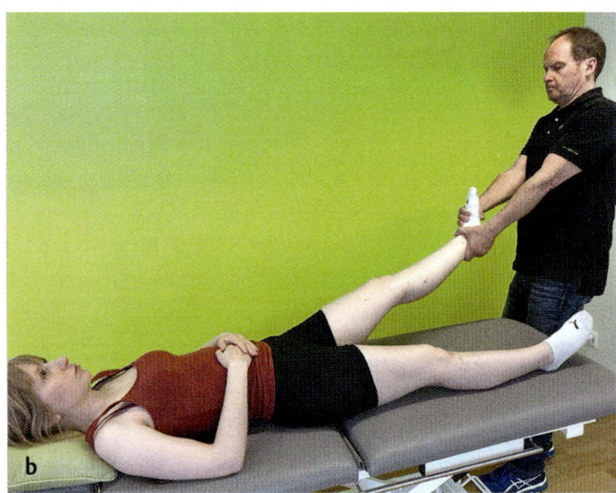

Abb. 5.44 Manuelle Mobilisation bei älteren Patienten.
a Traktion in laterale Richtung mithilfe des Mobilisationsgurtes
b Traktion in kaudale Richtung

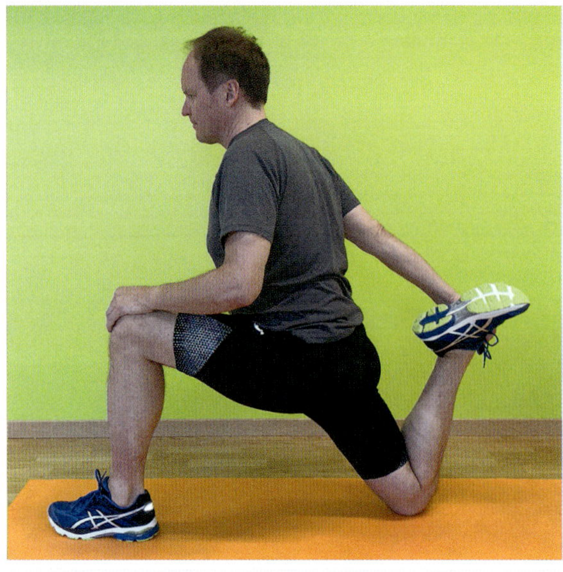

Abb. 5.45 Dehnung des M. rectus femoris.

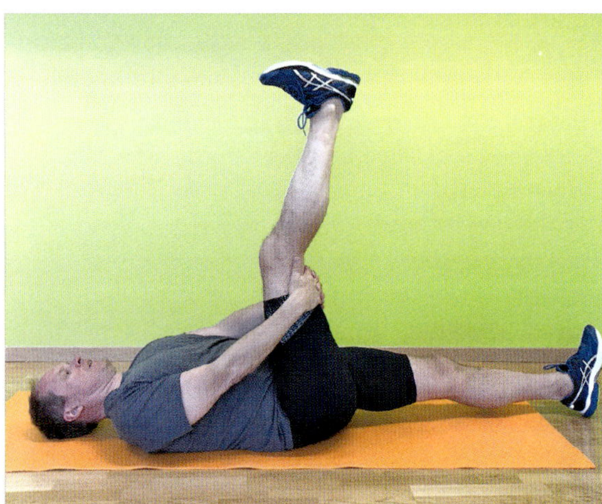

Abb. 5.46 Dehnung der Hamstrings.

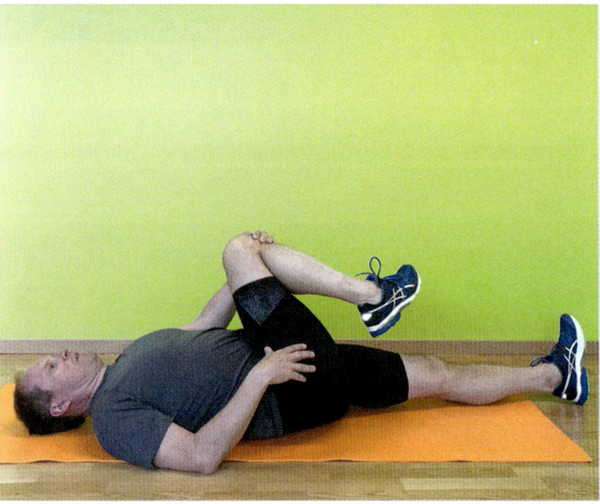

Abb. 5.47 Dehnung Hüftgelenk-Abduktoren und -Außenrotatoren.

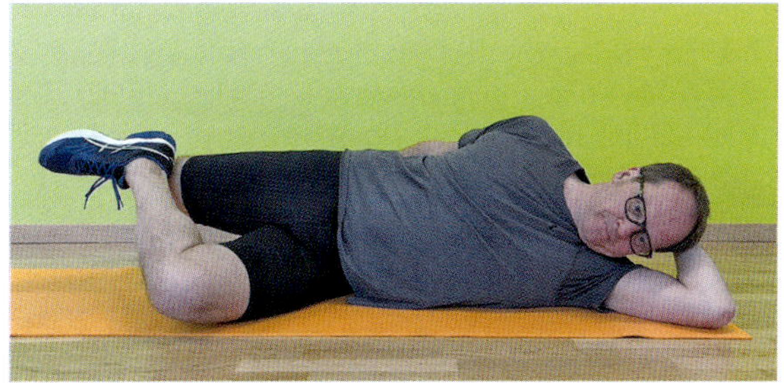

Abb. 5.48 Dehnung des Tractus iliotibialis. Für eine aktive Dehnung werden die Gesäßmuskeln angespannt und gleichzeitig das Becken nach hinten gekippt (Aktivierung des M. gluteus maximus).

Merke

Zu Erweiterung des Bewegungsausmaßes haben sich aktive Dehnungen bewährt: Der Muskel wird in die Dehnposition gebracht, danach wird der Antagonist aktiv angespannt.

5.6.3 Passive Tests für das Knie

Zur Prüfung der Beweglichkeit des Kniegelenks wird die Flexion getestet – ggf. inklusive Innen- und Außenrotation des Unterschenkels (▶ Abb. 5.49) – sowie die Extension (▶ Abb. 5.50), die ggf. mit Ad- und Abduktion verknüpft werden kann.

Die ligamentäre Stabilität des Kniegelenks lässt sich mittels verschiedener Tests evaluieren:

▶ **Vorderes Kreuzband.** (▶ Abb. 5.51)

- Vorderer Schubladentest: Das Knie befindet sich in 90° Flexion. Die Tibia wird kräftig mit kurzen, sich wiederholenden Bewegungen nach ventral gezogen Die normale Beweglichkeit beträgt ca. einen halben Zentimeter. am Ende der Bewegung sollte man einen festen Anschlag spüren. Falls das Knie instabil ist, ist die Beweglichkeit im Seitenvergleich vergrößert und das Bewegungsende fühlt sich „locker“ an (Makhmalbaf et al. 2013).
- Lachmann-Test: Der Unterschenkel wird in 30° Kniegelenkflexion nach ventral gezogen. Dieser Test ist oft verlässlicher als der Schubladentest. Beträgt die Unterschenkelbeweglichkeit mehr als einen Zentimeter und ist Bewegungsanschlag „locker“ ist es wahrscheinlich, dass das vordere Kreuzband gerissen ist (Makhmalbaf et al. 2013).

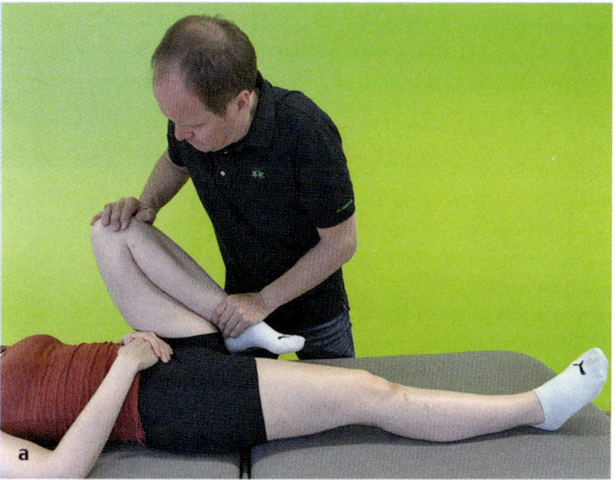

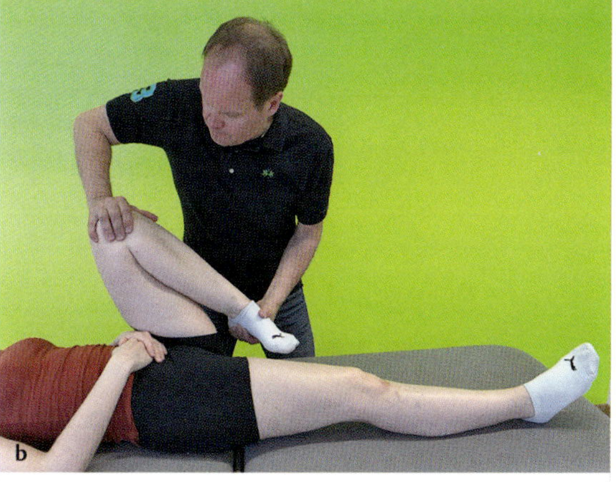

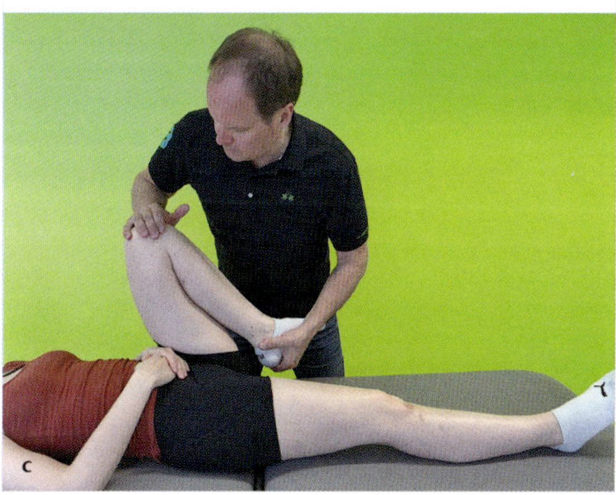

Abb. 5.49 Passiver Flexionstest des Knies in Neutralstellung.
a Passiver Flexionstest des Knies
b Test des Kniegelenks: Flexion plus Innenrotation des Unterschenkels
c Test des Kniegelenks: Flexion plus Außenrotation des Unterschenkels

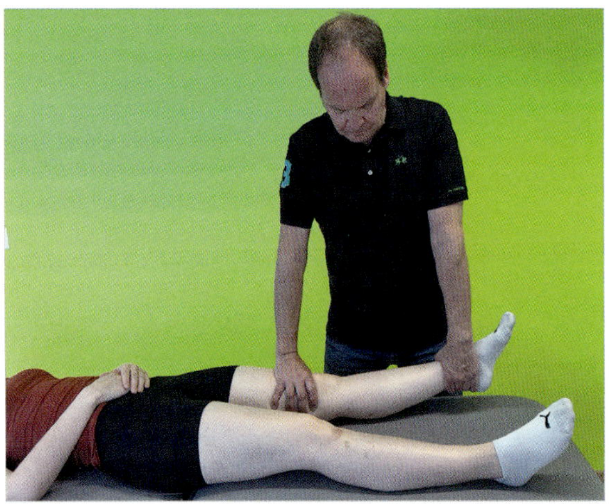

Abb. 5.50 Test des Kniegelenks: passive Extension.

- Lever-Test. Der Lever-Test ist ein neuerer Stabilitätstest für das vordere Kreuzband: Der Therapeut legt seine Faust unter den proximalen Unterschenkel des Patienten und übt anschließend Druck auf den distalen Oberschenkel aus. Bei intaktem Kreuzband führt dies normalerweise sofort zur Extension des Knies – die Ferse hebt von der Bank ab. Falls dies nicht geschieht, weist das auf eine Insuffizienz oder einen Riss des vorderen Kreuzbandes hin. Dieser Test erreichte überraschend hohe Spezifitätswerte (Jarbo et al. 2017). Das heißt: Ist er negativ, lässt sich damit recht sicher ein Kreuzbandriss ausschließen.
- Pivot-Shift-Test. In der Knieextension drückt man gleichzeitig Valgus- und Innenrotationsrichtung. Falls das VKB beschädigt ist, wird dadurch das Knie subluxiert. Wird das Knie danach wieder gebeugt, „reponiert“ es – häufig unter einem deutlichen Klicken. Bei einem stabilen Knie hört man kein Klicken.

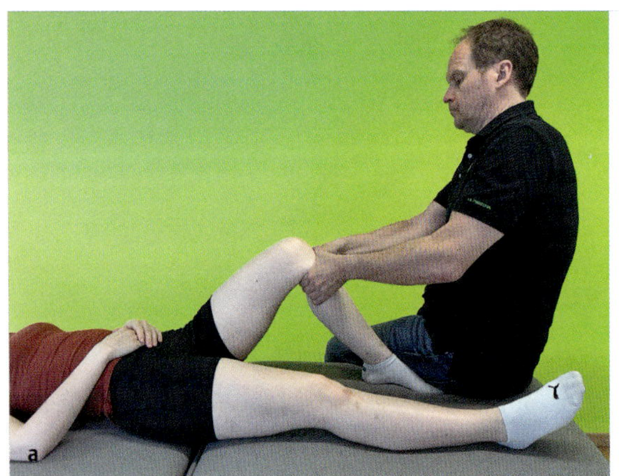

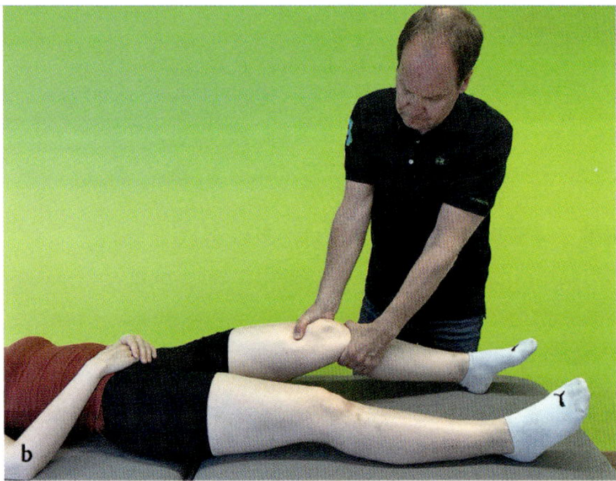

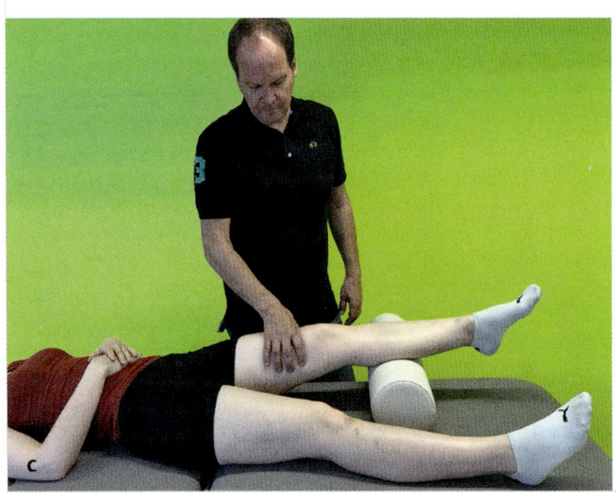

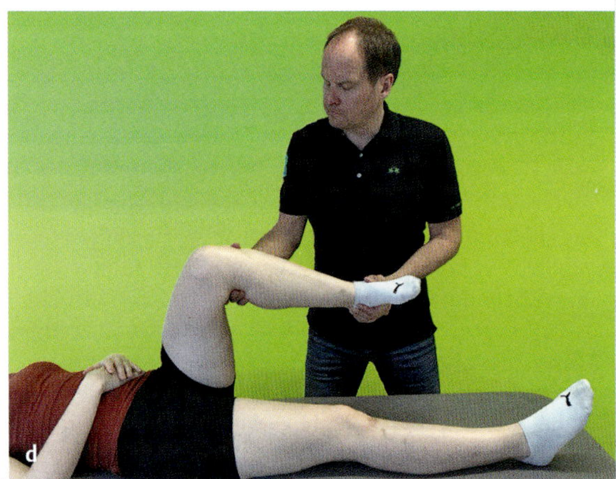

Abb. 5.51 Stabilitätstest für das vordere Kreuzband.
a Ventraler Schubladentest
b Lachmann-Test
c Lever-Test
d Pivot-Shift-Test

▸ Hinteres Kreuzband

- Gravity Sign (▸ Abb. 5.52a): Wenn das hintere Kreuzband gerissen ist, „hängt" die Tibia des betroffenen Beins im Seitenvergleich deutlich nach unten.
- Dorsaler Schubladentest (▸ Abb. 5.52b): Falls das hintere Kreuzband gerissen ist, lässt sich die Tibia nach hinten schieben. Bei einer ACL-Ruptur, bei der die Tibia nach anterior verschoben ist, kann dieser Test falsch positiv sein, da die anteriore Fehlstellung einen übermäßigen Weg nach dorsal suggeriert.

▸ Seitenbänder

- Lateral und medial (▸ Abb. 5.53). Bei extendiertem Kniegelenk sollte, bei intakten Seitenbändern, ein laterales Gapping des Unterschenkels nicht möglich sein. In einer 30° Flexionposition ist dagegen ein wenig Bewegung möglich, besonders nach lateral.

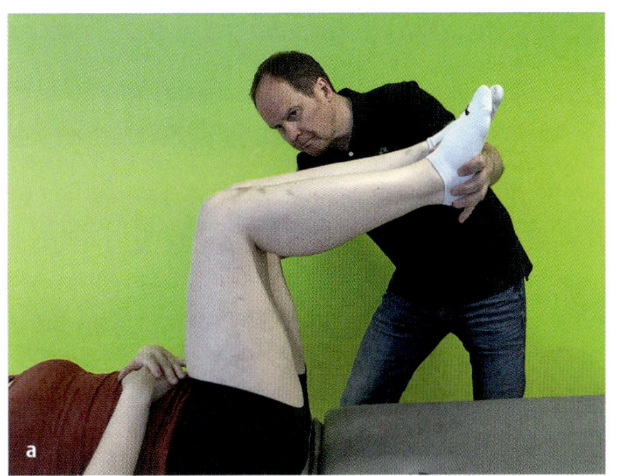

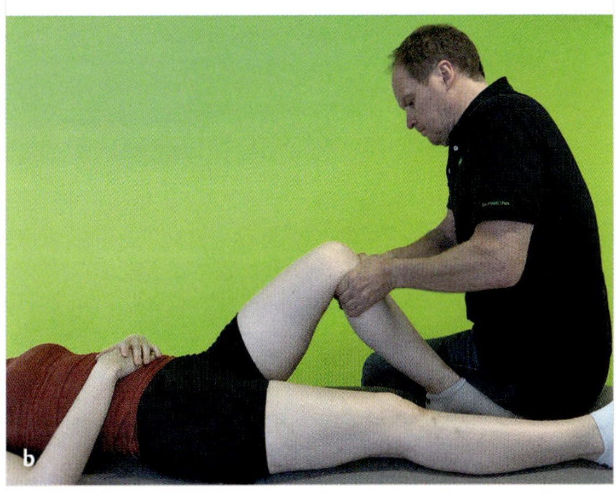

Abb. 5.52 Tests für die hinteren Kreuzbänder.
a Gravity Sign. Ist Tibia horizontal auf gleicher Ebene?
b Dorsaler Schubladentest

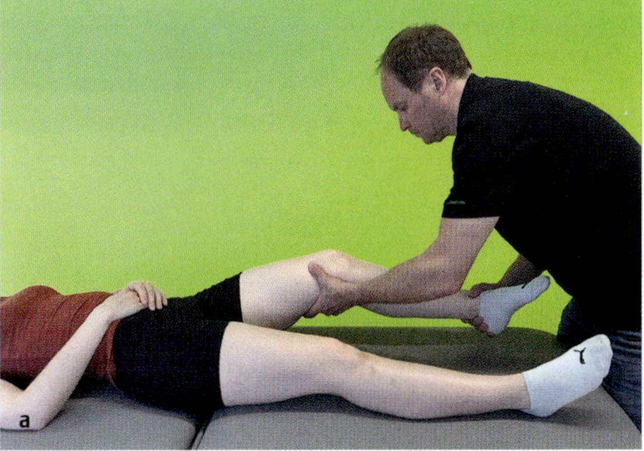

Abb. 5.53 Stabilitätstests für die Seitenbänder.
a Lateral
b Medial

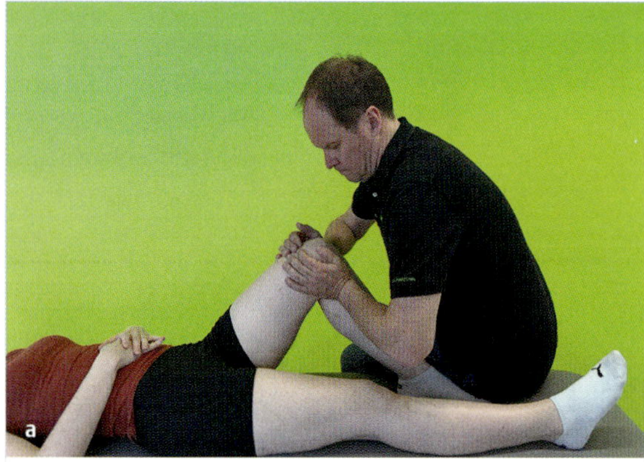

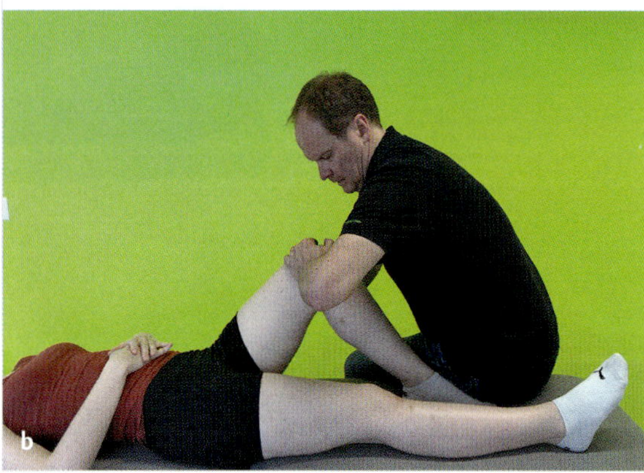

Abb. 5.54 Shearing-Strain-Test.
a Medial
b Lateral

▶ **Provokation der Lateralbänder und des Meniskus**

- Shearing-Strain-Test (▶ Abb. 5.54): Das Knie ist gestreckt. Nun schiebt der Untersucher die Tibia in Richtung medial und lateral. Normalerweise findet hier überhaupt keine Bewegung statt. Falls doch eine klare Bewegung möglich ist, weist das auf einen Defekt von Meniskus des hinteren Kreuzband und/oder der Seitenbänder hin.

▶ **Meniskustests.** Alle klinischen Meniskustests sind ziemlich ungenau. Man sollte sie eigentlich nur als Provokationstest anwenden. Falls Schmerzen verursacht werden, kann es sein, dass ein Meniskus beschädigt ist. Klarheit bringt das MRT. Allerdings sollte man sich darüber im Klaren sein, dass auch MRT-Aufnahmen nicht zu 100 % verlässlich sind: Bei vielen asymptomatische Patienten finden sich ebenfalls Befunde im MRT.

- Thessaly-Test (▶ Abb. 5.55) und dessen Variation (▶ Abb. 5.56): Im Einbeinstand bringt man den Körper in die Rotation, was einen erheblichen Druck auf den Meniskus verursacht. Falls dieser beschädigt ist, wird diese Bewegung wahrscheinlich Schmerzen im Knie provozieren.
- McMurray-Test (▶ Abb. 5.57): Knieflexion kombiniert mit Rotationen. Falls der Meniskus beschädigt ist, kann dies Schmerzen provozieren.
- Palpation des Gelenkspalts: Der Test gilt als positiv, wenn im Gelenkspalt ein Druckschmerz besteht, der sich mit zunehmender Flexion des Kniegelenks nach dorsal bewegt (▶ Abb. 5.58).

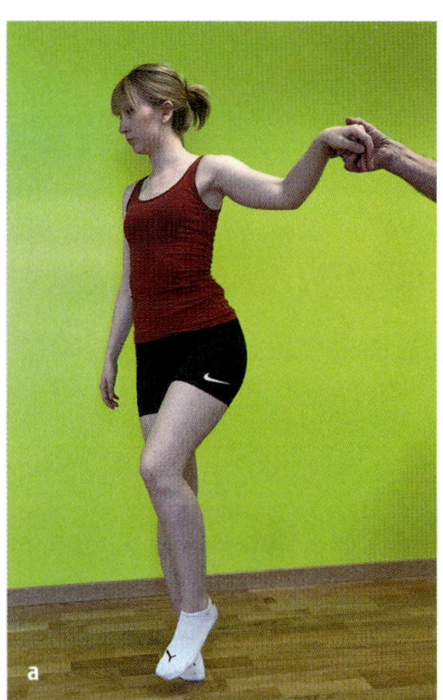

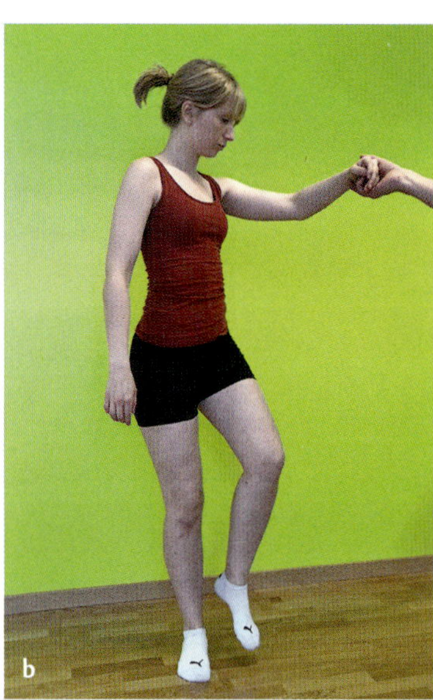

Abb. 5.55 Thessaly-Test. Drehung des Oberkörpers bei feststehendem Fuß, um Druck auf die Menisken auszuüben.

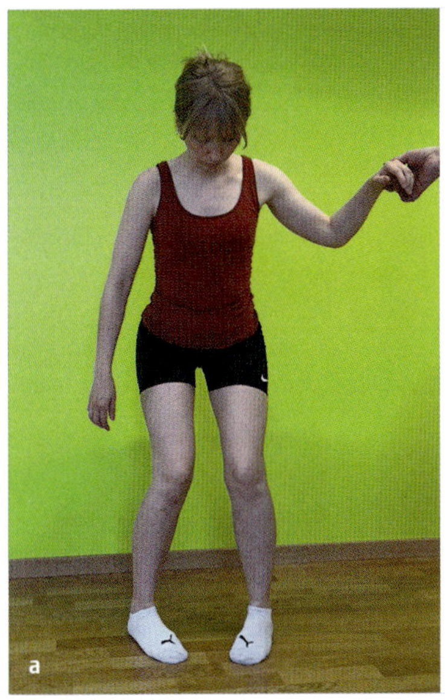

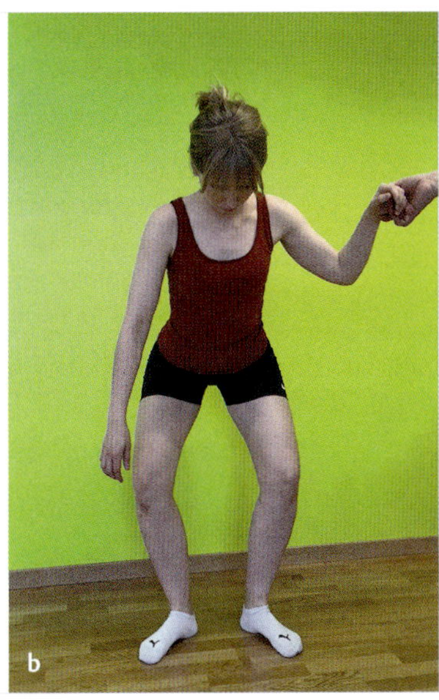

Abb. 5.56 Variation des Thessaly-Testes. Wird Schmerz provoziert?

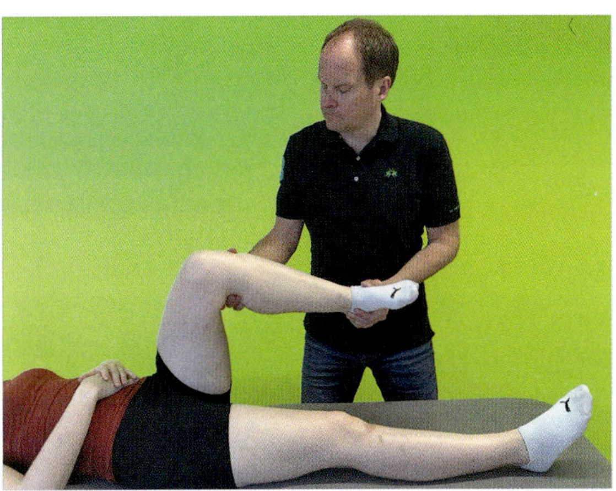

Abb. 5.57 McMurray-Test. Flexion verknüpft mit Rotation.

Merke

Alle klinischen Meniskustests des Knies sind ziemlich ungenau: Man kann anhand der Ergebnisse nicht mit Sicherheit feststellen, ob der Meniskus beschädigt ist. Wenn ein positives Ergebnis vorliegt, ist die Schmerzquelle schwer zu lokalisieren.

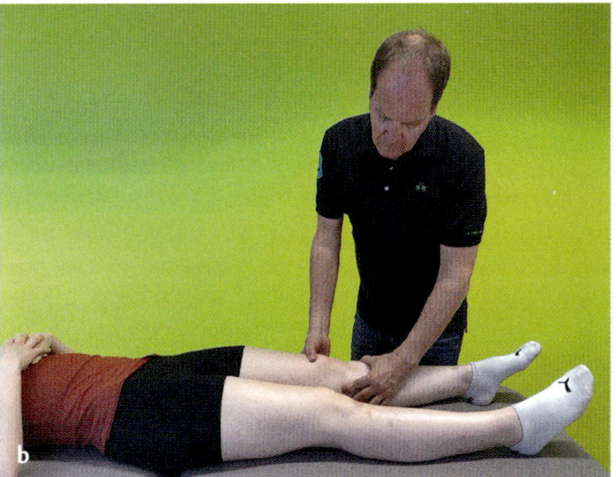

Abb. 5.58 Palpation des Meniskus im Gelenkspalt. Bewegt sich der Schmerzpunkt bei Flexion nach dorsal? Falls ja, ist der Test positiv.

5.7 Fallbeispiele

5.7.1 Anna, 44 Jahre, retropatellare Schmerzen

Anna ist eine 44-jährige Hausfrau. Sie hatte, als sie zu uns kam, schon seit mehreren Monaten Schmerzen in beiden Knien. Sie war beim Arzt, der die Knie untersuchte und ein MRT machen ließ. Es wurden jedoch keine Defekte gefunden, woraufhin Anna zur Physiotherapie geschickt wurde. Anna treibt im Allgemeinen keinen Sport, geht aber ab und zu mit ihrer Familie wandern, wobei sie ebenfalls Knieschmerzen bekommt. Ihre Kinder sind Teenager, ihr Mann hat ein eigenes Transportunternehmen und Anna arbeitet dort in Teilzeit.

Bei der körperlichen Untersuchung fällt auf, dass Anna sowohl beim Mini-Squat als auch beim einbeinigen Squat auf beiden Beinen stark in Richtung Kniegelenk-Valgus bewegt. Von der medialen Seite des Knies aus kann sie ihre Zehen nicht sehen. Auch in den Hüftgelenken bewegt sie leicht in Adduktion. Beim Test für den M. gluteus medius finden sich Schwächen auf beiden Seiten. Nicht zu übersehen ist auch die Steifigkeit der Kniegelenke in Richtung Extension: Anna kann gerade noch bis 0° bewegen, kommt aber nicht in Hyperextension Der Quadrizeps-Lag-Test ist auf beiden Seiten positiv (▸ Abb. 5.21b). Dagegen ist die Flexion des Knies in Bauchlage total locker: Die Fersen können das Gesäß leicht und ohne Widerstand berühren.

Bei der Palpation zeigt sich, dass die Kniescheiben auf beiden Seiten lateralisiert sind. Das bestätigt meinen Verdacht, dass die Ursache des Problems retropatellar sein könnte. Da man in der Bildgebung nichts erkennen konnte, handelt es sich offenbar nicht um eine Chondromalazie. Annas Problem ist somit völlig funktionell.

Die Behandlung basiert darauf, was bei den Befunden auffällig war. Das sind in diesem Fall die Schwäche des M. quadriceps und des M. gluteus medius, die Abweichung der Beinachse und das leichte Extensionsdefizit der Kniegelenke bei aktiver Bewegung.

Bei der ersten Sitzung erhält Anna eine Übung, mit der sie den M. gluteus medius kräftigen soll (▸ Abb. 5.18a). Außerdem soll sie Mini-Squats trainieren und dabei auf die korrekte Beinachse achten.

Beim nächsten Mal klagt sie, dass ihre Knieschmerzen schlimmer geworden sind. Sie hat jeden Tag die Übungen mehrmals gemacht – offensichtlich war das zu viel. Bei der 2. Sitzung mobilisiere ich ihre Knie passiv in Richtung Extension. Die Mini-Squats werden weggelassen, stattdessen soll Anna statisch auf einem Bein stehen. Ich schlage ihr auch Taping der Patella vor, was Anna jedoch ablehnt.

Sie macht sich ein wenig Sorgen, weil sie nach der ersten Sitzung Knieschmerzen hatte. Ich erkläre ihr, dass die Knie sich an die neue Belastung und die veränderte Achse noch nicht gewöhnt haben und sie daher ein bisschen Geduld aufbringen soll.

Bei der 3. Sitzung hat sich der Zustand der Knie nicht geändert. Das ist nicht ungewöhnlich, da es einige Zeit braucht, um die korrekte Beinachse zu verinnerlichen sowie die Extensionsbeweglichkeit und die Aktivität des M. gluteus medius zu stärken. Anna beginnt zusätzlich, den Quadrizeps mit Fitnessgeräten zu trainieren.

Sie kommt 3 Monate lang jeweils einmal pro Woche zur Therapie. Das Training wird intensiver und sie beginnt, ein Fitnessstudio zu besuchen. Nach 6 Wochen nehmen die Knieschmerzen ab. Mit der Therapie hört sie nach der neunten Sitzung auf, geht aber weiterhin ins Fitnessstudio.

Reflektion über Annas Fall

Annas Fall gehörte ganz eindeutig zu einem klinischen Muster, das ich in die Gruppe „funktionelles retropatellares Schmerzproblem" einordne. Die Befunde waren völlig klar. Für eine passive Behandlung gab es – bis auf die Mobilisation der Kniegelenke – keinen Bedarf. Diese Mobilisation führte Anna später als Mobilisationsübung zu Hause fort. Am wichtigsten war das Training zu Verbesserung der Muskulatur. In diesem Fall muss man die Schmerzen am Anfang der Behandlung akzeptieren. Es ist sonnenklar, dass man die Übungen eine gewisse Zeit, in Annas Fall 6 Wochen, absolvieren muss, bevor irgendwelche Ergebnisse sichtbar werden. Zum Glück hat Anna meinen Erklärungen Glauben geschenkt und trainierte motiviert weiter.

5.7.2 Herr M., 61 Jahre, Red Flag – in der Hüfte?

Herr M. ist ein 61-jähriger Anwalt. Er war vor 3 Wochen wandern, seitdem hat er Hüftschmerzen. Er hinkt deutlich (Duchenne). Sein Arzt diagnostizierte anhand von Röntgenbildern „beginnende Abnutzungserscheinungen", die wahrscheinlich die Ursache für die Schmerzen sind. Allerdings hat er die Schmerzen nur auf der linken Seite, obwohl die Abnutzungen auf beiden Seiten gleich sind. Herr M. ist nicht besonders sportlich, aber normalgewichtig und wandert viel. Hüftschmerzen hatte er noch nie.

In der physischen Untersuchung ist auffällig, dass beide Hüften sehr beweglich sind; auch die Rotationen sind normal. Es scheint an den Hüften keine Muskelverspannungen zu geben. Dies passt nicht so richtig zu einer Abnutzungserscheinung. Ich denke, dass er eventuell eine Gelenkmaus (Osteochondrosis dissecans) hat, das heißt, dass sich vielleicht vom Knorpelgewebe kleine Stücke losgelöst haben, die wie Sandkörner in dem Gelenk stören. Aus diesem Grund probieren wir als Behandlung die Traktion der Hüfte (▸ Abb. 5.44). Gleich nach der Behandlung fühlt sich die Hüfte zwar besser an, nach ein paar Stunden ist die Situation in Bezug auf Schmerzen und Hinken jedoch wieder gleich wie zuvor.

Wir wiederholen die Behandlung 3-mal. Die Wirkung ist immer dieselbe: Nach der Traktion ist die Hüfte eine Weile besser, aber die Wirkung hält nicht lange an. Ansonsten ist Herr M. gesund und aufgeräumt; er fühlt sich gut und es gibt keine Anzeichen anderer Krankheiten.

Einige Wochen nach Behandlungsbeginn bekommt Herr M. schlimme nächtliche Schmerzen. Ich rate ihm, zum Arzt zu gehen. Dieser schickt ihn ins MRT. Sein Befund: Hüftkopfnekrose. Innerhalb von 10 Tagen findet sich Herr M. in den Händen eines Chirurgen wieder, der ihm eine Hüftprothese einsetzt. Ein paar Wochen nach der Operation beginnt er wieder mit der Therapie. Die Schmerzen sind weg und er kann die Therapie ohne weitere Komplikationen fortsetzen. Nach 4 Wochen darf er die Krücken weglassen und kann sofort laufen, ohne zu hinken. Herr M. kann die Behandlung 2 Monate nach der Operation beenden und führt sein Training im Fitnessstudio weiter.

Reflektion über den Fall von Herrn M.

Manchmal, allerdings sehr selten, benötigt man bei der Behandlung von MSK-Patienten auch einen Arzt. Dies war so ein Fall: „Features did not fit" – für die Schmerzen gab es eigentlich keinen stichhaltigen Grund und die Befunde passten nicht zu den Abnutzungserscheinungen. Vor allem war auffällig, dass die Beweglichkeit in den Hüften gut war und die Muskeln nicht mal gereizt. Die Traktion half nur kurz. Die Alarmglocken fingen an zu läuten, als die Schmerzen in der Nacht auftraten. Dies ist ein Hinweis auf entzündliche Schmerzen, die nicht in das Bild passten. Zum Glück hat der Arzt ihn sofort ins MRT geschickt, was in diesem Fall wirklich notwendig war. Sehr gut war auch, dass alle richtig reagiert haben und er schnell operiert werden konnte. Alles hatte ein gutes Ende. Bei MSK-Symptomen sind solche Red-Flag-Situationen (also der Verdacht auf ein gravierendes Krankheitsgeschehen) sehr selten (< 2 % aller Fälle; (Henschke et al. 2009). Man sollte dennoch immer auf der Hut sein, falls die Befunde nicht typisch erscheinen. Da mit zunehmendem Alter vermehrt derartige Fälle auftreten, sollten bei Frauen ab 55 und bei Männern ab 60 Jahren die Befunde ggf. genauer geprüft werden, um mögliche ernsthafte Ursachen zeitnah zu entdecken. Dabei kann es sich z. B. um osteoporotische Brüche, Metastasen, systemische Krankheiten, Polyneuropathien (Reiman u. Thorborg 2014) usw. handeln (siehe Box „Typische Red Flags für die unteren Extremitäten").

Typische Red Flags für die unteren Extremitäten.

- Brüche
- Osteoporose
- Thrombose
- Tumore, Metastasen
- Polyneuropathie (Diabetes, toxisch)
- Systematische Entzündungen (Gicht, Polyarthritis)
- Infektionen
- Klaudikation (neurologisch oder Verengung der Arterien)
- Radikulopathie
- Kompartiment-Syndrom
- CRPS

5.7.3 Leon, 26 Jahre, Fersenfraktur und CRPS

Leon ist ein 26-jähriger Italiener, der vor 3 Jahren in die Schweiz kam und in einer Fabrik arbeitet, die Fenster herstellt. Als er in den Ferien in Italien war, hat er sich beim Fußballspielen seinen Fuß verstaucht. Die Ferse tat sofort sehr weh und er konnte den Fuß nicht belasten, der außerdem ziemlich geschwollen war. Er ging direkt zum Arzt. Die Röntgenaufnahme zeigte eine Fraktur am lateralen Malleolus; zudem bestand der Verdacht auf eine teilweise Bandruptur. Leon bekam Krücken, der Fuß wurde jedoch nicht eingegipst und er bekam auch keine Schiene. Man sagte ihm, er solle den Fuß 4 Wochen lang nicht belasten, was er auch gemacht hat.

Nach 5 Wochen wurde erneut ein Röntgenbild gemacht: Die Fraktur war fast vollständig geheilt. Da der Fuß jedoch sehr weh tat, etwas geschwollen und kalt war und zudem eine komische Farbe hatte, ging Leon nochmals zum Arzt. Dieser schickte ihn zur Physiotherapie mit dem Verdacht, dass es sich um ein beginnendes CRPS (Complex Regional Pain Syndrome) handelt. Er verordnete eine „Fußschule", um die Belastbarkeit des Fußes zu verbessern.

Als Leon zum ersten Mal in die Therapie kommt, sind einige Dinge auffällig: Der Fuß ist leicht bläulich verfärbt, leicht geschwollen und fühlt sich kalt und verschwitzt an. Leon kann den Fuß kaum aktiv bewegen und nur mit ein paar Kilo belasten. Auffallend ist zudem, dass die Dorsalflexion sehr eingeschränkt ist: Leon kann 90° nicht erreichen, womit der Fuß nicht einmal bis in Neutralstellung bewegt werden kann.

Leons Beschwerden erfüllen die Kriterien für ein CRPS (siehe Box „Klinische Kriterien für CRPS"). Subjektiv ist der Fuß kalt, schwitzig und geschwollen und Leon hat große Schmerzen, wenn er ihn belasten will. Ruheschmerzen verspürt er nicht. Bei der Inspektion ist objektiv zu sehen, dass der Fuß kalt ist, in Sitzposition eine veränderte Farbe aufweist und die Haut schwitzig ist (▶ Abb. 5.59). Außerdem fällt auf, dass die Dorsalflexion deutlich eingeschränkt ist. Leon spricht nur Italienisch, seine Freundin ist als Dolmetscherin dabei.

Klinische Kriterien für CRPS

1. Ununterbrochener Schmerz, der unverhältnismäßig zu der Ursache ist, die möglicherweise vorher den Schmerz ausgelöst hat.
2. In der Anamnese mindestens ein Symptom in den 3 Untergruppen (klinische diagnostische Kriterien) oder ein Symptom in allen 4 Untergruppen (diagnostische Kriterien der Forschungsarbeit):
   - Sensorische Symptome: Hyperästhesie, Allodynie oder beide
   - Vasomotorishe Symptome: Asymmetrie der Hauttemperatur, Veränderung der Hautfarbe oder Asymmetrie
   - Veränderung der Schweißproduktion oder Schwellung: Veränderung beim Schwitzen, Asymmetrie der Schweißproduktion oder Schwellung
   - Motorische oder trofische Veränderungen: Bewegungseinschränkung, motorische Funktionsstörung (Schwäche der Kraft, Zittern, Dystonie) oder trofische Veränderungen (Behaarung, Nägel, Haut)
3. Während der Untersuchung war mindestens ein diagnostischer Statusbefund in 2 oder mehreren Untergruppen ersichtlich:
   - Änderung der Reizschwelle: Hyperalgesie (spitz) oder Allodynie (für leichte Berührung, Drücken oder Bewegung des Gelenks) oder beide
   - Veränderungen der Blutzirkulation: Asymmetrie der Temperatur, Variation der Hautfarbe oder Asymmetrie
   - Veränderung der Schweißproduktion oder Schwellung: Schwellung, Variation des Schwitzens oder Asymmetrie
   - Motorische oder trofische Veänderungen: Bewegungseinschränkung, Dysfunktion der Motorik (Schwäche der Kraft, Zittern, Dystonie) oder trofische Veränderungen (Behaarung, Nägel, Haut)
4. Keine andere diagnostische Erklärung für Symptome und Befunde.

Die Diagnose CRPS scheint sich zu bestätigen. Zum Glück sind seit dem Unfall erst 5 Wochen vergangen. Die einzige effiziente Behandlung für CRPS ist, dass es frühzeitig erkannt und sofort behandelt wird.

Ich kontrolliere die Zwerchfellatmung: Sie ist flach; Leon kann schlecht mit dem Zwerchfell atmen. In der ersten Sitzung mache ich mit Leon Atemübungen und gebe ihm manuelle Lymphdrainage. Zu Hause soll er die Ferse sowohl stehend als auch sitzend aktiv in Dorsal- und Plantarflexion bewegen, während der Fuß auf dem Boden aufliegt. Er muss den Fuß so viel wie möglich bewegen, ohne ihn zu belasten, z. B. jede halbe Stunde 20-mal. Bei den nächsten Sitzungen kommen zusätzlich zu den Atemübungen und der Lymphdrainage auch Mobilisationen der unteren Brustwirbelsäule hinzu. Das Ziel dabei ist, die Ganglien des sympathischen Nervensystems zu beeinflussen, die sich direkt vor dem Kostovertebralgelenk befinden. Es besteht die Ansicht, dass man mit der Mobilisation der Brustwirbelsäule und der Rippen das sympathische Nervensystem positiv beeinflussen kann.

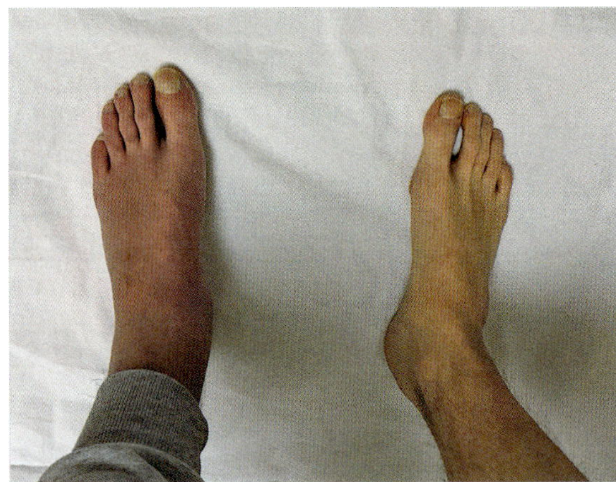

Abb. 5.59 Ein Hinweis auf CRPS. Das linke Bein hat eine dunklere Hautfarbe und ist etwas geschwollen.

Die passive Mobilisation der Ferse beginnen wir beim 2. Behandlungstermin. Zum Glück verursacht sie keine Schmerzen. Die Dorsalflexion verbessert sich sofort etwas. In dem Laterality-Test (siehe Recognise App, noigroup.com) besteht kein Unterschied zwischen der Erkennungsfähigkeit von linken und rechten Füßen sowie der Erkennungsschnelligkeit.

Die Therapie wird ca. 4 Wochen mit den oben genannten Behandlungsmethoden fortgesetzt. Zu Hause muss Leon die Atemübungen durchführen und den Fuß möglichst viel, zunächst noch ohne Belastung, bewegen. Zudem soll er das Bein nach und nach immer mehr belasten. Die Belastung des Fußes geht noch besser, als Leon sich Laufschuhe besorgt, die weiche Sohlen und gehobene Fersen haben.

Allmählich wird die Dorsalflexion besser. Leon kann 10 Wochen nach dem Unfall seinen Fuß in einem Winkel von 90° halten, sodass er ihn normal belasten kann. Normales Gehen ist zu diesem Zeitpunkt aufgrund der verringerten Dorsalextension noch immer nicht möglich. Zum Glück ist der Fuß aber nicht mehr geschwollen und auch die Farbe beginnt, sich langsam zu normalisieren. Das Schwitzen am Bein hat sich ebenfalls reduziert.

Die ganze Behandlungsperiode dauert 4 Monate. Dann kann Leon seinen Fuß belasten; 5 Monate nach dem Unfall läuft er normal. Er beginnt zuerst halbtags zu arbeiten, nach 7 Monaten arbeitet er wieder Vollzeit.

Reflektion über Leons Fall

Leon hatte Glück. Es kann sehr schwierig sein, ein CRPS zu behandeln. Oft gestaltet sich die Behandlung langwierig und mühsam. Das Glück in diesem Fall war, dass das Krankheitsbild frühzeitig erkannt wurde und die Behandlung begonnen werden konnte. Die Manuelle Lymphdrainage und die Atemübungen hatten das Ziel, den Lymphfluss zu verbessern (der Ductus Thoracicus geht durch das Zwerchfell). Über die Effizienz der Brustwirbelsäulenmobilisation gibt es nur erfahrungsmäßige Evidenz; Untersuchungen über dieses Thema wurden bis jetzt nicht in großem Umfang veröffentlicht. Oft hängen mit der CRPS-Erkrankung auch Körperwahrnehmungsprobleme zusammen, die z. B. mit dem Laterality-Recognise-Programm (Recognise App, noigroup.com) oder mit virtuellen Körperübungen (ideomotorisch) sowie Spiegeltherapie gemessen und behandelt werden können. Weiterhin ist der Zwei-Punkt-Diskriminations-Test ein guter Test und auch als Übung geeignet. In Leons Fall waren alle diese Befunde negativ – vielleicht deswegen, weil die Verletzung noch so akut war. Leon konnte den Fuß ziemlich schnell belasten und auch die Mobilisation des Sprunggelenks zur Verbesserung der Dorsalflexion konnte glücklicherweise sehr frühzeitig durchgeführt werden.

5.7.4 Charlotte, 28 Jahre, Schienbeinkantensyndrom (Shin Splints)

Charlotte ist eine 28-jährige Journalistin. Sie geht häufig joggen, leidet jedoch seit 3–4 Monaten unter Schmerzen, die beim Laufen in beiden Schienbeinen auftreten. Trotz einiger Wochen Pause traten die Beschwerden anschließend beim Training erneut auf. Im Alltag hat sie keine Symptome.

Charlotte startete mit dem Joggen vor 2 Jahren. Als sie jünger war, spielte sie Unihockey, aber im Laufe des Studiums blieb der Sport auf der Strecke und seitdem hat sie ca. 10 kg zugenommen. Sie begann zu joggen, um ihre Kondition zu verbessern und um ihr Gewicht zu stabilisieren.

Charlotte ist leicht übergewichtig (70 kg bei 165 cm Körpergröße). Außerdem scheint sie etwas überbeweglich zu sein: Die Knie sind in der Hyperextension, wenn sie normal steht. Auffällig ist auch die einseitige Belastung ihrer Hüfte: Sie wechselt gern ihre Position von einer Seite auf die andere. Die Laufschuhe, die sie dabeihat, sind ziemlich alt, abgenutzt und geben dem Fuß kaum Stabilität.

Im Einbeinstand zeigt sie eine Hyperpronation des Fußes, was beim Mini-Squat auch das Kniegelenk in Innenrotations- das Hüftgelenk in Adduktions- und Innenrotationsrichtung sowie die gesamte Unterkörperachse in die mediale Richtung zieht. Ich sehe mir ihren Laufstil zuerst normal und dann noch einmal auf der Laufmatte an. Auf der Matte erstelle ich zudem ein Video, damit wir uns die einzelnen Schritte in Zeitlupe ansehen können. Der Befund ist deutlich: Der Fuß biegt sich in Richtung Pronation und die Ferse gibt nach medial (in Valgus) nach,

Andere physische Befunde sind folgende: Der Tractus iliotibialis ist verkürzt, die Mm. gluteus medius und maximus schwach. Auch der Rumpf scheint nicht stabil zu sein. Hamstrings und Rectus femoris sind ohne Befund. Ich erläutere Charlotte, dass man solche Befunde häufig antrifft und dass diese die Problematik hinter ihren Schmerzen erklären. Sie ist ziemlich überrascht, dass die ganzen Details einen so klaren Zusammenhang aufweisen. Der Arzt hatte ihr Dehnübungen und Einlagen empfohlen, welche sie aber noch nicht besorgt hat. Ich rate ihr, zuerst bessere Laufschuhe zu kaufen und die Muskeln zu stärken. Falls diese Maßnahmen nichts bringen, können wir immer noch über die Sohlen nachdenken.

Charlotte beginnt mit den Muskelübungen für Rumpf und Hüfte (Seitstütz- und Gluteus-medius-Übungen). Danach folgen Fußübungen, die die Achse des Fußes korrigieren. Ich schlage vor, dass sie mit dem Joggen für ca. 1 Monat pausiert. Sie sollte sich zuerst auf die Übungen konzentrieren und danach gute und stabilere Schuhe kaufen. Ich gebe Charlotte die Adresse von einem kompetenten Sportgeschäft, das sie beim Schuhkauf fachlich unterstützen kann.

Charlotte kommt etwa alle 10 Tage zur Therapie. Sie findet gute Schuhe. Beim Laufen ist nun zu sehen, dass ihre Beinachse deutlich besser ist. Ich erkläre Charlotte, dass man mit ihrem angeborenen Körperbau (etwas überbeweglich, ein wenig übergewichtig, Hyperextension der Knie, Schwäche in den Muskeln, welche Rumpf und untere Extremitäten stabilisieren) lange trainieren und vermutlich auch dann weitertrainieren muss, wenn die Symptome verschwunden sind.

Nach 2 Monaten kann Charlotte schon mehr als 5 km ohne Symptome joggen, was für sie ausreicht.

Reflektion über Charlottes Fall

Probleme wie die von Charlottes kommen häufig vor. An der Achse der unteren Extremitäten findet man sehr häufig Probleme und klare Befunde, wenn die Probleme beim Laufen provoziert werden. Es lohnt sich, die Schuhe zu kontrollieren und den Laufstil mithilfe eines Videos zu analysieren. Alle üblichen Smartphones haben eine Videokamera, aber zum Filmen kann man auch eine App benutzen, z. B. Coaches Eye, die nicht viel kostet. Mithilfe dieser App können Stoppbilder gemacht und Linien durch die unteren Extremitäten gezogen werden. Mit deren Hilfe ist es einfach, dem Patienten die Problematik zu erklären. Einlagen sind oft ein zentrales Thema. Manche Ärzte und Physiotherapeuten und vor allem viele Orthopädietechniker empfehlen diese sehr gerne. Manche Praxen stellen sie auch selbst her. Meiner Ansicht nach sollten zuerst die Achsen der unteren Extremitäten korrigiert und die Muskeln gestärkt werden. Danach sollte sich der Patient gute Sport- oder Laufschuhe kaufen. Falls diese Mittel nicht helfen, kann man Sohlen besorgen. Ich weiß jedoch auch, dass es darüber viele verschiedene Ansichten gibt.

5.8 Zusammenfassung und Fragen

Die unteren Extremitäten unterscheiden sich beträchtlich von den anderen Körperteilen. Der Zweck der unteren Extremitäten ist es, die Last des ganzen Körpers zu tragen und ihn vorwärts zu transportieren. Die wichtigste Bewegung ist das Laufen, aber wesentlich sind noch Rennen, Klettern und Beugen bzw. auf den Boden kommen. Für eine sportliche Person sind die unteren Extremitäten extrem wichtig. Tennis, Fußball, Federball, Golf – also sehr viele verschiedene Hobbies – können nicht betrieben werden, wenn die unteren Extremitäten Schmerzen verursachen, bewegungseingeschränkt sind oder andere Probleme bereiten. Wenn man seinem liebsten Hobby nicht nachgehen kann, ist der Leidensdruck groß.

Merke

Für alle Menschen – egal ob jung, alt, Büroangestellte oder Sportler – ist Laufen und die Belastbarkeit der unteren Extremitäten extrem wichtig.

Blicken wir auf die Gesundheitsrisiken, die diesbezüglich mit zunehmendem Alter auftreten können, allen voran Osteoporose. Die Evolution hat ein unglaubliches System entwickelt: Die Belastung der unteren Extremitäten gibt dem ganzen Körper den physiologischen Befehl, die knochenbildenden Zellen, die Osteoblasten, zu verstärken. Damit es nicht zur Bildung von Osteoporose kommt, sollte man 6 Stunden pro Tag auf den Beinen sein, also stehen, laufen oder auf andere Art die Füße belasten. Besonders bei Frauen haben zudem noch die Hormone einen großen Einfluss auf das Entstehen von Osteoporose. Für alle ist wichtig, dem Körper genügend Vitamine zuzuführen, vor allem Vitamin D. Für die Menschen, die keinen Sport treiben und eine sitzende Tätigkeit haben, ist es unerlässlich, auf den Beinen zu sein: zu Fuß gehen und zu Hause Beschäftigungen nachgehen, bei denen man auf den Füßen steht.

Merke

Die Belastung der unteren Extremitäten ist biologisch wichtig: Sie gibt dem gesamten Körper den Befehl, die Knochendichte zu verstärken.

Bei den Problemen der unteren Extremitäten kann es sich um ein Ungleichgewicht aus Belastung und Belastbarkeit handeln. Bei einer nicht sportlichen Person, die Sport zu treiben beginnt, z. B. Joggen, benötigt die Adaption des Gewebes einfach Zeit. Man kann sagen, dass man das erste Jahr über sehr genau schauen muss, dass man seine unteren Extremitäten nicht überlastet. Mehr als 1- bis 2-mal in der Woche zu joggen, kann bereits Probleme bereiten. Bei älteren Personen und Patienten, die sich von einer Erkrankung oder Operation erholen, ist die Belastbarkeit noch niedriger. Beschwerden heilen und verbessern sich mit der Zeit und mit dem Training. Aber das kann mehr Zeit in Anspruch nehmen als man denkt. Die Turn-over-Zeit des Bindegewebes beträgt 500 Tage. So lange dauert es, bis sich die Zellen des Gewebes einmal erneuern. Die Regeneration nach einer Operation, Fraktur oder sonstigen Verletzung kann ungefähr genauso lange dauern. Aber sie passiert. Es braucht nur Zeit und eine große Portion Geduld.

Merke

Das Bindegewebe braucht 500 Tage, um sich zu erneuern. Neben Training benötigen die Patienten vor allem Geduld.

Die Art und Weise, wie die unteren Extremitäten belastet werden, ist bedeutend. Selbst kleine Abweichungen von einer guten Achse der unteren Extremitäten können zu Problemen führen – besonders, wenn man Übergewicht hat und das Gewebe untrainiert ist. Oft erwarten Patienten und Therapeuten zudem zu viel Veränderung in zu kurzer Zeit. Ein Kniepatient vergleicht oft, wie „dieser und jener Spitzensportler sich von dieser oder jener Operation so schnell erholen konnte". Naja, der Sportler hat jahrelang seinen Körper und seine Belastbarkeit trainiert. Die Ausganssituation war natürlich 10-mal besser als bei einer Couchpotatoe.

Die ganze MSK-Problematik – typischerweise in Bezug auf Rücken und untere Extremitäten – ist oft mit iatrogenen Problemen verbunden. Das heißt, dass die Symptome sich durch ärztliche Therapie nicht verbessern lassen oder, im schlechtesten Fall, dadurch sogar verursacht worden sind. „Ich habe Arthrose am Knie", „Der Arzt hat mir das Skifahren verboten", „Mit meinen Knien kann ich nicht laufen" usw. Früher herrschte eine Kultur der Vorsicht. Heute wissen wir es besser: Das genaue Gegenteil ist der Fall. Der Körper und das Bindegewebe müssen belastet werden, da sie dadurch kräftiger werden. Die funktionellen Reize der Bindegewebszellen sind Druck, Dehnung, Belastung und intervallmäßige Pausen. Je mehr man wiederholt belastet, desto kräftiger wird das Bindegewebe. Aber man braucht Zeit. Wir sollten uns wieder diese 500 Tage ins Gedächtnis rufen.

Was ist dann Bindegewebe? Bindegewebe gibt es überall. Gelenkbänder, Sehnen, Knochen und Knorpelgewebe bestehen alle aus Bindegewebe. Alle Bindegewebe entwickeln sich ähnlich: aus funktionellen Reizen. Wenn es die nicht oder zu wenig gibt, adaptiert sich das Bindegewebe und wird dementsprechend schwächer. Aber es adaptiert auch in die gegensätzliche Richtung: Je mehr man das Bindegewebe Reizen aussetzt, desto kräftiger wird es. Vergessen wir die Arthrose. Belasten und trainieren wir. Steigern wir die Belastung allmählich. Hören wir auf unseren Körper. Wenn die Beine nach dem Joggen eine Weile wehtun, aber nicht mehr am nächsten Tag, war es vermutlich nicht zu viel.

Das „Linienziehen" der unteren Extremitäten – sei es in Gedanken oder mittels App – ist für das Problemverständnis von Patienten und Therapeuten außerordentlich wichtig. Beim Einbeinstehen und beim Mini-Squat lässt sich viel erkennen: In welcher Position stehen das Becken, die Hüftgelenke, die Kniegelenke, das Fußgewölbe? Es kommt sehr häufig vor, dass die Bewegung und Position an einer oder mehreren Stellen „nachgeben". Alleine das Becken in der horizontalen Stellung zu halten, ist für viele schwierig: Die Gesäßmuskeln sind oft schwach und geben nach. In diesem Fall dreht sich wahrscheinlich auch das Hüftgelenk nach innen und schiebt sich in Richtung Adduktion. Daraufhin hat das Kniegelenk Mühe, in einer geraden Linie zu bleiben. Als Folge entsteht häufig eine Kombination aus Adduktion, Innenrotation und Valgus-Position des Kniegelenks. Die Ferse kippt in der Eversion. Die Folge: Achillessehne und Kniegelenk werden ungleichmäßig belastet. Und so weiter.

Merke

Die Untersuchung und das Training der Beinachsen sind bei der Rehabilitation der unteren Extremitäten das A und O.

Jeder Physiotherapeut lernt in der Schule, die Achse der unteren Extremitäten und die einzelnen Muskeln zu testen und zu untersuchen. Manchmal geraten diese grundliegenden Dinge jedoch einfach in Vergessenheit.

Die Evidenz der Physiotherapie bei der Behandlung der unteren Extremitäten ist extrem gut. Achillessehnen oder Sprunggelenksbänder müssen nicht zwingend operiert werden. Auch nicht Menisken oder Kreuzbänder. Arthroskopien am Knie sind bei Patienten mit Knieschmerzen unnötig. In allen diesen Fällen erreicht man mit Physiotherapie genauso gute Ergebnisse.

Was ist dann der Inhalt dieser Therapien? Die Antwort ist wieder: Keep it simple. Kontrolliere die Achse der unteren Extremitäten. Teste die Muskeln: Wo gibt es Schwächen (aktive Insuffizienz) und wo Reizungen (passive Insuffizienz)? Trainiere die Muskeln und zeige den Patienten Dehnungen. Wenn der Patient trainiert und die Übungen auch zu Hause macht, lass ihm Zeit. Man kann fast nach allen Verletzungen 3 Monate warten, dann therapieren und trainieren. Falls der Zustand nicht besser wird, gibt es immer noch die Möglichkeit, einen Chirurgen zu konsultieren.

Das Training sollte häufig durchgeführt werden und dauert lange: Häufig mindestens 6 Wochen lang 2- bis 3-mal pro Woche für jeweils 45 Minuten. Das ist viel. Daher ist es wichtig, dem Patienten sehr gründlich zu erklären, dass und warum er lange trainieren muss. Es ist in der Regel nicht möglich, mit ein paar Trainingseinheiten Wunder zu bewirken. Diese Patienten muss man daher auch nicht jedes Mal fragen, wie groß die Schmerzen sind. Es ist besser zu fragen, wie das Training läuft.

5.8.1 Best of Basics

Die nachfolgenden Tests sollten alle Patienten, die Probleme mit den unteren Extremitäten haben, am Ende der Behandlungsperiode beherrschen. Es spielt keine Rolle, ob es sich um Arthrose des Knies, der Hüfte oder um eine

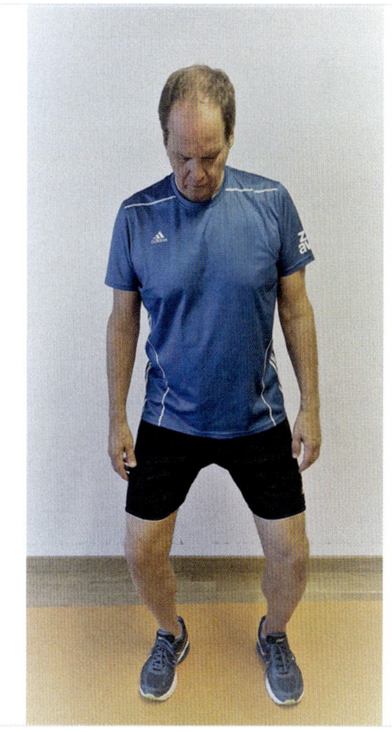

Abb. 5.60 Mini-Squat. *Übungsberschreibung:*
- Normaler, etwas breiterer Stand.
- Der Patient geht bis ca. 30° in die Kniebeuge.
- Der Therapeut prüft, ob Knie und Fuß in die gleiche Richtung zeigen.
- Der Mittelpunkt der Kniescheibe sollte zwischen den 2.–3. metatarsalen Knochen zeigen.
- Wenn der Patient selbst zwischen seinen Knien hindurchschaut, sollte er die großen Zehen der beiden Füße sehen.

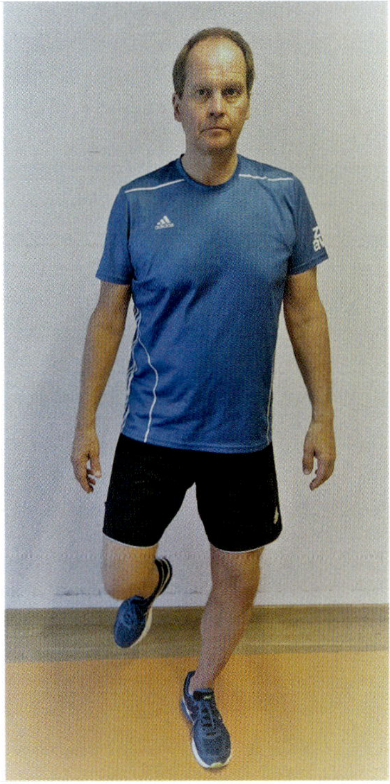

Abb. 5.61 Einbeinstand. *Übungsberschreibung:*
- Der Patient sollte sein Gleichgewicht halten können.
- Das Becken sollte horizontal bleiben.
- Die Hüfte darf keine Adduktion oder Rotation haben.
- Das Knie zeigt in die gleiche Richtung wie der Fuß.
- Der Patient muss den großen Zeh von der Innenseite des Knies sehen.

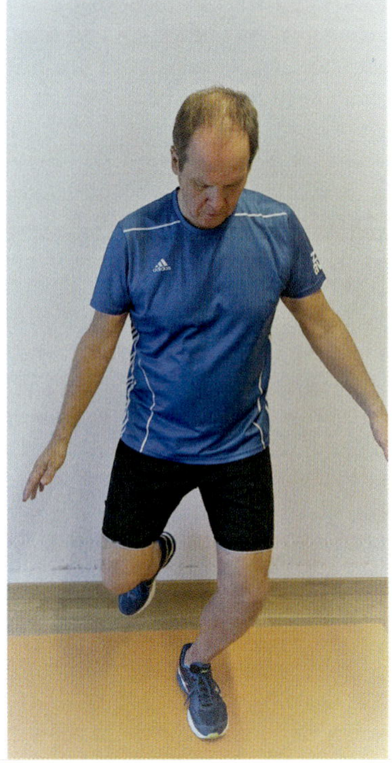

Abb. 5.62 Mini-Squat im Einbeinstand. *Übungsberschreibung:*
- Der Patient steht auf einem Bein.
- Nun macht er eine kleine Kniebeuge.
- Das Becken sollte horizontal bleiben.
- Die Hüfte darf keine Adduktion oder Rotation haben.
- Das Knie zeigt in die gleiche Richtung wie der Fuß.
- Der Patient muss den großen Zeh von der Innenseite des Knies sehen.

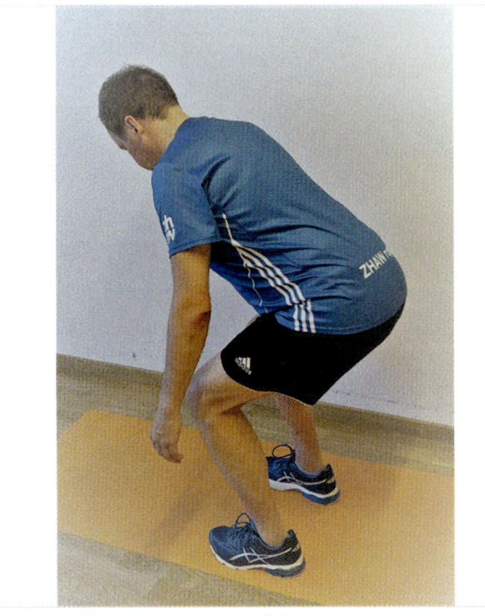

Abb. 5.63 Ganze Kniebeuge (Squat). *Übungsberschreibung:*
- Der Patient führt eine tiefe Kniebeuge durch.
- Die Beurteilung der Bewegung erfolgt von allen Seiten.
- Die LWS sollte lordotisch bleiben.
- Die Bewegung sollte vor allem aus der Hüfte kommen.
- Knie und Fuß sollten in der gleichen Linie bleiben (von vorne betrachtet).

Therapie im Anschluss an eine Kreuzband- oder Meniskus-OP handelt oder wenn der Patient nicht so sportlich ist. Was die Sportarten betrifft, sind diese Tests für Walken, Wandern, Spazierengehen und Golfspielen geeignet. Wenn man joggt, sollte man einen Teil der Tests des Advanced-Niveaus beherrschen.

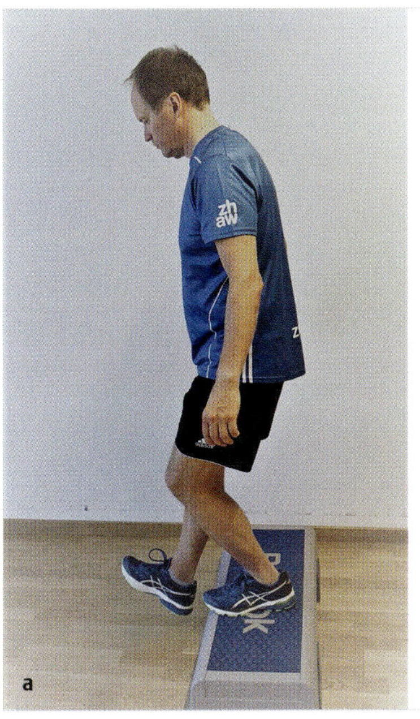

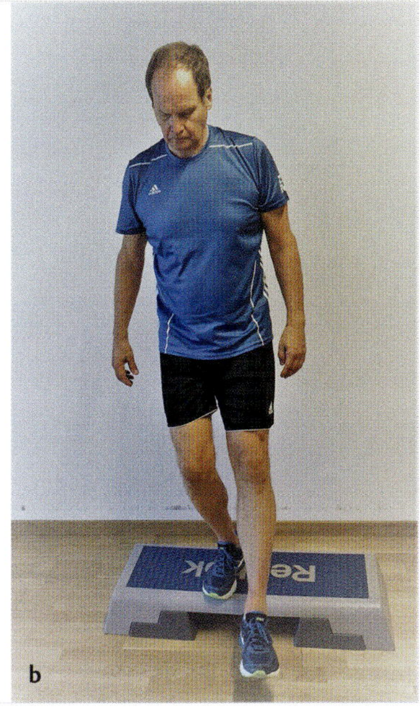

Abb. 5.64 Von einer Stufe absteigen (Step-down). *Übungsberschreibung:*
- Der Patient steigt langsam von einer Stufe ab.
- Das Becken sollte horizontal bleiben.
- Die Hüfte darf keine Adduktion oder Rotation haben.
- Die Beinachse bleibt stabil.
- Das Knie steht gerade oberhalb des Fußes (Kniescheibe zeigt in Richtung Metatarsale II).

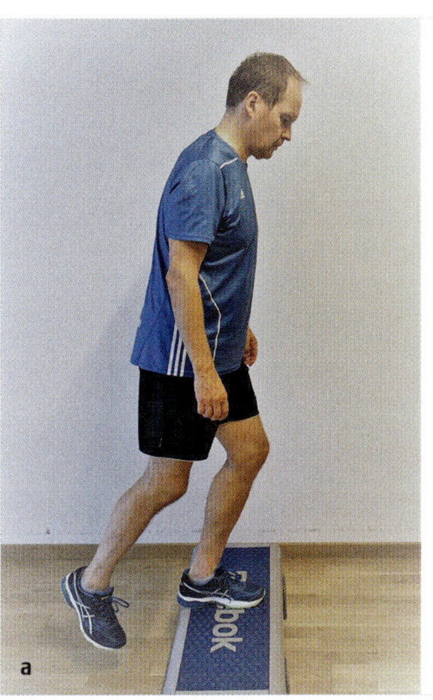

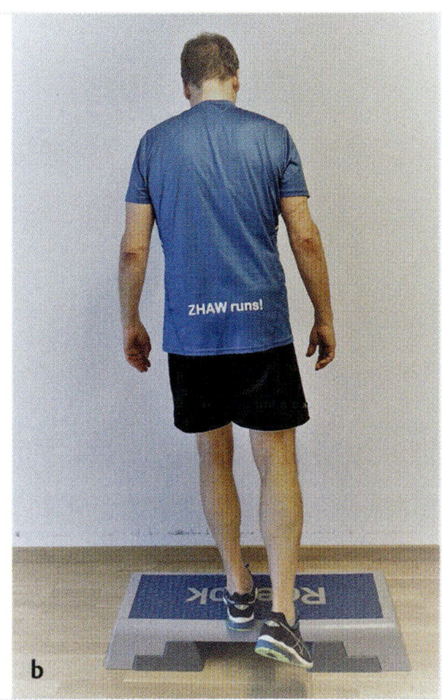

Abb. 5.65 Auf eine Stufe aufsteigen (Step-up). *Übungsberschreibung:*
- Der Patient steigt eine Stufe nach oben.
- Das Becken bleibt gerade.
- Die Hüfte darf keine Adduktion oder Rotation haben.
- Die Kniescheibe bleibt oberhalb des Fußes (Kniescheibe zeigt in Richtung Metatarsale II).

5.8.2 Best of Advanced

Ballsportler oder Sportler, bei deren Sportart viel Körperkontakt besteht, sollten die nachfolgenden Tests beherrschen, bevor sie mit dem Sport beginnen können. Teilweise sollten auch Jogger, abhängig von Strecke und Leistungsniveau, diese Tests bestehen. Für Läufer, die Halbmarathon laufen, reicht eine gute Kontrolle der Beinachse und dass sie bestimmte Sprünge auf der Stelle beherrschen.

Merke

Wenn Patienten eine Ballsportart oder Sport mit Körperkontakt betreiben, ist es wichtig, dass sie alle verschiedenen Niveaus und Tests auf dem Advanced-Niveau beherrschen.

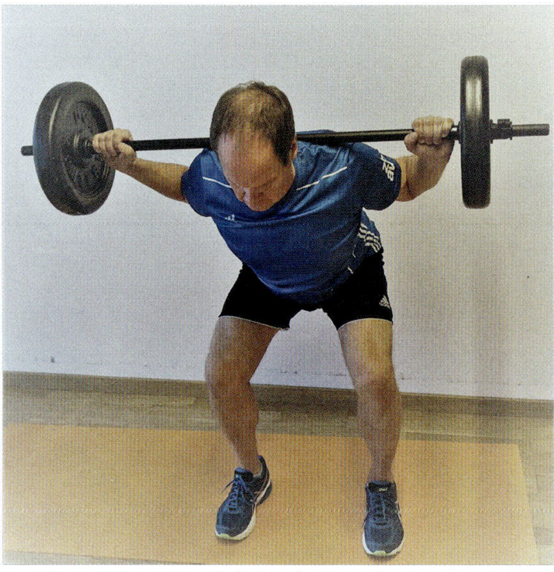

Abb. 5.66 Kniebeuge mit Gewichten. *Übungsberschreibung:*
- Gewicht z. B. die Hälfte des eigenen Körpergewichts.
- Bleibt die Achse der unteren Extremitäten stabil?
- Kommt die Bewegung primär aus der Hüfte?
- Bleibt die Lendenlordose erhalten?

▶ **Quantitative Sprungtests und Laufen**
- Wie weit kann der Patient einbeinig springen (z. B. rechts auf rechts oder rechts auf links) – verglichen mit der gesunden Seite?
- Wie schnell kann der Patient eine gewisse Strecke laufen (z. B. 60 m)?

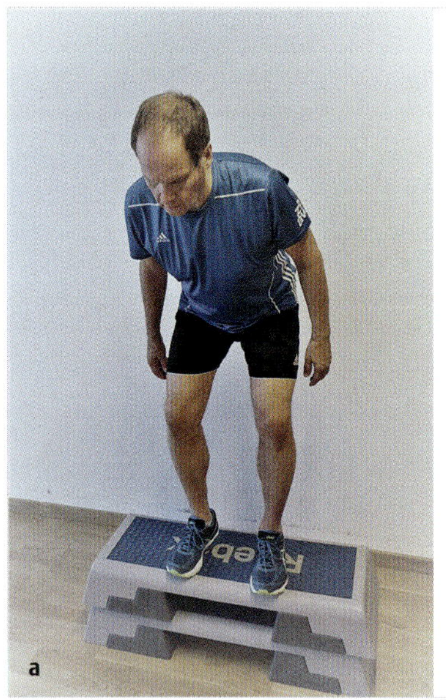

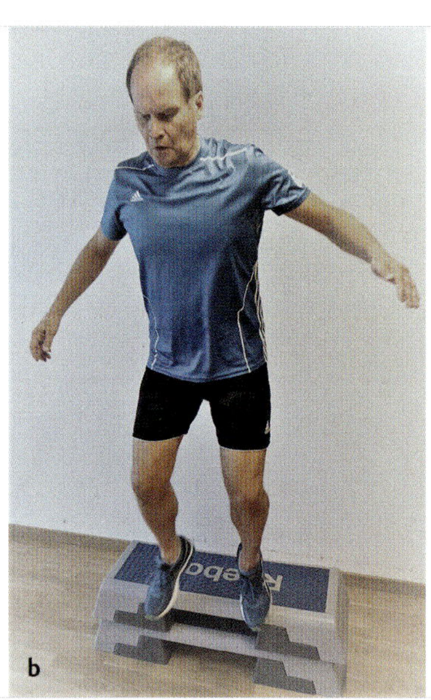

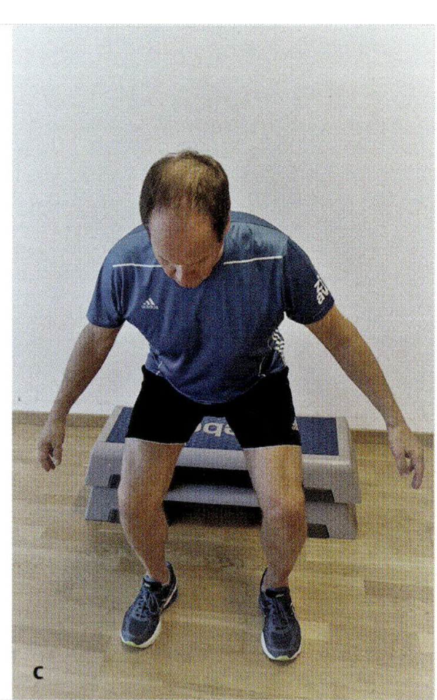

Abb. 5.67 Sprung von einer Erhöhung (ca. 30 cm). *Übungsberschreibung:*
- Hält der Patient beim Landen das Gleichgewicht?
- Bleibt die Achse der unteren Extremitäten stabil? Es lohnt sich, ein Video zu benutzen, damit man sich die Bewegung auch in Zeitlupe ansehen kann.